神经外科
诊断难点与治疗对策

主编　程卫平　相丰朋　周世聪　王　霞
王行桥　李　喆　黄志红　郭振辉

上海科学技术文献出版社
Shanghai Scientific and Technological Literature Press

图书在版编目（CIP）数据

神经外科诊断难点与治疗对策 / 程卫平等主编. 上海：上海科学技术文献出版社, 2024. -- ISBN 978-7-5439-9251-1

Ⅰ. R651

中国国家版本馆CIP数据核字第2024UZ0635号

组稿编辑：张　树
责任编辑：黄婉清
封面设计：宗　宁

神经外科诊断难点与治疗对策
SHENJING WAIKE ZHENDUAN NANDIAN YU ZHILIAO DUICE
主　　编：程卫平　相丰朋　周世聪　王　霞
　　　　　王行桥　李　喆　黄志红　郭振辉
出版发行：上海科学技术文献出版社
地　　址：上海市长乐路746号
邮政编码：200040
经　　销：全国新华书店
印　　刷：山东麦德森文化传媒有限公司
开　　本：787mm×1092mm 1/16
印　　张：21.75
字　　数：554 千字
版　　次：2024年9月第1版　2024年9月第1次印刷
书　　号：ISBN 978-7-5439-9251-1
定　　价：200.00 元

编委会

主　编

程卫平　相丰朋　周世聪　王　霞
王行桥　李　喆　黄志红　郭振辉

副主编

王明达　刘东阳　李文文　王仕强
徐　坤　韩晓正　李　军

编　委（按姓氏笔画排序）

王　霞　泗水县人民医院
王仕强　四川省江油市人民医院
王行桥　烟台毓璜顶医院
王明达　聊城市人民医院
刘东阳　平阴县人民医院
孙　欢　三峡大学附属仁和医院
李　军　淄博市中心医院
李　喆　山东省第二人民医院（山东省耳鼻喉医院）
李文文　聊城市人民医院脑科医院
周世聪　山东省滨州市中心医院
相丰朋　曲阜市中医院
徐　坤　山东省公共卫生临床中心
郭振辉　山东省滨州市第二人民医院
黄志红　山东省潍坊市益都中心医院
韩晓正　邯郸市中心医院
程卫平　山东省第二人民医院（山东省耳鼻喉医院）

Foreword 前言

随着医学发展的日新月异，神经外科领域虽然取得了显著的进步，但面对的挑战依然严峻。神经系统作为人体最为复杂、精细的控制系统，其疾病的诊断与治疗难度不言而喻。首先，神经外科疾病的多样性和复杂性给诊断带来了极大的挑战，症状与病因之间的复杂关系使得医师在诊断过程中需要综合考虑多种因素，才能做出准确的判断。其次，神经系统对人体生理活动调节的精细性给治疗提出了更高的要求。神经系统的每一个部分都承载着重要的功能，任何微小的损伤都可能导致严重的后果。因此，在神经外科手术中，医师的每一步操作都需要极高的精确度和稳定性，以确保手术的成功和患者的安全。医师只有不断学习和掌握新的技术，同时评估其安全性和有效性，才能为患者提供最佳的治疗方案。在这一背景下，编者广泛参考文献资料，认真总结自身经验，编写了这本《神经外科诊断难点与治疗对策》。

本书以神经外科常见疾病为论述核心，从专业视角出发，对诊疗知识进行了系统且有条理的阐述。书中不仅简要概述了神经外科疾病的基础知识，还特别强调了这些疾病在临床表现上的广泛性与相似性，警示读者细致鉴别；同时，详尽叙述了多种神经外科疾病的诊疗方案，旨在帮助读者形成清晰完整的诊疗思路。此外，本书还特别关注了疾病的护理操作要点，充分体现了诊治与护理并重的现代医学治疗理念。全书内容丰富，讲解深入浅出，对于广大神经外科医护人员而言，是一本极具实用价值的参考书。

本书编写过程中，编者力求全面、准确地介绍诊疗知识，但限于篇幅和知识的广度与深度，难免有疏漏之处，真诚地希望广大读者在阅读时能够给予批评和指正。

《神经外科诊断难点与治疗对策》编委会

2024 年 6 月

Contents 目录

第一章

神经系统疾病的体格检查

第一节　一般检查

一、意识状态

意识状态是反映病情轻重的重要指标,应进行详细的观察和检查。

(一)清醒

患者意识清楚。

(二)嗜睡

嗜睡是指精神倦怠或持续睡眠,但唤醒后可正确回答问题。

(三)意识模糊或朦胧

反应迟钝,思维和语言不连贯,回答问题不正确,不能配合检查,但自己可在床上翻身。

(四)半昏迷或浅昏迷

意识大部分丧失,但对强烈痛刺激有痛苦表情,或有些防御性动作,角膜、瞳孔、咽反射等可引出或较迟缓,腱反射情况不定。

(五)昏迷

意识完全丧失,无大脑皮质功能。角膜、瞳孔对光反射,咽、咳嗽反射等大多消失或明显减弱,腱反射和病理反射可以存在,但深度昏迷时也均消失。

二、生命体征

(一)呼吸

应严密观察患者呼吸的节律和深度,如潮式呼吸、叹息样双吸气呼吸或呼吸暂停等呼吸节律不整,常为深昏迷患者的晚期或是脑干中枢性呼吸衰竭的一种表现。呼吸深而慢同时伴有脉搏徐缓有力和血压升高,为颅内压增高的表现。如有呼吸困难,其原因可能是黏痰坠积、呕吐物堵塞或深昏迷患者舌后坠等引起呼吸道梗阻所致,亦可能为严重肺部感染、肺不张和继发性肺水肿等引起。

(二)脉搏

脉搏徐缓有力常见于颅内压增高者,脉速则常见于脑疝前期、脑室或脑干出血、继发感染、癫痫、缺氧等。

(三)血压

颅内压增高常引起血压增高,而外周循环衰竭、严重的酸中毒、脑干或下丘脑受损或疾病恶化等常引起血压下降。

(四)瞳孔

参阅动眼神经、滑车神经和展神经检查。

(五)体温

下丘脑体温调节中枢受损可引起中枢性高热或体温不升。躯干及四肢汗腺分泌和散热功能受损(如高颈段病变)或感染等亦可引起高热。患者衰竭或临终时,其体温下降或不升。

三、智力

(一)理解力

询问患者姓名、年龄及工作、学历、生活等情况,观察其理解和回答情况,了解其分析和判断能力。

(二)记忆力

如患者遗忘很早发生的事和物,称远记忆丧失;对近几日或几小时发生的情况不能记住,称近记忆丧失;如颅脑损伤患者不能记忆起负伤前一段时间和负伤当时的情况,称逆行性健忘。

(三)定向力

对人物、时间和地点不能识别,称定向力障碍。

(四)计算力

根据患者的文化程度,给一些数字令其进行加、减、乘、除计算,判断其计算能力。

检查中,若发现患者智力与年龄、文化程度很不相称,为智力障碍;若讲话幼稚,上述能力均有明显或严重障碍,则为痴呆。

四、语言

观察患者回答问题是否流利。若优势半球的语言中枢受损,则患者言语困难;若小脑和锥体外系受损,则患者语言讷吃。

五、精神状态

检查患者有无幻觉、错觉、妄想、猜疑、欣快、易激动、稚气、淡漠、缄默不语和强迫哭笑等。

六、身体各部位检查

身体各部位检查与一般内科检查相同,但应特别注意脑膜刺激征的检查,亦应注意头颅大小,头面部瘢痕、杂音,小儿前囟门大小和张力,面部形状、表情动作,耳鼻有无流液、流血,颈动脉搏动情况及四肢有无畸形等。

(郭振辉)

第二节 感觉功能检查

感觉障碍是神经系统常见的临床症状，对神经系统受损的水平提供了有价值的线索。通过细致检查，不仅可以了解支配病变区的皮神经，而且可以确定其所属脊髓节段。检查结果一般分为正常、过敏、减退、消失或异常。

一、检查方法

(一)触觉

令患者闭目，用棉絮或毛笔轻触其皮肤，并询问是否觉察及其灵敏程度。每次轻触皮肤时应注意在一个脊神经分布区，不能划过两个脊神经分布区。

(二)痛觉

令患者闭目，以针尖轻刺其皮肤，并询问有无痛感及疼痛程度。若发现有感觉障碍区，检查应由感觉障碍区向正常区方向进行，并测定其范围。对于意识不清的患者，应根据针刺时肢体回缩、面部表情等反应来判断。

(三)温度觉

以分别盛冷水(0～10 ℃)和温水(45 ℃左右)的试管，紧贴患者皮肤，询问其是否有冷热感及其程度。

(四)运动觉和位置觉

嘱患者闭目，轻轻移动其指、趾、踝、腕，甚至整个肢体，令其回答是否觉察移动及方向。

(五)震动觉

将震动的音叉置于体表骨骼浅面或突起部位(如足的内踝、胫骨前面、髂前上棘、桡骨茎突等)，询问是否有震动感及程度。

(六)实体觉

令患者闭目后，用手辨别物体形状(立方、长方、三角、圆柱形等)、大小、硬度、质地(粗糙、平滑)、材料(绸子、布)等。

(七)两点辨别觉

以两脚规的尖端接触身体不同部位，测定患者两点分辨的能力。其正常值为手指掌面1.1 mm，手掌 6.7 mm，手背 31.5 mm，前臂和小腿 40.5 mm，面颊 11.2 mm，上臂和大腿 67.7 mm。

(八)图形觉

在患者皮肤上写数字或画十字、圆形等简单图形，让其在闭目的情况下予以辨识。

二、临床意义

(一)感觉障碍的性质

1.感觉过敏

轻微的刺激引起强烈的感觉，为神经末梢和神经干的刺激症状。

2.自发性疼痛

未受外界刺激而发生的疼痛。

(1)局部性疼痛:疼痛感觉的区域与病变位置相符,如多发性末梢神经炎,在肢体末端出现局部性疼痛。

(2)放射性疼痛:疼痛沿神经受刺激部位的远端放射,如腰椎间盘突出压迫坐骨神经根,疼痛放射到腿和足的外侧部。

(3)扩散性疼痛:疼痛从病变神经分布区扩散到邻近神经分布区,如三叉神经痛可从一支分布区扩散到另一支分布区。

(4)牵涉性疼痛:又称感应性痛,内脏患病时,脏器疼痛冲动可扩散到脊髓后角,引起躯体相应区域疼痛,如心绞痛引起左上肢痛。

3.感觉减退或消失

感觉减退或消失为周围和中枢神经损伤不同程度的症状。如神经分布区内所有感觉的缺失,为完全性感觉障碍;一种感觉正常而另一种感觉缺失,为分离性感觉障碍。

4.感觉异常

感觉异常为感觉神经或脊髓受刺激的一种表现,如麻木感、蚁行感等。

5.压痛

压痛为压迫病变表浅部位或其邻近的骨性突起而引起的疼痛,如椎间盘突出患者的椎旁压痛。

6.神经牵拉痛

牵拉病变神经时引起的疼痛,如脑膜炎行克氏征检查时引起的神经根牵拉痛。

7.感觉倒错

对刺激产生的错误感觉,如把触觉误认为是疼痛等。

(二)感觉障碍的定位诊断

1.周围神经损害

在其相应分布区有综合性的感觉障碍,并常伴有下运动神经元麻痹,见于神经炎和周围神经损伤等。

2.脊神经节损害

有其相应的根分布区,患病初期有疼痛和带状疱疹,见于脊神经节炎。

3.脊神经后根损害

有按节段分布的感觉缺失、减退或过敏,常伴有放射性疼痛,亦可引起深部组织的自发性疼痛。由于相邻神经根的重叠分布,故在一个后根受损时,其感觉障碍不易查出,如小的脊髓外肿瘤、椎间盘突出等。

4.脊髓后角损害

引起同侧节段性分离性感觉障碍,即节段内痛、温觉消失,而触觉仍存在,因为脊神经后根进入脊髓后,只有痛、温觉纤维进入后角,而触觉和关节运动觉纤维则进入后索上行。

5.脊髓中央部损害

引起双侧对称性、相应节段性分离性感觉障碍,因为仅痛、温觉纤维在前白质连合交叉,见于脊髓空洞症、脊髓内肿瘤或出血等。

6.脊髓横断性损害

(1)半侧损害:患侧损伤部位以下深感觉和识别觉障碍,并伴有患侧痉挛性截瘫,腱反射亢进，病理反射阳性，健侧痛、温觉障碍，而触觉无明显障碍，见于脊髓刺伤。

(2)后索损害：损伤部位以下深感觉消失而痛、温觉正常，临床表现为感觉性共济失调步态，走路不知深浅，龙贝格征阳性，见于梅毒或该部肿瘤

(3)完全横断性损害：损伤平面以下各种感觉均消失，并伴有痉挛性截瘫。

7.脑干损害

一侧损害引起交叉性感觉障碍，即病灶同侧面部及对侧躯体的感觉减退或消失。根据该侧脑干损害完全与否，可产生分离性或完全性感觉障碍，见于该部血栓形成、肿瘤等。

8.内囊损害

对侧半身感觉障碍；并伴有偏瘫和偏盲等，见于该部出血、血栓形成等。

9.丘脑损害

对侧半身感觉障碍，并伴有对侧自发性疼痛、感觉过度、共济失调、不自主运动、一过性轻偏瘫，称丘脑综合征，见于丘脑血栓形成和肿瘤等。

10.大脑皮质中央后回损害

一般产生部分性对侧偏身麻木，深部感觉和实体感觉障碍较重，而浅感觉障碍较轻。其分布多不完整，可为一肢体或半侧身体，也可有单瘫，局灶性感觉性或运动性癫痫，见于血栓形成、肿瘤和外伤等。

（相丰朋）

第三节 运动功能检查

一、检查方法

（一）肌体积

观察肢体肌肉有无萎缩或肥大，并将两侧肌肉互相比较，必要时测量肢体周径，并记录之。

（二）肌张力

肌张力是指肌肉为随时准备实现收缩运动而在静止状态下维持的一定程度的紧张度。检查时，嘱患者放松肢体，检查者用手触摸其肌肉，观察其肌肉硬度和肢体在被动运动时的阻力强弱。一般以肌张力正常、增强（齿轮状或铅管状、折刀状抵抗）和减低来表示。

（三）肌力

观察各关节自主运动的力量、幅度和速度，及抵抗阻力的力量和握力的大小等。对于肌力轻度减弱的患者，可用下述方法检查：①分指试验，令患者伸直双臂，两手掌相对而不接触，用力伸开五指，肌力减弱侧指间隙较小；②Barre 征，令患者平举双臂，肌力减退侧下垂；或令患者俯卧屈腿呈直角，肌力减弱侧小腿下垂或摇摆不定，即阳性；③Magazini 征，令患者仰卧，并抬腿使膝、髋关节均屈呈直角，肌力减弱侧下肢逐渐下垂或摇摆不定，即阳性。

对于昏迷患者，则给予刺激，观察其肢体活动情况。

肢体瘫痪程度一般分为 6 级：0 级，肌肉完全不能收缩；1 级，可见肌肉收缩，但无肢体运动；2 级，在床面上可自主移动，但不能作抵抗重力运动；3 级，能克服重力做自主运动；4 级，能抵抗

外加阻力而自主运动，但较正常肌力减弱；5级，正常肌力。

（四）不自主运动

不自主运动是指不受主观意志支配的动作。

1.震颤

震颤为肢体的一部分或全部迅速而有节律的颤动，又可分为静止性震颤和运动（意向）性震颤两种。前者特点是在肢体休息时出现，情绪激动时加重，运动时减轻或消失，入睡时消失；后者则在肢体运动时出现，越接近目标，震颤越重，静止时减轻或消失。检查时，注意观察震颤的节律性、幅度、部位及其变化情况。

2.肌纤维震颤和肌纤维束颤

肌纤维震颤是单个或一组（比肌束小）肌纤维的连续细小的颤动样收缩，一般要肌电图检查才可以发现。肌纤维束颤是脊髓前角细胞和脑神经核所支配的肌束细而快的收缩，可在皮肤表面观察到。

3.痉挛

痉挛为一种阵发性、有节律、不自主的肌肉收缩。检查时，注意其为局限性还是全身性，是阵挛性还是强直性。

4.抽搐

抽搐为一组肌群的刻板样而重复的急促抽动，其产生和某些周围刺激有关。检查时应注意其部位、范围及伴随的症状等。

5.舞蹈动作

舞蹈动作为某一或某些肌群的一种快速抽动，引起身体的某部位不自主、无节律性的急速跳动，在受刺激或激动时加重。

6.手足徐动症

手足徐动症为肢体一种间歇性、缓慢而不规则的蠕动样动作。检查时，应注意其发生部位、波及范围、肌张力的变化等。

（五）伴随运动

伴随运动又称联合运动，是指患者在走动时伴随的动作，如走路时两手前后摆动和姿势的维持等。检查时，应注意伴随动作是否适当、协调。

（六）共济运动

共济运动是指在完成某一动作时，肢体的主动肌、拮抗肌和辅助肌的配合与协调。如有障碍则称共济失调。

1.运动性共济运动

（1）指鼻试验：令患者用手指指鼻尖，若动作笨拙、不准，则为共济失调。

（2）对指试验：令患者两手示指互相对指，或一手指与检查者手指对指，动作不准确为共济失调。

（3）轮替试验：令患者两手做迅速地旋前、旋后的交替动作，两手动作笨拙、快慢不一为共济失调。

（4）跟膝胫试验：令患者仰卧，抬高一侧下肢，将一足跟置于另一侧膝上，然后沿胫前下滑，抬腿过高或下滑不稳、不准，为共济失调。

（5）精细动作检查：令患者扣衣扣或系鞋带等，若动作笨拙、困难，则为共济失调。

2.平衡性共济运动

令患者闭目直立，双足并拢，双臂平伸，若身体摇摆且向一侧倾倒即为昂白试验阳性；或令患者沿直线行走，若足迹向一侧偏斜，则示平衡有障碍。

(七)姿势与步态

观察患者行、立、坐、卧时的姿势及行走的步态。根据病变和临床表现的不同，可分为蹒跚(醉汉)步态、偏瘫步态、剪刀步态、慌张步态、肌无力步态和拖拽步态等。

二、临床意义

(一)肌体积异常

1.肌萎缩

肌萎缩见于下运动神经元或周围神经损害，上运动神经元损害或肢体长期不活动引起的失用性肌萎缩。

2.假性肌肥大

假性肌肥大见于进行性肌营养不良。

(二)肌张力异常

1.肌张力减低

肌张力减低见于下运动神经元损伤、小脑疾病、休克或深昏迷时及深层感觉障碍等。

2.肌张力增高

肌张力增高见于锥体束或锥体外系受损害。前者多呈“折刀样”增高，即刚开始活动时阻力较大，至一定程度后则阻力突然消失，这种肌张力增高在上肢屈肌和下肢伸肌表现明显。后者多呈齿轮状肌张力增高，在屈伸关节时有如扳动齿轮的顿挫感，伸肌和屈肌均较明显。

(三)瘫痪

按肌力障碍程度可分为完全性和不完全性瘫痪，按照其损害部位的不同，又可分为上运动神经元瘫痪和下运动神经元瘫痪。按瘫痪范围和部位的不同，可分为以下 6 种类型。

1.单肢瘫

单肢瘫见于大脑皮质运动区的局限性损害。

2.偏瘫

偏瘫常见于一侧大脑半球运动区或内囊的损害。

3.交叉性瘫痪

交叉性瘫痪见于一侧脑干病变，引起病灶侧脑神经弛缓性瘫痪及对侧上下肢的上运动神经元性瘫痪。

4.截瘫

截瘫多见于脊髓横贯性损害，也可见于矢状窦中1/3的损害。

5.二肢瘫

二肢瘫可见于矢状窦中 1/3 损害。

6.四肢瘫

四肢瘫多见于颈段脊髓损害，亦可见于矢状窦中 1/3 损害。

(四)不自主运动

不自主运动包括：①肌纤维震颤，见于失神经支配的肌肉；②肌纤维束颤，为脊髓前角细胞和脑干运动核受刺激的表现，见于脊髓内肿瘤、脊髓空洞症和脊髓前角灰白质炎等；③震颤，静止性震颤见于纹状体、苍白球损害，如帕金森病；运动性震颤常见于小脑病变；④痉挛，见于大脑皮质运动区受刺激时，亦可见于癫痫等；⑤抽搐，见于某些脑部器质性病变，低血钙等亦可引起手足抽搐；⑥舞蹈动作，见于纹状体为主的基底核损害；⑦手足徐动症，见于尾状核为主的纹状体损害。

(五)共济失调

1.小脑性共济失调

小脑性共济失调由于小脑及其传入、传出纤维损害所致。小脑蚓部病变主要引起躯干(平衡性)共济失调；小脑半球病变则主要引起同侧肢体运动性共济失调。该共济失调还常伴有蹒跚步态，眼球震颤，言语滞涩、忽高忽低，肌张力降低等。

2.大脑性共济失调

大脑性共济失调由大脑半球病变引起额叶脑桥小脑束和颞叶脑桥小脑束受损所致。其表现与对侧小脑半球病变引起的失调相似，主要为对侧肢体运动性共济失调。其区别在于大脑性共济失调表现在病变对侧肢体，且伴有肌张力增高和病理反射阳性，而小脑性共济失调则表现在病变同侧肢体，且伴有肌张力减低和病理反射阴性。

3.前庭、迷路性共济失调

前庭、迷路性共济失调由前庭、迷路系统受损所致。主要表现为平衡障碍、眩晕、眼球震颤，且睁眼时减轻，闭眼时加重。

4.脊髓性共济失调

脊髓性共济失调由脊髓后根、后索及脑干内侧丘系受损引起深感觉系统传导障碍所致。患者不能了解肢体的确切位置及运动方向，故走路抬脚高，落脚重，睁眼时平衡性和肢体运动性共济动作尚正常，而闭眼时则难以完成。

(六)姿势及步态异常

1.蹒跚(醉汉)步态

蹒跚(醉汉)步态见于小脑损害。

2.偏瘫步态

走路时瘫侧上肢屈曲内旋，下肢僵直，迈步抬腿困难，膝关节不能屈曲，下肢向内划圈，见于颅脑损伤、脑血管意外等引起的一侧上运动神经元受损而偏瘫的患者。

3.剪刀步态

剪刀步态又称截瘫步态，行走时两腿交替地向内划圈，两侧膝关节前后交叉呈剪刀状，见于脊髓病变和先天性脑瘫等所致双腿上运动神经元瘫痪者。

4.慌张步态

慌张步态又称帕金森病性步态，行走时躯干稍前倾，双臂不动，小步疾速向前，难于立刻止步，见于帕金森综合征等。

5.肌无力步态

肌无力步态又称“鸭步”，因两腿肌无力，肌张力减低，难以持重，故行走时迈步困难，两腿分开，髋关节和躯干左右摇晃，见于马尾神经损伤、肌营养不良等。

6.拖拽步态

行走时患脚举足无力，足尖下垂，拖拽前进，见于腓神经损伤。

(王明达)

第四节 脑神经功能检查

一、嗅神经

(一)检查方法

在患者清醒、鼻腔无阻塞的情况下,用樟脑丸、香水等刺激性较小的挥发性物质分别测试两侧鼻孔的嗅觉。

(二)临床意义

嗅觉减退或消失,表明嗅觉通路受损,多见于鼻黏膜病变、颅前窝骨折、颅底脑膜炎、额叶底部肿瘤、鞍上肿瘤、癔症等。钩回和海马回刺激性病变可引起幻嗅(钩回发作),多为癫痫发作的先兆。

二、视神经

(一)检查方法

1.视力

根据视力障碍程度不同,分别以视力表、手指数、指动和光感依次检查而定。

2.视野

用手试法或视野计检查,后者较准确。以白色视标测定时,正常视野颞侧 90°,鼻侧 60°,上方 60°,下方 70°。色视野则白色>蓝色>红黄色>绿色。

3.眼底

用眼底镜检查,应注意视盘颜色、形状、边界、生理凹陷及突出度,血管的充盈度、弹性、反光强度,静脉搏动,动静脉比例(正常 2∶3),视网膜色素、渗出物、结节、出血等情况。

4.视反射

乘患者不备时,试者突然将手指置于患者眼前,可见立即闭目和躲避现象。

(二)临床意义

1.全盲

全盲多示病变直接侵犯神经,见于球后视神经炎、视神经损伤、视神经肿瘤和蝶鞍附近肿瘤等。

2.双颞侧偏盲

双颞侧偏盲提示病变侵犯视交叉中部,见于垂体肿瘤和鞍上肿瘤。

3.双鼻侧偏盲

双鼻侧偏盲提示病变侵犯视交叉两外侧非交叉纤维,少见,但可见于两侧颈内动脉瘤或颈内动脉硬化。

4.同侧偏盲

同侧偏盲有完全半侧性和不全的 1/4(象限性)盲,提示病变累及视束或视辐射,多见于视束、颞叶、顶叶或枕叶病变,如脑血管病或肿瘤等。视束和视辐射病变,其黄斑视野(中心视野)不保留。枕叶视皮质病变有黄斑回避(中心视野保留)现象。

5.向心性视野缩小

向心性视野缩小见于视神经萎缩、多发性硬化和癔症。

6.视盘水肿

视盘水肿见于颅内肿瘤、脑脓肿、脑出血等引起颅内压增高的疾病。

7.视神经萎缩

视神经萎缩见于垂体或视交叉肿瘤、视神经损伤、脱髓鞘疾病等。

8.Foster-Kennedy 综合征

Foster-Kennedy 综合征即病变侧为原发性视神经萎缩,而对侧为视盘水肿,见于额叶底部、蝶骨嵴内 1/3 的肿瘤。

9.动脉粥样硬化

视网膜动脉狭窄变细,光反射增强,动脉横过静脉处有交叉征。

10.视反射消失

视反射消失见于反射通路损害,外侧膝状体水平以上的颞、顶、枕叶病变不影响瞳孔对光反射,但有视野缺损。

三、动眼神经、滑车神经和展神经

(一)检查方法

1.眼裂

注意两侧眼裂是否对称、等大,局部有无瘢痕、外伤和炎症等。

2.眼球运动

令患者正视前方,注意有无斜视,然后嘱患者随检查者手指向上、下、左、右各方向注视,观察其眼球运动有无受限和受限的方向及程度,询问其有无复视。

3.检查眼球

有无外突和内陷。

4.眼球震颤

用肉眼或眼震图观察,如有眼震,请注意其方向、幅度、频率与形式(水平、垂直、旋转),以快相为准。

5.瞳孔

注意大小、形状、位置、边缘及两侧的对称性。检查瞳孔反射:①光反射,用电筒照射一侧瞳孔,观察同侧(直接反应)和对侧(间接反应)瞳孔的收缩情况。②调节和集合反射,请患者先向远处平视,然后注视距眼数厘米处的近物,正常时两眼内聚(集合运动),双侧瞳孔缩小(调节反射)。③睫脊反射,即抓捏下颌部或颈外侧皮肤时引起瞳孔扩大。其传入神经为三叉神经下颌支或第 2～3 颈神经支,传出神经为颈交感神经。

(二)临床意义

1.眼裂改变

眼裂变窄或上睑下垂,有真性和假性之分。前者为提上睑肌麻痹,由动眼神经受累引起,常伴有其他眼肌麻痹和瞳孔散大;后者是睑板肌麻痹,为交感神经麻痹所致,常伴有瞳孔缩小,称霍纳综合征,亦可见于重症肌无力。眼裂变宽可见于面神经麻痹,亦可见于甲状腺功能亢进,常伴有眼球突出，多为双侧性。

2.眼外肌麻痹

眼外肌系由动眼神经、滑车神经、展神经支配。

(1)动眼神经损害：患侧眼球向外下斜视与向上、向下、向内运动受限，双眼向健侧注视时出现复视，同时伴有上睑下垂、眼裂变小、瞳孔散大、对光反射消失。

(2)展神经损害：患侧眼球内斜，外展受限，双眼向患侧注视时出现复视。

(3)滑车神经损害：少见，且不易查出。

(4)动眼神经、展神经、滑车神经同时受损则出现全眼麻痹，其表现为上睑下垂、瞳孔散大、光反射和调节反射消失、眼球固定不动，可见于脑底、眶上裂及眶内的感染、外伤、肿瘤及血管性疾病等。

(5)核上性损害可产生眼球同向运动障碍，如一侧皮质刺激性病变引起双眼向健侧凝视，而皮质毁坏性病变引起双眼向患侧凝视。松果体肿瘤等四叠体附近的病变可引起两眼向上同向运动障碍。

(6)动眼神经核损害仅一部分该神经支配的眼肌发生麻痹，可见于脑干肿瘤、弥散性脑炎等。

(7)展神经核损害常伴有面神经麻痹，见于脑干肿瘤、脑炎、延髓空洞症等。

(8)眼球突出见于眶内或眶上裂附近肿瘤、海绵窦血栓形成、颈动脉海绵窦瘘和颅内压增高等，眼球内陷则见于交感神经麻痹。

3.瞳孔改变

(1)瞳孔扩大：一侧瞳孔扩大多为动眼神经麻痹的表现，可见于颅脑损伤、肿瘤、脑疝、颅底感染、动脉瘤等。双侧瞳孔扩大多见于双目失明、深昏迷、缺氧性脑病、颠茄药物中毒、癫痫大发作等。

(2)瞳孔缩小：一侧瞳孔缩小见于同侧脑干、颈交感神经损伤或封闭后所致的交感神经麻痹，并伴有同侧眼裂变小，面部少汗或无汗，时有结合膜充血，即霍纳综合征。双侧针尖样瞳孔缩小见于脑桥损伤、出血、肿瘤或脑室出血，亦可见于吗啡、哌替啶或冬眠药物中毒等。

(3)光反射消失：一侧视神经损害引起同侧直接光反射和对侧间接光反射消失；一侧动眼神经损害引起同侧直接和间接光反射消失，但对侧的间接光反射存在。光反射消失，调节反射存在，瞳孔缩小且不规则，称阿罗瞳孔，系神经梅毒、脑炎、肿瘤等引起中脑被盖中间神经元受损所致。

四、三叉神经

(一)检查方法

1.感觉

在三叉神经分布区内以棉丝轻触试触觉，以针轻刺试痛觉，以金属或玻璃试管盛冷水(5～10 ℃)、热水(40 ℃)试温度觉。如有障碍，应注意其分布情况、性质及程度。

2.运动

令患者咀嚼，检查者用手触颞肌及咀嚼肌以测试其肌力，观察颞肌与咀嚼肌有无萎缩。令患者张口，观察其下颌有无偏斜。

3.反射

(1)角膜反射：以棉丝从侧方轻触角膜，观察同侧(直接反应)及对侧(间接反应)眼睛的闭合运动。该反射传入支为三叉神经眼支，传出支为面神经的一小分支。

(2)下颌反射：令患者微张口，检查者将拇指置于其颏部，用叩诊锤轻叩拇指，正常可引起下颌轻微闭合。

(二)临床意义

(1)三叉神经任何一支或数支发生感觉过敏或自发性疼痛，并常有激发点，见于三叉神经痛、半月节与小脑脑桥角肿瘤及上颌窦疾病等。

(2)三叉神经周围性损害：该神经任何一支损害，可引起同侧颜面部及口腔黏膜相应区域感觉减退或消失，眼支损害还可见角膜反射减退或消失，见于颅中或后窝肿瘤、外伤，海绵窦和眶上裂病变及脑膜炎等。

(3)三叉神经脊束核损害：引起面部分离性感觉改变，即痛、温觉丧失而触觉保留。此核下部腹外侧受损仅可引起同侧眼支分布区的感觉改变；核的中部受损则引起眼支与上颌支分布区的感觉改变；损害再向上则引起所有 3 支分布区的感觉改变，见于小脑下后动脉血栓形成、脑干肿瘤和延髓空洞症等。

(4)三叉神经运动根损害：患侧颞肌萎缩，咀嚼肌肌力减弱，张口时下颌向患侧倾斜，见于颅底肿瘤、颅中窝骨折或半月节手术损伤等。下颌支受刺激可引起下颌强直性收缩或咀嚼肌痉挛，见于脑桥或颅后窝炎症、破伤风等。

(5)反射消失：角膜反射消失见于该反射通路受损，如三叉神经眼支的损伤或面神经麻痹，亦见于深昏迷。下颌反射消失见于三叉神经下颌支或脑桥运动核损害，该反射亢进则常见于假性延髓性麻痹等的双侧锥体束损害。

五、面神经

(一)检查方法

1.面肌运动

观察患者两侧鼻唇沟及前额皱纹深浅，两侧眼裂大小是否对称，鼻及口角有无歪斜，注意患者皱额、挤眉、闭眼、鼓颊吹气、露齿、笑等动作时双侧是否对称。

2.味觉

棉签蘸有味(酸、甜、咸、苦)试液少许分别测试舌两侧前 2/3 味觉。

(二)临床意义

1.周围性面瘫

上、下两组面肌均出现瘫痪，表现为患侧鼻唇沟变浅或消失、眼裂变宽、额纹变浅或消失、闭眼无力或不能、嘴歪向健侧。

(1)面神经核性损害：常与同侧展神经麻痹并发，可见于脑桥肿瘤及血管性疾病等。

(2)小脑脑桥角损害：常与三叉神经和听神经损害并存，并伴有患侧舌前 2/3 味觉障碍，见于小脑脑桥角病变及蛛网膜炎等。

(3)内耳孔处的损害：因与听神经同时受损，故可伴有耳鸣、耳聋、前庭功能减退等，也可引起泪腺、唾液腺分泌障碍。

(4)膝状神经节损害：伴有舌前 2/3 味觉及泪腺分泌障碍，见于膝状神经节炎或疱疹性面神经炎。

(5)面神经管损害：伴有舌前 2/3 味觉障碍、唾液腺分泌缺乏等，见于面神经炎及中耳炎等。

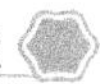

2.中枢性面瘫

因面神经核上部接受两侧锥体束支配，面神经核下部接受对侧锥体束支配，故一侧锥体束受损时，仅出现对侧下组面肌瘫痪，无萎缩、无电变性反应，见于大脑半球及内囊部血管疾病、肿瘤、外伤等。双侧锥体束损害则引起双侧面肌瘫痪、表情呆板，故又称面具脸，为假性延髓性麻痹的症状之一。

六、听神经

(一)检查方法

1.听力

可用音叉、电听力计等方法测试。

(1)Rinne 试验：比较一侧骨导与气导的时间。将振动的音叉置于患者一侧乳突处，待听不到声音时，再立即置于其耳前测气导，如能听到，则气导大于骨导为阳性，表示正常；听不到为阴性，表示气导障碍。

(2)Weber 试验：比较两侧骨导的强度。将振动的音叉置于患者前额部中央，正常人两耳声响大小相等，称试验居中。如两耳声响大小不等，称试验偏向一侧，表示有听力障碍。在传导性耳聋时患侧声响强，神经性耳聋时健侧声响强。

(3)Schwabach 试验：比较患者与检查者听力的差别。以震动的音叉置于患者的乳突部，待其听不到声响时即刻置于检查者乳突部，与检查者的正常骨导相比较。传导性耳聋骨导较正常人长，神经性耳聋则骨导比正常人短。

(4)听力计检查：应用电流振荡发生不同频率和强度的纯音，更精确进行的一种听力检查。检查时，依照患者听到的最低强度做记录，将每一频率所得的单位(dB)记录在表格上，所得结果成曲线，即听力曲线。如曲线靠近零度线，则听力正常，距零度线越远，表示听力损失越大。传导性耳聋，听力损失为低频音的气导；神经性耳聋，听力下降为高频音气导和骨导。

2.前庭功能

应询问患者有无眩晕，观察有无眼球震颤及身体倾倒，必要时可做下列前庭功能试验检查。

(1)旋转试验：患者坐旋转椅内，闭目，头前倾 30°，在 20 秒内转 10 圈，然后突然停止，睁眼后观察患者有无眼球震颤、倾倒、自主神经反应等，并询问患者有无眩晕。该试验因同时检查两侧外侧或后半规管(检查时头前倾 120°或后仰 60°)，且幕上病变可诱发癫痫，故神经外科少用。

(2)冷热水试验(Hapllpike 法)：冷水 30 ℃，热水 44 ℃(均与体温相差 7 ℃)。盛水吊筒距耳高度70 cm，患者仰卧，头高 30°，两眼注视屋顶或对面墙上顶点，以导管或注射针头向外耳道内注入冷水250～300 mL，40 秒后出现眼球震颤。冷水试完后休息 5 分钟再试热水。进行正常冷水试验时，眼球震颤持续 2 分钟，热水时持续100 秒，如不出现眼球震颤，即说明前庭功能障碍。

(二)临床意义

1.耳鸣

耳鸣为内耳听神经的刺激症状，见于听神经损害的早期，如听神经瘤、梅尼埃综合征、椎-基底动脉供血不足及神经官能症、疲劳、药物中毒等。

2.耳聋

神经性耳聋见于听神经瘤、小脑脑桥角蛛网膜炎、颅内压增高、颅中窝骨折、药物中毒、迷路炎等。传导性耳聋见于中耳炎、耳硬化症及外耳道堵塞等。混合性耳聋兼有两者的临床特点。

3.眩晕

眩晕为前庭神经刺激症状，患者自觉周围景物或自身旋转不稳，常伴有呕吐、耳鸣、耳聋、颜面苍白、出汗等，见于脑干肿瘤、炎症、外伤或延髓空洞症、药物中毒及梅尼埃综合征等。

4.眼球震颤

眼球不自主、有节律的往复运动，依据眼球运动方向，可分为水平性、垂直性、旋转性、斜向或混合性眼球震颤。往复速度可相同，亦可不同(即快、慢相)，不同时则以快相的方向表示眼球震颤的方向。

(1)眼性眼球震颤：见于屈光不正或先天性眼病，其临床特点多为钟摆样，无快、慢相之分，不伴旋转性眩晕，但可觉外环境来回摆动，闭眼时可消失。

(2)前庭性眼球震颤：多为水平-旋转性眼球震颤，幅度较大，常伴有眩晕或听力减退，闭眼时眩晕不减轻，见于迷路炎、迷路水肿与外伤等。

七、舌咽神经和迷走神经

(一)检查方法

注意患者发音有无鼻音或声音嘶哑，了解其有无吞咽困难或饮水呛咳。让患者张口，用压舌板压舌，观察静止和发“啊”音时，软腭上举是否有力，腭垂是否居中，腭弓两侧是否对称等。咽反射：用棉签或压舌板分别轻触两侧咽后壁。正常可引起作呕反应。必要时应检查舌后 1/3 的味觉和一般感觉。注意呼吸、脉搏和肠蠕动情况。

(二)临床意义

1.核及核下损害

一侧损害引起腭垂偏向健侧，患侧腭弓下垂、声音嘶哑、吞咽呛咳及咽反射消失等，因内脏为双侧支配，故无内脏障碍，见于颅底肿瘤、小脑脑桥角肿瘤、脑底脑膜炎等；双侧受损引起真性延髓性麻痹，患者严重吞咽呛咳、发音困难、咽反射消失，见于脑干肿瘤、延髓出血、延髓空洞症和脑底脑膜炎等。

2.核上损害

因疑核受双侧锥体束支配，故一侧锥体束或皮质受损不引起症状。双侧损害引起假性延髓性麻痹，患者双侧软腭麻痹，发音及吞咽不能，但有较迟钝的咽反射，可伴有双侧面肌及四肢瘫痪、精神症状及脑干病理反射(掌颏、吸吮反射)等，见于脑血管病、脑炎、颅脑损伤等。

八、副神经

(一)检查方法

检查者以手抚摸两侧的胸锁乳突肌和斜方肌，再令患者做转头和耸肩动作，并用手抵抗之，比较两侧是否对称，肌力是否相等。

(二)临床意义

一侧副神经或其脊髓核受损时，同侧胸锁乳突肌和斜方肌瘫痪、萎缩，下颏转向患侧，用力向对侧转头时无力，患侧肩下垂，耸肩不能，见于脊髓肿瘤、脊髓空洞症及肌萎缩性侧索硬化症等。双侧受损时，患者头向后仰，并常伴迷走神经与舌咽神经受损，见于颅后窝或枕大孔区肿瘤、颅脑损伤及炎症等。

九、舌下神经

(一)检查方法

令患者将舌伸出并向左、右和向上运动,观察有无偏斜,舌肌有无萎缩或纤维震颤。亦可令患者以舌尖抵住一侧颊部,检查者用手指在颊部外按压,以试其肌力。

(二)临床意义

1.核及核下损害

一侧损害引起患侧舌肌萎缩,有时见肌纤维震颤(核性)或肌束震颤(核下性),伸舌偏向患侧;双侧损害时,则舌无运动,进食及构音困难,并可引起呼吸困难。因面神经的口轮匝肌运动纤维系由舌下神经核发出,故该核受损时可出现口唇变薄、不能吹口哨等,见于枕骨大孔区肿瘤或炎症及延髓空洞症等。

2.核上损害

一侧锥体束受损,伸舌偏向健侧,无舌肌萎缩和纤维震颤,多伴有中枢性面瘫。双侧锥体束受损时舌全瘫、伸出困难、舌肌萎缩,见于脑血管病、脑干肿瘤及感染等。

(李文文)

第五节 其他神经系统检查

一、反射检查

反射是指机体在中枢神经系统的参与下,对内、外环境刺激做出的反应。其变化在神经系统损害中出现较早,检查不受意识状态的影响,结果较为客观。临床上一般将反射分为浅反射、深反射与病理反射3 类。检查时,应注意两侧对比。

(一)检查方法

1.浅反射

(1)腹壁反射($T_{7\sim12}$):令患者仰卧屈腿并放松腹部肌肉,检查者用钝器分别轻划腹壁两侧上($T_{7\sim8}$)、中($T_{9\sim10}$)、下($T_{11\sim12}$)部,引起相应部位腹肌收缩。

(2)提睾反射($L_{1\sim2}$):以钝器由下而上轻划患者大腿内侧皮肤,引起同侧睾丸上提。

(3)跖反射($S_{1\sim2}$):以钝器划足底外侧缘,引起所有足趾向跖侧屈曲。

(4)肛门反射($S_{3\sim5}$):以钝器轻划肛门周围皮肤,引起肛门外括约肌收缩。

2.深反射

(1)二头肌反射($C_{5\sim6}$):置患者前臂于轻度旋前的半屈曲位,检查者置拇指于二头肌腱部,再以叩诊锤轻击拇指,引起前臂屈曲运动。

(2)三头肌反射($C_{6\sim7}$):置患者前臂于旋前的半屈曲位,检查者以手握其前臂,以叩诊锤轻击鹰嘴上方的三头肌腱,引起前臂伸展。

(3)桡反射($C_{7\sim8}$):置患者前臂于轻度屈曲的半旋前位,以叩诊锤轻击桡骨茎突上方,引起前臂旋后及屈曲运动。

(4)尺反射($C_8 \sim T_1$):置患者前臂于轻度屈曲的半旋后位,以叩诊锤轻击尺骨茎突上方,引起前臂旋前。

(5)膝反射($L_{2\sim4}$):检查者以左臂托住患者两腿腘窝部,使其膝关节置于约120°的屈曲位,再以叩诊锤轻击髌骨下缘的髌韧带,引起膝关节伸直并触知股四头肌收缩。

(6)跟腱反射($S_{1\sim2}$):检查者用手握住患者足前部并使踝关节轻度向背侧屈曲,以叩诊锤轻击跟腱,引起足向跖侧屈曲。

3.病理反射

(1)阵挛:为腱反射亢进的极度表现。①踝阵挛,置患者膝关节半屈曲位,检查者一手握住其小腿,另一手握住足趾部并突然使踝关节背屈,引起踝关节连续的伸屈运动;②髌阵挛,令患者膝关节伸直,检查者用拇指和示指按住髌骨上缘并突然用力向下推,引起髌骨连续的上下运动;③腕及手指阵挛,检查者突然用力背屈患者手腕和手指,引起其腕或手指的连续伸屈运动。

(2)巴宾斯基征:以钝器划患者足底外侧皮肤,引起𧿹趾背屈,其余四趾张开并跖屈,或仅出现𧿹趾的背屈均为阳性。

(3)查多克征:以钝器划患者足背外侧皮肤引起与巴宾斯基征相同的反应。

(4)奥本海姆征:检查者用拇指和示指沿着患者胫骨前缘用力自上向下推压,引起与巴宾斯基征相同的反应。

(5)戈登征:用手指挤压患者腓肠肌,引起与巴宾斯基征相同的反应。

(6)夏菲征:用拇指和示指紧捏患者跟腱部,引起与巴宾斯基征相同的反应。

(7)冈达征:用力扭转或下压患者第3或第4足趾,引起与巴宾斯基征相同的反应。

(8)罗索利莫征:用叩诊锤轻击或用手轻弹患者足趾趾端或手指指端,引起足趾或手指的屈曲反应。

(9)霍夫曼征:检查者一手握住患者腕部,另一手中、示指挟住患者中指并稍背屈,轻弹中指指端,引起拇指和其他四指的屈曲运动。

(10)口反射:包括吸吮反射和掌颏反射。前者是轻触患者口唇部或叩击人中、口角等处引起的吸吮动作;后者是快速轻划患者大鱼际或小鱼际皮肤引起同侧口角上提反应。

(二)临床意义

(1)皮质运动区和内囊损害:病灶对侧深反射亢进,而浅反射消失,并出现病理反射。额叶广泛病变出现强握反射和口反射。双侧皮质延髓束受损时,口反射亢进。

(2)脑干损害:一侧损害少见;双侧损害时,两侧深反射亢进,浅反射消失并出现病理反射。

(3)脊髓损害:若为横贯性损害,则损害节段以下两侧深反射亢进,浅反射消失并出现病理反射;若为半横贯性损害,则损害节段以下同侧深反射亢进,浅反射消失并出现病理反射。

以上深反射亢进是指休克期过后。在上述部位损害的休克期,深反射减退或消失。小脑或锥体外系疾病亦可引起深反射减弱或消失。

(4)神经系统兴奋性改变:中枢神经系统的兴奋性降低,如深昏迷、深睡或服用大量镇静剂等,深反射和浅反射均减弱或消失;神经系统兴奋性增高,如神经官能症、甲状腺功能亢进(简称"甲亢")、破伤风、手足搐搦症、精神过度紧张等,则引起对称性深反射普遍提高。

(5)深、浅反射改变:脊髓反射弧上任何部位的损害均可引起相应部位的深、浅反射减弱或消失。

(6)其他反射改变:严重肌肉病、严重感染、中毒、全身衰竭或内分泌功能减退等引起的肌肉

 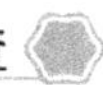

应激性降低，及肌张力过高或关节病变引起的活动受限，可致深反射减弱或消失；而腹壁松弛、肥胖、紧张或瘢痕等，则常使腹壁反射不易引出；老年人及阴囊、睾丸局部病变可使提睾反射减弱或消失。

二、脑膜刺激征检查

脑膜刺激征是指颅内感染、蛛网膜下腔出血、颅内压增高及颈部疾病等刺激脑脊膜和神经根引起的症状。临床表现除头痛、恶心、呕吐、体温升高等症状外，还可出现下列体征。

(一)颈强直

系颈部神经根受刺激所致。检查时，令患者仰卧，检查者用一手轻轻托起患者头部，使颈前屈，如颈部有抵抗且感疼痛，或下颏不能接近前胸壁为阳性。其程度可以下颏与胸骨柄间的距离表示，距离越大则颈强直的程度越重。严重时患者颈部向后过伸，呈强直位，不能活动，甚至整个脊柱向后弯曲，呈角弓反张状。

(二)克氏征

克氏征系脊髓腰部神经根在受牵拉刺激时引起疼痛所致。检查时患者仰卧，检查者以一手托起患者一下肢，先使膝、髋关节均屈曲成直角，后伸直其膝关节，如未达到135°时就有抵抗，并感大腿后及腘窝部疼痛者为阳性。

(三)布鲁津斯基征

令患者仰卧，检查者突然用力将其颈部向前屈曲(颈征)，或用手压迫其耻骨联合(耻骨征)，引起患者两下肢髋、膝关节反射性自动屈曲为阳性。检查者屈曲一下其肢膝关节，再强力使该肢髋关节向腹部屈曲，引起对侧下肢发生反射性自动屈曲，称布鲁津斯基征对侧小腿征阳性。

三、自主神经系统检查

(一)血管运动

注意皮肤颜色(苍白、潮红或发绀)、粗细、湿度及毛发、指甲等情况。

皮肤划纹试验：用叩诊锤柄或其他钝器划压皮肤，正常在3～5秒出现红色条纹。若皮肤上出现凸出的条形水肿(皮肤划纹症)，则表示副交感神经极度兴奋；若皮肤上出现白色条纹，则表示交感神经兴奋性异常增强。

(二)发汗试验

洗净并干燥患者皮肤，用含碘溶液(纯碘2 g，蓖麻油10 mL，无水酒精100 mL)涂于体表(外阴部和眼睑不宜涂布)，待皮肤晾干后撒以淀粉，当皮肤出汗时，碘使淀粉变蓝色，观察其颜色改变及分布情况。促使发汗的方法有以下几种。①毛果芸香碱法：皮下注射1%毛果芸香碱溶液1 mL。其作用部位是交感神经末梢。②加温法：采用被罩式热光浴，开热风扇或置热水袋等加温。该法是通过脊髓侧角细胞引起脊髓发汗反射。③阿司匹林法：口服阿司匹林0.6～0.9 g和饮热开水一杯，使患者发汗。其作用于下丘脑散热中枢，引起发汗反应。

(1)周围神经损害：3种方法试验时，损害神经支配范围内的皮肤均少汗或无汗。

(2)脊髓侧角、前根及灰交通支损害：用阿司匹林和加温法试验时，损害平面支配范围内皮肤少汗或无汗，而用毛果芸香碱法时无改变。

(3)脊髓横贯性损害：用阿司匹林法和加温法时，损害平面以下皮肤少汗或无汗，毛果芸香碱法试验时无改变。

(4)间脑或皮质损害:用阿司匹林法试验时,见单肢或偏身的皮肤少汗或无汗,而其他两法试验时无改变。

(三)立毛运动

置酒精、乙醚棉球或冰块于患者颈后或腋下,可引起皮肤鹅皮样改变。受损脊髓的皮肤节段及受损周围神经分布区内无此改变。

(四)皮肤营养

注意皮肤光泽及干燥与否,有无脱屑、溃疡或发亮变薄,及毛发多少,指甲的纹理、厚薄及形状等。皮肤营养障碍可见于周围神经受损和脊髓横贯性损伤等。

(五)膀胱功能

注意有无尿潴留或尿失禁,必要时做膀胱压力测定。膀胱功能障碍见于骶反射弧上任何部位的损害,腰段以上脊髓横贯性损害,及丘脑、矢状窦旁病变等。一般来说,上运动神经元受损引起尿失禁(高张力膀胱),但在休克期,亦可引起一时期的尿潴留;下运动神经元受损则引起尿潴留(低张力膀胱)。

(六)排便情况

注意有无便秘或失禁,必要时作直肠指诊检查了解肛门内括约肌的松紧度等。排便障碍见于脊髓圆锥以上部位的损害。

(七)霍纳综合征

眼睑轻垂、瞳孔缩小、眼球凹陷、面部无汗等,见于脑干、T_1 段以上脊髓或星状交感神经节疾病等。

(八)其他检查

必要时做皮肤温度、皮肤电阻测定,如疑及下丘脑或垂体病变时,应注意患者发音、胖瘦、性征、性器官,并了解性功能及月经等内分泌情况。

四、失语、失用、失认、失写、失读和失算的检查

(一)失语

1.检查方法

检查前须排除精神状态的异常,以及因咽、喉、唇、舌和面部表情肌运动障碍而引起的发音与构音困难。

(1)对语言理解能力的检查:提问题让患者回答,或由简到繁地嘱患者做各种动作,以了解患者对语言的理解能力。

(2)对语言表达能力的检查:听其自发性发言,注意其用字是否恰当,陈述是否流利等。

(3)对其命名能力的检查:示钢笔、茶杯等日常用品,观察其能否说出名称和用途。

2.分类和临床意义

(1)运动性失语:对语言仅能理解,但不能表达,见于运动语言中枢受损。

(2)感觉性失语:能说话,但对语言不理解,往往答非所问,见于感觉性语言中枢受损。

(3)混合性失语:具有上述两者特征者。

(4)命名性失语:对物名、人名不能讲出,但对物品的用途常能说清,见于优势半球颞叶后部和顶叶下部受损。

(二)失用

患者能正确地理解语言，随意运动良好，但不能正确执行要求做的日常动作。

1.检查方法

患者应有正常智力和对语言有正确的理解能力，并排除肌肉瘫痪、不自主运动及共济失调等运动障碍。检查时，嘱患者做某些日常动作，如握笔、持筷、穿鞋、系鞋带等，观察其动作的顺序有无错误，及动作的准确性；嘱其用火柴摆简单几何图形等，观察其能否完成。

2.分类和临床意义

(1)运动性失用：患者能理解要求完成动作的顺序，但在执行中却笨拙不灵，不能完成穿针等精细动作，并能意识到自己的动作达不到要求；或肢体有轻度瘫痪，但与完成动作的笨拙程度不相称。见于皮质运动区或运动前区受损。

(2)观念性失用：在进行较复杂动作时，患者不能意识到要求完成的某一动作所必需的顺序，使动作颠三倒四，失去条理性。如让患者吸烟，则一手拿烟，一手拿火柴，不知所措，或将烟放在口中，将火柴也放在口中等，但看他人示范后，仍可完成这一动作。常见于动脉硬化等引起的双侧皮质弥散性损害。

(3)观念-运动性失用：兼有上述两者特征的失用，且模仿动作也不能完成。此型临床较多见，见于优势半球缘上回损害及弥散性脑功能不全者。少数患者在胼胝体损害时可产生孤立的左手失用。

(4)结构性失用：丧失空间概念，不会画简单几何图形，或不会用火柴棒摆几何图形，或不会用积木构筑等。常见于顶叶病变，且右侧顶叶病损时比左侧病损时更为明显。

(三)失认

失认是指患者意念清楚，视觉正常，但对日常事物不认识。根据其失认的事物不同，又可分为物体失认、躯体失认、符号失认等。

(1)物体失认：把一些不同形状或不同颜色的物体如笔、玩具等放在一起，不能正确地从中取出某物。

(2)躯体失认：对自己躯体某一部位不认识。

(3)符号失认：对各种数字、字母不能认识。

失认见于弥散性脑病，特别是顶叶或颞、顶、枕区受损。

(四)失写

失写是指没有肢体瘫痪，但不会写字，见于优势半球额中回后方的书写中枢及角回受损。

(五)失读

失读是指没有视力障碍，但不能阅读，见于左侧角回受损。

(六)失算

失算是指智力正常，但不会进行简单的计算，见于左顶叶区受损。

(王仕强)

第二章

神经系统疾病的定位诊断

第一节　大脑皮质病变的定位诊断

一、额叶病变的定位诊断

额叶控制机体的随意运动、语言、情感和智能,并与自主神经功能的调节和共济运动的控制有关,额叶前部与精神智能有关,额叶后部与运动有关。额叶损害的主要表现有以下几点。

(一)运动障碍

中央前回皮质运动中枢(4 区)受损,早期出现典型的运动障碍。毁坏性病变表现为以对侧上肢、下肢或颜面部为主的局限性的不全或完全性瘫痪(单瘫)。当双侧旁中央小叶受损时,可引起双下肢的上运动神经元性瘫痪,并伴有小便障碍。刺激性病变表现为以对侧上肢、下肢或颜面部损害为主的局限性癫痫发作,肌肉抽搐由身体某部位开始,逐渐向邻近或全身的肌群扩散,引起全身痉挛性大发作(Jackson 癫痫),继之出现 Todd 麻痹。

运动前区(6 区),位于中央前回前方,为锥体外系和部分自主神经的高级中枢。此区受损时出现对侧肢体共济运动障碍、肌张力增高、自主神经功能紊乱、强握反射及摸索现象等释放症状。额中回后部为额叶的同向侧视(凝视)中枢,此区受刺激时,出现眼和头向病灶对侧的痉挛性抽动或同向痉挛性斜视;如为毁坏性病变,则出现两眼向患侧偏斜和对侧凝视麻痹。优势半球的额中回后部为书写中枢,受损时出现书写不能(失写症)。

(二)语言障碍

优势半球的额下回后部(44 区,亦称 Broca 区)为语言运动中枢,受损时产生运动性失语,完全丧失讲话能力。部分运动性失语者,具有一定语言功能,但词汇贫乏,言语迟缓而困难。

(三)精神障碍

额叶前部的额叶联合区(9、10、11、12 区)为精神和智能的功能区,与精神状态,记忆力,判断力和理解力等有密切的关系。当双侧额叶受损时,出现明显的额叶性精神障碍,表现为淡漠迟钝,记忆力和注意力减退,定向力不全,性格行为异常。情绪不稳定,常自夸、滑稽、幼稚、欣快、不洁、易冲动,尿便失禁,随地大小便,对自己所处状态缺乏认识,对疾病的严重性估计不足,出现智力衰退等。

二、顶叶病变的定位诊断

顶叶位于中央沟和顶枕裂之间，其下界为外侧裂，包括中央后回（3、2、1 区）、顶上小叶（5、7 区）、缘上回（40 区）、角回（39 区），与躯体感觉功能、自身位置觉的认识及语言功能有关，顶叶损害的主要表现如下。

（一）感觉障碍

中央后回的刺激性病变引起对侧身体发作性的感觉异常（感觉性 Jackson 癫痫），出现蚁走感、麻木感或串电感。破坏性病灶引起对侧身体的位置觉、震颤觉、压觉、实体觉、两点分辨觉严重障碍，而痛、温、触觉障碍较轻。

（二）失读症

优势半球顶叶角回为阅读中枢，受损后出现阅读能力的丧失，同时伴有书写能力障碍，并可出现词、字、句法和语法上的错误。

（三）失用症

优势半球顶叶缘上回为运用中枢，受损后出现双侧肢体失用，患者虽无瘫痪，但不能完成复杂而有目的的动作，自己不能穿衣，扣纽扣，对日常工具的使用亦发生障碍。

（四）Gerstman 综合征

见于优势半球顶叶后下部的角回、缘上回及邻近枕叶的病损，出现手指认识不能、左右认识不能、计算力障碍和书写不能等症状。

三、颞叶病变的定位诊断

颞叶功能区是听觉、嗅觉中枢，亦是语言、声音和记忆的储存中枢，颞叶损害时可出现下列症状。

（一）感觉性失语

优势半球的颞上回后部（42 区）为感觉性语言分析中枢，此区受损后患者具有能听到声音和自动说话的能力，但丧失了语言理解的能力，听不懂别人的话语，也听不出自己话语中的错误（错语症）。

（二）命名性失语

优势半球颞叶后部和顶叶下部（37 区）损害时，患者对熟悉的物品只能说出其用途，而道不出其名称，丧失了对物品的命名能力。

（三）颞叶刺激征

颞叶各中枢受刺激后可出现幻听、幻嗅、幻味、幻视等现象，常为癫痫发作的先兆。钩回发作为海马沟回受刺激出现一过性嗅幻觉，如其邻近的味觉中枢受到刺激，可伴有幻味，幻视为视放射受损之症状，幻听为听觉中枢病损所致。

（四）精神运动性发作

颞前内侧部损害时常出现发作性的精神障碍，表现为一种特殊的意识混乱状态，出现狂躁、兴奋，甚至攻击行为，部分患者表现为自动症、睡梦或幻觉状态。

（五）视野缺损

颞后深部病变，累及视放射，出现病灶对侧的同向偏盲（半侧性或象限性偏盲），或对物体大小的错误认识。

（孙 欢）

第二节 间脑病变的定位诊断

间脑位于大脑和中脑之间,第三脑室位于其中央,其两侧壁即间脑之内壁,丘脑下沟将间脑分为上方的丘脑部和下方的丘脑下部。间脑系由许多不同的灰质块所组成。间脑包括丘脑部、丘脑下部和第三脑室。

一、丘脑病变的解剖生理与定位诊断

(一)丘脑的解剖生理

丘脑为一卵形的灰质核团块,两侧之间有一灰质横桥,称为中间块。其背面是侧脑室,外侧为尾状核和内囊,下侧通过丘脑底部与中脑相连接。丘脑后部有一隆起,称为丘脑枕,内藏枕核,其下方为内侧膝状体和外侧膝状体。在丘脑后部的后方有缰三角、后连合及松果体,合称丘脑上部。

丘脑在水平断面上被V形的白质纤维板(名为内髓板)分隔成3个核团,即前核、外侧核及内侧核。

1.前核

前核位于丘脑前方的背部,主要与嗅觉通路有关,嗅觉路径先和丘脑下部的乳头体产生联系,再由乳头丘脑束与前核联系;然后由前核发出纤维至大脑半球的扣带回,管理内脏活动。

2.外侧核

外侧核分为背、腹两部,背部向后与丘脑枕连接,腹部向后与内、外侧膝状体连接。腹部又分为腹前核、腹外侧核、腹后核三部分。腹前核接受由苍白球来的纤维。腹外侧核接受由小脑经结合臂来的纤维;再发出纤维至大脑皮质运动区,与维持姿势有关。腹后核又分为腹后外侧核及腹后内侧核,腹后外侧核接受脊髓丘脑束及内侧丘系的纤维,腹后内侧核接受三叉丘系的纤维,由此二核再发出纤维至中央后回皮质感觉区。外侧核的背部又分为背外侧核及后外侧核,此二核接受上述各丘脑核发出的纤维,并与顶叶后部的顶上小叶及楔前叶发生联系。

3.内侧核

内侧核又分背内侧核及中央核,发出一小部分纤维至丘脑下部,大部分接受其他丘脑核来的纤维,再发出纤维与额叶发生联系。

丘脑各核之间、丘脑与端脑(嗅脑、基底节、大脑皮质)之间及与皮质下结构之间,均有复杂的纤维联系。从进化程序上看,丘脑的核团可分为古、旧、新三部分,各有其特殊的纤维联系。

(1)古丘脑:丘脑的中线核、内髓板核、背内侧核的大细胞部(内侧部)、腹前核及网状核等是丘脑进化中较古老的部分,有人认为无直接进入大脑皮质的向心纤维,但与嗅脑、纹状体、丘脑下部、网状结构等都有往返的联系。有人认为它们接受来自网状结构的非特异性冲动的上行纤维,再发出纤维至大脑皮质的广泛区域。古丘脑又称“丘脑网织系统”,其功能似与完成躯体与内脏间复杂反射的整合作用有关。

(2)旧丘脑:在进化中较新,接受脊髓和脑干发出的外部感受和本体感受的冲动,它们又发出纤维经内囊至大脑皮质的特定区域,故丘脑各核团又称“驿站核”,包括以下诸核。

腹后外侧核：接受内侧丘系和脊髓丘系的上行纤维，投射到中央后回一般感觉区的腿区和臂区。

腹后内侧核：接受三叉丘系的纤维，投射到中央后回一般感觉的面区。

外侧膝状体核：接受视束的纤维，发出纤维投射到枕叶皮质的视区。

内侧膝状体核：接受外侧丘系的听觉纤维，发出纤维至颞叶皮质的听区。

腹外侧核：接受结合臂来的纤维，发出纤维至大脑皮质中央前回运动区。

(3)新丘脑：丘脑进化中最新的部分，与古、旧丘脑核均有联系，发出纤维投射到大脑运动皮质及感觉皮质以外的皮质区域，这些核团又称"联络核"。

外侧核背侧组核团：接受丘脑其他核团的纤维，发出纤维投射到顶上小叶。

枕核：接受内、外侧膝状体的纤维，发出纤维至顶下小叶、枕叶和颞叶后部皮质。

背内侧核小细胞部：接受丘脑其他核团的纤维，发出纤维至额叶前部皮质。

丘脑前核：接受乳头体来的纤维，发出纤维至扣带回皮质。

综上所述，丘脑有交替及传导痛、温、触觉冲动的功能，大脑皮质接受精细的感觉。

丘脑的血液供应：丘脑接受颈内动脉系统和椎基底动脉系统的血液供应，其中绝大部分来自椎基底动脉系统。①颈内动脉系统。脉络膜前动脉的丘脑支和枕支，大脑前动脉的丘脑前动脉，大脑中动脉的豆状核丘脑动脉，后交通动脉的丘脑结节动脉。②椎基底动脉系统。大脑后动脉的丘脑膝状动脉及丘脑穿动脉。

丘脑各部的血液供应：①丘脑外侧核，由丘脑膝状动脉、丘脑穿动脉和豆状核丘脑动脉供应。②丘脑内侧核，由丘脑穿动脉、脉络膜前动脉的丘脑支供应。③丘脑前核，由豆状核丘脑动脉、丘脑前动脉供应。④丘脑枕核，由脉络膜前动脉枕支、丘脑膝状动脉供应。⑤内髓板核，主要由丘脑穿动脉供应。

(二)丘脑病变的临床表现

1.丘脑综合征

(1)对侧半身感觉障碍：①对侧半身感觉缺失。各种感觉均缺失，是丘脑外侧核，特别是腹后核的损害。②感觉障碍程度不一致。上肢比下肢重，肢体远端比近端重。③深感觉和触觉障碍比痛、温觉重。可出现深感觉障碍性共济失调。④实体感觉障碍。出现肢体的感觉性失认。

(2)对侧半身自发性剧痛：为内髓板核和中央核受累所致，病灶对侧上下肢出现剧烈的、难以忍受和形容的自发性疼痛。呈持续性，常因某些刺激而加剧，常伴感觉过敏和过度。疼痛部位弥散，难以定出准确位置，情感激动时加重。

(3)对侧半身感觉过敏和过度：丘脑病变的常见典型症状，尤其感觉过度更是丘脑病变的特征，患者对任何刺激均极为恐怖，还可出现感觉倒错。

(4)丘脑性疼痛伴有自主神经症状：如心跳加快、血压升高、出汗增多、血糖增高等。

(5)对侧面部表情运动障碍：为丘脑至基底节联系中断所致，病灶对侧面部表情运动丧失，但并无面瘫。

(6)对侧肢体运动障碍：在急性病变时出现瞬息的对侧偏瘫，亦可出现对侧肢体的轻度不自主运动。

2.丘脑内侧综合征

病变位于丘脑内侧核群，为穿通动脉闭塞引起。

(1)痴呆及精神症状：为丘脑投射至边缘系的纤维中断所致。

(2)睡眠障碍:为上行网状激活系统经丘脑前核及内侧核向大脑皮质投射路径中断所致。

(3)自主神经功能障碍:出现体温调节障碍、心血管运动障碍、胃肠运动失调等。

(4)自发性疼痛:为内髓板核及中央核受损所致。

3.丘脑红核综合征

病变部位在丘脑外侧核群的前半部,多为丘脑穿动脉闭塞所致。

(1)小脑性共济失调:为腹外侧核病变,小脑发出的结合臂纤维在此处中断,不能投射到大脑皮质中央前回运动区,使小脑失去了大脑皮质的支配所致。

(2)意向性震颤:发生机制同上。

(3)舞蹈徐动样运动:为腹前核受损所致,多为短暂性。

(三)丘脑病变的定位诊断和鉴别诊断

丘脑是皮质下感觉中枢,损害时感觉障碍是其最主要最突出的症状,其外侧核受损时更为明显,一切感觉均受损,故当发现患者有偏身感觉障碍时总应想到是否有丘脑的病变,偏盲、偏身感觉性共济失调及偏身感觉障碍等三偏征为丘脑病变的特征,有偏身自发性疼痛亦提示丘脑病变的可能,偏身感觉过度及过敏亦是丘脑病变的典型症状。因感觉障碍出现于偏身者可以是器质性的,也可以是功能性的,病变的部位也不单是在丘脑,因此根据一些感觉障碍特征在考虑丘脑病变同时,总得排除其他部位的病变甚至功能性疾病引起的偏身感觉障碍。如偏身感觉障碍,尤其是深感觉及实体觉障碍明显,仅伴有轻度的偏身运动障碍,则提示病变在丘脑的可能性最大,但也要排除顶叶的病变。内分泌及自主神经功能障碍通常为丘脑下部的病变所引起,也要注意是否为丘脑病变的影响。至于嗜睡、痴呆、精神症状等引起的病变部位很多,单凭这些症状不能确定病变的部位在丘脑,如合并一些感觉症状,则丘脑引起的可能性很大。丘脑与基底节及中脑有密切联系,部位接近,当出现中脑及基底节症状时也要注意是否有丘脑的病变。

二、丘脑下部病变的定位诊断

(一)丘脑下部的解剖生理

1.外形

丘脑下部为间脑在丘脑下沟以下的结构,分为三个部分。

(1)丘脑下视部:为丘脑下部的前部,包括灰结节、漏斗、垂体、视交叉等。

(2)丘脑下乳头部:主要为两个乳头体,呈半球形,在灰结节后方。

(3)丘脑底部:为大脑脚和中脑被盖向前的延续,腹侧与丘脑下视部连接,其中有丘脑底核(路易氏体)、红核前核以及红核和黑质的延伸。

2.内部结构及功能

(1)核团。分4个区,从前向后为:①视前区。为第三脑室最前部的中央灰质,内有视前核。②视上区。在视交叉上方,内有视上核、室旁核及前核。③灰结节。在漏斗后方,内有腹内侧核、背内侧核。④乳头体区。在乳头体部,内有乳头体核、后核。

垂体主要分前叶和后叶,前叶为腺垂体部,是甲状腺、胰腺、肾上腺、生殖腺等靶腺的促成激素的分泌腺体。后叶是神经垂体部,为神经组织。在前叶与后叶之间有一中间叶。

(2)纤维联系:①传入纤维。海马有纤维至穹隆,由穹隆来的纤维终止于乳头体。额叶皮质、苍白球及脑干网状结构等均有纤维止于丘脑下部。②传出纤维。自乳头体发出乳头丘脑束,止于丘脑前核。自丘脑下部发出下行纤维至中脑被盖部,还有一些下行纤维止于脑干内脏运动核团。③与垂体的联系。视上核和室旁核分泌的垂体后叶素(包括抗利尿激素及催乳素)经丘脑下部垂体束输送到垂体后叶;根据身体生理需要再释放入血液。丘脑下部还有7种释放激素,刺激垂体前叶腺细胞分泌相应的激素,它们是促甲状腺素释放激素、促肾上腺皮质素释放激素、生长激素释放激素、促滤泡素释放激素、促黄体化素释放激素、促催乳素释放及抑制激素、黑色素细胞扩张素释放激素等。丘脑下部与垂体前叶之间没有直接的神经纤维联系,而是通过垂体门静脉系统进行沟通。

(3)丘脑下部的功能:丘脑下部是人体较高级的内分泌及自主神经系统整合中枢,控制交感神经和副交感神经系统的活动。①水分平衡。视上核和室旁核根据生理需要分泌抗利尿激素,控制肾脏对水分的排出与再吸收;损害丘脑下部与垂体后叶的系统可引起尿崩症。②调节自主神经。丘脑下部前区和内侧区与副交感神经系统有关,丘脑下部后区和外侧区与交感神经系统有关,通过丘脑下部以调节交感和副变感神经的功能。③调节睡眠与糖的代谢。丘脑下部视前区损害后出现失眠,丘脑下部后方损害后出现睡眠过度,丘脑下部对血糖的高低有调节作用。④调节进食功能。丘脑下部腹内侧核的内侧部有一饱食中枢,腹内侧核的外侧部有一嗜食中枢,通过这两个中枢调节进食功能。腹内侧核损害时出现肥胖症。⑤调节体温。丘脑下部通过使散热和产热取得平衡而保持体温相对恒定,散热中枢位于丘脑下部的前部,产热中枢位于丘脑下部后部。⑥调节消化功能。丘脑下部与胃肠功能有密切关系,丘脑下部损害后可引起消化道出血。⑦调节内分泌功能。丘脑下部能产生多种促垂体素释放激素,丘脑下部能直接调节垂体的一些内分泌功能。

(二)丘脑下部病变的临床表现

丘脑下部解剖结构复杂,生理功能又极为重要,其重量虽只有4 g左右,但其核团却多至32对,此处的病变多种多样。

1.内分泌及代谢障碍

(1)肥胖症:丘脑下部两侧腹内侧核破坏时,可引起肥胖症,破坏室旁核也可引起肥胖,而且丘脑下部前部、背侧部、视交叉上部、视束前部都与肥胖的产生有关。引起肥胖的机制可能与三个方面有关,进食量异常增加;运动减少,脂肪沉积;基础代谢降低。

(2)水代谢障碍:视上核与室旁核病变时尿量显著增加,产生尿崩症,此部功能亢进时产生少尿症。

(3)盐类代谢异常:破坏腹内侧核可引起高钠血症,破坏室旁核时尿中排钠增多,并伴有多尿。

(4)性功能异常:可表现为性早熟及性功能不全。丘脑下部结节漏斗核与性功能有关,此核发出结节垂体束,影响垂体的性腺激素的排出量。

性早熟:临床上按性早熟的程度分为三种,即外观上类似性早熟、不完全性早熟、完全性早熟等。外观上类似性早熟表现为新生儿或儿童期乳房发育和子宫出血,早期生长阴毛;完全性早熟应有睾丸或卵巢发育成熟,有成熟的精子或卵细胞,有月经排卵,有早熟妊娠,性激素达到成人水平。性早熟女性多于男性。

丘脑下部病变引起的性早熟主要为损伤了第三脑室底部及丘脑下部的后部,除性早熟表现外尚有精神异常、智力低下、行为异常、情绪不稳、自主神经症状等。松果体病变尤其是肿瘤常引起性早熟,是由于压迫了丘脑下部所致。

Albright 综合征:病因不明,临床上有四个特点。①弥散性纤维性骨炎。多为偏侧性,有骨质脱钙、骨纤维变性及囊肿形成。②皮肤色素沉着。在骨质变化的皮肤上出现色素沉着。③性早熟。多呈完全型,主要见于女性。④可合并甲状腺功能亢进、神经系统有锥体束征、先天性动静脉瘘、大动脉狭窄及肾萎缩等。

性功能发育不全:系指青春期生殖系统不发育或发育不完善而言,分为丘脑下部性、垂体性、性腺性等3种。

丘脑下部病变的性功能发育不全:伴有肥胖症,有两个综合征。①Frohlich综合征,临床症状有性功能低下,生殖系统发育不良,男性多见,伴有智力低下、肥胖、生长发育迟滞、多尿、其他发育畸形、头痛等。②Laurence-Moon-Biedl综合征,表现有肥胖、外生殖器发育不良、生长障碍、尿崩症、智能障碍、视网膜色素变性及多指症或指愈合畸形等。此等症状可呈完全型或不全型。

垂体病变的性功能发育不全:表现为侏儒症、性功能发育不全、垂体功能失调等。男、女皆可发生。垂体促性腺激素特异性缺乏为促性腺激素不足所致。男性阴毛稀疏,类似女性,第二性征不明显,睾丸与外生殖器很小,无精子,此为肾上腺雄性激素分泌明显不足引起。在女性如雌性激素分泌明显不足时,表现乳头、乳晕、乳房、外阴、子宫等发育不良,呈女童型,阴毛发育正常。

性腺病变的性功能发育不全:表现为第二性征缺乏、先天畸形等。

(5)糖代谢异常:动物试验刺激室旁核、丘脑前核、腹内侧核、后核时血糖增高,丘脑下部肿瘤常有血糖升高,视交叉水平或视束前区损害时血糖降低。

2.自主神经症状

(1)间脑性癫痫:其诊断依据主要为有发作性的自主神经症状,可伴有意识障碍;病史中或发作间歇期有某些丘脑下部症状;临床上有客观证据提示有丘脑下部损害,脑电图提示有癫痫表现。

(2)间脑病。包括下列四个方面。①代谢障碍:糖代谢障碍可出现糖尿、糖耐量试验和胰岛素敏感试验异常。脂肪代谢异常可出现肥胖、消瘦、血中脂肪酸增高。水代谢异常表现为口渴、多饮、多尿、少尿、水肿等。②内分泌障碍:表现为性功能障碍、肾上腺功能障碍、甲状腺功能障碍等。此与代谢障碍有密切关系。③自主神经功能障碍:表现为体温调节障碍,心血管运动障碍,胃肠功能障碍,尿便排泄障碍,汗液、唾液、泪液、皮脂等分泌障碍。④精神与神经障碍;精神障碍可表现为情绪不稳、易激动、抑郁、恐惧、异常性冲动、梦样状态、神经官能症状态等,神经症状的出现均为丘脑下部附近脑组织损害引起。

(3)体温调节障碍:丘脑下部后区为产热中枢。前区为散热中枢,前区损害时产生持久高热,后外侧区损害时引起体温过低,丘脑下部病变引起的体温调节障碍,可表现为中枢性高热、发作性高热、中枢性低温、体温不稳等4种类型。

(4)循环调节障碍:丘脑下部前部损害时血压升高;后部破坏时血压下降,两处均损害或损害不均时血压不稳。

(5)呼吸调节障碍:刺激视前区的前部可使呼吸受到抑制,引起呼吸减慢及呼吸幅度变小,刺激丘脑下部中间部亦可出现呼吸抑制,甚至呼吸暂停。

(6)瞳孔改变:刺激丘脑下部后部时瞳孔散大,刺激丘脑下部前部时瞳孔缩小。

(7)消化道症状:可引起胃十二指肠病变,主要表现为胃肠道出血。

三、丘脑下部病变的定位诊断和鉴别诊断

丘脑下部是一个内分泌及自主神经系统的中枢,丘脑下部损害的诊断依据主要根据有代谢、

内分泌及自主神经功能障碍的存在。仅有其中某些临床症状，难以确定是丘脑下部病变引起；如这几方面的症状均有一些，同时又有精神意识障碍及一些神经系统的有关局灶体征，则诊断比较容易肯定。病变有些是原发于丘脑下部的，有些可能是原发附近脑组织，以后蔓延到丘脑下部的，也可能是丘脑下部未受到直接侵犯，仅在功能上受到一定影响。这要根据临床症状出现的顺序，严重的程度及可能的病因来判断。如其他定位症状出现早，而且很突出，而内分泌自主神经症状出现较晚较轻，病情是逐渐加重的，则病灶原发于丘脑下部的可能性不大，而是由附近脑组织扩展而来的，病因很可能是肿瘤；如伴有颅内压增高，则肿瘤的可能性更大。反之，如内分泌自主神经症状出现很早很突出，而其他症状是次要的，则首先要考虑原发于丘脑下部的病变，如丘脑下部症状和其他脑症状同时出现，常提示两者同时受到侵犯，尤其在一些急性病变如血管病、炎症、外伤等，患者常有昏迷、局灶体征及明显的丘脑下部症状，此种情况提示病情非常严重。对单有内分泌自主神经症状的患者可进行一些脑部的辅助检查，以明确有无丘脑下部或垂体的病变。还可做一些内分泌功能的检查，以明确障碍的严重程度，同时还要进行有关靶腺的检查，以明确内分泌代谢障碍引起的部位。对丘脑下部的病变，还要根据其临床表现来判断病变的主要部位，因为丘脑下部病变本身无明确定位体征，它与整个神经系统及全身都有广泛而密切的联系，因此在诊断丘脑下部有无病变时应进行综合考虑。

（程卫平）

第三节　小脑病变的定位诊断

小脑位于颅后窝内，约为大脑重量的1/8，在脑干的脑桥、延髓之上，构成第四脑室顶壁，主要是运动协调器官，病变时主要表现为共济失调及肌张力低下。

一、小脑的解剖生理

（一）大体观察

上面：较平坦，紧位于小脑幕之下，中间凸起，称为上蚓。自前向后，上蚓又分五部分，最前端是小脑小舌，其次为中央叶，最高处称山顶，下降处为山坡，最后为蚓叶。在此上蚓部的后1/3有伸向外前方，略呈弓形的深沟，称原裂。原裂之前两侧为小脑前叶，中间为山顶。原裂之后的两侧为小脑半球的两侧部。

下面：两侧呈球形，为小脑两半球，中间凹陷如谷，谷底有下蚓部。下蚓部自后向前分四部分，蚓结节、蚓锥、蚓垂和小结。蚓垂两侧为小脑扁桃体。小结是下蚓的最前部，它的两侧以后髓帆与绒球相连，共称绒球小结叶。在绒球之内前方，紧邻桥臂。双侧桥臂之间，稍向前有结合臂及前髓帆。综观上、下两面，中间为蚓部，两侧为半球。从进化上看，蚓部为旧小脑而半球为新小脑，前面介于上、下两面之间的桥臂稍后之绒球小结叶为古小脑。

（二）内部结构

小脑皮层结构各处基本一致，镜下分为三层由外向内：①分子层。细胞较少，表浅部含小星形神经细胞，较深层为较大的“篮”状细胞（“basket”cell）。它们的轴突均与浦肯野（Purkinje）细胞接触，其纤维为切线形走行。某些纤维负责联系小脑两半球。②浦肯野细胞层。主要由这层细胞执行小脑功能。这个层次很明显，细胞很大。其粗树突走向分子层，呈切线位，像鹿角的形象向上广泛伸延；其轴突穿过颗粒层，走向小脑核群。浦肯野细胞接受脑桥与前庭来的冲动。③颗粒层。为大片深染的球形小神经细胞，本层接受脊髓和橄榄体来的冲动。

在小脑髓质内有四个核，均成对。在额切面上用肉眼即可看到，由外向内：①齿状核。呈"马蹄形"，细胞群呈迂曲条带状，向内后方开口，称核门。此核接受新小脑的纤维，将冲动经结合臂及红核，并经丘脑传至大脑皮层。②栓状核。形状像一个塞子，位于齿状核"门"之前，它接受新小脑与古小脑的纤维之后，也发出纤维到对侧红核。③球状核，接受古小脑的纤维，之后也发出纤维到对侧红核。④顶核：接受蚓部与古小脑来的冲动，发出纤维到前庭核与网状结构。

(三)小脑的联系通路

小脑与脑干有三个连结臂或称脚，在横切面上很易辨认，从下向上说，这三个臂是：①绳状体，称小脑下脚，连系小脑与延髓。②桥臂，称小脑中脚，连系脑桥与小脑。③结合臂，称小脑上脚，连系外脑与中脑。小脑的这三个臂（或脚）是向小脑与离小脑的纤维。

在绳状体内有：①背侧脊髓小脑束（Flechsig 束）。起于脊髓的后柱核；不经交叉，终止于蚓部的前端；传递本体感觉冲动。②橄榄小脑束。起于延髓橄榄体。经交叉，终于小脑皮层。橄榄体之冲动可能来自苍白球。③弓状小脑束。由同侧楔核的外弓状纤维形成，其中还有三叉脊髓感觉核来的纤维。④网状小脑束。起自盖部网状核。此束含有起自小脑的小脑网状束。⑤前庭小脑束。在绳状体内侧部行走，一部终止于顶核，一部止于绒球小结叶。也有顶核与前庭核联系的小脑前庭束。

在桥臂内几乎全部为脑桥小脑纤维。脑桥纤维为水平方向行走，起自桥核细胞。后者是额桥小脑束与颞桥小脑束的中转站。桥小脑纤维大部分终止于对侧小脑半球。

结合臂有离小脑的纤维。小脑红核丘脑束起自齿状核与栓核，有交叉（Wernekink 交叉）；部分止于对侧红核（从红核再起红核脊髓束），部分直接到达对侧丘脑的腹外侧部。在结合臂内也有走向小脑的束。腹侧脊髓小脑束与背侧脊髓小脑束一样也起自脊髓后柱核，不交叉，终止于小脑蚓部。

可将小脑的主要联络概括如下：①小脑接受脑桥的纤维（大部分到达小脑半球），通过桥核细胞接受大脑皮层的冲动；接受脊髓的纤维（到达蚓部），从脊髓接受本体感受刺激，接受前庭核的纤维，向绒球小结叶传递前庭冲动，接受下橄榄体的纤维，到达小脑的整个皮层，这组纤维可能传递来自纹状体的冲动。纹状体经丘脑与下橄榄体联系。这个通路称为丘脑橄榄束。最后，小脑还广泛地接受网状结构的纤维，以保证运动的协调。②小脑的离心纤维有到前庭核的，到红核的和到脊髓的。还有经过丘脑到大脑两半球皮层和纹状体的传导通路。③凡小脑发出纤维所要到达的部位，均有纤维再向心地走向小脑。

(四)小脑的功能区分

(1)基底部第四脑室顶壁的下部，包括蚓结节、蚓垂、蚓锥、绒球及顶核。功能是维持平衡，为小脑的前庭代表区。

(2)中部两半球上面的中间部，中线稍向两侧、原裂前方，前叶之后部区域。此区主要是通过内侧膝状体和外侧膝状体与听和视功能有联系。病变时发生何种症状尚不清楚。

(3)前部为小脑上面的前上区域，主要是前叶，在中部以前。此部主要是控制姿势反射和行走的协同动作。

(4)外侧部小脑上下面的后外侧两半球，主要功能是控制同侧肢体的技巧性随意动作。

由此可见，小脑的功能定位，如 Bolk 曾指出的，身体不分两侧的部分（躯干）由小脑不分两侧的部分（蚓部）支配，蚓部前端支配头部肌肉，后部支配颈部和躯干的肌肉。肢体的肌群则由同侧小脑半球支配，前肢在上面，后肢在下面。这个定位原则虽较简单，但目前临床上还只能大体如此定位。小脑的某些部位如蚓部外侧与半球之间的某些部位，病变时无定位体征，仅在病程发展到一定阶段时发生颅内压增高，应予注意。

二、小脑病变的临床表现

（一）小脑功能丧失症状

1.共济失调

由于小脑调节作用缺失，患者站立不稳、摇晃，步态不稳，为醉汉步态，行走时两腿远分，左右摇摆，双上肢屈曲前伸如将跌倒之状。

患者并足直立困难，一般不能用一足站立，但睁眼或闭眼对站立的稳定性影响不大。

检查共济失调的方法主要是指鼻试验与跟膝胫试验。做这种动作时常发现患者不能缓慢而稳定地进行，而是断续性冲撞动作。

笔迹异常亦是臂、手共济失调的一种表现，字迹不规则，笔画震颤。小脑共济失调一般写字过大，而帕金森病多为写字过小。

2.暴发性语言

暴发性语言为小脑语言障碍的特点。表现为言语缓慢，发音冲撞、单调，鼻音。有些类似"延髓病变的语言"，但后者更加奇特而粗笨，且客观检查常有声带或软腭麻痹，而小脑性言语为共济运动障碍，并无麻痹。

3.辨距不良或尺度障碍

令患者以两指拾取针线等细小物品，患者两指张展奇阔，与欲取之物品体积极不相称。此征也称辨距过远。如令患者双手伸展前伸手心向上迅速旋掌向下，小脑病变一侧则有旋转过度。

4.轮替动作障碍

轮替动作障碍指上肢旋前旋后动作不能转换自如，或腕部伸屈动作不能转换自如，检查轮替动作障碍，当然要在没有麻痹或肌张力过高的情况下，才有小脑病变的诊断意义。

5.协同障碍

如令正常人后仰，其下肢必屈曲，以资调节，免于跌倒。小脑疾病患者，胸部后仰时其下肢伸直，不做协同性屈曲运动，故易于倾倒。又如令患者平卧，两臂紧抱胸前，试行坐起。正常人必挺直下肢，支持臀股才能坐起；但小脑患者缺乏下肢协同伸直动作，试行坐起时，往往下肢上举，呈"两头跷"状态。

6.反击征

令患者用全力屈曲其肘，检查者在前臂给予阻力，尽力向外拉其前臂，然后突然放松之。正常人在外拉力突然放松时，其前臂屈曲即行停止，不致反击到患者自己的胸壁，在小脑病变时，则屈曲不能停止，拉力猛止，则患肢可能反击至患者胸部或面部。因而检查者应置一左手于被检查肢体与患者胸壁之间，加以保护。

7.眼球震颤

许多人认为它并非小脑体征，而是小脑肿瘤或脓肿时压迫脑干所致。可能是小脑前庭核间的联系受累所致。

（二）肌张力变化

小脑病变时肌张力变化较难估计。张力调节在人类有很大变异，而且还因病变部位与病变时期而有所不同。但有如下临床事实可供参考。

（1）一侧小脑病变（外伤、肿瘤）发生典型的同侧半身肌张力降低。表现为肌肉松弛无力，被动运动时关节运动过度，腱反射减弱。如令患者上肢下垂，医师固定其上臂，在患者完全放松肌肉的情况下，击其下垂之前臂使其被动摇摆，可见患侧摇摆幅度比健侧为大。所谓膝腱摇摆反射也是张力低的表现。

（2）两侧对称性小脑病变者，一般无明显的肌张力改变。

（3）在某些小脑萎缩的病例（皮层与橄榄、脑桥、小脑型）可见渐进性全身肌张力增高，可出现类似帕金森病的情况。但在尸检时，发现病灶限于小脑。许多观察证明，在小脑核（特别是齿状核）和所谓张力中枢（红核和苍白球）之间有密切的功能联系。

（三）小脑体征的定位意义

（1）小脑病变时体征在病变同侧的肢体，表现为共济失调、辨距不良、轮替动作障碍、反击征等，并可能出现同侧肢体肌张力低下、腱反射减弱等。

（2）如病变限于蚓部，症状多为躯干共济失调与言语障碍。肢体异常较少，张力也正常。但目前有一值得注意的事实，即大部分（慢性）弥散性小脑萎缩的病例，蚓部与半球之退行性病变的程度相等，而临床上主要是躯干共济失调与言语障碍，肢体异常较轻。这说明大脑通过大量投射联系对新小脑发生了代偿。如病变呈急性病程，代偿作用则很少发生。

（3）如病变仅限于齿状核（特别是齿状核合并下橄榄），最常见的症状是运动过多，节律性运动失常（肌阵挛）。偶尔也可见肌张力过高。孤立性齿状核病变（或合并一侧结合臂）一般是发生同侧性典型动作震颤（或称意向震颤）。

（4）关于暴发性语言的定位意义：需两侧病变或中间的蚓部病变才导致此类言语障碍，特别是蚓部与两半球前部病变时，有人报告个别局限性小脑萎缩病例仅有蚓部前部及半球的邻近部分病变，临床上即有严重的暴发性语言。

（程卫平）

第四节　脑干病变的定位诊断

一、脑干的解剖生理

脑干位于小脑幕下的后颅凹内，上端与间脑相连，下端与脊髓相接，背侧为第四脑室和小脑。除第Ⅰ、Ⅱ脑神经外，其余脑神经核均位于脑干内。

脑干由三部分组成：延髓、脑桥和中脑。延髓在最下端于枕大孔水平与脊髓相连，脑桥居中间，中脑位于脑干顶端与间脑相邻。

（一）脑干的外形

如图 2-1、图 2-2 所示。

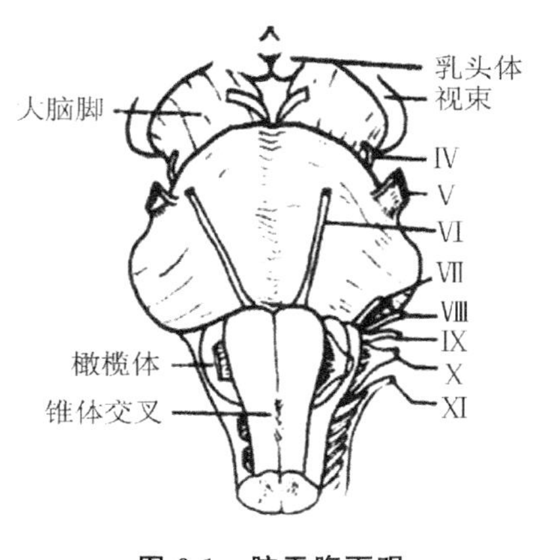

图 2-1 脑干腹面观

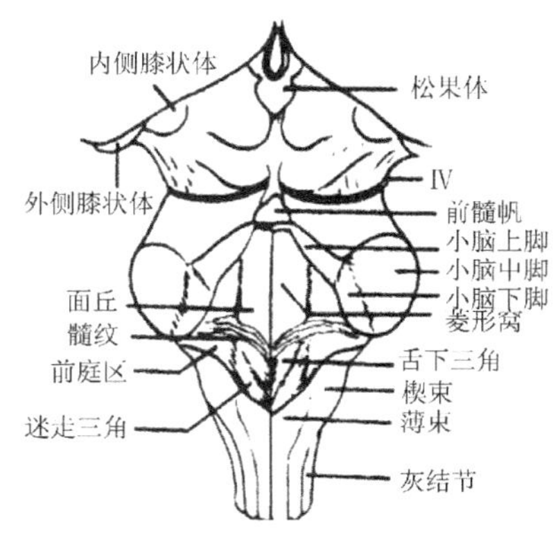

图 2-2 脑干背面观

1.延髓

延髓为脊髓的延续，为锥形，在枕大孔水平，以第 1 脊神经分界，全长 2.8～3.0 cm。最下端宽0.9～1.2 cm，最上端横径可达 2.4 cm。其外形特征与脊髓外形十分相似，亦有前正中裂、后正中沟、前外侧沟、后外侧沟及中间沟，尾端也有脊髓中央管的延续。至延髓中部开始，中央管的背侧板向两侧延伸，至脑桥时则扩展成三角形的隐窝，构成第四脑室底的延髓部，后者表面覆盖有室管膜上皮与有丰富血管的软膜相融合。双侧外隐窝向下延伸到脑室下角相连处称为闩。由前后裂和沟使延髓分成左右对称的两半，在其尾端可见斜行交叉的纤维束，称为锥体交叉。在锥体的外侧为橄榄体(其内为下橄榄体)，在前外侧沟有舌下神经出脑。在舌下神经的背外侧可见舌咽神经、迷走神经和副神经发出。在后正中沟与后外侧沟之间为后索，即薄束与楔束，其首端成棒状体及楔形结节，其内有薄束核及楔束核。此部再向上外延伸与小脑下脚(绳状体)相连接。

2.脑桥

脑桥位于延髓上方，形如一条宽带，长为 2～3 cm，宽为 3.0～3.6 cm，在两侧成粗索状为小脑中脚(脑桥臂)，以桥上，下沟与延髓和中脑的大脑脚之间构成明显分界。腹侧面为宽阔的横行隆起称为基底部，背侧为延髓的延续称为背盖部，且与延髓共同成为菱形窝构成第四脑室底，在其上可见由外侧至中线的髓纹，亦为脑桥和延髓在背侧的分界线，底面中线为中央沟，其外侧有与之平行的外界沟。在腹侧之基底部下缘与延髓分界之沟内，自中线向外依次可见外展神经、面神经和听神经发出，三叉神经经小脑中脚出脑。

3.中脑

中脑位于脑桥上方，全长 1.5～2.0 cm，其末端为脑桥的上部所遮盖，背部为顶盖，腹侧面变粗大为一对大脑脚，内有锥体束走行，两大脑脚之间为脚间窝亦称脚间池，动眼神经由大脑脚内侧的动眼神经沟出脑。背部有四叠体，为一对上丘和一对下丘。松果体卧于其中间。上丘为皮质下视觉反射中枢，下丘为皮质下听觉反射中枢。滑车神经在下丘下方出脑。在中脑顶盖部中央有大脑导水管连接第三脑室和第四脑室。

(二)脑干的内部结构

1.脑神经核团

(1)延髓的脑神经团(图 2-3)。①舌下神经核：位于第四脑室底近中线旁，发出纤维组成舌下神经走向腹侧，在锥体外侧出延髓。②迷走运动运动背核：位于舌下神经核之背外侧，参与组成舌咽神经、迷走神经，在延髓背外侧出脑。③疑核：位于延髓背外侧，由此发出运动纤维参与组成舌咽神经、迷走神经和副神经。④三叉神经脊束核：位于延髓背外侧区内，接受来自迷走神经的感觉纤维及三叉神经的感觉支。⑤孤束核：位于迷走神经运动背核之前外侧，其纤维组成舌咽神经和迷走神经的感觉支。⑥下涎核：位于延髓上部中心附近，组成舌咽神经的一部分。⑦耳蜗神经核：位于延髓上部绳状体的外侧，耳蜗神经终止于此核，从此核发出的纤维由同侧及对侧上行组成外侧丘系。⑧前庭神经核：位于第四脑室底前庭区的深部，占据延髓、脑桥两部分，由4个亚核组成，即前庭神经上核、下核、内侧核和外侧核。由它们发出的纤维主要参与内侧纵束，并与小脑、脊髓及脑神经核发生联系。

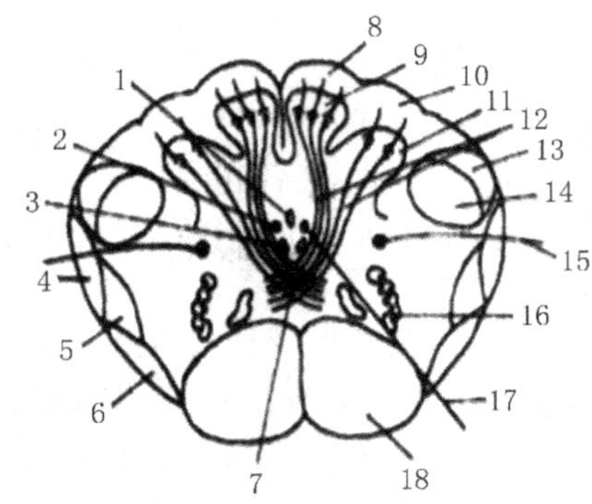

1.中央管；2.舌下神经核；3.内侧纵束；4.脊髓小脑后束；5.外侧脊髓丘脑束；6.脊髓小脑前束；7.内侧丘系交叉；8 薄束；9.薄束核；10.楔束；11.楔束核；12.内侧弓状纤维 13.三叉神经脊髓束；14.三叉神经脊髓核；15.副神经脊髓根；16.下橄榄核；17.舌下神经；18.锥体

图 2-3　延髓横断面

(2)脑桥的脑神经核团(图 2-4)。①面神经核：位于三叉神经脊束核及脊束之内侧，发出纤维组成面神经，经背侧向上行，并绕过外展神经核，再外侧行出脑，支配面部表情肌。②孤束核(上部)：位于迷走神经背核外侧，组成面神经味觉支，专司舌前2/3的味觉。③上涎核：位于网状结构的外侧部，其下端在延髓为下涎核组成舌咽神经一部分，而此核之纤维参与组成面神经，支配泪腺、颌下腺和舌下腺，司泪液和唾液之分泌。④三叉神经运动核：位于脑桥中部背盖部外侧三叉神经感觉主核的内侧，其纤维组成三叉神经下颌支的运动支，支配咀嚼肌、颞肌和翼内外肌。⑤三叉神经感觉主核及三叉神经脊髓束核：在运动核之外侧组成三叉神经眼支、上颌支和下颌支，接受头面部皮肤黏膜、牙齿等部位的痛、温度觉和触觉。⑥外展神经核：位于脑桥中下部内侧隆起的外侧部，发出纤维组成外展神经，支配外直肌，司眼球外展。⑦前庭核：位于绳状体背侧，组成听神经的前庭纤维，接受内耳前庭及半规管的平衡功能。⑧耳蜗核：位于绳状体的外侧，分为耳蜗背核和耳蜗前核，组成听神经的耳蜗纤维，接受内耳螺旋器的听觉。⑨旁正中桥网状质：位于外侧神经核腹内侧，和眼快速扫视运动有关。

(3)中脑的脑神经核团(图 2-5)。①动眼神经核：位于中脑上丘平面，大脑导水管腹侧，中央灰质中线旁；其纤维组成动眼神经之大部分，支配上睑提肌、上直肌、内直肌、下直肌和下斜肌。②缩瞳核：亦称 Edinger-Westphal 核(EW 核)。位于中央灰质前方，其纤维组成动眼神经的一部分，支配瞳孔括约肌，专司瞳孔的缩小与扩大。③玻利亚核(perlia 核)：位于中央灰质腹侧正中的单一核，发出纤维至两眼的内直肌，司双眼聚凑运动。④滑车神经核：位于中脑下丘平面中央灰质的前部，内侧纵束的背面，发出纤维组成滑车神经，支配上斜肌，专司眼球向下外方向注视。⑤黑质和红核：黑质为一色素层，位于大脑脚背侧，再背侧为红核。

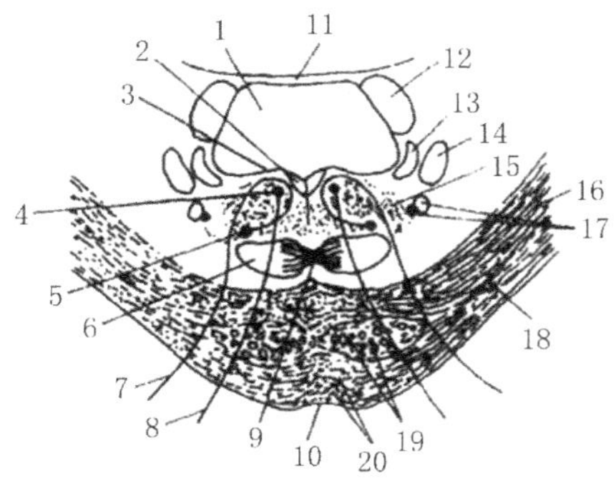

1.第四脑室；2.内侧纵束；3.面神经丘；4.外展神经核；5.面神经运动核；6.内侧丘系，7.面神经；8.外展神经；9.斜方体；10.基底动脉沟；11.上髓帆；12.小脑上脚；13.前庭核；14.小脑下脚；15.网状质；16.小脑中脚；17.三叉神经脊髓束核；18.脑桥横行纤维；19.皮质脊髓束和皮质延髓束；20.脑桥核

图 2-4 脑桥横断面

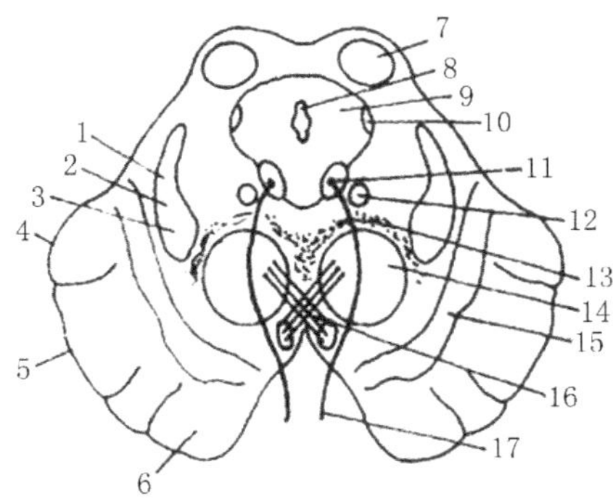

1.三叉丘系；2.脊髓丘系；3.内侧丘系；4.颞叶脑桥纤维；5.皮质脊髓束和皮质延髓束；6.额叶脑桥纤维；7.上丘；8.大脑导水管；9.中央灰质；10.三叉神经中脑核；11.动眼神经核；12.内侧纵束；13.网状质；14.红核；15.黑质；16.红核脊髓束交叉；17.动眼神经

图 2-5 中脑横断面

2.传导束

(1)延髓的传导束(图 2-3)。①锥体束：为起于额叶中央前回经放射冠专司运动的下行性传导束，至延髓则位于腹侧面之锥体。锥体束行于脑干时分成皮质脑干束和皮质脊髓束两部分。皮质脑干束在下行之中分别依次止于双侧各个脑神经之运动核团，但在延髓的舌下神经核只接收对侧单侧之皮质脑干束支配。皮质脊髓束下行至延髓锥体交叉处大部分神经纤维交叉至对侧脊髓侧索，形成皮质脊髓侧束下行，终止于脊髓前角。小部分神经纤维在锥体交叉处不交叉，直接在脊髓前索下行，形成皮质脊髓前束，在各平面上陆续交叉终止于对侧脊髓前角。还有少数神经纤维始终不交叉，在脊髓侧索中下行陆续止于同侧脊髓前角。②脊髓丘系：位于三叉神经脊髓束的腹侧，传导痛、温觉和部分触觉，系来自脊髓侧索中的脊髓丘脑束，和脊髓顶盖束组成脊髓丘

系，途经脑干继续上行，止于感觉中枢中央后回。③内侧丘系：在锥体束背侧中线旁，传导深感觉，接受来自脊髓后索之薄束和楔束的上行纤维，止于延髓背部之薄束核和楔束核，再发出纤维在中央灰质腹侧交叉至对侧锥体束背侧中线旁，称内侧丘系，再继续上行至丘脑和感觉中枢中央后回。④其他延髓内纤维束：内侧束，位于延髓背内侧。此处尚有腹侧和背侧脊髓小脑束，内侧和外侧红核脊髓束，内和外侧前庭脊髓束和下行的交感神经通路。

(2)脑桥的传导束(图 2-4)。①锥体束：位于脑桥腹侧面，纤维束由集中改成散在分布。皮质脑干束在下行至脑桥时依次分别止于双侧相应脑神经运动核团，但面神经核的下半部(其发出纤维支配下半部面部表情肌)只接受对侧的皮质脑干束支配。皮质脊髓束下行至延髓经过锥体交叉后大部分在脊髓侧索中继续下行。②脊髓丘系：为上行性纤维束，在脑干均位于周边部分，上行经丘脑腹后外侧核至感觉中枢中央后回，传导痛、温觉和部分触觉。③内侧丘系：亦为上行性传导束。起自延髓之薄束核及楔束核，发出纤维向腹侧形成弓状纤维在中线处交叉到对侧，在锥体束背侧上行，至脑桥则位于中线旁，上行经丘脑腹后外侧核至感觉中枢中央后回，传导深感觉。④三叉丘系：位于脑桥背外侧之三叉神经感觉主核及三叉神经脊髓束核发出纤维越过对侧组成三叉丘系，伴随脊髓丘脑束上行，经丘脑腹后内侧核再上行，至感觉中枢中央后回，传导面部(包括角膜、鼻腔黏膜、牙齿、口腔黏膜等)痛、温觉和触觉。⑤外侧丘系：起自绳状体外侧之耳蜗神经核(包括前核和背核)，所发出纤维大部分通过斜方体交叉到对侧上行，小部分在同侧上行称外侧丘系，经内侧膝状体至颞横回，司听觉传导。⑥其他脑桥内纤维束：内侧束，位于背内侧。其他有：腹侧脊髓小脑束，外侧顶盖脊髓束、红核脊髓束和皮质-脑桥-小脑束。

(3)中脑的传导束(图 2-5)。①锥体束：在大脑脚运动纤维的排列为：额桥束在最内侧的 1/3，顶桥、颞桥、枕桥束位于外侧 1/3，皮质脊髓束占中间的 1/3～2/5，且支配面部的纤维在内侧，支配下肢的纤维在外侧。②脊髓丘系：实际是脊髓丘脑束通过脑干的部分。在中脑则位于红核之背外侧继续上行。③内侧丘系：在中脑位于脊髓丘系邻近。④外侧丘系：在中脑靠近周边，于内侧丘系之背侧再上行。⑤中脑束：包括齿状核-红核-丘脑束、内侧顶盖束、后联合等。

3.脑干网状结构

脑干内有广泛的网状结构，主要位于脑干的中部，在解剖上的联系非常广泛，生理功能也十分重要。其含有大小不等的细胞，密集或分散排列，纤维交织成网，故称为网状结构。

(1)网状结构的核分为内侧部分和外侧部分。①内侧部：位于脑干被盖部中央偏腹内侧的部分，主要由大、中型细胞组成。包括腹侧网状核(在延髓下部)、巨细胞网状核(在延髓上部)、脑桥尾侧网状核(在脑桥下部)、脑桥嘴侧网状核(在脑桥前部)和中脑被盖核。②外侧部：位于脑干被盖部中央偏背外侧部，包括背侧网状核(在延髓下部)、小细胞网状核(在延髓上部和脑桥下部)、楔状核(在中脑顶盖腹外侧)等。

(2)网状结构主要的纤维联系：包括上行、下行和中间 3 部分。①上行部分：是网状结构向上与大脑皮质相联系的纤维。包括网状丘脑束、顶盖丘脑束和由脊髓上升的感觉束侧支与网状结构的联系(图 2-6)。②中间部分：是网状结构与锥体外系核、脑神经核和上行感觉束等结构的纤维联系。为网状结构的小细胞，其联系很广泛，几乎所有通过脑干的传导束均以侧支与其联系。它与邻近的第Ⅴ～Ⅻ对脑神经核也有联系，参与各种反射，因此网状结构又成为许多反射路的中转站。③下行部分：是由网状结构向下传导到脊髓的纤维。网状结构内的大细胞接受来自红核和纹状体的纤维，于此更换神经元，发出的纤维为网状脊髓束，沿脊髓的侧索和前索下行，属于锥体外系的一部分。功能上与肌张力的调节有关，使肌肉保持一定的张力。

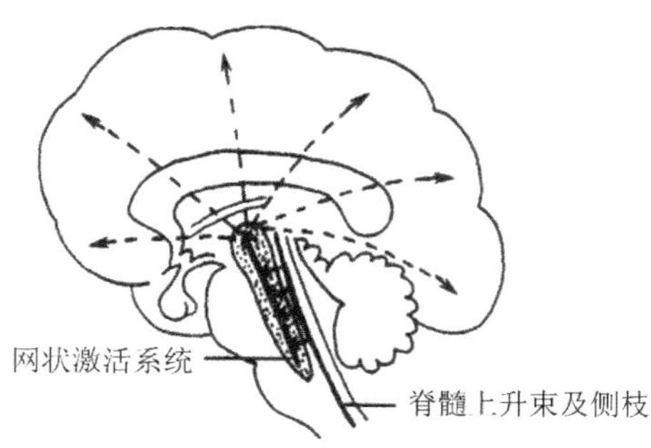

图 2-6 网状结构上行部分

在脑干网状结构的前内侧部有纵行的条状区，称为抑制区。当其受刺激时可抑制或减弱脊髓反射，大脑皮质下行纤维的活动也可被此区的兴奋所抑制。

(3)网状结构的生理功能：①生命中枢(图 2-7)，脑干网状结构，特别是延髓的网状结构，有一些内脏的基本调节中枢，即生命中枢，包括心跳加速和血管收缩中枢、心跳减慢和血管舒张中枢、吸气中枢、呼气中枢、长吸中枢及呼吸调节中枢等。这些中枢的反射性调节活动，对维持机体的正常生命活动是十分重要的。如果延髓受损，破坏了这些生命中枢的生理活动，就可引起心跳、血压、呼吸的严重障碍，可导致死亡。②调节躯体运动(图 2-8)，脑干网状结构调节躯体运动功能主要是通过网状脊髓束对脊髓的反射活动调节来完成的。包括对躯体肌张力的易化和抑制两种作用，易化作用是通过间脑、中脑、脑桥和延髓的易化冲动来实现的。起自间脑和中脑易化冲动是通过多触突经络实现。起自脑桥和延髓的易化冲动，是通过网状脊髓束下行到脊髓来完成的。抑制作用有大脑皮质的抑制作用和小脑对肌张力的抑制作用，也都通过脑干网状结构抑制区来实现的。

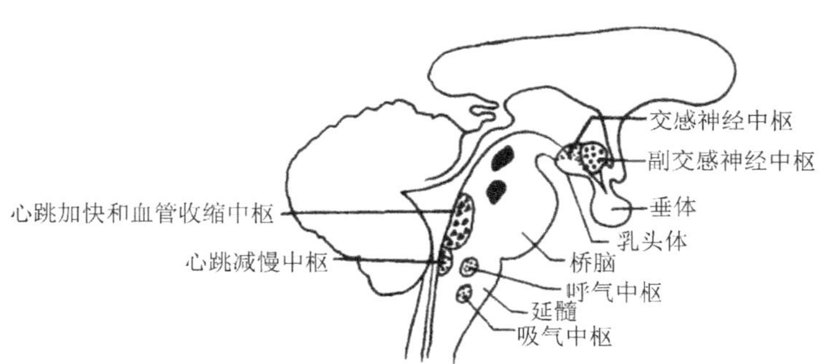

图 2-7 生命中枢

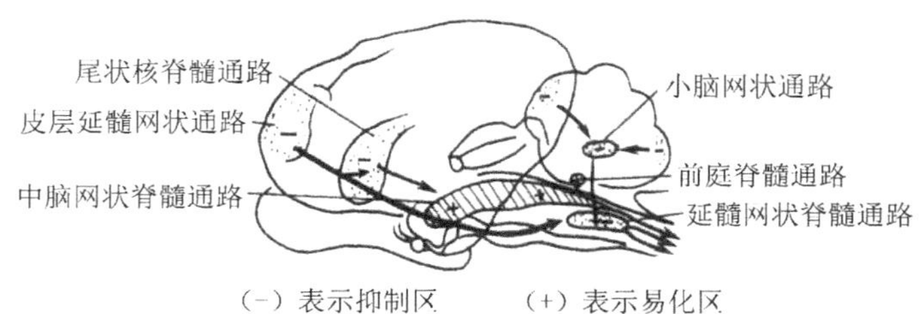

图 2-8 网状结构对骨骼肌活动的作用途径(猫脑)

维持觉醒状态：脑干网状结构接受各种感觉的特异冲动，并将其转为非特异冲动，上达大脑皮质的广泛区域，以维持觉醒状态；这种特殊作用称为上行激活作用，其传导系统称为上行激活系统。

(三)脑干的血液供应

脑干主要接受椎-基底动脉系统的血液供应(图 2-9)。

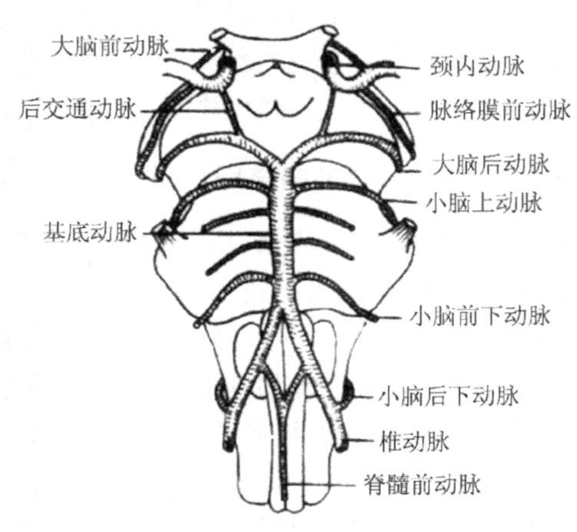

图 2-9　脑干的动脉

两侧椎动脉直径为 0.92～4.09 mm，在脑桥沟处结合成基底动脉，走行在脑桥腹侧面基底动脉沟内。随年龄增长基底动脉常变得迂曲和延长而偏离中线，垂直行走者仅占 25%，双侧椎动脉管径常不一致，左侧多大一些，有时发现一侧椎动脉细如丝状，甚至可闭锁，这时基底动脉血流主要来自对侧椎动脉；还可有一侧椎动脉至小脑后下动脉而终止，另一侧椎动脉延续为基底动脉。

1.延髓的血液供应

延髓的血液供应主要来自两侧椎动脉及其分支(图 2-10)。

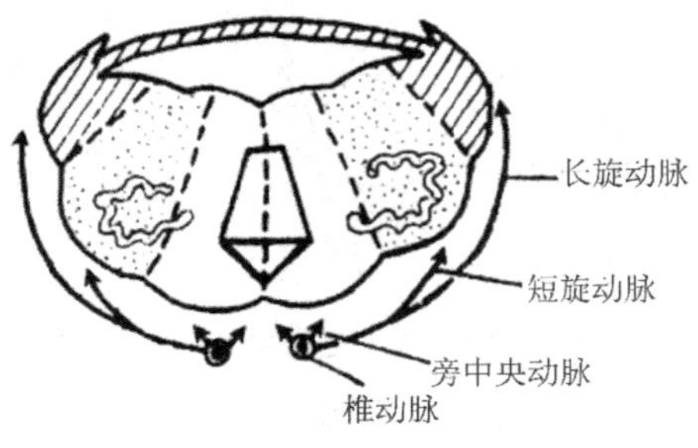

图 2-10　延髓的动脉供应

(1)脊髓前动脉：在两侧椎动脉结合成基底动脉处，同时向下发出脊髓前动脉，可下行至颈部脊髓。供应延髓内侧部的结构有锥体、锥体交叉、内侧纵束、顶盖脊髓束、舌下神经核、孤束、孤束核、迷走神经背核等。

(2)脊髓后动脉：多自小脑后下动脉发出，如此动脉缺如，则由小脑后下动脉直接供应，供应延髓的结构有薄束、楔束及其核团，绳状体的尾侧及背侧部。

(3)小脑后下动脉：为椎动脉的最大分支，位于延髓外侧与小脑二腹叶之间，并发出细小分支到延髓外侧及后外侧。约有4%的人小脑后下动脉缺如，此时血液直接由椎动脉供应。其供应的延髓结构有脊髓丘系、三叉神经脊髓束核、三叉丘系、疑核、绳状体、前庭外侧核等。

2.脑桥的血液供应

脑桥血液供应来自基底动脉桥支(图2-11)。

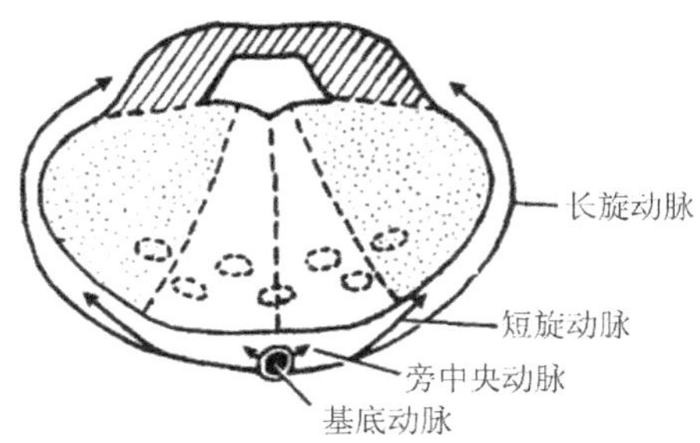

图2-11 脑桥的动脉供应

(1)旁中央动脉：供应脑桥中线旁结构，包括皮质脊髓束、内侧丘系、脑桥小脑束、内侧纵束及外展神经核等。

(2)短旋动脉：供应脑桥前外侧面的一个楔形区，包括面神经核、听神经核、三叉神经核及其纤维、前庭神经核、耳蜗神经核及脊髓丘脑束等。

(3)长旋动脉：发自基底动脉。与小脑上动脉及小脑前下动脉一起供应背盖部和脑桥臂大部分，包括三叉神经核、外展神经核、面神经核、内侧丘系、脊髓丘系、绳状体、小脑中脚和网状结构等。

3.中脑的血液供应

中脑的血液供应与脑桥相似(图2-12)。

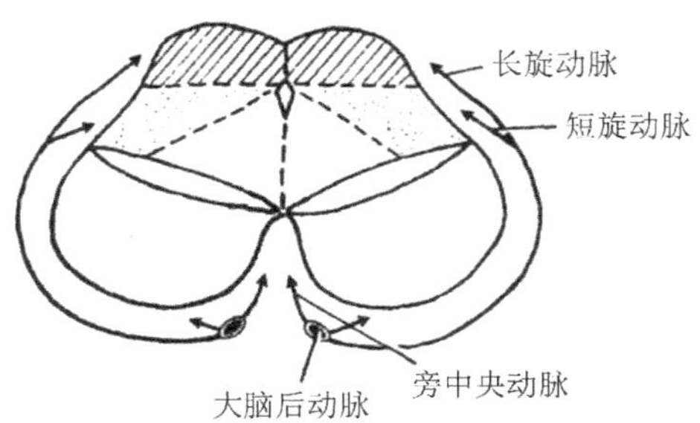

图2-12 中脑的动脉供应

(1)旁中央动脉：来自后交通动脉，也来自基底动脉上端分叉处和大脑后动脉的近端，在脚间窝形成广泛的血管丛，进入后穿质，供应脚间窝底，包括动眼神经核、滑车神经核、内侧纵束的缝隙区域、红核及脚底的最内侧部。前脉络膜动脉的分支也发出类似的血管供应脚间窝的最上部和视束的内侧。

(2)短旋动脉：一部分来自脚间丛，一部分来自大脑后动脉及小脑上动脉的近端部分，供应大脑脚底的中部和外侧部、黑质及被盖的外侧部。

(3)长旋动脉主要来自大脑后动脉，最重要的为四叠体动脉，主要供应上丘和下丘。还有来自下脉络丛动脉和小脑上动脉的长支参与顶部的血流供应。

二、脑干病变的定位诊断原则

脑干的结构比较复杂，再加以病变的部位、水平及病变范围大小不同等因素，故定位有时较为困难。必须结合脑干的解剖、生理特点作为病变定位诊断的指导。脑干病变的定位诊断基本原则有下列几点。

（一）确定病变是否位于脑干

由于第Ⅲ至Ⅻ对脑神经核都位于脑干内，都由脑干发出纤维，而且脑神经核彼此又相当接近，因而在脑干损害时，至少有一个或一个以上的脑神经核及其根丝的受累。脑神经核或其根丝受损均在病灶的同侧，在另一侧有一个或几个传导束功能障碍，即所谓的“交叉性”病变。即病变同侧的脑神经麻痹，病变对侧传导束型感觉障碍或偏瘫，这是脑干病变特有的体征。具备“交叉”性的特点就提示为脑干的病变。

（二）确定脑干病变的水平

受损的脑神经核或脑神经足以提示这种病变在脑干中的部位。例如一侧动眼神经麻痹，另一侧偏瘫（包括中枢性面、舌瘫），则提示病变位于动眼神经麻痹侧的中脑大脑脚水平。一侧周围性面神经麻痹及外展神经麻痹，对侧偏瘫（包中枢性舌瘫），提示病变位于面神经、外展神经麻痹侧的脑桥腹侧尾端。

（三）确定病变在脑干内或是在脑干外

鉴别病变在脑干内或是在脑干外的要点如下。

（1）脑干内病变交叉征明显，而脑干外病变交叉征不明显，有时或不存在。

（2）脑干内病变脑神经麻痹与肢体瘫痪发生时间相近，而脑干外病变脑神经麻痹发生早而多，对侧肢体如有偏瘫也往往出现较晚，程度也较轻。

（3）鉴别脑神经麻痹是核性或是核下性有助于确定脑干内或是脑干外病变。例如动眼神经核组成复杂，故脑干内动眼神经核病变，表现动眼神经麻痹常属不完全性，而脑干外核下病变多为完全性，故可帮助鉴别。

（4）注意有无纯属脑干内结构损害的征象，如内侧纵束损害时出现眼球同向运动障碍等。

（5）脑干内病变病程较短，进展快，而脑干外病变病程较长、进展缓慢。

（6）脑干内病变常为双侧性脑神经受损，而脑干外病变常先是一侧单发性，渐为多发性脑神经损害。

（7）脑神经刺激性症状多见于脑干外颅底的病变，如面部神经痛为三叉神经干病变，耳鸣常常是耳蜗神经的刺激性征象。

三、脑干综合征及定位诊断

（一）延髓综合征及定位诊断

1.延髓前部综合征（Déjérine 综合征）

延髓前部综合征常因脊髓前动脉或椎动脉阻塞，造成同侧锥体束、内侧丘系、舌下神经及其核的缺血性损害，产生下列症状。

（1）病灶侧舌下神经麻痹，引起同侧舌肌瘫痪，伸舌偏向病灶侧，舌肌萎缩和肌纤维震颤。

（2）病灶侧锥体束受损，引起对侧肢体偏瘫。

（3）病灶侧内侧丘系受损，引起对侧半身深感觉障碍，但痛、温度觉保留。若无此症状，即称

Jakson 综合征。

2.延体外侧综合征

延髓外侧综合征常因小脑后下动脉或椎动脉阻塞，造成延髓外侧和下小脑损害，产生下列症状。

(1)病灶侧三叉神经脊束核及束、脊髓丘脑束受损，引起病灶侧面部痛、温度觉减退(呈核性分布)，对侧躯干和肢体痛、温度觉减退。

(2)病灶侧疑核受损，引起同侧软腭咽和声带麻痹，伴吞咽困难和声音嘶哑。

(3)病灶侧下行的交感神经受损，引起同侧的霍纳综合征。

(4)病灶侧前庭神经核受损，出现眩晕，恶心及呕吐，眼球震颤。

(5)病灶侧小脑下脚和小脑受损，出现同侧小脑症状和体征。

(二)脑桥综合征及定位诊断

1.脑桥腹侧综合征

(1)Millard-Gubler 综合征(图 2-13)：为脑桥腹外侧单侧病损所致，累及脑桥基底部和外展神经、面神经两对脑神经，表现为以下几点。①由于病灶侧锥体束损害，引起对侧肢体偏瘫和中枢性舌瘫。②病灶侧外展神经麻痹，引起同侧外直肌麻痹，眼球不能外展，处于内收位，注视病灶侧可出现复视。③病灶侧面神经麻痹，引起同侧周围性面瘫。

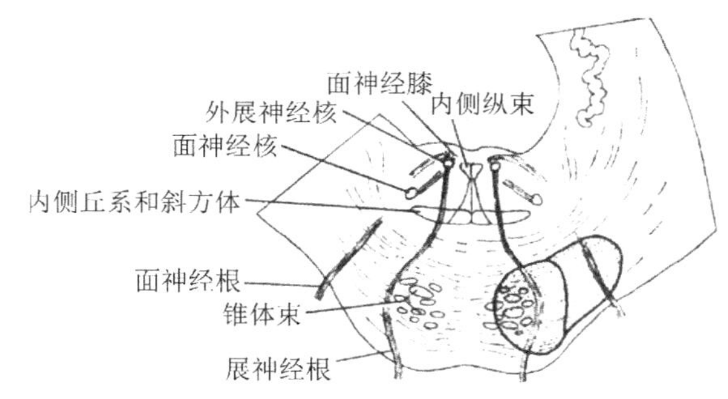

图 2-13 Millard-Gubler **综合征**

(2)Raymond 综合征：脑桥腹侧单侧病损，累及同侧外展神经束和锥体束，但面神经幸免，表现为“交叉性外展偏瘫”。①病灶侧外展神经束受损，出现同侧外直肌麻痹。②病灶侧锥体束受损，出现对侧肢体偏瘫和中枢性舌瘫。

(3)闭锁综合征(Locked-in Syndrome)：双侧脑桥腹侧病变(梗死、肿瘤、出血、外伤等)引起，表现为以下几点。①由于双侧皮质脊髓束受损，出现四肢瘫。②由于支配后组脑神经的皮质脑干束受损，出现发音不能，吞咽困难(假性延髓性麻痹)。③由于中脑网状质和面神经正常，神志清醒，垂直眼球运动和眨眼正常。

2.脑桥背侧综合征

常见的是 Foville 综合征(图 2-14)，为脑桥尾端 1/3 背部的顶盖病损所致，表现为以下几点。

(1)由于皮质脊髓束和皮质延髓束受损，出现对侧肢体偏瘫和中枢性舌瘫。

(2)由于病灶侧面神经核和束受损，出现同侧周围神经面瘫。

(3)由于旁正中脑桥网状质和外展神经核受损，出现同侧外展神经麻痹，两眼向病灶侧的水平协同运动麻痹。

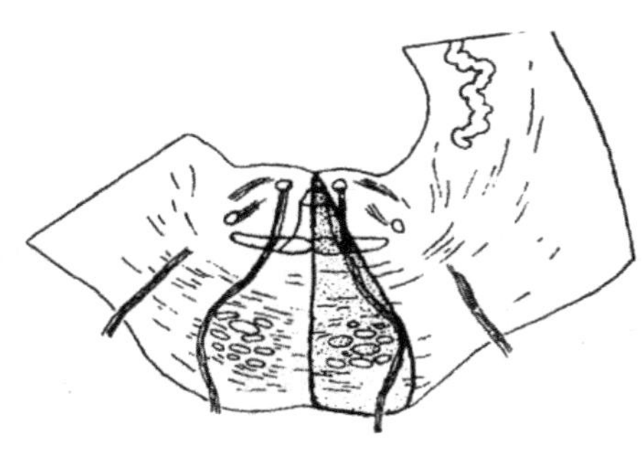

图 2-14 Foville 综合征

(三)中脑综合征及定位诊断

一侧中脑局限病变产生典型综合征如下。

1.中脑腹侧综合征

一侧大脑脚中局限性病变引起动眼神经束和锥体束损害,产生病灶侧动眼神经麻痹和对侧中枢性偏瘫(包括中枢性面瘫和中枢性舌瘫),也称为大脑脚综合征或 Weber 综合征(图 2-15)。

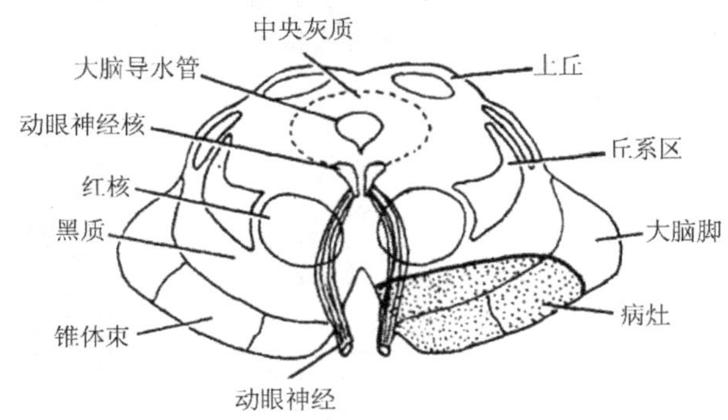

图 2-15 大脑脚底综合征(Weber 综合征)

2.中脑被盖综合征

中脑被盖病变损害被盖中的动眼神经核或动眼神经束、红核、内侧纵束和内侧丘系,产生病灶同侧动眼神经麻痹和对侧肢体的不自主运动(震颤、舞蹈、手足徐动症等)及偏身共济失调。

由于临床表现的差异,而有不同的命名,若主要表现为病灶侧动眼神经麻痹和对侧偏身共济失调,称为 Nothnagel 综合征。若主要表现为病灶侧动眼神经麻痹,对侧偏身共济失调及对侧不自主运动,称为 Claude 综合征。若主要表现为病灶侧动眼神经麻痹和对侧不自主运动及轻偏瘫,称为 Benedikt 综合征。

3.中脑顶盖综合征

病变损及上丘或下丘,引起眼球垂直联合运动障碍。但病变可损害其他结构,合并出现中脑损害的其他征象而构成不同的综合征。

若病变在上丘水平,产生 Parinaud 综合征,表现为眼球向上和(或)向下联合运动瘫痪。也可伴中脑的其他症状。

若病变在下丘,产生病灶同侧共济失调,霍纳征,对侧痛、温度觉或各种感觉障碍,听觉障碍。

若病变在大脑导水管,产生大脑导水管综合征,表现为垂直性注视麻痹,回缩性眼球震颤(眼球各方向注视时出现向后收缩性跳动)或垂直性眼球震颤,聚合运动障碍,瞳孔异常(双眼近点视时会聚不能,眼球分离,伴瞳孔扩大),眼外肌麻痹等。

(程卫平)

第五节 脊髓病变的定位诊断

一、脊髓的解剖生理

(一)外部结构

脊髓是脑干向下的延伸部分,其上端在枕骨大孔水平与延髓相连,下端形成脊髓圆锥,圆锥尖端伸出终丝,终止于第一尾锥的骨膜。

脊髓呈微扁圆柱形,自上而下共发出 31 对脊神经:颈段 8 对,胸段 12 对,腰段 5 对,骶段 5 对,尾神经 1 对,因此,脊髓也分为 31 个节段,但其表面并没有界限。脊髓有两个膨大,即颈膨大和腰膨大。颈膨大相当于 C_5～T_2 水平,发出支配上肢的神经根;腰膨大相当于 L_1～S_2 水平,发出支配下肢的神经根。

成人脊髓全长 42～45 cm,仅占据椎管上 2/3。因此,脊髓各节段位置比相应脊椎为高,颈髓节段较颈椎高 1 节椎骨,上、中胸髓节段较相应胸椎高 2 节椎骨,下胸髓则高 3 节椎骨,腰髓相当于第 10～12 胸椎水平,骶髓相当于第 12 胸椎和第 1 腰椎,由此可由影像学(X 线、CT、MRI)所示的脊椎位置来推断脊髓的水平(图 2-16)。

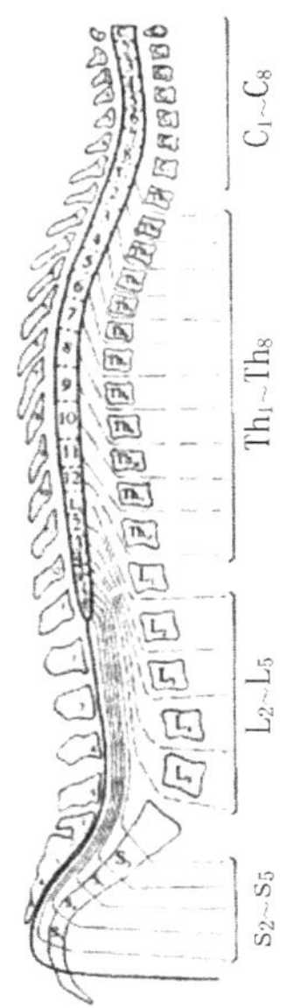

图 2-16 脊髓、脊神经节段与脊柱的关系

脊髓由三层结缔组织的被膜所包围。最外层为硬脊膜,硬脊膜外面与椎骨的骨膜之间的空隙为硬膜外腔,其中有脂肪组织和静脉丛,此静脉丛在脊髓转移性肿瘤及栓塞的发生中具有重要

意义；最内层为软脊膜，紧贴于脊髓表面；硬脊膜与软脊膜之间为蛛网膜，蛛网膜与硬脊膜之间为硬膜下腔，其间无特殊结构；蛛网膜与软脊膜之间为蛛网膜下腔，与脑内蛛网膜相通，其中充满脑脊液（图 2-17）。

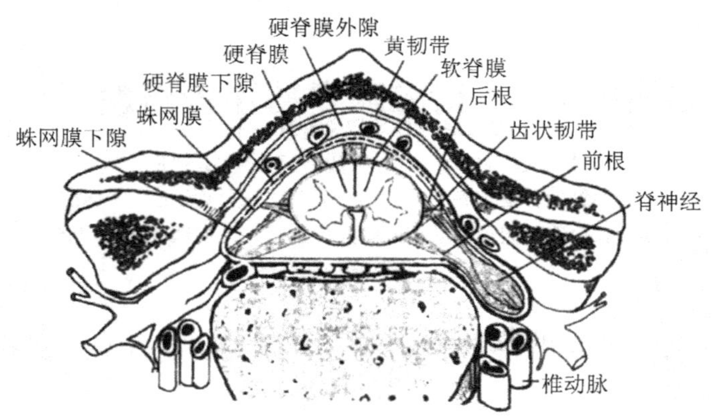

图 2-17　椎管的内外结构脊神经

（二）内部结构

在脊髓横断面上，中央区为神经核团组成的灰质，呈蝴蝶形或"H"形，其中心有中央管；灰质外面为由上、下行传导束组成的白质。

灰质，其"H"形中间的横杆称为灰质联合，两旁为前角和后角，C_8～L_2 及 S_2～S_4 尚有侧角。前角含有前角细胞，属下运动神经元，它发出的神经纤维组成前根，支配各有关肌肉；后角内含有后角细胞，为痛、温觉及部分触觉的第二级神经元，接受来自背根神经节发出的后根纤维的神经冲动。C_8～L_2 侧角内主要是交感神经细胞，发出的纤维经前根、交感神经径路支配和调节内脏、腺体功能。C_8～T_1 侧角发出的交感纤维，一部分沿颈内动脉壁进入颅内，支配同侧瞳孔扩大肌、睑板肌、眼眶肌，另一部分支配同侧面部血管和汗腺。S_2～S_4 侧角为脊髓的副交感中枢，发出的纤维支配膀胱、直肠和性腺。白质，分为前索、侧索和后索三部分。主要由上行（感觉）和下行（运动）传导束组成。如上行传导束主要有脊髓丘脑束、脊髓小脑前后束、薄束、楔束等；下行传导束主要有皮质脊髓束（锥体束）、红核脊髓束、顶盖脊髓束等。脊髓丘脑束传递对侧躯体皮肤的痛、温觉和轻触觉至大脑皮层；脊髓小脑前、后束传递本体感觉至小脑，参与维持同侧躯干与肢体的平衡与协调；薄束传递同侧下半身深感觉与识别性触觉，楔束在 T_4 以上才出现，传递同侧上半身深感觉和识别性触觉；皮质脊髓束传递对侧大脑皮质的运动冲动至同侧前角细胞，支配随意运动（图 2-18）。

二、脊髓损害的临床表现及定位诊断

脊髓是脑和脊神经之间各种运动、感觉、自主神经传导的连接枢纽，也是各种脊髓反射的中枢。脊髓的损害将引起病变水平以下的各种运动、感觉、自主神经的功能障碍可以是全部的，也可以是部分的。在临床诊断应从脊髓横向和纵向两方面去定位，横向定位诊断，必须根据脊髓内各部分灰质细胞的解剖和功能，前根、后根、前索、后索和侧索内的主要传入、传出通路的受损表现来确定；纵向定位诊断，则主要从感觉障碍的节段水平、运动、反射和自主神经节段性支配的功能障碍来推断。

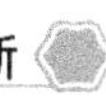

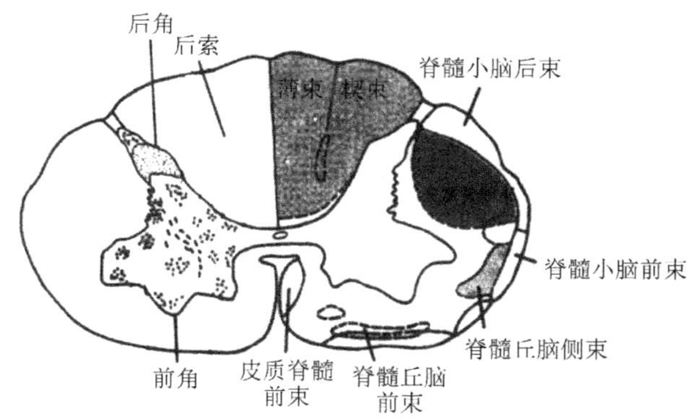

图 2-18　脊髓内部结构($C_7 \sim C_8$ 水平横切面)

(一)灰质节段性损害

1.前角损害

前角细胞发出的轴突组成前根,支配相应的肌节(Myotome)。当前角细胞损害后将出现所支配骨骼肌的下运动神经元性瘫痪,无感觉障碍。慢性进行性病变早期,受累肌肉中可见肌束颤动,这是由于尚未破坏的运动神经元受刺激的结果。单纯前角损害见于脊髓灰质炎、运动神经元病等。

2.后角损害

后角损害后将产生同侧皮肤节段性痛、温觉障碍而深感觉及部分触觉仍保留(分离性感觉障碍),是由于深感觉及部分触觉纤维不经后角而直接进入后索。单纯后角损害见于脊髓空洞症(图 2-19)。

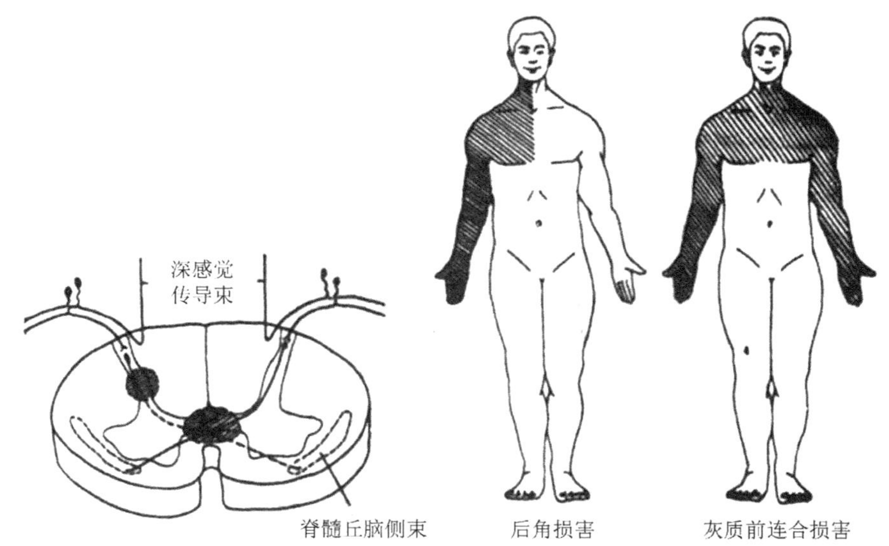

图 2-19　脊髓后角与前连合损害

3.前联合损害

前联合损害后将破坏至两侧脊髓丘脑束的交叉纤维,表现为双侧对称性节段性痛、温觉障碍,而触觉有未交叉的纤维在肝索及前索中直接上升,故无明显障碍,称为感觉分离现象。常见于脊髓空洞症、脊髓内肿瘤、脊髓血肿等(图 2-19)。

4.侧角损害

C_8～T_1 侧角受损时产生同侧霍纳(Horner)征,常见于脊髓空洞症、脊髓内肿瘤等。其他节段的侧角损害,则表现为同侧相应节段的血管运动、发汗、竖毛、皮肤和指甲的营养改变等。

(二)传导束损害

1.后索损害

后索损害时病变水平以下同侧深感觉和识别性触觉减退或缺失,行走犹如踩棉花感,有感觉性共济失调。薄束损害严重者以下肢症状为主,楔束损害严重者则以上肢症状为主。可见于脊髓压迫症、亚急性联合变性、脊髓痨和糖尿病。

2.脊髓丘脑束损害

一侧脊髓丘脑束损害时出现损害平面以下对侧皮肤痛、温觉缺失或减退,触觉及深感觉保留。

3.皮质脊髓束损害

皮质脊髓束损害时损害平面以下出现同侧上运动神经元性瘫痪。见于原发性侧索硬化。

(三)脊髓半侧损害

脊髓半侧损害导致一组临床症状称脊髓半切综合征(Brown-Sequard syndrome),主要表现为损害平面以下同侧上运动神经元性瘫痪,同侧深感觉障碍,对侧痛、温觉缺失,病变同侧相应节段的根性疼痛及感觉过敏。见于髓外肿瘤早期和脊髓外伤(图 2-20)。

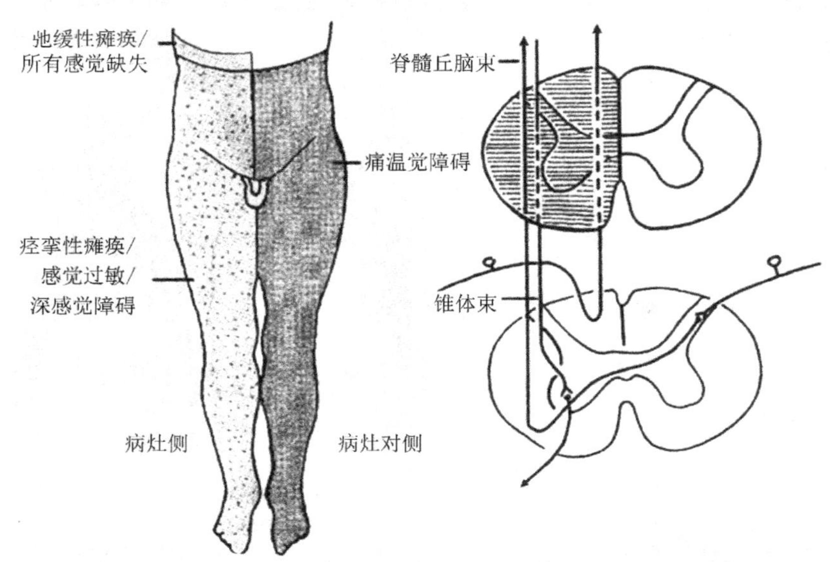

图 2-20 Brown-Sequard 综合征的临床表现

(四)脊髓横贯损害

脊髓横贯损害表现为脊髓的"三大功能障碍":受损节段以下双侧运动、感觉障碍和自主神经功能障碍。当脊髓受到急性严重的横贯性损害时,早期呈脊髓休克(spinal shock),表现为肌张力低,腱反射降低或消失,病理反射阴性等。一般持续 2～4 周,以后逐步转为肌张力增高,腱反射亢进,病理反射出现及反射性排尿。

脊髓病变纵向定位(受损哪些节段),主要依据根痛或根性分布的感觉障碍、节段性肌萎缩、反射改变、肢体瘫痪、棘突压痛及叩击痛等来判断,尤其是感觉障碍的平面对纵向定位帮助最大。脊髓主要节段横贯性损害的临床表现如下。

1.高颈髓(C_1～C_4)

高颈髓病变时,病损平面以下各种感觉障碍,四肢呈痉挛性瘫痪,括约肌障碍,四肢躯干多无汗。根痛位于枕及颈后部,常有头部活动受限。C_3～C_5 受损将出现膈肌瘫痪,腹式呼吸减弱或消失。当三叉神经脊束核(可低达 C_3)受损,则出现同侧面部外侧痛、温觉丧失。如副神经核(可降至 C_1～C_5)受累,则表现为同侧胸锁乳突肌及斜方肌无力和萎缩。此外,如病变由枕骨大孔波及后颅凹,可引起延髓及小脑症状,如吞咽困难、饮水呛咳、共济失调、眩晕及眼球震颤等,甚至累及延髓的心血管呼吸中枢,导致呼吸循环衰竭而死亡。

2.颈膨大(C_5～T_2)

颈膨大病损时双上肢呈软瘫,双下肢呈硬瘫。病变水平以下各种感觉缺失,括约肌障碍。可有向肩及上肢的神经根痛。C_8～T_1 侧角受损时产生同侧 Horner 征。上肢腱反射的改变有助于病变节段的定位:如肱二头肌反射减弱而肱三头肌反射亢进,提示病变在 C_5 或 C_6,肱二头肌反射正常,而肱三头肌反射减弱或消失,提示病变在 C_7。

3.胸体(T_3～T_{12})

胸段脊髓病损时两上肢正常,两下肢呈痉挛性瘫痪(截瘫),病变水平以下各种感觉缺失,出汗异常,大小便障碍,受累节段常伴有根痛或束带感。胸髓节段较长,感觉障碍水平及腹壁反射消失有助于定位:如 T_4 相当于男性乳头水平,T_6 齐剑突水平,T_8 齐肋缘水平,T_{12} 在腹股沟水平;上、中、下腹壁反射对应的脊髓反射中枢分别为 T_7～T_8、T_9～T_{10}、T_{11}～T_{12}。T_4、T_5 水平血供较差是最易发病的部位。

4.腰膨大(L_1～S_2)

腰膨大受损时双下肢出现软瘫,双下肢及会阴部各种感觉缺失,括约肌障碍。神经根疼痛,在腰膨大上段受累时位于腹股沟区或下背部,下段受损时呈坐骨神经痛。损害平面在 L_2～L_4 时膝反射消失,在S_1～S_2时踝反射消失,S_1～S_3 受损出现阳痿。

5.脊髓圆锥(S_3～S_5)和尾节

脊髓圆锥和尾节受损时无下肢瘫及锥体束征,肛门周围及会阴皮肤感觉缺失,呈马鞍状分布,髓内病变可见分离性感觉障碍。脊髓圆锥为括约肌功能的副交感中枢,故圆锥病变可有真性尿失禁。

6.马尾神经根

马尾和脊髓圆锥病变的临床表现相似,但马尾损害时症状、体征可为单侧或不对称,根性疼痛和感觉障碍位于会阴部、股部或小腿,下肢可有软瘫,括约肌障碍常不明显。

(五)脊髓髓内与髓外病变的定位诊断

对于脊髓病变特别是脊髓压迫症,在确定了纵向定位(损害的上下水平)后,还应进行横向定位,鉴别病变位于脊髓的髓内或髓外;如位于髓外,应明确系在硬膜内抑或硬膜外,这同样重要,因为这对病变性质和预后的判断、治疗方法的选择等有着密切的关系。髓内、髓外硬膜内及硬膜外病变的鉴别如下。

1.髓内病变

神经根痛少见,症状常双侧性。痛温觉障碍自病变节段开始呈下行性发展(首先损害了脊髓丘脑束排列在内侧的纤维)，常为分离性感觉障碍，有马鞍回避；节段性肌肉瘫痪与萎缩明显，括约肌功能障碍出现早且严重。椎管梗阻出现较晚，常不完全，CSF 蛋白含量增加多不明显。脊柱 X 线平片较少阳性发现。慢性髓内病变多为肿瘤或囊肿，急性病变多为脊髓出血，可由脊髓血管畸形或肿瘤出血引起。

2.髓外硬膜内病变

神经根刺激或压迫症状出现早，在较长时间内可为唯一的临床表现。痛、温觉障碍自足开始呈上行性发展。括约肌障碍出现较晚。椎管梗阻较早而完全，CSF 蛋白明显增高。脊柱 X 线可见骨质破坏。髓外硬膜内病变主要为“良性”肿瘤，尤其是脊膜瘤及神经纤维瘤最常见，病程进展缓慢，脊髓损害往往自一侧开始，由某部分、半切逐渐发展为横贯性损害。

3.髓外硬膜外病变

可有神经根刺激症状，但更多见局部脊膜刺激症状。痛温觉障碍亦呈上行性发展。括约肌障碍出现较晚。CSF 蛋白增高不明显。硬膜外病变与脊柱密切相关，故脊柱 X 线片常有阳性发现。髓外硬膜外病变可由肿瘤、脓肿、脊柱外伤(如骨折、脱位、血肿)或结核、椎间盘脱出等所引起，其中的肿瘤多为恶性，因此，病程发展常较髓外硬膜内病变快。

总之，在进行脊髓疾病的定位诊断时，还应酌情结合有关检查：如 CSF、脊柱 X 线摄片、脊髓造影、CT、MRI 等，尤其是 MRI 能清晰显示解剖层次、椎管内软组织病变轮廓，可提供脊髓病变部位、上下缘界限及性质等有价值的信息。

(程卫平)

第三章

神经系统疾病的手术治疗

第一节　开　颅　术

开颅术是抢救颅脑损伤患者与治疗某些颅脑疾病的重要手段之一。开颅术前必须明确诊断，定位准确，做好术前准备与手术设计，充分估计术中可能发生的问题，并采取相应的预防措施，术后也应注意防止并发症的发生，才能取得满意的效果。

一、术前准备

(1)对择期手术，参加手术及术后护理的人员应共同参加术前讨论，明确诊断及手术目的，充分估计术中及术后可能遇到的问题，制订出包括出现各种意外时的处理方法和手术方案。对急症手术，来不及做详细讨论时，参加手术人员也应抓紧时间(如洗手时)作重点讨论。

(2)术前应做好对患者的解释工作，解除顾虑，使其坚定战胜疾病的信心。

(3)急症手术的患者应立即剃去全部头发，清洗头皮后消毒包扎。择期手术患者应于术前一天推去全部头发，彻底清洗头皮，术前 6 小时内再剃净剩余的发根，清洗后消毒包扎。无论局麻或全麻，术前均应给予苯巴比妥钠 0.1 g 及阿托品 0.5～1.0 mg 肌内注射，以减少呼吸道分泌。如有颅内压增高，应根据情况适当选用 20%甘露醇、呋塞米等以降低颅内压，利于手术的进行。如已出现脑疝，应立即输入 20%甘露醇 250～500 mL；如有呼吸道梗阻，应作气管插管或气管切开；如有呼吸中枢衰竭以致呼吸紊乱者，应加用呼吸兴奋剂；如并发休克并有手术指征者，应找出休克的原因并给予处理，在纠正休克的同时进行开颅手术。

(4)术前根据病情需要备血。

二、体位

开颅术的体位随手术区域而定。常用的体位有下列几种(图 3-1)。

(一)仰卧位

适用于大脑前部、额叶、顶叶、颞叶及鞍区等部位的手术。患者仰卧后头稍转向对侧，使头部术侧向上。

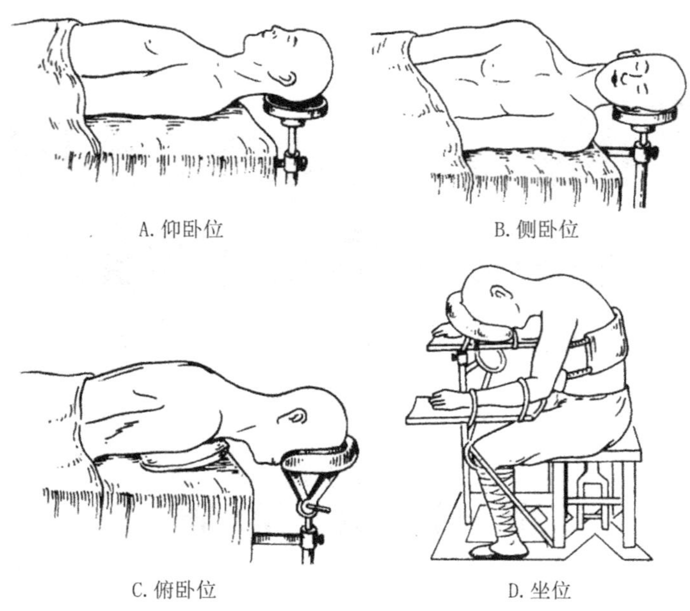

图 3-1　开颅术的各种体位

(二)侧卧位

绝大部分颅脑手术均适用,尤其适用于幕上颞部,后顶部,幕下小脑,脑桥小脑角,小脑半球,第三、第四脑室等部位手术。患者侧卧时术侧在上,头部垫以软枕,使头部与躯干的轴线一致。健侧下肢屈曲,以便固定肢体。此体位的优点是患者比较舒适,便于术中进行腰椎穿刺抽出脑脊液减压及注入空气等。

(三)俯卧位

适用于颅后窝、大脑半球枕部、松果体区及上颈部的手术。俯卧时头置于头架上,两肩及两髂部垫以软枕,以免妨碍呼吸。头架应稍低于手术台,使头颈前弯,以增大颅后窝及颈部的显露。

(四)坐位

适用于颅后窝、上颈部手术。手术时患者坐于坐位手术椅上,头部前屈于头架上,两上肢屈曲,使前臂平放于两旁的支持架上。此体位的优点是颅后窝显露良好,缺点是术中发生大量出血时易引起休克;损伤颅内大静脉及静脉窦时易发生空气栓塞。因此采用此体位时应注意预防此种并发症的发生,如双下肢用弹性绷带包扎,以减少外周血管的容量,术中注意保护大静脉及静脉窦等。

(五)半坐位

适用于三叉神经根手术。手术时患者仰卧于手术台上,摇起手术台的头端,使用半坐位。任何体位,须牢固固定头部,防止术中头部活动,应使用 Mayfield 三点固定头架。

三、麻醉

颅脑手术的麻醉,除要求止痛外,尚需注意:①诱导平稳,避免兴奋、挣扎、呛咳,以免增高颅内压及增加颅内出血的机会。②保持呼吸道通畅及气体交换良好,避免呼吸道梗阻、呼吸抑制带来的缺氧及二氧化碳潴留。③用浅麻醉,可以避免抑制循环功能,防止低氧血症和脑缺血,减少术后脑功能障碍,术后能及早清醒,便于观察并减少并发症。控制和降低颅内压、防止脑水肿的发生是颅脑手术麻醉的重要问题,应根据具体情况,采用脱水药物、控制呼吸、适量输液、穿刺减压及降温、控制性低血压等辅助方法。目前颅脑手术常用的麻醉方法如下。

(一)局麻

常用1%~2%利多卡因局麻。可在其中加入少量肾上腺素(0.3 mL/100 mL),以辅助止血(高血压患者禁用)。局麻的优点是简单、安全、并发症极少,术中患者清醒,可与术者互相配合,并且不影响脑电活动及神经传导,便于术中记录脑电活动。缺点是术中牵拉硬脑膜血管、神经时仍可引起呼吸、血压的改变,甚至引起反射性休克或癫痫。对儿童及不合作患者不能单独使用,需并用基础麻醉如硫喷妥钠、羟丁酸钠等药物。

(二)全麻

良好的全麻应做到循环稳定,防止颅内压增高,保持呼吸道通畅,防止缺氧和二氧化碳蓄积,利于手术野的显露,术后尽早清醒,围术期不加重脑功能损害。因此麻醉诱导和气管插管时要平稳,切勿呛咳,以防血压剧增和颅内压升高。通常采用硫喷妥钠快速诱导,辅加神经地西泮镇痛药;插管前静脉注射利多卡因1~2 mg/kg及芬太尼,以减少气管插管应激反应;再给予肌肉松弛剂,快速气管插管。麻醉维持多选用静脉复合麻醉。异氟烷吸入麻醉有脑保护作用,不引起颅内压增高。注意体位,以保证颅内静脉回流通畅;避免呼吸道及胸膜腔内压升高,适度通气,维持 $PaCO_2$ 在4.7 kPa(35 mmHg)。适量选用甘露醇0.5~1.0 g/kg,静脉快速滴入呋塞米,以利降低颅内压。如麻醉转浅,可静脉补注少量硫喷妥钠和适量地塞米松等激素,以利脑的保护。

(三)控制性低血压麻醉

应用静脉滴注硝普钠等药物,一般血压维持在10.7~12.0 kPa(80~90 mmHg),短时间可维持在8.0~9.3 kPa(60~70 mmHg)。

四、切口设计

(一)开颅切口设计要求

1.准确定位

由于解剖的限制,颅脑手术与胸腹腔手术不同,一个切口只能显露该处局部脑组织,而不能做广泛探查。因此,术前必须准确定位,务使切口位置与病变位置一致。

2.切口大小适当

脑组织脆嫩易损,切口过大,不必要地过多显露脑组织,术后反应较重;切口过小,又妨碍在直视下进行手术。随着显微手术技术的开展,切口范围比常规手术方法要求可能小些,因此,术前须结合病变的大小、部位、性质、颅内压增高的情况,精心设计大小适当的切口。

3.避免损伤重要功能区

切口既要求距病灶近,又须避开重要功能区。如病灶恰在重要功能区(如中央前回)的深部,则切口要有足够大小,可以从功能区前或后迂回进入脑内,以期保存该区的功能。

4.保证皮瓣的血运

头皮的血管和神经均自头颅下部走向颅顶,因此头皮切口多应做成基底向下的皮瓣,以免切断供应头皮的动脉和神经。皮瓣的基底与长度的比例不应超过(1∶1)~(1∶1.5),以防皮瓣坏死。皮瓣形成后,额叶皮辦向前翻,颞叶向侧翻,顶枕叶向后翻。骨瓣应与皮瓣大小相当,可以与皮瓣翻开方向一致，二者连在一起，也可翻开方向不一致，二者则不能相连。颅后窝开颅术目前多主张骨瓣复位。硬脑膜血运丰富，又易成活，所以不论如何切开均可。通常硬脑膜做成瓣状，其蒂朝向矢状窦，并向中线翻开。这样缝合后既与皮瓣交叉，可以减少术后脑脊液漏和感染的机会，又可避免误伤矢状窦而致大出血。

(二)开颅切口

常用的开颅切口较多(图 3-2)，临床应用时须根据病变部位选用。如为择期手术，术前作过 X 线造影或 CT 检查，明确了病变位置，则可在 X 线造影片上测得病灶部位的坐标，然后标明于患者头皮的相应部位上。X 线造影片测量方法是以眼眶上缘与外耳道口的连线为横坐标，自外耳道口作该线的垂直线为纵坐标。先在 X 线片上测定病灶中心至纵、横坐标的距离，然后在患者头部相应部位的纵、横坐标上找出相应距离的一点，此点大致为病灶中心在患者头皮上的投影点，再以此点为中心，根据病变大小等条件设计皮瓣与骨瓣(图 3-3)。CT 片测量的方法是先划出眶耳线(眼外眦至外耳道的连线)，依 CT 片病变层面画出切口上下缘，再按其前后位置画出切口前后缘。如为急症手术(如外伤性颅内血肿)，术前未做造影或 CT 检查，需经钻孔探查明确病变范围后才能做切口设计时，钻孔的部位不但要考虑病变所在位置，而且要考虑术中需要形成皮瓣和骨瓣时，能利用切口和钻孔。

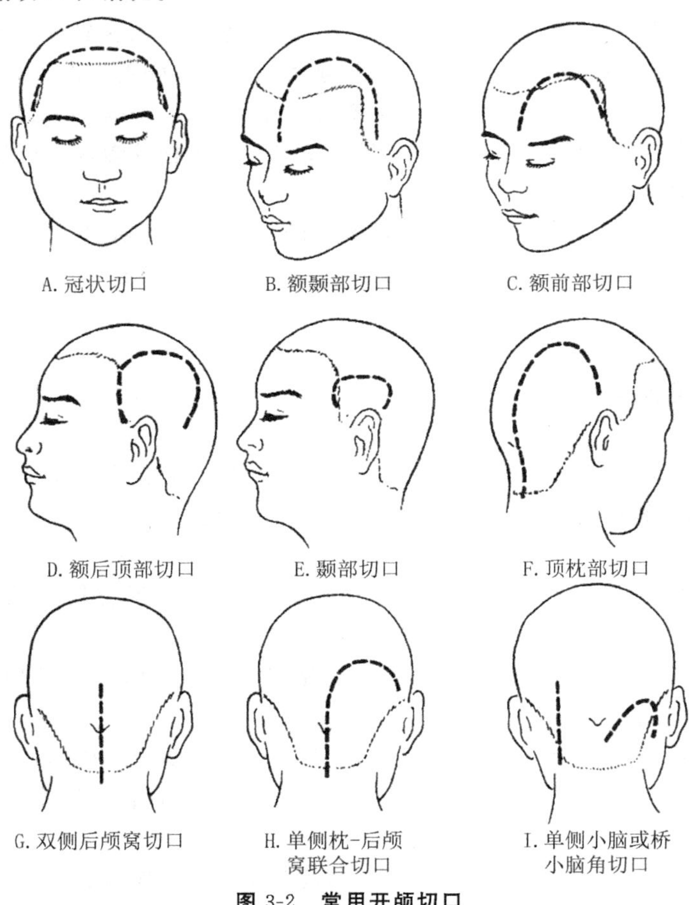

图 3-2 常用开颅切口

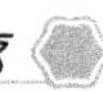

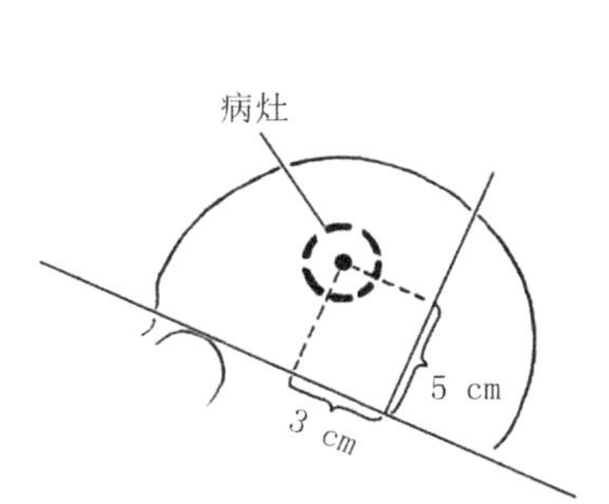

A. 在X线片上确定病灶至横、纵坐标的距离

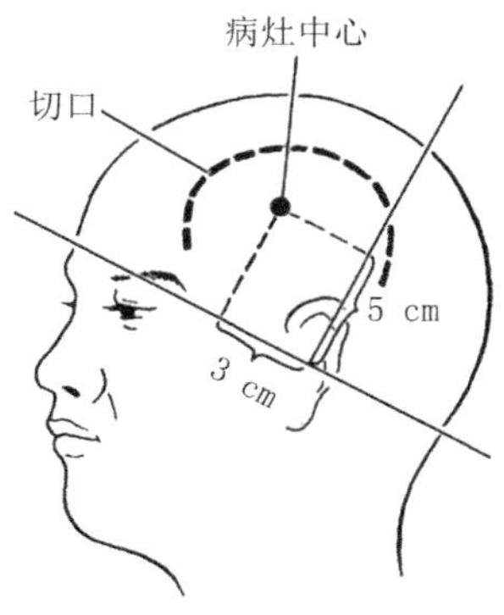

B. 依据坐标距离，在头皮上确定病灶中心，设计切口

图 3-3 坐标定位法

五、开颅术止血法

开颅术要求止血完善。但颅部解剖特殊，脑组织脆嫩，止血方法与其他器官手术不同，也较困难，必须熟练掌握，细致操作，以免术后形成血肿，危及生命。现将颅脑常用手术止血方法简介如下。

(一)头皮止血

手术时术者以手指紧压头皮以减少出血。切开后，头皮浅层渗血可用止血钳每隔 1 cm 左右夹住帽状腱膜后外翻压迫止血，或用头皮夹止血。切口深层较大的出血点(如颞浅动脉、枕动脉)可用丝线结扎或电凝止血。皮瓣渗血均可用双极电凝止血。

(二)颅骨止血

颅骨的板障或导静脉孔出血可用骨蜡涂抹或电凝止血。当颅骨渗血严重(如脑膜瘤)时，则须将骨瓣与皮瓣分离，待关颅时重新将骨片置回。

(三)硬脑膜止血

对硬脑膜上较大的血管，最好的方法是缝扎止血(图 3-4)，亦可用银夹止血(图 3-5)。

如仍有少量出血，可用双极电凝轻轻烧灼止血。对硬脑膜渗血可用吸收性明胶海绵压迫止血。广泛的硬脑膜渗血，可将切口四周硬脑膜悬吊在骨窗边缘的软组织上(图 3-6)，必要时可将渗血的硬脑膜剪下，然后原位缝合。硬脑膜的大静脉窦撕破出血是一种十分危险的情况，应沉着、稳妥地采取措施。直接缝合修补静脉窦破口常无必要或难成功，且可能撕大破口，反而引起严重出血。可先用吸收性明胶海绵或肌肉片置于破口外，外加棉片，用手指压迫止血(图 3-7)。应用此法时要耐心，切忌压迫片刻即掀起肌肉片观察，应压迫 10 分钟或更长时间后再松开手指但不移动海绵或肌肉片，观察有无出血；如再出血，可将肌肉片四周(或作“十”形)缝合于静脉窦旁的硬脑膜上(图 3-8)，或将静脉窦外周组织(包括硬脑膜)翻转瓣修补。静脉窦出血时，可适当抬高床头，以减少出血势头；但防止过度抬高，造成静脉窦空气栓塞。实在无法止血时，只能将静脉窦缝扎止血，但仅限于前 1/3 矢状窦及对侧(通常右侧)通畅的横窦及乙状窦(图 3-9)。

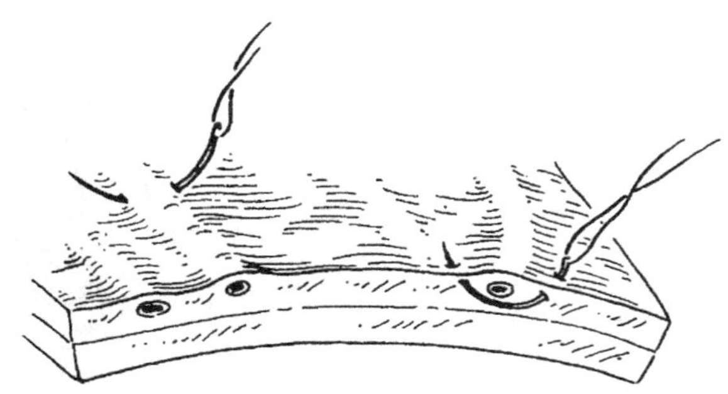

图 3-4　硬脑膜血管缝扎止血

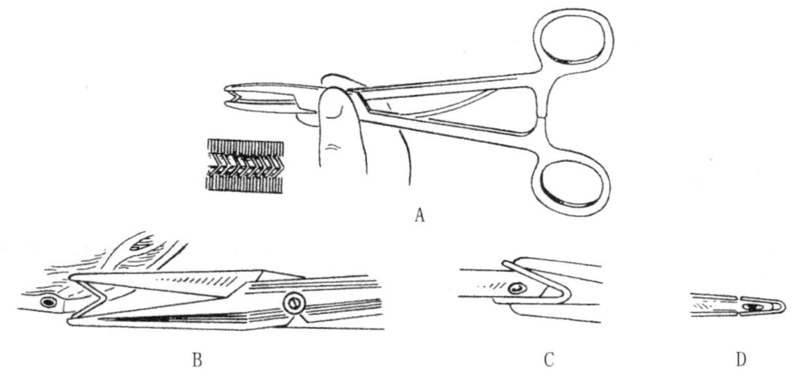

图 3-5　硬脑膜血管银夹止血

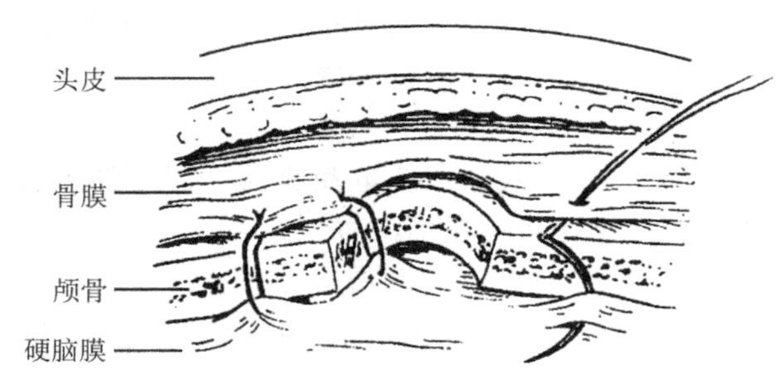

图 3-6　硬脑膜悬吊止血

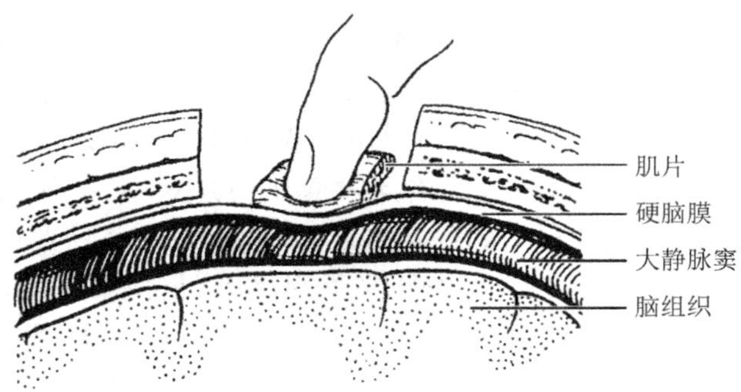

图 3-7　硬脑膜大静脉窦肌片压迫止血

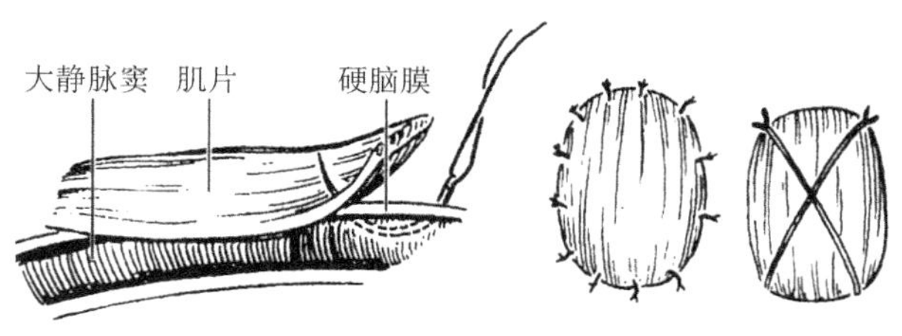

图 3-8 硬脑膜大静脉窦肌片缝合止血

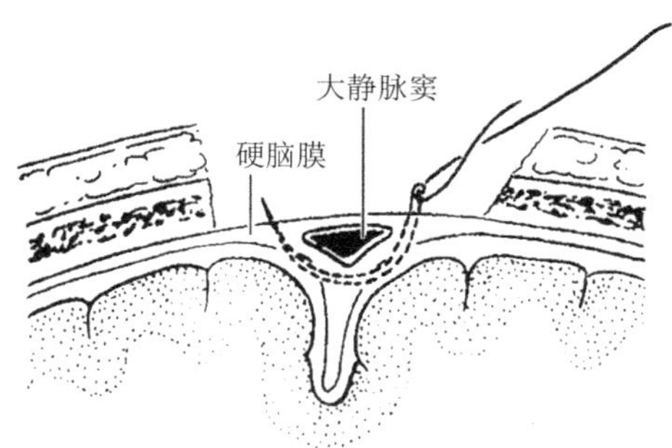

图 3-9 大静脉窦缝扎止血

(四)脑组织止血

脑组织血运丰富而又脆嫩,不适宜加压或缝扎止血。较小的动、静脉出血可用双极电凝止血(图 3-10)。较大的动、静脉出血常于两端上银夹,再在中间电凝后切断(图 3-11)。广泛的毛细血管渗血可用热盐水(39～40 ℃)棉片热敷止血;或用吸收性明胶海绵轻压(图 3-12);或用 3%过氧化氢溶液棉片覆盖,止血后移去棉片,并用生理盐水冲洗(图 3-13)。

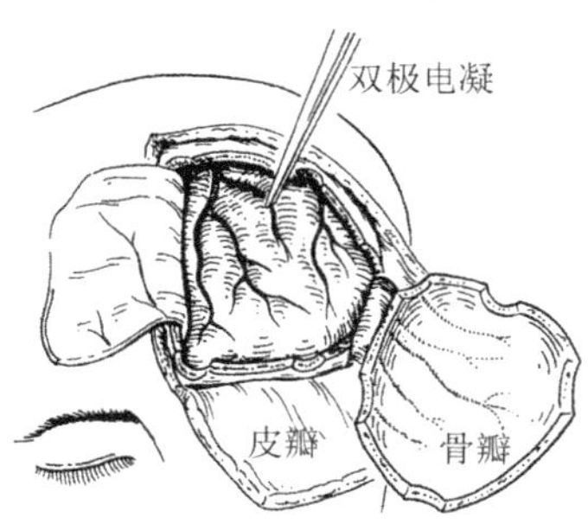

图 3-10 脑组织血管电凝止血

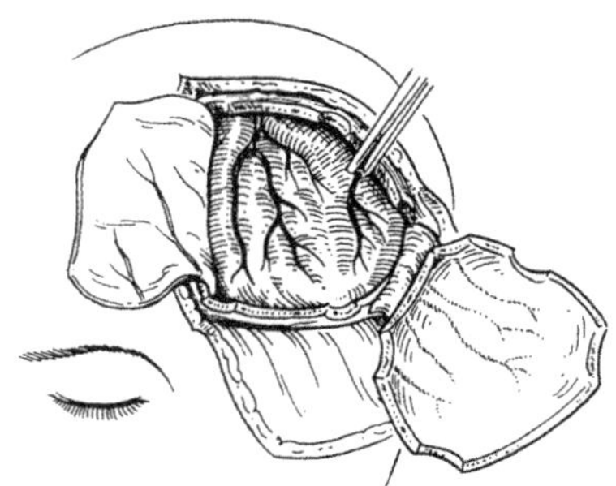
图 3-11 脑组织血管银夹止血

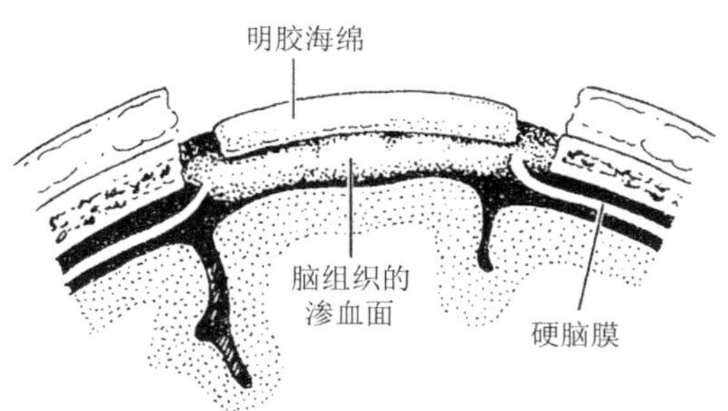

图 3-12 脑组织明胶海绵止血

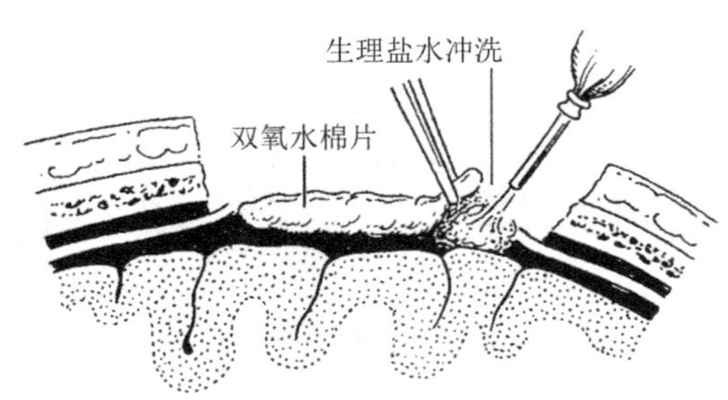

图 3-13 双氧水止血后去除棉片

脑组织血管切断后回缩明显，此时虽可见出血点，但看不到出血血管，故止血效果常不理想。因此，应强调切开脑组织前预先止血；如血管已切断，则应在吸引器引导下找出出血血管，然后电灼或上银夹，切忌盲目止血，造成更多的损伤。脑组织止血见效缓慢，一般应耐心处理及观察，待确无活动性出血时，方可缝合硬脑膜。如血压较低，应待血压上升至正常，或对颈静脉加压无出血后，才能认为止血可靠。

六、颅内操作要点

脑组织脆弱易损伤，且功能重要，不能随意切开探查。手术成功的关键在于既要切除病灶，又要使脑组织少受损伤。因此，颅内操作除应力求细致、精确、止血完善外，还应注意以下几点。

(一)切开硬脑膜前先降低颅内压

硬脑膜显露后，如硬脑膜紧张、搏动不明显，触摸时张力很高，切勿急于切开硬脑膜，应先采取措施，如静脉滴注甘露醇、脑室穿刺放液、过度换气等，降低颅内压后，才能切开。

(二)确定病变部位

切开硬脑膜后，应先对脑表面进行细致的观察，注意脑搏动情况、脑表面色泽、血管分布情况、脑回大小和脑沟回的形态等，然后用手指在脑表面轻轻触摸，以感觉其软硬度。如脑内存在占位病变，可见脑回增宽、脑沟变浅、触之有硬物感或囊状感。如脑内有炎性病灶，则可见脑表面血管充血、怒张，软脑膜上有炎性渗出物或有局部粘连等。根据上述视诊及触诊的发现，结合术前造影检查或 CT 扫描，大致可以确定病变部位。有时，某些位于脑深部(如脑室内)的肿瘤，脑表面探查除颅内高压的表现外，可无特殊发现。此时应根据术前造影或 CT 扫描发现，直接显露肿瘤所在部位，再进行探查。

(三)脑针穿刺，测定病灶性质、深度及范围

大致确定病灶部位后，先电凝病灶中心部位的脑皮层，然后用脑针自电凝点刺入，一面用手指捻动针体缓慢进针，一面仔细感觉体会，如有阻力感或阻力突然消失感，说明脑针已入病灶。此时，可取出针芯，换上注射器，试行抽吸。如有囊肿液、陈旧性血液或血块、脓液或不正常的脑组织抽出，有助于明确病变性质。如结合造影或其他影像学资料仍不能确定病变范围，可自不同方向穿刺，根据脑针进入病灶的不同距离，以大致测定病灶的深度和范围，作为设计脑部切口的依据。

(四)切开脑皮层

脑皮层切开部位的选择常根据两个条件，即离病灶的直线距离最近而离皮层重要功能区最远。如二者不能兼顾，常舍前者而取后者，确定切开部位后，先将切开区内的皮层血管电凝，然后

用电刀切开皮层。其下方的白质一般用两块小脑压板分离，边用吸引器清除渗血及渗液，边用双极电凝烧灼显露的血管。如此边分离，边吸引，直达病灶。使用脑压板分离或牵拉脑组织时，着力点应放在脑压板的前端，切忌暴力牵拉，以免引起脑组织挫裂伤。颅后窝的容积小，但内容物多，且生命中枢多位于此处，操作时应十分细致、谨慎。

七、开颅术缝合法

缝合方法是否正确，与术后是否发生并发症有一定的关系，应该认真处理。手术结束，经检查证实止血完善、颅内无异物(特别是棉片)存留以后，术者才进行关颅缝合。

(一)缝合硬脑膜

硬脑膜用细丝线间断或连续缝合，针距约 0.5 cm。如硬脑膜有缺损，包括减压性手术，无法直接缝合时，均应行硬脑膜修补术，以免引起脑脊液漏或因脑表面与颅骨或软组织粘连而致癫痫等。

硬脑膜修补最常用的方法是切取一块切口附近的骨膜游离片，或作带蒂的帽状腱膜瓣、颞肌筋膜瓣覆盖于缺损处缝合，也可选用人工硬脑膜。切口附近的硬脑膜外层翻转修复术分离困难，只限于缺损在2 cm以内者使用。修复硬脑膜时均不应有张力，如有脑水肿或脑膨出，更应松弛缝合，以利减压。

(二)颅骨还纳

颅骨锁或钛钉固定颅骨瓣。

(三)缝合软组织

颅外软组织缝合的关键是帽状腱膜缝合要牢靠。一般用丝线间断缝合，针距约 1 cm×1 cm。皮肤缝合时应注意使边缘对合良好，切勿使皮缘上下错位或内翻，影响切口愈合甚至导致感染。缝线结扎要松紧适当，太紧可引起皮肤坏死，太松则达不到头皮止血的目的。

(四)引流

为了防止术后形成颅内血肿及感染，自硬膜内(病变部位)、外置皮片或硅胶导管引流，自最低位的颅骨孔引至颅外，经切口的最低位另戳小切口引出，引流管外接灭菌塑料或胶皮管，以收集引流液并记录引流流量，于术后 24～48 小时内拔除。

(李　喆)

第二节　去骨瓣减压术

现如今，重型颅脑创伤患者死亡率仍然较高，平均为 30%～40%，其中约 80%的患者死于发病 1 周以内，死亡的主要原因是伤后各种原因所导致的难治性的高颅内压。对于这类患者，开颅清除颅内占位病变，去除骨片，最大限度降低颅内压，是急性期挽救患者生命的最后希望。对于颅内压调节失代偿者，当常规治疗方法失效时，很多学者认为去骨瓣减压术(DC)是可采用的唯一外科手段。据资料显示，对于外伤后出现高颅内压脑疝的患者，施行紧急开颅手术治疗死亡率为 32%，而未进行手术的患者死亡率高达 97%。从理论上讲，去骨片的面积越大，可使颅腔代偿的容积越大，降颅内压的效果越好，但不能无限制地扩大，否则会有加重病情和增加并发症的危险。究竟开多大的骨瓣最好，如何制定手术方案和进行有效的操作？目前在国内尚缺乏规范，治疗效果也不尽相同。

根据多数学者共识，DC 应用于重型颅脑创伤患者的适应证、禁忌证、时机、疗效评定和影响因素都是神经外科医师所必须掌握的。

一、大骨瓣开颅的理论基础

（一）颅脑创伤后的颅内压增高

众所周知，在颅脑创伤后的急性期，最主要的临床表现就是由于伤后脑组织继发的肿胀、水肿和颅内出血所导致的颅内容物体积增加。由于颅腔的容积能力是固定不变的，在一定范围内，通过脑血容量和脑脊液的自身调节，可以代偿部分颅内容物体积的增加，从而保持颅内压的相对稳定。当颅内容物体积增加明显，超出脑组织自身的代偿能力时，就会导致颅内压增高，而严重的高颅内压是急性期患者死亡的主要原因。因此清除颅内血肿等占位病变和（或）去除骨片以增加颅腔的代偿空间就是该手术的目的。

（二）提供较广阔的视野

对于创伤性脑损伤或出血范围广泛的患者，大骨片开颅可以提供比较广阔的视野。

二、分类

根据 DC 的目的，有学者将其分为Ⅰ期 DC 和Ⅱ期 DC。

Ⅰ期 DC 是指在切除颅内病灶的同时，为防止术后可能发生的颅内压增高而采取的预防性DC，也称之为预防性减压手术。该手术的目的不是控制已经发生的顽固性颅内压增高，而是术者根据术前影像和（或）术中所见（如脑肿胀、脑实变或骨瓣复位困难），经验性地采取的预防性治疗。

Ⅱ期 DC 是指对最大限度内科治疗无效的顽固性颅内压增高者所实施的 DC。手术目的在于控制已发生的顽固性颅内压增高，可为伤后非手术治疗中出现病情恶化、监测显示颅内压持续增高者；也可为已接受开颅手术后出现病情恶化，CT 检查和颅内压监测提示非手术治疗不能控制的顽固性颅内压增高者。

对于重型颅脑创伤者，是早期积极采用Ⅰ期 DC，还是根据颅内压监测结果行Ⅱ期 DC 治疗，目前还存在争议，需要更多的临床研究来评估。

三、临床适应证

关于 DC 的指征，目前尚无统一的规范。

Taylor 等报道的儿童颅脑创伤者指征为：颅内压 2.7～3.2 kPa（20～24 mmHg）持续 30 分钟、3.3～3.9 kPa（25～29 mmHg）持续 10 分钟、≥4.0 kPa（30 mmHg）持续 1 分钟，或有脑疝表现者（一侧瞳孔散大或心动缓慢）。Rutigliano 等报道的病例中，指征为包括脑室外引流、巴比妥疗法、高渗盐水和利尿剂等治疗仍然无效的顽固性颅内高压、GCS＜9 分者。

Skoglund 等报道的指征为：①经规范化神经监护处理仍不能维持颅内压/脑灌注压在理想状态[颅内压＜2.7 kPa（20 mmHg），脑灌注压＞8.0 kPa（60 mmHg）]。②伤后立即出现急性神经状态恶化，而 CT 扫描为弥漫性脑水肿且无占位性出血。Stocchetti 等报道的 18 例中，14 例为给予巴比妥疗法后 2 小时仍不能有效控制颅内压而采取 DC 者，余 4 例是采取Ⅰ期 DC 治疗者。

Salvatore 等报道 80 例 DC 联合钩回切除内减压治疗重型颅脑创伤的指征为：①有急性或进展性颅内压增高伴天幕裂孔疝者。②CT 扫描有天幕裂孔疝，如中脑受压和移位、桥前池闭塞、对侧颞角扩大。③GCS为 3～8 分。

Morgalla 等报道的指征为：①保守治疗颅内压持续>4.0 kPa(30 mmHg)[脑灌注压<6.7 kPa(50 mmHg)]不能得到控制。②经颅多普勒提示患者状态恶化，仅有收缩期血流或收缩期峰波。③无其他严重合并伤。④年龄<60 岁。

我国多数学者的共识是：①严重广泛脑挫裂伤或脑内血肿，占位效应明显。②急性硬膜下血肿出现脑疝者。③弥漫性脑水肿/脑肿胀。④外伤性颅内占位病变所致双瞳散大者。

尽管迄今为止尚无随机的临床研究证实 DC 改善成人重型颅脑创伤预后方面，要比最大限度内科治疗更有效，但回顾性总结、非随机前瞻性研究及和以往对照研究的结果显示，及时 DC 可改善一部分患者的疗效。在期待前瞻、随机、对照研究结果的同时，多数学者主张对颅脑创伤后弥漫性脑肿胀和顽固性高颅内压者，在常规治疗措施不能有效控制高颅内压时，应该早期、大骨瓣地进行 DC 治疗。

四、禁忌证

DC 作为重型颅脑创伤继发顽固性高颅内压者的二线治疗中可选择的方法之一，并非适合所有伤者。大多数学者认为下列情况应视为 DC 的禁忌证。

(1)双侧瞳孔散大、对光反射消失、GCS 3 分、脑干损伤和中心型脑疝。

(2)对伤后有严重神经损伤和有迹象提示预后差者(如影像上有脑干损害或者严重弥漫性轴索损伤者)。

五、手术方法

目前临床上采用的 DC 方法存在很大的差异，包括单侧还是双侧减压、颅骨去除的部位和范围、硬脑膜的处理方式、是否采用其他辅助技术等。

(一)单侧还是双侧

多数学者认为单侧 DC 适用于伤后 CT 扫描显示脑肿胀主要位于一侧大脑半球、中线结构向对侧偏移者。而双侧 DC 适用于伤后 CT 扫描显示双侧大脑半球弥漫性脑肿胀、中线结构无明显偏移者。

(二)切口和颅骨去除的范围

目前临床上常用的有标准外伤大骨瓣、双额骨瓣和半颅去骨瓣减压，个别采用双枕去骨瓣减压。

1.标准外伤大骨瓣(美国 Becker)

一侧额颞顶大骨瓣开颅操作技术。①体位：仰卧，头偏对侧位约 45°，手术侧肩下垫高 20°。②头皮切口：起自颧弓向上一耳屏前 1.5 cm 绕过耳郭一绕顶结节后一至矢状线中点沿中线向前一前发际，形成大“?”形瓣。③骨窗：向前平皮缘，向下平颧弓上缘，向上距离中线 2 cm，其余部分紧邻皮缘下开窗，范围相当于一侧幕上颅骨的 2/3 以上面积，平均 12 cm×15 cm 大小(图 3-14)。④硬膜：十字或放射状剪开硬膜，大小接近骨窗，并有利于行硬膜减张成形缝合。⑤颅内操作：仔细检查，彻底清除血肿及挫裂/坏死组织，止血确实。⑥术后要进行硬膜扩大减张成形缝合，以恢复颅腔的生理密闭性，硬膜修补材料可以是自体骨膜，颞浅筋膜，阔筋膜或人工硬膜补片。⑦术后逐层缝合颞肌，筋膜或骨膜，帽状腱膜及头皮。术后因创面较大，渗血较多，通常放置皮下和(或)硬膜下残腔引流管。引流袋的高度一般与头部同一水平即可。

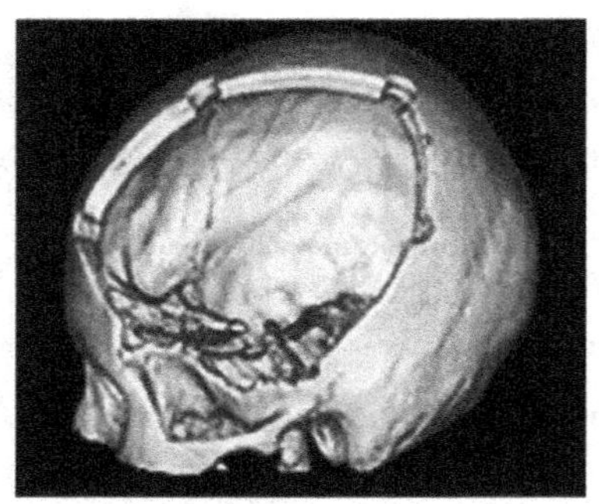

图 3-14　左侧标准外伤大骨瓣术后颅骨三维 CT 像

若需双侧减压时，可一侧完成后再行对侧 DC，或患者仰卧位，双侧头皮切口在中线处汇合成一个切口，再双侧分别按上述方法操作。若切口绕过耳轮向后至枕部再转向上，达中线后向前至额部发际内，可显露一侧大脑半球，即为半颅 DC。

2.双额骨瓣

双额冠切大骨瓣开颅操作技术。①体位：患者平仰卧位，头正中位，垫高 15°～30°。②头皮切口：冠状瓣切口，起止于双侧耳屏前发际内。颞肌翻向侧方后，双侧颞部钻孔，去除颞骨鳞部行颞肌下减压后，再双额骨瓣开颅。③骨窗：向下至眉弓上缘，向上紧邻皮缘，两侧至翼点，骨瓣后缘为冠状缝后 3～5 cm，前平前颅窝底水平，整块取下骨瓣(图 3-15)；也有学者主张两侧额骨瓣开颅而保留矢状窦上骨桥，避免静脉窦损伤的同时，有利于硬脑膜悬吊后压迫止血。④前端十字过矢状窦切开硬膜，并结扎矢状窦和剪开大脑镰。硬膜剪开的范围接近骨窗大小，并有利于行硬膜减张成形缝合。⑤颅内操作：仔细检查，彻底清除血肿及挫灭/坏死脑组织，止血确实。⑥术后要进行硬膜扩大减张成形缝合或硬膜直接缝合(当预计术后颅内压不会再次升高和硬膜足够松弛时)，以恢复颅腔的生理密闭性。硬膜修补材料可以是自体骨膜，颞浅筋膜，阔筋膜或人工硬膜补片。⑦术后逐层缝合两侧颞肌，筋膜或骨膜，帽状腱膜及头皮。术后因创面较大，渗血较多，通常放置皮下和(或)硬膜下残腔引流管，引流袋的高度一般与头部同一水平即可。

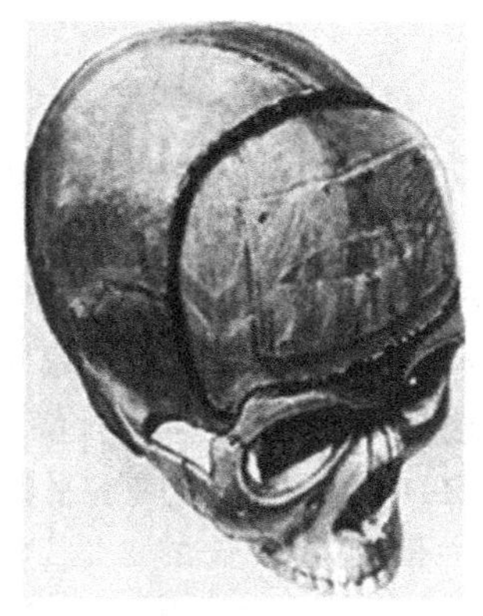

图 3-15　双额去骨瓣减压术示意图

3.双枕骨瓣

Stefini 等首次报道 1 例采用双侧枕部 DC 治疗颅脑创伤的经验(图 3-16)。与双额部 DC 相比较,他们认为该术式有三个明显的优势:①避免了额窦开放后脑脊液漏和颅内感染危险。②上矢状窦后 1/3,无来自皮层的桥静脉回流,硬脑膜切开后肿胀的脑组织外膨不会引起静脉牵拉损伤。③术后患者仰卧状态,借助重力的作用,更有利于脑组织的减压。他们认为对于血肿偏后者,该术式较双额部 DC 能更快和更有效地降低颅内压。

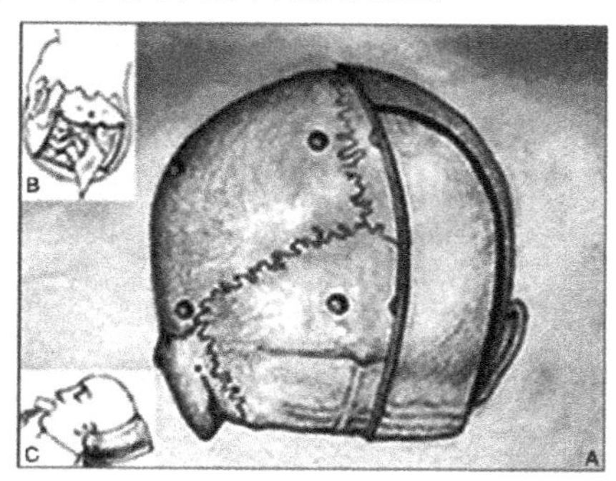

图 3-16 双枕去骨瓣减压术示意图

A.头皮切口(仅显示右侧)和颅骨钻孔处(仅左侧显示);
B.切开硬脑膜,翻向中线侧;C.术后体位

Skoglund 等报道骨瓣的大小和降低的颅内压之间有明显的相关性。多数学者主张单侧骨瓣的直径至少>12 cm,且强调必须去除颞骨基底部,达中颅窝底。

(三)硬脑膜的处理

1.切开与否

有单纯颅骨去骨瓣减压,或者硬脑膜部分切开,也取得了较好疗效的报道。但多数学者认为,此种术式虽在儿童患者中可能有效,但不推荐这样做。如 Cushing 所说,因硬脑膜缺乏足够的弹性,单纯颅骨去除不能称为减压治疗,硬脑膜切开前不能保证充分的减压效果。Yoo 等报道硬脑膜切开后才最大限度降低颅内压。

2.切开方式

采用标准外伤大骨瓣者,多数主张放射状切开硬脑膜。为避免术中脑膨出,Alves 等提出沿额底、蝶骨嵴和颞底方向行基底部硬脑膜切开,也有人主张硬脑膜开窗式切开。但二者因显露范围有限,限制了对损伤灶的确切处理。

双额 DC 时,有学者主张双侧硬脑膜垂直于中线切开,至中线后缝扎矢状窦后将大脑镰切开,这样可使脑组织向前扩张,并有利于双侧压力的平衡。也有采用双额分别十字切开减压方法,避免处理矢状窦的操作。

3.减张缝合与否

为减少术后脑脊液漏、切口疝和继发性脑损害等并发症,多数学者主张取自体组织(如骨膜、颞肌筋膜)和(或)异体材料行硬脑膜减张缝合。若脑膨出明显,可将颞肌瓣和骨缘硬脑膜减张缝合。

(四)其他辅助技术

1.脑叶切除

对于顽固性颅内高压或者术中发现脑肿胀明显者,有学者主张采用脑叶部分(额叶或颞叶)

切除以利术后颅内压的控制。Oncel 等报道一组 183 例重型颅脑创伤者采用脑叶切除治疗的结果(其中额叶、颞叶、其他脑叶或联合脑叶切除分别为 48.1%、36.6%和 15.3%),恢复良好率为 48%,不良率为 51.9%。他们统计分析认为最初 GCS 低、闭合性伤和额叶切除与预后不良密切关联,对有局灶性损害病灶或弥漫性颅内高压或脑疝者,选择性脑叶切除是有效方法。

2.天幕游离缘切开和颞叶钩回切除

颅内高压引起颞叶钩回疝后,受压过久的脑干组织可发生永久性缺血性损害。有学者主张 DC 的同时,选择性切除部分颞叶钩回和切开天幕游离缘。Salvatore 等认为该术式对急性及进展性颞叶钩回疝者,能有效解除对脑干的直接压迫并降低幕上下的压力梯度,年轻者若治疗及时其疗效更好。

3.血管隧道技术

Csókay 等报道的血管隧道技术,是在骨窗缘下皮层主要回流静脉的两侧,垫上吸收性明胶海绵和可吸收缝线制成的垫片,使得回流静脉在骨窗缘不受卡压,从而避免静脉淤滞和继发性水肿的产生。

4.腰池引流

有学者将腰池引流作为颅脑创伤后高颅内压处理的辅助方法之一,Tuettenberg 等总结 100 例采用腰池引流作为辅助治疗方法的资料,结果显示可明显降低颅内压并改善临床状态,但有 7%患者发生致命性脑疝。为避免引流过度导致幕上下压力梯度过大,应限定在环池明显可见者中采用此种方法,同时有颅内压监测作为前提。

(五)骨瓣的去留

虽然大部分这类患者手术需要去骨片,但应当明确这样一个概念,大骨瓣开颅不等于去大骨片减压,不是所有的患者都需要去骨片。是否需要去除骨片,要在颅内操作完成后视脑组织的状态而定。此外,还要参考术前的病情程度。

通常在有如下情况时,可以考虑去除骨片。

(1)单纯的硬膜外或硬膜下血肿,脑组织严重受压,表面苍白无血运,无脑搏动,预计可能会出现术后大面积脑梗死情况时。

(2)在清除血肿和坏死组织后,如果脑组织肿胀或水肿导致脑膨出情况时。如果术后内减压充分,脑压不高者可以行骨瓣复位。

六、影响疗效的因素

(一)年龄

多数的研究显示,年龄和疗效间存在直接的相关性,年轻者采用 DC 的疗效要比年长者好。早期报道中患者的年龄上限为 50 岁以内,Kunze 等报道,年轻者采用 DC 的疗效要比年长者好;Münch 等的报道也支持这一观点。Pompucci 等回顾 55 例采用 DC 治疗的资料,结果显示年龄 ≤65 岁和 >65 岁者间,预后差异有统计学意义;而 <40 岁和 40~65 岁者间,预后无差异。

(二)伤后 GCS

伤后 GCS 越低,预后越差。Ucar 等总结 100 例采用 DC 治疗结果,术前 GCS 为 4~5 分组预后不良和恢复良好率分别为 96.6%和 3.4%,而术前 GCS 为 6~8 分者预后不良和恢复良好率分别为 65%和 25%($P<0.05$),其结论是术前 GCS 为 6~8 分者最适合该术式治疗。

(三)手术时机

DC介入的理想时机尚无定论，但多主张在不可逆性神经损害发生之前进行。Polin等报道，应在脑水肿达到高峰的48小时内进行。Guerra等报道57例的手术时间为伤后12小时～8天。Münch等报道，伤后4小时内手术者死亡率为30%，而4小时后手术者死亡率高达90%。Chibbaro等报道的48例采用DC治疗的结果显示，伤后16小时内手术者的预后好于16小时后手术者(预后良好率分别为58.4%和41.6%，$P<0.05$)。而Jagannathan等报道的一组患者中，从受伤到手术的平均时间间隔为68小时，对患者的生存率无影响。

(四)合并损伤的程度

合并多发伤的TBI者，其预后要比单纯颅脑创伤者差。Meier等报道的病例中，有、无多发伤死亡率分别为53%和34%。

(五)并发症

DC后常见的并发症包括硬脑膜下积液、脑积水、颅内出血、感染和脑梗死等，这些并发症发生影响术后的疗效，但是否与DC直接相关及相关的防治，还值得研究总结。

(相丰朋)

第三节 颅骨缺损修补术

一、颅骨缺损的病因

(1)开放性颅脑损伤，尤其是火器伤作清创术后，颅骨本身即有骨折碎裂，伤口为有菌性开放伤，易感染骨折不能复位。

(2)闭合性颅脑损伤清除血肿、挫裂失活脑组织后颅内压仍高而行去骨瓣减压术。

(3)骨瘤等颅骨病变切除后。

颅骨属膜性骨再生能力差，新生骨主要来自内层骨膜，而5～6岁后即失去骨再生能力。直径小于1 cm者可以骨性愈合，直径2～3 cm者难以修复，从而遗留颅骨缺损。

二、颅骨缺损对颅脑的影响

通常颅骨缺损直径小于3 cm者多无症状；施行颞肌下减压术或枕下减压术后有肥厚的肌肉及筋膜覆盖，并在缺损区可以形成坚韧的纤维性愈合层，起到原有颅骨对脑的保护作用，在临床上亦无任何症状。大片颅骨缺失可造成患者头颅严重畸形，直接影响颅内压生理性平衡，直立时塌陷、平卧时膨隆，早上凹入晚上凸出；或因大气压直接通过缺损区作用在脑组织上，久而久之则势必导致局部脑萎缩，加重脑废损症状，同时患侧脑室也逐渐向缺损区扩张膨出或变形。此外，小儿颅骨缺损可随着脑组织的发育而变大缺损边缘向外翻，凸出的脑组织也逐渐呈进行性萎缩及囊变。所以小儿更需要完整的颅骨保证脑的正常发育。

三、临床表现

通常颅骨缺损直径小于3 cm者多无症状；施行颞肌下减压术或枕下减压术后，有肥厚的肌肉及筋膜覆盖并在缺损区可以形成坚韧的纤维性愈合层，起到原有颅骨对脑的保护作用，在临床上亦无任何症状。颅骨缺损的临床表现如下。

(1)直径 3 cm 以上的缺损，特别是位于额部有碍美观和安全的缺损。

(2)常见的症状，如头昏、头疼、局部触痛、易激怒、不安等。

(3)患者对缺损区的搏动、膨隆、塌陷存恐惧心理，怕晒太阳、怕震动甚至怕吵闹声，往往有自制力差、注意力不易集中和记忆力下降；或有忧郁、疲倦、寡言及自卑。

(4)因大片颅骨缺失造成患者头颅严重畸形，直接影响颅内压生理性平衡，直立时塌陷、平卧时膨隆，早上凹入、晚上凸出。

(5)因大气压直接通过缺损区作用在脑组织上，久而久之则势必导致局部脑萎缩，加重脑废损症状，同时，患侧脑室也逐渐向缺损区扩张膨出或变形。

(6)小儿颅骨缺损可随着脑组织的发育而变大，缺损边缘向外翻，凸出的脑组织也逐渐呈进行性萎缩及囊变，所以小儿更需要完整的颅骨保证脑的正常发育。

四、手术治疗

颅骨缺损的治疗是施行颅骨修补成形术，但对手术的时机、方法和选用的材料及适应证与禁忌证均须认真考虑，特别是患者要求修补颅骨缺损的目的，希望解决什么问题。因为单纯的颅骨成形术对脑外伤后功能性症状障碍和外伤性癫痫等表现的治疗效果是难以预测的。

(一)手术指征

(1)颅骨缺损直径大于 3 cm 者。

(2)缺损部位有碍美观。

(3)引起长期头昏、头痛等症状难以缓解者。

(4)脑膜-脑瘢痕形成伴发癫痫者(需同时行痫灶切除术)。

(5)严重精神负担影响工作与生活者。

(二)手术时机

对于颅骨缺损，一般主张在外伤手术 3 个月以后再进行颅骨修补，各家医院就修补的时机说法不一，有的主张 3 个月后，有的主张 6 个月后，但目前没有外伤手术后 3 个月内进行颅骨修补对人体有害的确切证据。北京博爱医院神经外科更提倡早期行颅骨修补术，即在颅骨缺损处由膨起变平或凹陷时就做修补，有的在 3 个月内，有的甚至在 1 个月内，早期颅骨修补术有如下的好处。

1.早期做颅骨修补有利于患者康复

颅骨缺损患者颅骨缺损处压力是不断变化的，不仅随着心跳、呼吸在不停地波动，且在睡眠、平卧时缺损处会膨起，在站立活动时会塌陷，用力大便时也会膨起，脑皮层在膨起时会卡压在颅骨缺损边缘，塌陷时会随之下陷，如同电线一样反复折动，久而久之，产生功能损害；颅骨缺损处因缺乏颅骨保护，承受外界一个大气压，皮层血运在一定程度上受到影响，血运减少该处皮层功能会受到影响，如再行高压氧治疗，有加重脑皮层受压之虞。

早期颅骨修补不仅保护大脑避免意外伤害，减轻心理压力，而且避免脑皮层折返运动，改善皮层供血，有利于高压氧治疗，有利于患者功能康复。通常认为，颅骨修补手术的目的在于恢复颅骨完整性，对患者原发病引起的认知障碍、瘫痪、失语、精神障碍无治疗作用。在术前谈话中也是这样向患者家属强调的，以降低患者对手术的期望值，减少纠纷。据笔者观察，部分患者在修补术后，脑功能有很大程度的提高。可表现在认知障碍改善、精神状态好转、言语障碍好转、运动功能改善等方面。

有部分患者担心手术中断康复治疗，笔者在围术期细节上做了改进，如术后6小时即进食水，1天拔引流管，2天后即可下床继续康复锻炼，可吸收线缝合，无须拆线等，不耽误康复治疗。

2.早期做颅骨修补避免骨窗过度凹陷

随着时间延长，颅骨缺损处骨窗逐渐凹陷，严重者过度凹陷形成一"深坑"，"深坑"给颅骨修补手术造成很大麻烦，不做处理直接修补，往往术后出现修补材料下积液，硬膜下、脑内出血，癫痫发作等。而使凹陷骨窗变平非常困难，目前缺乏有效安全的方法。早期修补避免骨窗过度凹陷，减少了术后并发症。

3.早期做颅骨修补避免脑皮层功能倒退

有少数患者在6个月后行颅骨修补手术，出现肢体活动障碍加重或言语、认知障碍加重，几个月辛苦康复训练的疗效化为乌有，称之为脑皮层功能倒退，影像学检查，没有积液、出血等并发症，理论上很难解释。分析脑皮层功能倒退可能的原因，笔者认为有可能是脑皮层供血减少造成的。头皮的血管在没有颅骨的情况下可能与脑皮层血运相沟通，修补时剥离皮肌瓣，会切断吻合血管，造成皮层缺血功能倒退，这种情况在大面积颅骨缺损、大面积脑梗死去骨瓣减压、烟雾病做了颞肌贴敷的患者中，容易出现，修补手术做得越晚越容易出现。所以早期修补手术在颅内外血管交通之前手术，可能避免脑皮层功能倒退。修补后头皮血管仍可能通过钛板的网孔和颅内沟通，理论上有利于患者进一步康复。

4.早期做颅骨修补有利于减少硬膜下积液

部分硬膜下积液，和颅骨缺损有关，特别是大面积颅骨缺损，压力不均衡、脑组织重力作用下垂，硬膜下隙增宽形成积液，穿刺抽吸是无效的，做修补手术后，积液自然消失，有的硬膜下积液已经形成囊腔与蛛网膜下腔不通，修补术中将囊腔打开，也可一次治愈积液。

5.早期做颅骨修补避免颞肌萎缩

涉及颞骨的颅骨缺损，颞肌的附着点离断，时间越长越可能萎缩，颞肌萎缩明显的患者修补术后出现颞部明显隆起，与对侧不对称，不美观，家属往往报怨颅骨塑形不满意，其实是颞肌萎缩向下堆积造成的，早期修补避免颞肌萎缩，塑形美观满意。

6.早期做颅骨修补有利于脑积水的治疗

有理论认为，颅骨缺损是形成脑积水的原因之一，早期修补可能避免颅骨缺损相关脑积水的形成。慢性脑积水常常在伤后1～2个月出现，在颅骨缺损和脑积水同时存在的情况下，应先行颅骨修补术，且应早期手术，不然，随着脑积水的进展，脑室扩大，颅骨缺损处骨窗张力增高，骨窗隆起，处理变得棘手，修补手术已无法进行，不得已先做分流手术解决脑积水，同期或二期做修补手术，均增加了分流管堵塞和感染的风险。分流手术最好选用可调压分流管，避免过度分流引起骨窗凹陷，增加修补手术硬膜下出血、积液、脑内出血的风险，术前颅内压不能降得较低，骨窗应平或略凹陷，以利于皮下组织、钛板和脑膜的贴敷，减少皮下积液的发生，术后1周再调节分流管压力，进一步缓解脑积水。

（三）延迟手术指征

颅骨缺损修补的时机，应视患者的全身和局部情况而定，在下列情况下应该考虑延迟手术。

（1）对初期清创不彻底、局部已感染、颅内存有病灶及颅内压增高的患者，暂勿施行颅骨成形术。

(2)部分全身情况差、神经缺损严重、不能自理生活者;特别是合并心肺并发症、贫血、糖尿病、营养不良、电解质紊乱者延迟修补。

(3)缺损区头皮菲薄有大片瘢痕者,亦勿急于修补,可外盖局部头盔暂时保护,待条件成熟后再考虑成形手术。

(4)行动脉瘤夹闭、脑血管畸形、血管介入治疗者应复查血管影像检查,明确病灶已处理妥善,再考虑修补手术。

(四)颅骨修补材料的选择

关于修补颅骨的材料,种类甚多,各有利弊。

(1)自体骨虽然组织反应小,但需在供骨区和植骨区两处施术,增加患者痛苦且整形效果较差。有人将去大骨瓣减压所取下的骨片包埋在腹部皮下,作为日后修补之用,由于须作两处手术,而且骨片常常被吸收变小以致松动下凹。

(2)采用异体骨又因冷藏于骨库,增加了污染的机会,异物反应也较大故均已少用。

(3)骨移植材料:理想的骨移植材料应具有良好的生物兼容性和整合能力、化学性质稳定、术后长期维持其形状、不易滑脱移位、可预知其长期生物学性质、易于塑形、轮廓化方便、价格便宜。目前国内使用的颅骨修补材料有机玻璃、硅橡胶、钛板、钛网及其他有机材料,但都具有各自的优缺点。①平板有机玻璃经加热塑形作为修补材料,具有方便易行的优点,但对整形要求较高的眼眶、鼻根等处则效果欠佳,同时,抗冲压强度较差容易碎裂亦非理想材料。②由高分子材料甲基丙烯酸甲酯与苯乙烯共聚物的粉剂加上甲基丙烯酸甲酯单体水剂互相混合制成的可塑性自凝材料,既有良好的塑形性能,又能自凝固化形成坚固稳定的永久性植片,具有强度适宜、组织兼容性好、不易降解、不影响X线检查等优点。近年来有人在上述双组分材料中添加了制孔剂,研制出可塑性微孔人工颅骨材料。植入人体后,成纤维细胞可以长入植片的微孔,使植片与组织融为一体,且有钙化和骨化趋势,可谓较理想的颅骨修补材料。③金属颅骨成形片如不锈钢板及网片、钽板或钛合金板及网片均有较强抗压性能,组织兼容性亦好,但钛网、钛板由于易导热、导电,造成患者术后在高温环境中有头部灼热感,钛网板价格亦昂贵,边缘锐利还容易穿破头皮并有影响X线检查的缺点。④硅橡胶颅骨修补材料,虽然生物兼容性较好,却存在强度偏低的问题。目前加网增强的硅橡胶颅骨板、羟基磷灰石或陶瓷材料所制成的新型颅骨成表植片则有较好的颅骨缺损修补性能。

(五)手术方法

1.常规方法

在局麻或全麻下施术,头皮切口呈弧形,皮瓣基蒂部血供应充分保证。分离头皮时勿损伤深面的硬脑膜,以免术后积液。采用覆盖法修补时,骨缺损区周边无需修整,骨衣也不必切开,用稍大于缺损的植片覆盖在缺损区,四周用粗丝线固定在骨衣上即可。但必须使用强度大、质地好、周边薄的材料,才能与颅骨的形态和弧度相吻合。若采用镶嵌法则需沿骨缺损缘切开骨衣并加修整,然后将剪裁合适的植片镶嵌在骨缺损处,周边钻孔用粗丝线固定在骨缘上。应注意在前额部行镶嵌法修补时,勿打开额窦,以免引起感染。术毕,应分层缝合头皮,不放引流,适当加压包扎。

2.无模多点成形钛合金颅骨修复体的数字化设计与方法

采用数字化电脑塑形钛网进行额颞大面积颅骨缺损修补,其术后并发症明显少于手工塑形钛网,而且能很好地还原患者的头形容貌,是颅骨修补理想的选择(图3-17)。

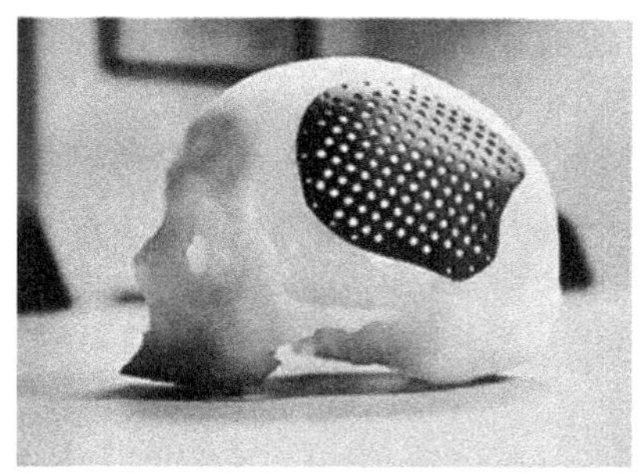

图 3-17 钛合金颅骨修补板

颅骨缺损的部位、大小、形状各不相同，且术前及术中进行传统模具和手工制作与缺损区难以十分匹配，特别是塑形的钛板修复体与原缺损区生理曲度不符，成形后左右对称性欠佳，美容效果差。既往多数临床医师采用简单工具对钛网进行现场加工制作，医师在术前和术中反复设计、裁剪、塑形，由于术者的经验和制作工具的影响，导致手术效果参差不齐，既延误了手术时间，又往往达不到对称的美容效果。而且70%以上的患者缺损区域在前额、眉弓轮廓及其相邻的额颞顶区域，美容效果直接影响到患者的心理和生理的健康。

无模多点成形技术应用于颅骨成形术，标志着颅骨修复体塑形已从手工时代进入了数字化时代。近年来随着计算机和三维图像重建技术的应用及采用自动模具制作钛板，使塑形更完美、更精确。目前，有一种钛合金颅骨修复体的数字化设计与制造技术，这种技术的优点是数字技术结合 CT 扫描三维成像，能使术前制成的修复体更精确。

3.颅骨修补材料的个性化设计与方法

随着计算机辅助设计和快速成形技术的发展，颅骨修补材料的个性化设计制造成为可能。赵文旭等采用个性化预制医用树脂和羟基磷石灰复合材料完成 48 例颅骨缺损的修补，效果满意。利用组织工程技术修补颅骨缺损是近年来发展起来的新方向，在组织工程骨中快速建立血管尤为重要。徐松柏等采用血管内皮生长因子(VEGF)转基因组织工程骨对兔颅骨缺损模型进行修复，对转基因技术在颅骨组织工程方面的应用进行初步探讨，认为 VEGF 转基因组织工程骨能加快修复区的骨形成，可望为临床大块颅骨缺损修复提供有效方法。

(相丰朋)

第四节 脑膜瘤切除术

一、大脑凸面脑膜瘤切除术

(一)适应证

脑膜瘤多为良性，全部切除后复发率低，功能恢复好，所以一旦明确诊断，应力争全切除。在脑外凸面生长者有可能做到完全切除，达到根治。

(二)术前准备

(1)对于巨大的脑膜瘤可先行脑血管造影，必要时可同时行供血动脉栓塞，以减少术中出血。

(2)备好足够的血,并做好快速输血的准备。麻醉采用气管内插管全身麻醉。体位根据肿瘤的不同部位,采用仰卧或侧卧位。

(三)手术步骤

根据肿瘤部位设计切口。以额部凸面脑膜瘤为例,切口如图(图 3-18)。

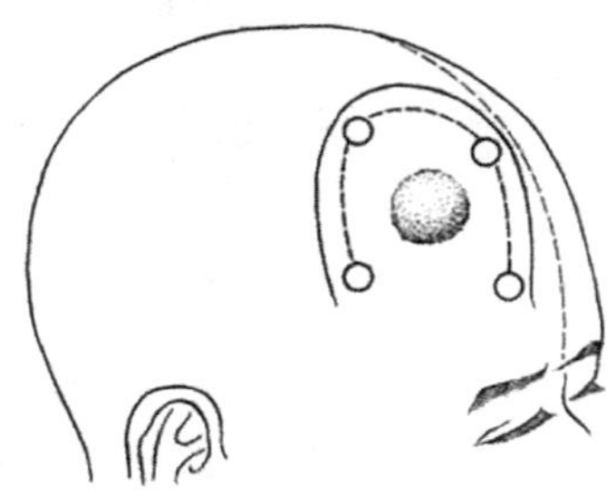

图 3-18 切口

(1)骨瓣开颅,有的脑膜瘤血供异常丰富,侵犯头皮和颅骨,出血量多,故每一步骤都要尽量减少出血。否则输血量多影响血凝固。如钻骨孔时即有较多出血,在骨瓣未翻开前止血困难,可用骨切除法开颅,边咬去颅骨边用骨蜡止血(图 3-19)。

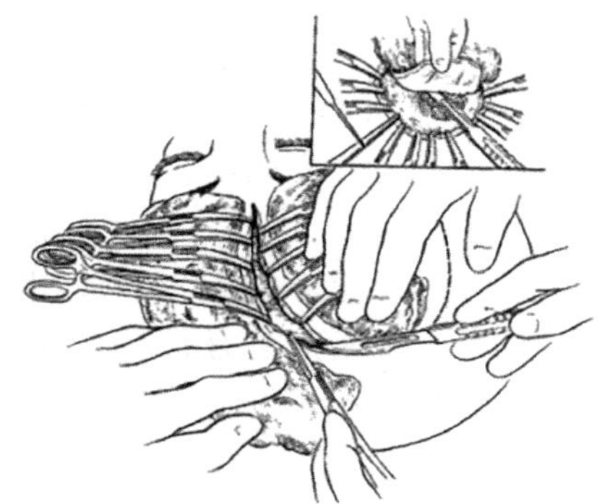

图 3-19 切开头皮

(2)肿瘤常侵犯颅骨,与之粘连紧密,翻骨瓣时先伸入剥离器将硬脑膜或肿瘤与骨瓣分开(图 3-20)。

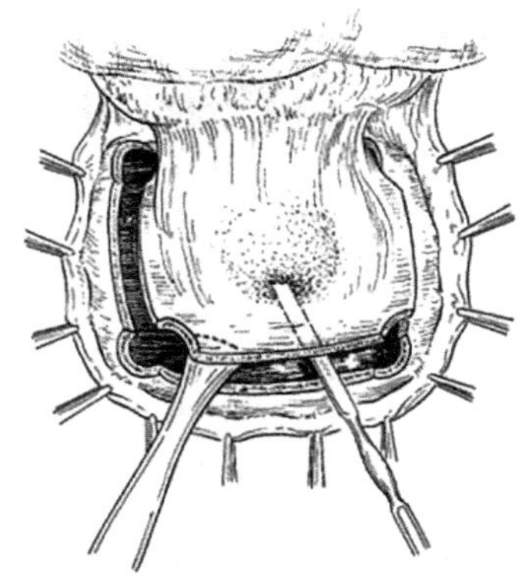

图 3-20 剥离肿瘤与颅骨间的粘连

(3)如肿瘤侵犯脑膜,应将有病变的硬脑膜切除。沿肿瘤外方约 0.5 cm 处围绕肿瘤将脑膜切开一口,再放射状扩大切口。如肿瘤与硬脑膜粘连很少,也可瓣状切开硬脑膜(图 3-21)。

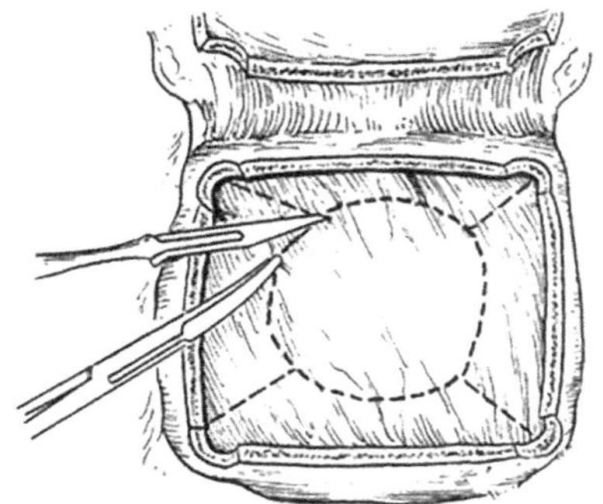

图 3-21　剪开硬脑膜

(4)电凝切开肿瘤与正常脑皮质之间的蛛网膜,沿肿瘤的包膜与脑分离(图 3-22)。

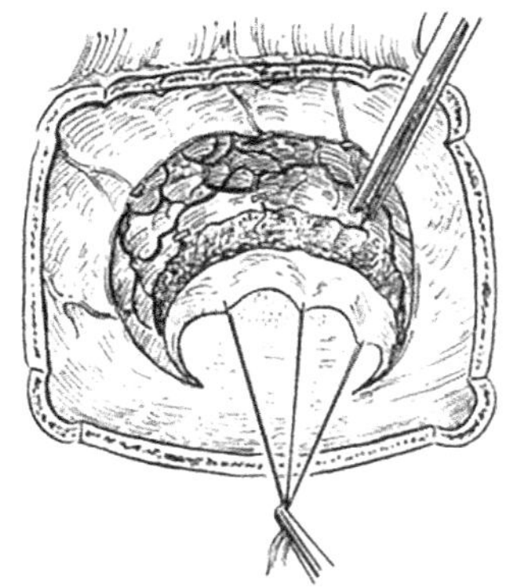

图 3-22　电凝肿瘤供血动脉

(5)如肿瘤与硬脑膜粘连可用缝线贯穿肿瘤与硬脑膜,轻轻提起(图 3-23)。

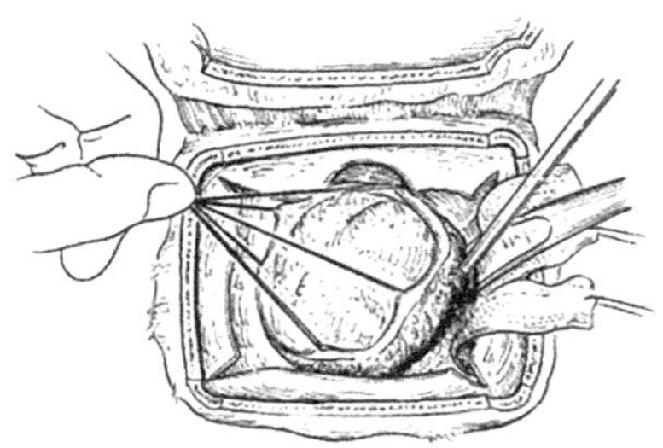

图 3-23　分离肿瘤与正常脑组织

(6)沿肿瘤与脑组织的交界细心分离,同时电凝切断所有供应肿瘤的血管,沿肿瘤四周用棉片保护脑组织,用吸引器沿肿瘤边缘由浅入深地吸引分离并电凝切断血管,直到将肿瘤完全切除。

肿瘤较大者,可先切除或用 CUSA 吸除肿瘤的中心部分以缩小体积,然后如上法切除全部肿瘤,肿瘤切除后彻底止血。如果硬脑膜有缺损,可于切口中取颞肌筋膜或骨膜加以修补。如颅骨被侵犯,可将病变处切除,或将骨片去掉,颅骨缺损处可同时修补。放置引流后,逐层缝合头皮(图 3-24)。

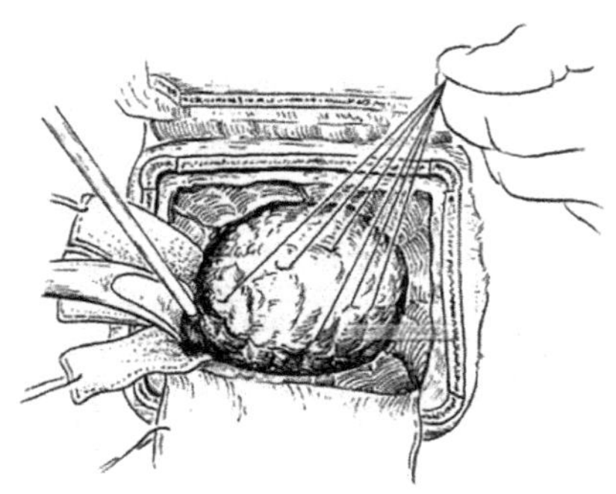

图 3-24 各方向分离肿瘤与脑组织

（四）术后处理

（1）严密观察，及时发现和处理颅内血肿。

（2）对术中出血较多者，术后应补充输血。

二、矢状窦旁脑膜瘤切除术

（一）适应证

脑膜瘤系良性肿瘤，一经确诊为大脑矢状窦旁脑膜瘤，除非全身情况不良，不能耐受麻醉和开颅手术者，均应及早进行手术

（二）术前准备

脑膜瘤血运丰富，接受脑膜血管和脑内血管双重供血；如已侵入颅骨或头皮，还常有颅外动脉的头皮血管供血，故是神经外科出血最多的手术之一。矢状窦旁脑膜瘤因紧贴上矢状窦，甚至已侵及该窦，术中出血更多。术前必须做好思想、器械、血源（需配血 2 000 mL 左右）等各方面的准备。

术前可做脑血管造影，如颈外动脉供血丰富，可于术前数小时内行颈外动脉栓塞术或术中同时做颈外动脉结扎术。

（三）麻醉

全麻（控制性低血压麻醉）。

（四）手术步骤

1.切口、开颅

以肿瘤为中心作头皮颅骨成形瓣。如术前考虑为单侧性者，切口可不超越中线。术中如发现肿物已侵及对侧，则可将皮瓣远端（近中线侧）切口的前后支各向对侧延长一段，超越中线，形成并翻开对侧皮瓣，再用咬骨钳咬去中线的颅骨。边咬骨、边剥离硬脑膜、边止血，而不可在对侧钻孔后用线锯导板引导线锯锯开颅骨板，以避免线锯导板损伤双侧蛛网膜粒和矢状窦而造成大量出血。如肿瘤侵及颅骨形成较大骨疣时，可在骨疣四周钻孔，把疣留在硬脑膜上，不可勉强翻开骨瓣，以防大量出血。翻开骨瓣后，应立即用吸收性明胶海绵及棉片压迫蛛网膜粒止血，缝扎脑膜动脉。这一步骤必须迅速，否则短期内即可造成大量失血。

如肿瘤与硬脑膜无粘连或浸润，可将硬脑膜瓣翻向中线。如已侵入，则该处硬脑膜不能保存，可用手指扪清肿瘤突出于脑皮层的后缘，在肿瘤边缘以外 2 cm 将硬脑膜环形剪开。

2.切除肿瘤

脑膜瘤切除的理想目标是保存或恢复神经功能。应注意保留脑组织的血液供应,尽量少牵拉脑组织,任何牵拉或压迫应着力于肿瘤包膜及附着的硬脑膜,而不应着力于脑组织。小型及表浅脑膜瘤可完整剥离肿瘤,大型深在脑膜瘤最好先作瘤内切除,腾出空间后便于牵引及切除薄的瘤壁。吸引器、肿瘤镊和刮匙是瘤内切除的常用器械,辅以单极或双极电凝烧灼。如有条件,可采用超声波吸引或激光手术刀,也可采用机械的吸切器,即通常的吸引器管内装有转动的螺丝或刀片,将肿瘤切割成碎块然后吸除。肿瘤组织软、血管不丰富或有坏死者,容易作瘤内切除。较大血管可在肿瘤包膜外用双极电凝烧灼或银夹钳夹。出血多者术中可降压。

分离肿瘤和脑组织之间的蛛网膜应在手术显微镜下进行。脑膜瘤是脑实质外肿瘤,故只要小心分离,可不损害脑组织。在手术显微镜的放大及照明下,用双极电凝及显微剪刀处理纤细的蛛网膜条索及进入肿瘤的小血管。分离时应从外向中线部分,最后分离矢状窦旁部分,如有必要牵拉脑组织,脑压板下用湿棉片保护,自动牵开器比手持脑压板优越,但用力不可过大,时间不可过长。附着在脑膜瘤上的硬脑膜及大脑镰应尽可能在附着边缘 2 cm 以外切除,矢状窦上的肿瘤附着区应尽量用双极电凝烧灼,但避免破入上矢状窦。

如中央回静脉跨越肿瘤,应分块切除肿瘤保留静脉,这是防止术后偏瘫的重要步骤。

瘤腔彻底止血后,硬脑膜的缺损可用骨膜、筋膜或尼龙血管薄膜严密修复。

如肿瘤已向大脑镰的对侧蔓延,可根据对侧肿瘤的大小以及术中患者情况的好坏决定对策。如对侧较小,可剪开大脑镰,将对侧肿瘤切除;如对侧肿瘤很大且患者情况不佳时,可留待 2 期手术。

(五)术中注意事项

脑膜瘤手术成败关键在于止血,而出血多少与肿瘤病理供血情况及是否侵入矢状窦内有关。大量出血可致患者休克,而大量输血后又可导致凝血功能紊乱,造成出血不止、心功能紊乱、感染、高钾血症等危险。术中应细心操作,尽量减少出血。

脑膜瘤术中出血主要发生在开颅和分离肿瘤并翻向矢状窦时,以及肿瘤切除后瘤腔内出血等。故开颅动作要迅速,头皮应分段切开,以便止血。颅骨钻孔时可能引起板障大量渗血,骨蜡往往不能有效地控制出血,应尽快把骨瓣翻开止血。如骨瓣出血严重,可以暂时取下,待关颅时再放回。蛛网膜粒出血可用吸收性明胶海绵压迫,上盖脑棉,到关颅时一般均可完全止血。脑膜中动、静脉分支应妥善缝扎止血。分离肿瘤时,血管要逐条处理。如肿瘤已侵入上矢状窦而又未完全阻塞,肿瘤分离后翻向矢状窦时可能造成该窦破裂出血,故要小心翻转。如遇到大量出血时,应先用手指压住出血点,吸尽血液后,用丝线间断缝合裂口。当将肿瘤完全取出后,肿瘤腔内常有较多出血,也可盖以吸收性明胶海绵。总之,以上方法可交替使用,直到确无出血时方可取出吸收性明胶海绵。如患者血压较低,须待血压回升,或请麻醉师压迫患者颈静脉,见创面确无出血后方可关颅。

其他措施:①开颅前适量使用脱水药及人工过度换气,使颅内压下降,使颅内、外的静脉回流较通畅,以减少出血。②手术过程中勿使血压过高,收缩压维持在 12.0～13.3 kPa(90～100 mmHg)即可;必要时可用控制性低血压麻醉。③患者应置于头略高位。④保证呼吸道通畅。⑤术中可滴入止血剂。⑥如颈外动脉充血明显,开颅前可结扎颈外动脉或行栓塞术。如肿瘤病理供血丰富,也可同时显露颈内动脉,以备术中必要时暂时控制止血。

（六）术后处理

应密切观察有无颅内再出血及脑水肿所致颅内高压的程度。有条件者可根据病情需要随时CT扫描复查。

三、大脑镰旁脑膜瘤切除术

（一）适应证

同矢状窦旁脑膜瘤。

（二）术前准备

（1）备血量应充足。

（2）必要时行脑血管造影，了解肿瘤的供血状况。

（3）气管内插管全身麻醉。体位同矢状窦旁脑膜瘤切除术。

（三）手术步骤

（1）采用马蹄形切口，切口的中段要跨过正中线，如肿瘤位于中央区，为保护此重要功能区和中央沟静脉，可以从前方或后方达到肿瘤（图 3-25）。

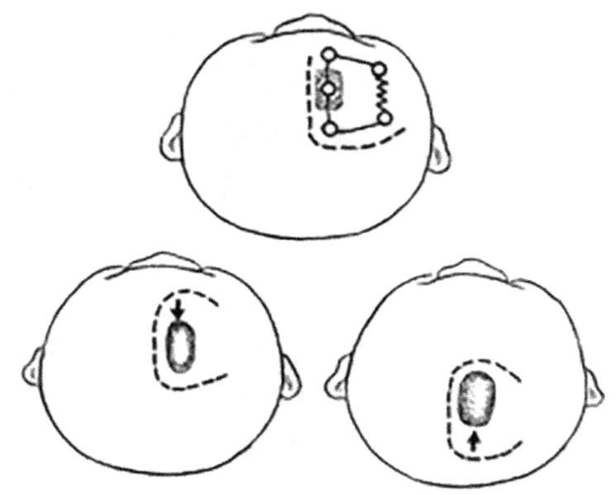

图 3-25　肿瘤的定位

（2）骨瓣开颅，方法与矢状窦旁脑膜瘤切除术相同。为便于显露肿瘤，需将矢状窦表面的颅骨咬除。如果肿瘤位于大脑镰的两侧，骨瓣应跨过矢状线更远。为避免遗留颅骨缺损，在矢状窦两侧均钻孔，作跨越矢状窦的骨瓣（图 3-26）。

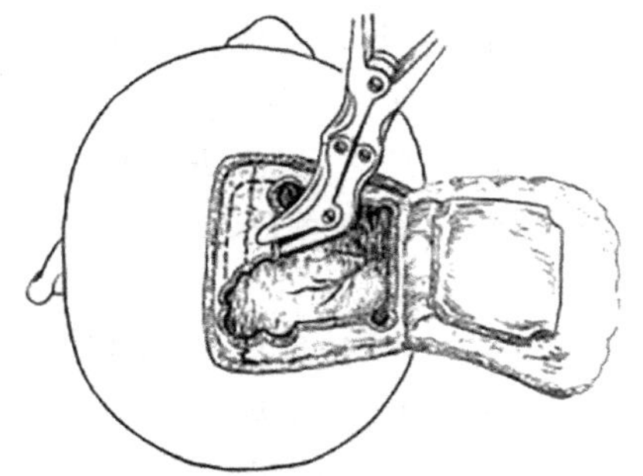

图 3-26　咬骨钳咬除骨瓣

（3）因肿瘤位于大脑纵裂之中，必须将脑向外牵离大脑镰才能显露肿瘤，此时脑表面汇入上矢状窦的桥静脉常会妨碍手术入路。可选两条桥静脉之间的空隙进入纵裂，必要时切断 1～2 条桥静脉以利显露。但中央沟静脉引流中央前、后回血液，不可切断，否则可能造成偏瘫和偏身感觉障碍。手术应从其前或后进行(图 3-27)。

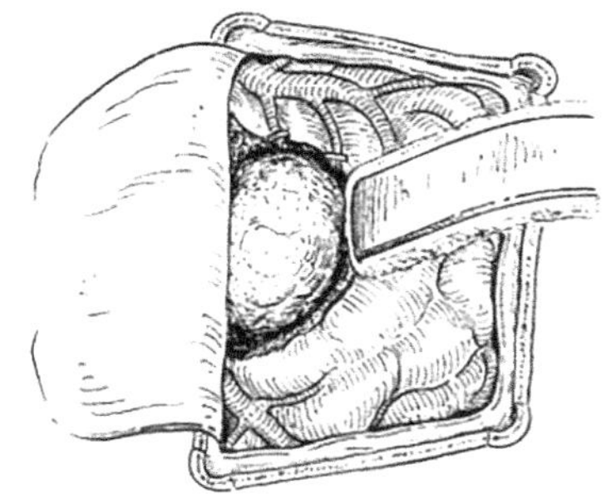

图 3-27 暴露脑肿瘤

(4)对于较大的肿瘤，可分块切除，其基底部的大脑镰应电灼，以减少复发的机会(图 3-28)。

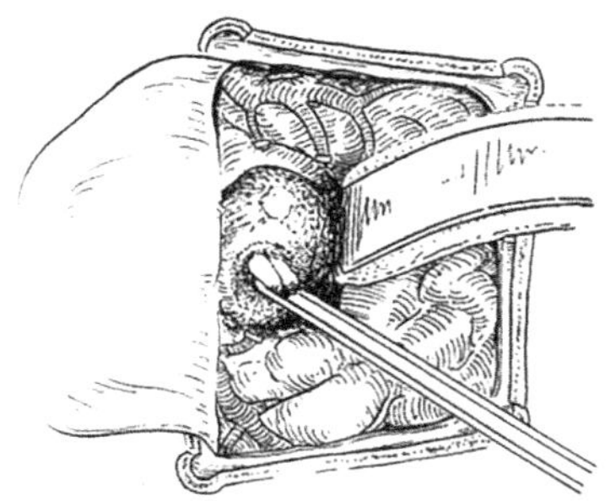

图 3-28 电凝肿瘤供血动脉

(5)肿瘤较小者，可沿其外周切开大脑镰，将肿瘤连同大脑镰一并切除。大脑镰两侧均有肿瘤者，也可用此法连同对侧肿瘤一并切除。下矢状窦应用银夹或电凝妥善止血，下面的胼胝体外周动脉慎勿伤及。妥善止血后依常规关闭颅腔，缝合切口(图 3-29)。

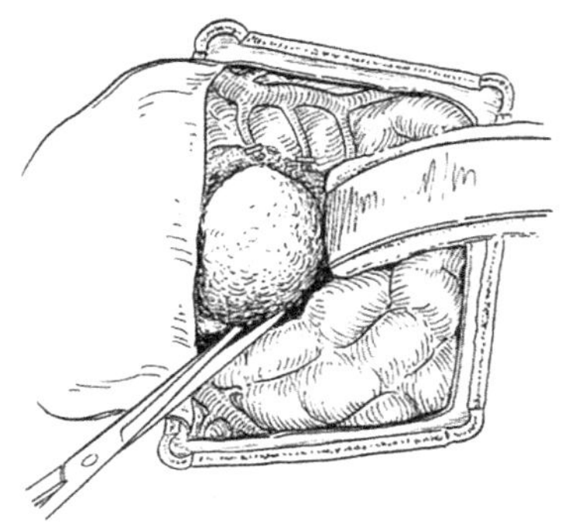

图 3-29 分离肿瘤

(四)术后处理

同大脑凸面脑膜瘤切除术

四、嗅沟脑膜瘤切除术

(一)适应证

一旦确诊为嗅沟脑膜瘤，除非有手术禁忌，均应及早进行切除术。

(二)禁忌证

全身状况不良,不能耐受麻醉和手术者。

(三)术前准备

剃发,备血 1 000 mL。余同常规幕上开颅术。肿瘤较大者,在麻醉后做腰穿置管,以便在术中引流脑脊液,以利显露。麻醉常用气管内插管全身麻醉,必要时可采用控制性低血压麻醉。体位采用仰卧位,头部抬高,稍转向对侧。

(四)手术步骤

(1)在发际内作半冠状切口,在帽状腱膜下分离皮瓣,翻向前额。在眶上缘后 2 cm 处横向切开颅骨膜,形成一个颅骨膜瓣以备覆盖开放的额窦。

(2)切开颅骨膜,钻骨孔 4 个。锯开颅骨,将骨瓣翻向颞侧。骨窗前缘尽可能低,内侧需过中线(图 3-30)。

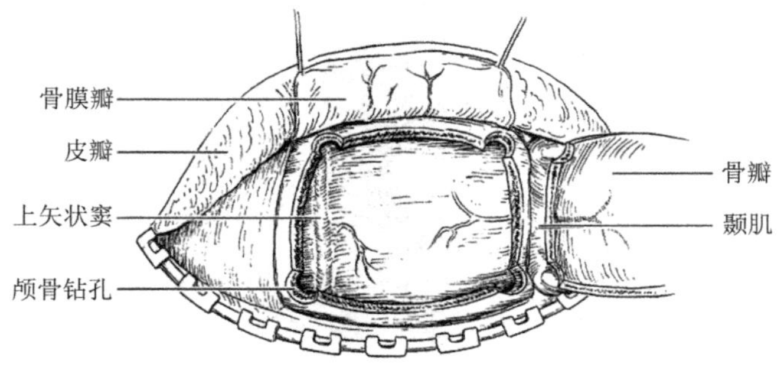

图 3-30 头颅开颅后的层次结构

(3)在骨窗前缘后 1 cm 处横向切开硬脑膜。外侧向后延伸,且向颧突方向作一放射状切口。内侧平行于上矢状窦作 2 cm 长切口,与先前的横切口相交,将前部硬膜瓣悬吊在骨窗缘(图 3-31)。

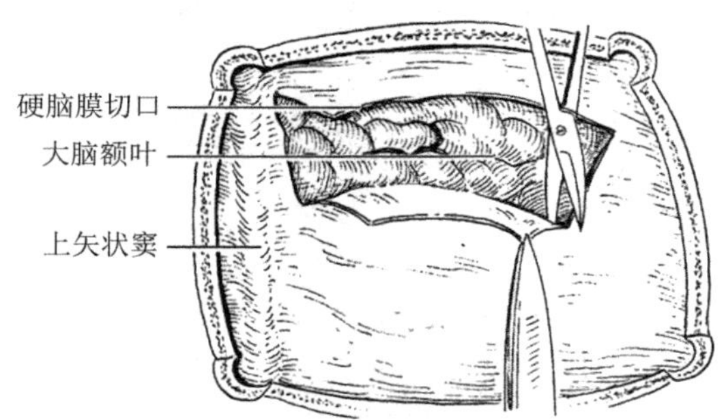

图 3-31 额部骨瓣开颅后的层次结构

(4)打开外侧裂蛛网膜或经腰穿预置导管引流脑脊液后,用自动牵开器抬起额叶底面,探查颅前窝底。发现肿瘤后,分离肿瘤与额叶底部的粘连,显露肿瘤前上部分(图 3-32)。

(5)抬起肿瘤,显露肿瘤在颅前窝底硬脑膜的附着区。用双极电凝烧灼后切开附着处,烧灼,再切开,重复进行,尽可能多地将肿瘤基底分离,以阻断肿瘤血供(图 3-33)。

(6)电凝切开已显露部分的肿瘤包膜,进行包膜内肿瘤分块切除,随时用双极电凝止血。切除已分离的肿瘤包膜。再次分离肿瘤基底的附着区,随着又行肿瘤包膜内切除,如此反复进行,直至肿瘤基底完全分离,肿瘤大部游离(图 3-34)。

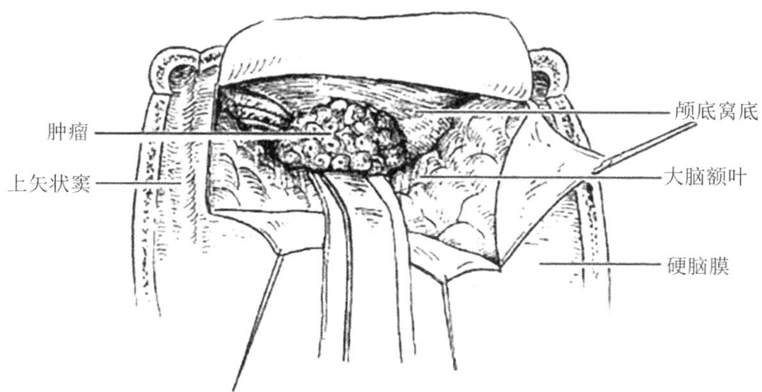

图 3-32 **额底肿瘤暴露后的层次结构**

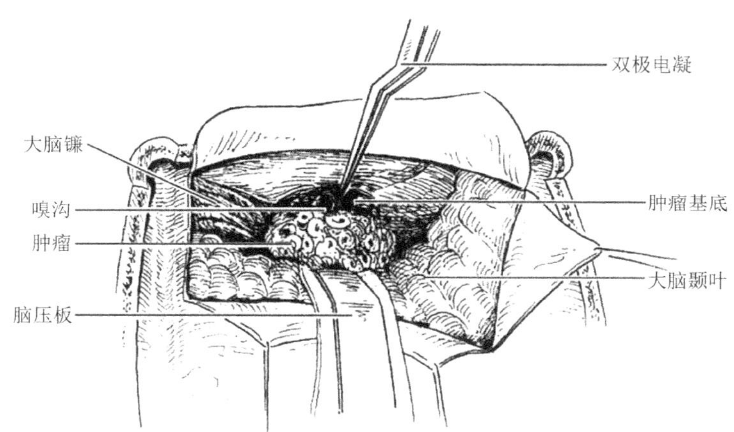

图 3-33 **分离肿瘤基底阻断肿瘤血供**

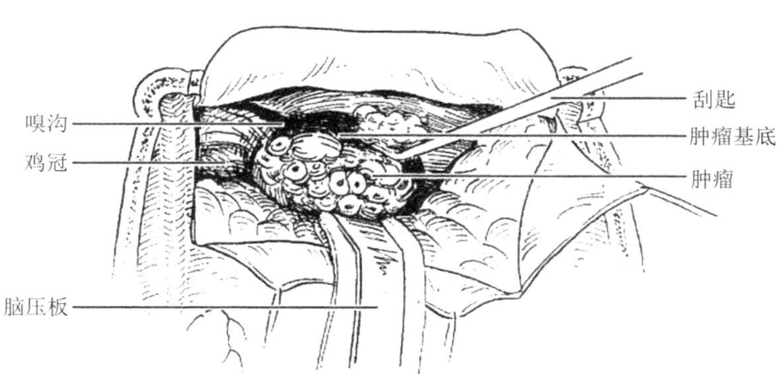

图 3-34 **大脑镰旁肿瘤术中周边解剖结构**

(7)将肿瘤包膜牵向前下,分离肿瘤与额叶底面的粘连。在肿瘤的后内极,注意将来自大脑前动脉进入肿瘤的分支电凝后切断,必须保留大脑前动脉主干(图 3-35)。

(8)沿肿瘤边缘切开大脑镰,显露对侧肿瘤部分。电凝切开肿瘤包膜,做包膜内肿瘤部分切除,然后将残余的肿瘤包膜从对侧额叶面和颅底硬脑膜上分离,全部切除。

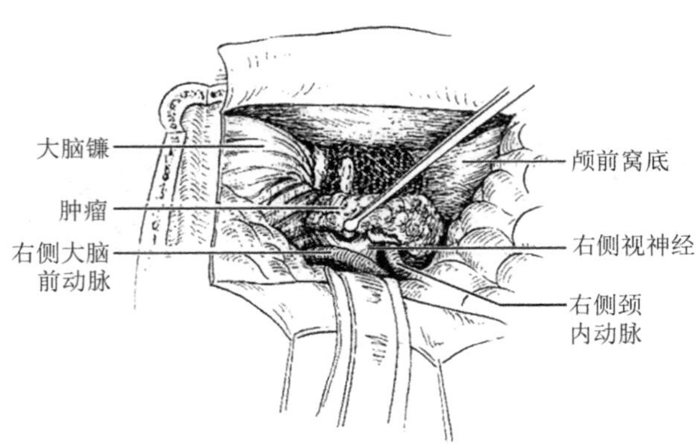

图 3-35　视神经与大脑镰旁肿瘤的关系

(9)肿瘤基底在嗅沟内，应予彻底清除，残余部分可用电凝烧灼处理。如果筛板已破坏缺损，与筛窦或鼻腔相通，则颅底硬脑膜的缺损应予修补。

(10)撤出脑压板，严密缝合硬脑膜。将预先做好的前额骨膜瓣翻转，覆盖开放的额窦，与骨窗缘的硬脑膜缝合固定。额骨瓣复位，硬脑膜外置空心引流，头皮分层缝合。

(五)术后处理

同幕上开颅术。

(李　喆)

第五节　小脑半球良性肿瘤切除术

一、适应证

多见于小脑网织细胞瘤。

二、手术步骤

(一)切口，开颅

患者坐位或侧卧位(患侧小脑在上)。作颅后窝中线切口，分开双侧项肌及枕肌，钻颅后咬去双侧枕骨鳞部，并咬去寰椎后弓约 1.5 cm。切开硬脑膜前，先在小脑延髓池部位作一小口放出脑脊液，如不成功，可作右枕角脑室穿刺后，放入细导尿管或塑料管，引流脑脊液，以降低颅内压力。Y 形切开硬脑膜，结扎枕窦后向上翻起，向下剪开延髓外的硬脑膜及高位硬脊膜，显露双侧小脑扁桃体(可能已疝至 C_1 或 C_2 水平)，以利脑疝复位及解除脑疝压迫(图 3-36A)。

(二)探查肿瘤

探查方法和大脑半球肿瘤探查大致相同。肿瘤侧小脑半球的脑回比健侧明显变宽而扁平，整个小脑比健侧外突而硬(在做脑室引流后，正常小脑变软，张力很小)，患侧常出现小脑扁桃体疝；如出现双侧疝时则肿瘤侧较对侧明显。

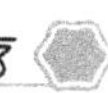

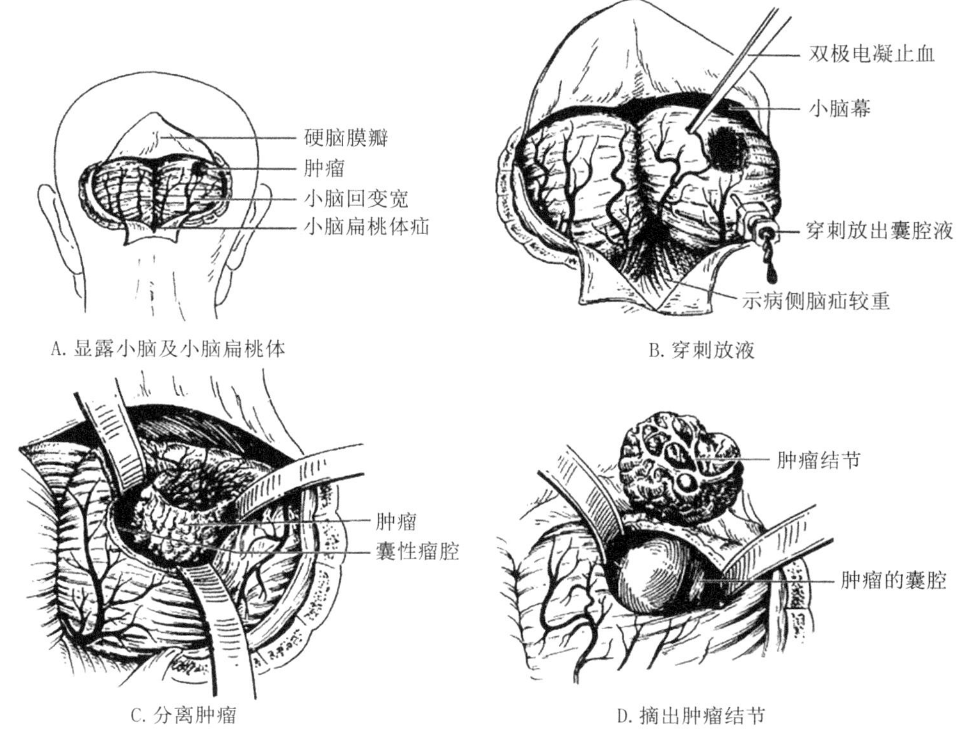

A. 显露小脑及小脑扁桃体　　B. 穿刺放液

C. 分离肿瘤　　D. 摘出肿瘤结节

图 3-36　小脑半球良性肿瘤切除术

(三)穿刺放出囊肿液

相当一部分小脑良性肿瘤系囊性者(如部分星形细胞瘤,血管网状内皮细胞瘤),或部分囊性变者,可用脑针放出其中部分囊液(不易全放出),以便分离患侧小脑病变(图 3-36B)。

(四)分离,切除肿瘤

小脑皮层表面的血运主要由小脑后下动脉分支供应,可在蚓部和扁桃体之间找到,应先予结扎,然后用电刀切开皮层。如肿瘤已侵及小脑皮层,则作病变区皮层及肿物切除。如皮层尚无病变,可电凝后作一皮层横切口,用脑压板及吸引器分入,先找到肿瘤边缘,然后分离并切除肿瘤。小脑良性肿瘤有包膜,又多有囊性变,故边缘易于找到,可沿边缘分离肿瘤(图 3-36C)。囊性肿瘤的瘤结节有两种情况,一种是瘤在囊肿内,另一种是囊肿在瘤内。前者只要切除瘤结节即可(图 3-36D),后者则应将整个肿瘤连同囊肿一起切除。切断肿瘤蒂部时应小心止血,因该处常有一团供应血管,有时可致大出血。必要时瘤蒂可先用银夹钳闭,或用丝线结扎,然后切断。如系实质性肿瘤,应尽量找到肿瘤包膜或边缘,再分离肿瘤及结扎肿瘤四周血管,然后完整取出。肿瘤巨大,位置深在或完整切除时有损伤外周组织可能者,则应分块切除。脑疝如不严重,可不必处理。肿瘤切除后即能自行复位。如已有粘连,可予轻轻分离。如已有脑组织坏死、软化,可以吸除,止血满意后关颅。

(五)关颅

如肿瘤切除彻底,脑水肿不严重,小脑扁桃体疝较轻,止血又较满意,则最好缝合硬脑膜,这样术后恢复多较平稳,小脑功能亦较好;但也可部分缝合或不缝合。

枕肌及颈部肌肉缝合应十分严密。颈部肌肉,特别是枕外隆凸附近的肌肉,应分 2～3 层缝合，否则易引起脑脊液漏，导致后果严重的颅内感染。皮下组织及皮肤也应严密缝合。

三、术中注意事项

小脑半球肿瘤有时可在腹侧或上蚓部等处，寻找比较困难，即使已找到囊腔，肿瘤结节也可在不同位置，故必须小心探查方可避免遗漏（图 3-37）。

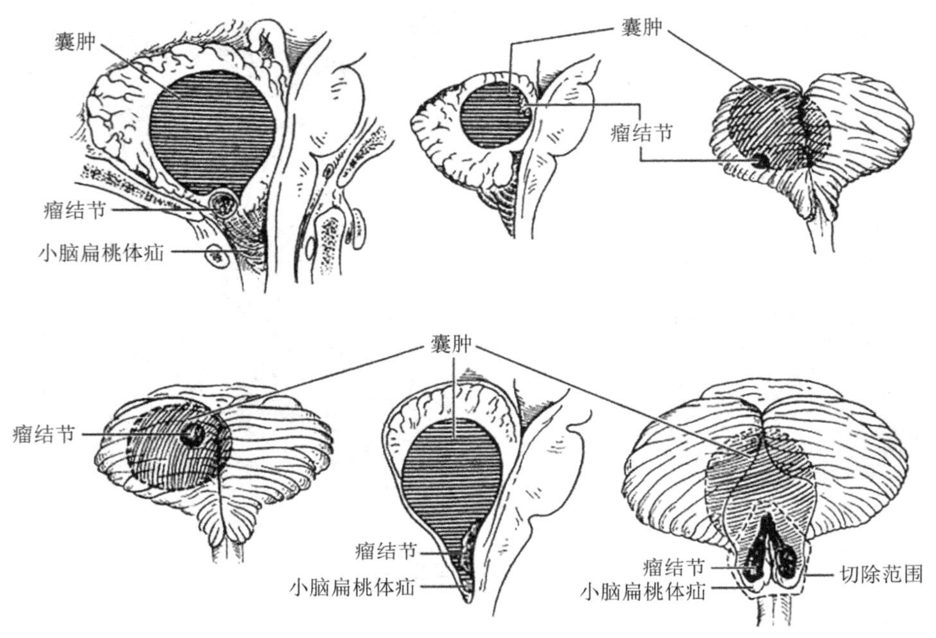

图 3-37 囊肿内肿瘤结节的大小和部位

四、术后处理

脑室引流的导尿管（或塑料管）可暂时保留，但不必引流。如患者情况良好，于 2 天后拔除并严密缝合引流切口；如患者情况恶化，可随时作脑室引流以应急，再进一步找出原因及时处理。术后一旦发生脑脊液漏，应立刻送手术室加针缝合，并注意是否已有感染。

（李　喆）

第六节　大脑半球恶性胶质瘤切除术

一、适应证

（1）有颅内压增高症状或局灶性症状者需手术治疗。

（2）临床和影像学资料不能获得确切诊断的患者，建议行手术活检或部分切除以确立诊断。

（3）肿瘤巨大或占位效应明显，有导致脑疝的可能。

(4)难治性癫痫。

(5)为推迟辅助性治疗及其对儿童的不良反应(尤其是年龄小于5岁的患儿)。

(6)对于大多数浸润生长的大脑半球胶质瘤外科手术无法治愈,这些肿瘤中多数不能完全切除,在条件允许的情况下尽量切除肿瘤可改善预后。

二、术前准备

常规准备。

三、麻醉

全麻。

四、手术步骤

(一)切口

以病灶为中心设计皮瓣。恶性胶质瘤浸润范围广泛,皮瓣应够大才能在直视下操作。如病灶恰在皮层功能区,切口应略偏前或偏后,以便从旁边迂回进入,避免损伤功能区。

(二)开颅

按照一般开颅方法作头皮颅骨瓣。开颅的同时从静脉输入20%甘露醇降颅压。如翻开骨瓣见硬脑膜张力仍高,可请麻醉师作过渡换气。待颅内压不高时剪开硬脑膜,蒂部翻向矢状窦侧。

(三)探查肿瘤

从大脑皮层视诊、触诊及试验穿刺三方面来探查肿瘤病灶。肿瘤所在处表面的皮层沟回往往变宽而平,甚至消失,颜色苍白;但也有由于局部新生血管较多而充血者。有些肿瘤已侵及皮层,可看到肿瘤结节或瘤组织浸润灶。用手指轻轻触诊该区域,可感到已失去正常脑组织的柔软和弹性感,或深部有实物感,和正常脑组织比较即可辨别。但此时仍不能完全确定,应在肿块表面的非功能区,双极电凝后用脑针刺入,碰到硬物或阻力消失感时拔出枕芯,用空注射器抽吸,检视有无囊液、血液、瘤组织。如肉眼不能辨定为瘤组织,应送冷冻切片以检查肿瘤性质及恶性程度。如穿刺未获瘤组织而定位明确者,则在皮层最靠近肿块的脑沟处电凝后作一小切口,长2～3 cm,以两个脑压板垫以棉片拉开脑皮层,用吸引器边吸引边深入探查肿瘤,进行活检。恶性肿瘤的特点是无包膜、无边界、浸润性生长、软脆而极易出血、瘤内有红褐色大片出血。肉眼观察或冷冻切片证实为恶性肿瘤后,如肿瘤大小、部位不宜作脑叶切除者,即可作肿瘤大块切除术。

(四)决定切除范围

先在皮层上设计出切除范围;如非功能区,应从肉眼所见的正常边界作为切除的边界。

(五)切开皮层

切除区内较大的动脉应行银夹夹闭,在两个银夹间电凝后切断;小动脉及静脉可用双极电凝止血的同时切开皮层。

(六)锥形切除肿瘤

以两个脑压板伸入皮层切口内,脑压板下用脑棉垫好,然后用吸引器边吸引边向深部进入。切口内的正常脑组织用脑棉垫保护好。分离中应经常检查肿瘤组织是否已全包括在内,避免遗漏。一般在肿瘤切除后，肿瘤腔应呈锥形，其尖端往往可在脑室附近。在肿瘤外周也会发现血管，应用双极电凝或银夹夹闭、电凝后切断。如术中发现肿瘤尖端突入脑室，应连同该处侧脑室壁一起切除，并电凝脉络丛。

(七)止血及缝合

肿瘤大部分切除后，瘤腔先用脑棉压迫，3～5 分钟后逐一取出脑棉，将出血点电凝，至完全无活动性出血后，脑棉片压迫瘤腔，控制小渗血。彻底止血后取出脑棉，在肿瘤腔内注满生理盐水，紧密缝合硬脑膜。硬脑膜外放胶皮管引流。然后放回骨瓣，依次关颅。如肿瘤太大，只能作小部分切除；当脑组织水肿明显时，可行去大骨片减压术。然后，修复硬脑膜，放引流管，紧密缝合帽状腱膜及头皮(图 3-38)。

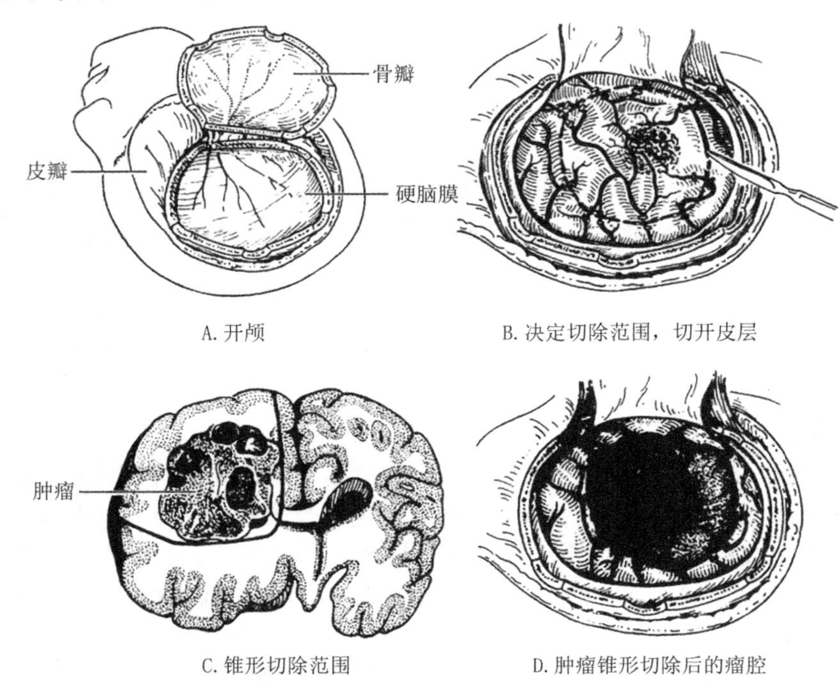

A. 开颅　　B. 决定切除范围，切开皮层

C. 锥形切除范围　　D. 肿瘤锥形切除后的瘤腔

图 3-38　恶性胶质瘤切除术

五、术中注意事项

(1)应力争在肿瘤外周水肿反应层分离肿瘤，避免过多损伤正常脑组织。所有血管应力争在切断前先用双极电凝或银夹止血，避免切断后血管断端缩回正常脑组织，造成止血困难。

(2)切除肿瘤底部时，如不慎破入脑室，不可使破口过分扩大，以防止血液流入脑室。

六、术后处理

(1)引流管于 24～48 小时拔除，并在无菌操作下严密缝合引流口。

(2)减压术后，如因脑水肿使切口有张力，应在术后 7～10 天拆线，以免切口裂开。

(李　喆)

第七节 其他颅内肿瘤切除术

一、脑室肿瘤切除术

(一)侧脑室肿瘤切除术

1.术前准备

常规准备,做好手术预案。

2.麻醉

全麻。

3.手术步骤

(1)手术的入路:如为侧脑室前角肿瘤,以前额皮骨瓣入路为好。三角部和颞角部的肿瘤以高位或者低位顶颞皮骨瓣为宜。

(2)显露肿瘤:先用脑针探查脑室及肿瘤的位置,然后切开皮质。电凝皮质血管后切开皮质,吸引器钝性分开白质达脑室壁。电凝止血并切开室管膜。

(3)肿瘤的切除:若肿瘤较小且活动度较好,可用取瘤钳向外上方提拉肿瘤以显露基底部血管,并电凝切断,完全游离肿瘤后完整切除。若肿瘤较大,活动度较差者,应先行包膜内或囊内分块切除。

(4)关颅:妥善止血,注意止血后尽量去除脑室内吸收性明胶海绵。生理盐水反复冲洗凝血块及血液。脑室内置硅胶引流管,力争缝合硬脑膜,复位骨瓣,缝合头皮。

4.术中注意事项

(1)皮质切口尽量避开皮质的功能区。

(2)勿损伤脑室内侧壁上的丘纹静脉。

(3)对于术中见到的脉络丛最好予以电凝,减少脑脊液的分泌。

(4)切除囊肿性的包块时,用脑棉保护好四周,防止囊液漏入脑室内。

(5)重建脑脊液循环通路。

5.术后处理

除常规处理外,术后给予脑室外引流 3~5 天。大脑半球皮质损伤者,术后预防性应用抗癫痫药物3~6 个月。

(二)第三脑室肿瘤切除术

第三脑室肿瘤指起源于第三脑室内部结构的肿瘤,或起源于第三脑室邻近结构的肿瘤,而其瘤体大部分突入第三脑室内者。手术入路依据肿瘤所处部位的不同而加以选择。主要入路:经额叶皮质入路、经胼胝体前部入路、经侧脑室脉络丛下入路、经枕叶下入路、经幕下小脑上入路、经侧脑室三角区入路和经胼胝体后部入路等。下面以枕部经小脑幕入路为例加以叙述。

1.术前准备

常规。

2.麻醉

全麻。

3.手术步骤

(1)皮肤切口:多于右侧开颅。头皮切口起于枕外隆凸,先在中线左侧向上 7～8 cm,后横向右达7 cm,转向下终于乳突。

(2)骨瓣形成:取 6 个颅骨钻孔,4 个在右侧,2 个在左侧。各孔间锯开,其中跨矢状窦处可用咬骨钳咬断骨桥。

(3)切开硬脑膜:三角形剪开硬脑膜,蛇形牵开器牵开枕叶脑组织。注意保护滑车神经。

(4)显露瘤体:注意保护瘤体外周的重要静脉。

(5)切除肿瘤:用取瘤钳先行囊内或肿瘤内切除,沿瘤体表面游离并电凝止血。

(6)关颅:彻底止血,小脑幕缝合数针以防止枕叶下疝。严密缝合硬脑膜,骨瓣复位,皮肤缝合。

4.术中注意事项

(1)牵开枕叶时宜动作轻柔,避免损伤视觉皮质。

(2)注意保护大脑大静脉及其主要分支。

5.术后处理

参照侧脑室肿瘤切除术。

(三)第四脑室肿瘤切除术

1.术前准备

除常规准备外,若颅内压极高者,术前应作侧脑室持续引流,以缓解颅内压。

2.麻醉

全麻。

3.手术步骤

(1)手术切口:多采用颅后窝中线直切口。

(2)开颅:步骤见“小脑半球良性肿瘤切除术”。

(3)切开硬脑膜后显露瘤体,探明瘤体外周邻属关系,找出供血动脉,并在肿瘤与菱形窝之间垫以棉片以保护脑干。

(4)切除肿瘤:肿瘤表面血管一一电凝切断。用丝线贯穿缝合瘤体,将肿瘤向后牵起。将两侧深面的供血动脉电凝切断,再由肿瘤的顶部侧面前方游离,最后由肿瘤基底部切断,最后摘除肿瘤。生理盐水冲净第四脑室内积血。

(5)小脑延髓池放置引流管行闭式引流。

(6)关闭伤口,扩大修补缝合硬脑膜,逐层缝合肌层、皮下组织和皮肤。

4.术后处理

见小脑半球良性肿瘤切除术。

二、颅内脊索瘤切除术

(一)术前准备

常规准备。

(二)麻醉

全麻。

(三)手术步骤

1.手术入路

可采用经颞骨入路切除术。皮瓣可从颞部开始做问号形切口,向耳后和乳突延伸,再在胸锁乳突肌前与下颌骨之间下延。在皮下分离,切断外耳道,将耳郭和皮瓣翻向前方。

2.显露颈部血管和神经

水平切开乳突基底部骨膜,切口以上的骨膜和颞肌后部游离翻开备用。分离骨膜及胸锁乳突肌,注意保留副神经。切断二腹肌后腹。分离出颈内、外动脉,颈内静脉和第Ⅸ～Ⅻ对脑神经。

3.形成骨窗

做乳突后和颞部小骨窗,切除乳突。

4.岩骨切除

切除骨性外耳道的皮肤、骨膜和听骨链,磨开面神经管。切断内听道的耳蜗和前庭神经。用肌块堵住耳咽管开口。切除茎突。磨除鼓骨、骨性外耳道、耳蜗和斜坡。

5.切除肿瘤

到达斜坡后即可切除硬膜外肿瘤。

6.缝合切口

缝合硬膜,转移颞肌后部与胸锁乳突肌缝合。取腹壁脂肪填塞空腔,缝合切口。

(四)术中注意事项

注意硬脑膜的修补和开放气房的封闭。

(五)术后处理

(1)严密观察术后颅内血肿的发生,如有可疑,及时行CT扫描及手术清除血肿。

(2)颅后窝术后易发生脑干功能障碍,脑水肿或枕骨大孔疝。桥小脑角手术后易有暂时性吞咽困难、咳嗽反射消失等,可因进食反呛而致肺炎,必要时可鼻饲数天,如有指征,应及时行气管切开。

三、颅内胆脂瘤切除术

胆脂瘤又称上皮样囊肿或珍珠瘤,较多见于小脑脑桥角。

(一)术前准备

常规。

(二)麻醉

全麻。

(三)手术步骤

(1)切口及开颅:患者侧卧位,采用耳后直切口、乙状窦后入路。

(2)显露及切开肿瘤:切开硬脑膜,由一侧小脑半球上方及小脑脑桥角外侧部探查肿瘤。肿瘤包膜呈灰白色,表面光滑,血管少。打开囊肿表面蛛网膜,在囊肿最隆起处电凝切开包膜,用刮匙将囊内银屑状内容物彻底清除,少量生理盐水小心冲洗。小心剥离包膜,并予以彻底切除。

(3)如果囊壁与脑干或椎动脉等重要结构紧密粘连,切勿强行切除。可以弱电流将残余囊壁组织破坏。

(4)生理盐水冲洗术野,瘤床内置引流管做闭式引流,缝合硬脑膜,逐层缝合肌肉、皮下组织和皮肤。

(四)术中注意事项

(1)仔细操作,避免损伤脑干、椎动脉及脑神经的重要结构。

(2)术中防止囊液漏入蛛网膜下腔。

(五)术后处理

参照颅内脊索瘤切除术。

(李　喆)

第四章

神经系统疾病的介入治疗

第一节　颅内动脉瘤的介入治疗

一、动脉瘤的治疗选择

颅内动脉瘤的发生率各家报道不一，尸检发现动脉瘤的发生率在0.2%～7.9%，其中破裂与未破裂动脉瘤比率为5∶(3～6)。在所有动脉瘤中，儿童动脉瘤占2%。

动脉瘤的发生机理目前尚不清楚，争议颇多，病理显示颅内动脉与颅外动脉相比，内膜和外膜的弹力组织相对较少，中层的肌细胞亦少，外膜菲薄，内弹力层较明显。颅内大血管位于蛛网膜下腔，与颅外动脉相比明显缺少结缔组织支撑，这些因素可能是造成颅内动脉瘤发生的基本条件。根据发生原因，颅内动脉瘤可归为以下几类：先天缺陷性动脉瘤，因为动脉管壁肌层的先天缺陷引起，最为常见；动脉硬化或高血压性动脉瘤，梭形动脉瘤多见；剥离性动脉瘤，如壁间动脉瘤，动脉黏液瘤，夹层动脉瘤等；感染性动脉瘤，主要是真菌感染，也称"霉菌性动脉瘤"；创伤性动脉瘤，因外伤引起。

动脉瘤多发生于动脉分叉处或血流动力学改变的部位。常见的发生部位有：颈内动脉系统(占85%～95%)，其中前交通动脉瘤占30%，后交通动脉瘤占25%，大脑中动脉瘤占25%。椎-基底动脉系统(占5%～15%)，其中基底动脉瘤占10%，以基底动脉尖动脉瘤最常见，另外还包括小脑上动脉瘤，小脑前下动脉瘤和基底动脉-椎动脉接合处动脉瘤；椎动脉瘤占5%，主要是小脑后下动脉瘤。有20%～30%的颅内动脉瘤为多发性动脉瘤。

动脉瘤治疗的手段主要有手术和介入两种，如何平衡这两种治疗技术也一直是研究与讨论的热点。国际颅内动脉瘤临床研究协作组[International Subarachnoid Aneurysm Trial(ISAT) Collaborative Group]进行的两项多中心随机临床试验发现，动脉瘤患者介入治疗的死亡率比手术治疗更低，但是存在相对较高的再出血率。总之，对于治疗而言，应该充分考虑患者的个体情况，结合栓塞及手术夹闭的优、劣势，选择最适合患者的治疗方法。

一般来说，以下患者更适合手术夹闭治疗：①年轻患者，手术风险相对较低，预计生存期较长，夹闭后再出血率较介入手术偏低。②大脑中动脉M1分叉部动脉瘤。③巨大动脉瘤(最大径>20 mm)，介入治疗后复发率较高。④有占位效应者，不论是巨大动脉瘤内血栓，还是SAH后血肿引起的占位效应，开颅行动脉瘤夹闭术，同时解除占位效应，比栓塞更有优势。⑤微小动脉瘤：最大径<1.5～2.0 mm 者，这类动脉瘤栓塞时破裂的风险较大。⑥宽颈动脉瘤：但随着支架技术的发展，越来越多的宽颈动脉瘤可栓塞治疗。⑦栓塞术后残留的动脉瘤。

与此相对应的，以下情况更适合介入治疗：①老年患者，尤其是 75 岁以上者，选择介入治疗明显降低患者的死亡率。②临床分级较高者：对于 Hunt-Hess 分级 3～4 级，甚至达 5 级者。③手术难以显露到达部位的动脉瘤：如后循环动脉瘤。④动脉瘤的形状为瘤颈宽度≥2 或动脉瘤颈<5 mm 者。⑤后循环动脉瘤。⑥特殊的抗凝药物治疗中的患者。⑦夹闭失败或因医师技术估计开颅手术不能顺利夹闭者。

二、动脉瘤血管内治疗的术前准备

自 1995 年美国 FDA 批准电解可脱卸弹簧圈(guglielmi detachable coils，GDC)之后，颅内动脉瘤的血管内治疗发展迅速，特别是介入材料和血管内治疗技术的发展及数字显影设备的进步，促进了血管内治疗不断向前发展。针对动脉瘤患者开展血管内治疗前应做好充分的准备。

(一)知情同意

签署手术志愿书，告知患者及其家属手术风险，以取得患者及家属的充分理解和配合。

(二)一般检查

血、尿、便常规及肝、肾功能检查，行凝血时间检查对选择血管内治疗患者尤其重要，同时需查胸部 X 片及心电图检查排除心肺疾病。

(三)影像学检查

CT 检查明确蛛网膜下腔出血诊断，同时可进一步观察瘤壁有无钙化，瘤内是否有血栓等；如怀疑有血栓的患者，需行 MRI 及 MRA 进一步了解。必要时实施脑血管造影明确动脉瘤诊断。

三、麻醉与监护

首先，所有的血管内治疗均需在患者全麻下进行，一般采用静脉插管麻醉，同时给予持续的心电监护。对于破裂的动脉瘤患者，血压监测尤其重要，在操作过程中需要适当降低血压。另外，在术中如动脉瘤不慎破裂，更需即刻降低血压，从而为处理动脉瘤提供充裕的条件和时间。

四、动脉瘤血管内治疗的操作方法与技术

(一)弹簧圈栓塞动脉瘤

1.弹簧圈栓塞系统

弹簧圈栓塞系统主要由软的铂金合金及其附着的不锈钢递送金属丝构成。根据松软度、型号、螺旋直径及长度进行分类，目前有多种弹簧圈可供选择，其中有波士顿科学公司的 GDC 和 Matrix，强生公司的 Orbit，Microvention 公司的 Microplex 和 Hydrocoil 及 EV3 公司的 EDC 和 Axium 等。新一代的弹簧圈材料具有二维模式、三维模式、涂层材料及复杂的螺旋模式，以便更加精确地消除动脉瘤瘤腔。弹簧圈系统的解脱方式也分成电解脱、水解脱及机械解脱。

2.单纯弹簧圈栓塞技术

单纯弹簧圈栓塞技术中主要包括微导管塑形技术、三维成篮技术及分部填塞技术。微导管塑形技术即是根据动脉瘤与载瘤动脉的解剖关系将微导管头端进行塑形，使之更容易超选，便于

进入动脉瘤。且在弹簧圈填塞时微导管能更稳定。三维成篮技术是指第一枚弹簧圈填塞时通过调整形成三维形状，并尽可能封堵动脉瘤口，弹簧圈尽可能紧贴动脉瘤壁，这样有利于后续的弹簧圈填塞。分部填塞技术主要针对细长形或不规则形动脉瘤，填塞时分部分进行填塞，最终达到致密栓塞的目的。

在操作中，首先选好工作角度，工作角度能够清晰显示动脉瘤和载瘤动脉，当微导管在微导丝导引下置入动脉瘤腔内，在路图（roadmap）下置入弹簧圈，填入弹簧圈时可将动脉血压降低15%～20%。第一个弹簧圈的直径应大于瘤颈，等于或者稍大于瘤体最小径，尽可能长一些，使其在瘤腔内能紧贴瘤壁盘成篮状。在栓塞中可使用多个大小相近或者不同的弹簧圈填塞致密，填塞满意后进行解脱。当动脉瘤被最大限度闭塞或手术医师考虑如继续填塞会导致动脉瘤破裂、载瘤动脉面临闭塞等风险时，应当结束手术。

3.支架辅助弹簧圈栓塞技术

支架辅助弹簧圈栓塞技术的运用使原来不能栓塞的复杂动脉瘤及宽颈动脉瘤成为可能。目前应用于颅内的支架均为自膨胀支架，主要有Neuroform（美国波士顿科学公司）、Solitaire（EV3公司）、Enterprise（强生公司）等。以往操作上通常先将支架推送至动脉瘤口释放，然后再将微导管从支架网孔内超选进入动脉瘤，最后依次填塞弹簧圈，直至动脉瘤致密填塞。支架的应用可防止弹簧圈脱入载瘤动脉内，亦可以改变动脉瘤内的血流动力学，从而促进动脉瘤腔内血栓的形成。但是支架置入后使得血栓及栓子出现的可能性增大，故围术期需应用抗凝及抗血小板治疗。目前支架辅助弹簧圈栓塞术常采用支架后释放技术，先将微导管超选进入动脉瘤，再将支架完全释放或部分释放，使微导管处于支架外，最后从微导管填塞弹簧圈。该技术适用于宽颈动脉瘤和梭形动脉瘤。

球囊辅助弹簧圈栓塞技术：球囊辅助弹簧圈栓塞技术通常又称重塑形技术。术中将顺应性球囊在微导丝导引下送至动脉瘤口，同时将微导管超选进入动脉瘤，充盈球囊封堵动脉瘤口后，于微导管内填塞弹簧圈，在每一枚弹簧圈解脱之前，将球囊抽瘪，造影观察弹簧圈在动脉瘤内是否稳定，如弹簧圈无移位等异常，将其解脱后，再继续在球囊充盈下填塞弹簧圈，直至动脉瘤致密填塞。目前通常使用的球囊主要是EV3公司的顺应性球囊Hyperglide和高顺应性球囊Hyperform。

该技术适用于宽颈动脉瘤，对瘤颈特别宽或梭形动脉瘤应选用支架辅助技术。文献报道，应用该技术的动脉瘤填塞率为77%～83%，但术中动脉瘤的破裂出血率高达5%，是普通栓塞技术的2倍。

双导管填塞技术：双导管填塞技术主要运用于球囊和支架辅助均难以完成的宽颈动脉瘤的填塞。手术中将两根微导管先后置入到动脉瘤内，从两根微导管内依次填塞弹簧圈，并始终保持其中一根微导管内的弹簧圈不解脱，直至动脉瘤完全闭塞，再将弹簧圈全部解脱。双导管技术在防止弹簧圈突入载瘤动脉的可靠性方面不如球囊辅助和支架辅助技术。

（二）液体栓塞剂栓塞动脉瘤

ONXY胶作为EV3公司生产的新型液体栓塞材料，因其不会粘管，可用于一些大型动脉瘤的栓塞，通常是将微导管超选进入动脉瘤，用球囊封堵瘤口后从微导管内注入ONYX胶，以达到保证载瘤动脉通畅而动脉瘤闭塞的目的。由于欠缺大规模病例和长期随访资料来评估这一治疗技术，所以还未广泛应用于临床。目前常用栓塞剂的规格是ONYXHD500。

(三)血流转向装置治疗动脉瘤

以往的实验研究显示血管内支架覆盖动脉瘤口后，可以减慢动脉瘤内的血流，促进动脉瘤内的血栓形成。但常用于临床的支架因网丝过细、网孔过大对血流的影响很小，很难达到治疗的目的。临床上会使用重叠支架或特制的密网孔支架作为血流转向装置治疗动脉瘤。目前，这种治疗多用于复杂性未破裂动脉瘤或夹层动脉瘤。

(四)载瘤动脉闭塞治疗颅内动脉瘤

载瘤动脉闭塞治疗颅内动脉瘤主要分为主干型动脉瘤的载瘤动脉闭塞和末梢型动脉瘤的载瘤动脉闭塞。

如闭塞主干型动脉瘤的载瘤动脉应在术前行血管造影，评估侧支循环的代偿能力，必要时行球囊闭塞试验加以验证。在行闭塞试验时，需有良好心电监护，在正常血压下用球囊临时闭塞载瘤动脉数分钟至半小时，如无神经系统障碍，降低血压至正常值的 2/3 后再行观察。如果术前评估显示侧支循环良好，可选择球囊或弹簧圈闭塞动脉瘤和载瘤动脉。使用球囊闭塞时应选择合适的球囊型号，放置于动脉瘤近端，也可放置于动脉瘤颈处。有时可使用两个球囊以便获得更好的保护，从而防止因血流的冲击而发生球囊移位。使用弹簧圈闭塞时通常将动脉瘤及载瘤动脉一并闭塞。

如闭塞末梢型动脉瘤的载瘤动脉时，应判断该血管的供血区域是否重要及侧支循环代偿情况。当其供血区域有侧支循环代偿或不位于重要的功能区，才考虑闭塞载瘤动脉。闭塞末梢型动脉瘤的载瘤动脉，通常使用弹簧圈或液态栓塞剂将动脉瘤和载瘤动脉一起闭塞。

(五)带膜支架治疗颅内动脉瘤

带膜支架可治疗颅内动脉瘤，但由于颅内血管扭曲且分支较多，带膜支架的使用非常局限，且长期疗效难以确定。因此，目前尚未广泛使用。其释放过程，与冠脉球囊膨胀型支架的释放过程相似。

五、术后处理

所有患者术后均需在麻醉监护室观察，待苏醒后转至神经外科重症监护病房监护过夜。术后 24 小时内需严格心电监护，并每小时评估神经系统功能。根据术中的情况确定术后是否抗凝及抗血小板聚集治疗。必要时行头颅 CT 检查，了解有无出血、梗死及脑积水等颅内并发症，并给予积极的处理。

六、常见并发症及处理

颅内动脉瘤血管内治疗的术后并发症原因是多方面的，常与手术者的技术和经验、动脉瘤的位置、大小、形状及破裂与否有关。主要的并发症有以下几种。

(一)血栓形成

文献报道动脉瘤血管内治疗后血栓形成的发生率为 2.5%～28%，MRI 弥散成像(diffusion-weightedimage，DWI)能发现无症状的梗死(silentinfarcts)或症状性梗死引起的一过性脑缺血改变高达60%～80%。

血栓形成最主要的原因是术中导管及弹簧圈处理不当，未使用足够抗凝处理等。此并发症在需要辅助技术的宽颈动脉瘤处理中发生率更高。其中第一个和最后一个弹簧圈的放置是否妥当是血栓形成关键因素，第一个弹簧圈放置时应尽可能地轻柔并且迅速，减少尝试次数，从而减弱对动脉瘤内已形成的血栓或弹簧圈内血栓的刺激；最后一个弹簧圈放置时，应避免勉强放入已填致密的瘤颈部，以免破坏载瘤动脉管壁，造成后续血栓的形成。

预防措施主要包括术中、术后严密监测患者肝素化程度及全程抗凝。如发现弹簧圈部分拖入载瘤动脉内或使用支架辅助弹簧圈栓塞，可延长肝素抗凝时间至术后 72 小时，并应用抗血小板聚集药物至少6 周；如果术中发现瘤腔内有不稳定血栓，可用支架辅助将血栓限制于瘤腔内；如动脉内血栓已形成，需用尿激酶等溶栓药物行动脉内溶栓治疗。

(二)动脉瘤术中破裂

文献报道动脉瘤血管内治疗术中破裂的发生率大概为 2%～8%。主要发生于微导管超选进入动脉瘤内及填塞弹簧圈的阶段。

该并发症的发生主要与术者的经验密切相关。同样的，放置第一个及最后一个弹簧圈与动脉瘤破裂的关系最为密切。第一个弹簧圈的选择需将对动脉瘤壁的张力减至最小为宜，因此亲水的柔软的弹簧圈是首选，且选择小于动脉瘤最大径 1～2 mm 的为宜；最后一个弹簧圈放置时不宜过于勉强。

一旦发生动脉瘤破裂，切忌撤出微导管、导引导管或者弹簧圈等，应中和肝素，严密监护，控制血压。如果在放置微导管时出现动脉瘤破裂，则需快速置入弹簧圈以减少经破口流出的血流；如发生于放置弹簧圈过程中，需继续置入弹簧圈直至出血动脉瘤闭塞，出血停止。术中可予甘露醇脱水，术后立即行头颅 CT 检查，了解出血量。

(三)血管痉挛

常见于血管内导管、导丝的刺激。

(四)弹簧圈解旋、移位

一旦发生，应尽可能将弹簧圈取出，无法取出时，可给予升压、抗凝等治疗，位置明确的可开颅取出。

(周世聪)

第二节　脑动静脉畸形的介入治疗

一、脑动静脉畸形概述

脑动静脉畸形(arteriovenous malformation，AVM)是一种先天性血管畸形，是指 AVM 中供血动脉的动脉血液不经毛细血管床而直接汇入引流静脉。一般在出生时畸形血管团内血流量较低，但随着年龄增长，血流量增多，病变也逐渐增大。病理表现最具特征性的是粗大的“红色”引流静脉(因容纳较多含氧的动脉血液)。

二、脑动静脉畸形的分类及临床表现

AVM 根据其分布，主要可以分为以下几类：皮质 AVM(又可分为软脑膜 AVM)；皮质下 AVM；皮质与皮质下混合型 AVM；脑室旁 AVM；单纯型硬脑膜 AVM；皮质及硬脑膜混合型 AVM。在美国，根据临床研究，AVM 的发生率约为 0.14%，而且大部分患者确诊于 40 岁前。

AVM 患者的临床表现主要有以下几个方面。

(一)出血

颅内出血是脑 AVM 最常见的症状,占 52%~77%,尤其需要指出的是妊娠期妇女的出血风险增加。与颅内动脉瘤相比,AVM 出血的高峰年龄相对较早,一般在 40 岁前,半数发生在 30 岁前。另外,AVM 出血的程度也较动脉瘤轻,多为扩张的静脉出血,所以发展缓慢,故因出血所致严重不良预后者较少。此外,AVM 的脑血管痉挛和早期再出血发生率也较低。

(二)癫痫

癫痫是浅表 AVM 中仅次于出血的主要临床表现,占 28%~64%,其中半数是首发症状。癫痫发生的主要原因包括:①AVM 的"盗血"特性,临近脑组织缺血缺氧。②出血或者含铁血黄素沉积,周围神经胶质增生形成致癫痫灶。③AVM 的所谓"点燃"作用,即在颞叶等处伴有远隔致癫痫灶。

癫痫的发生往往与 AVM 的部位和大小密切相关,其中位于大脑半球浅表的大型 AVM 发生癫痫的可能性较大,以顶叶最高,额、颞叶次之。临床上部分诊断为原发性癫痫的患者,需经 CT 及 MRI 检查排除 AVM 的存在。

(三)局部占位效应

未破裂的 AVM 很少会产生占位效应。但是部分特殊位置的 AVM 可产生相应的局部占位效应,比如桥小脑角 AVM 患者可有三叉神经痛症状。

(四)脑缺血表现

主要是因为 AVM 中大量动脉血不经脑实质而直接回流至静脉中,故而产生"盗血"效应,致使周围脑组织缺血,产生相应的神经功能障碍。一般在较大的 AVM 中常见,多发生于剧烈运动后。

(五)头痛

头痛是 AVM 另一常见症状,但是并无特异性。16%~42%患者以头痛为首发症状,60%的患者有长期头痛史。有些患者,特别是枕叶由大脑后动脉供血的 AVM 易引起偏头痛,同时伴有偏盲和象限盲,是其特征表现。

(六)颅内杂音

颅内杂音常见于硬脑膜 AVM。

(七)颅内压增高

可因出血及 AVM 自然增大致颅内高压,可伴有视盘水肿等体征。

(八)其他表现

在婴幼儿,中线部位如有较大 AVM 引流至 Galen 静脉,并发脑积水、巨颅及心脏肥大等较常见。

三、AVM 的分级

Spetzler-Martin 在 1986 年提出的 AVM 分级方法被临床上广泛应用,该分级系统可评估神经功能障碍的风险和外科治疗的死亡率。Spetzler-Martin 分级根据 AVM 的大小评为 1~3 分、根据其是否位于功能区评为 0~1 分,根据静脉引流的方式评为 0~1 分。赋予相应的数值,3 项总和分值(1~5 分)对应地将 AVM 分为Ⅰ~Ⅴ级(表 4-1)。

表 4-1 AVM 的 Spetzler-Martin 分级

项目	标准	分值
大小	≤3 cm	1
	3～6 cm	2
	>6 cm	3
部位	非功能区	0
	功能区	1
深部静脉引流	无	0
	有	1

四、AVM 的诊断

(一)CT 和 MRI

CT 因拥有适用范围广及操作快捷的特点，成为 AVM 疑似患者的首选检查。CT 平扫只能显示 AVM 组织密度的不均匀性，但较小的 AVM 可能会被漏诊。增强 CT 相对较为敏感，扩大的 AVM 脉管系统呈葡萄样对比增强。

MRI 的优势在于可评估 AVM 血管团的大小和解剖关系。MRI 对 AVM 的初步诊断是必需的，AVM 在 MRI 上表现为不规则或球形占位，可出现在大脑半球或脑干的任何部位，T_1W、T_2W 或 FLAIR 序列成像时，病灶内或病灶周围有小的圆形低信号斑块，可能为供血动脉、脑动脉瘤或引流静脉的流空现象。如果有出血掩盖其他诊断指征，应进行脑血管造影或复查 MRI。AVM 周围或 AVM 内有时可见呈低信号的细胞外含铁血黄素，则提示症状性或无症状出血史。MRA 可确诊直径>1 cm 的脑 AVM，但无法清晰显示供血动脉和引流静脉的形态，小的 AVM 易漏诊。此外，功能磁共振成像可对位于 AVM 病灶内或周围的重要脑功能区进行定位。

(二)DSA

DSA 检查对准备行治疗的 AVM 患者是十分重要，根据 AVM 的 DSA 影像学特点可以决定治疗方案，DSA 主要的影像学特征包括供血动脉、静脉引流形式、动脉瘤或静脉瘤的存在与否等。其他重要的 DSA 特征还包括引流静脉的扭曲或扩张及供血动脉狭窄等。DSA 并不能发现所有的 AVM，部分患者临床上或 CT、MRI 提示为 AVM 存在，但 DSA 却阴性，这种“隐性(cryptic)”或“血管造影阴性”的血管畸形(AOVM)行病理学检查时通常可以证实。

五、AVM 的血管内治疗

AVM 的治疗需要经过多学科合作、认真评估，需要有掌握血管内栓塞、手术切除及放射性手术治疗等专业知识的医师对患者进行联合会诊。至今仍没有任何随机对照试验对这些治疗手段的利弊进行评估过。因此，合理的选择治疗手段相当具有挑战性。而目前正有一项随机试验对未破裂脑 AVM 的各种治疗手段进行对照性研究。

血管内治疗可以概括为以下 5 种：术前栓塞术、放射性手术前栓塞术、靶向治疗、根治性栓塞术和姑息性栓塞术。

(一)术前栓塞术

尽管许多较小的、浅表脑 AVM 可不需术前栓塞就能直接手术切除，且致残率和死亡率较低，但术前栓塞仍是手术治疗AVM前常用的手段。术前栓塞常用于Ⅲ级AVM的治疗，尤其是位于中央区或功能区并且有很深供血动脉的病灶；当然，术前栓塞也经常用于Ⅳ级和Ⅴ级的AVM治疗。然而，仍有一些例外，比如Ⅰ级和Ⅱ级AVM的供血动脉太深，很难手术到达，便会采用术前栓塞处理。

目前并无随访比较术前栓塞的手术治疗效果的研究。尽管如此，仍有相关病例提示术前栓塞有益于AVM的系统性治疗。术前栓塞处理主要有以下优点：①减少血容量丢失；②通过减小病灶及减少血流量，从而缩短手术时间；③栓塞的血管在术中更容易被识别，当需要断掉病灶供血动脉同时保留周边正常组织供血动脉时，栓塞的血管便可起到分界作用；④分时段降低病灶血流量可减低其潜在出血的风险。

在一组同时接受血管内及手术联合治疗的AVM研究中，轻度、中度、重度AVM并发症发生率在术前血管内栓塞患者中分别为3.9%、6.9%及1.98%。Morgan和他的同事调查发现，在单纯手术病例中有33%的患者出现并发症，而接受了术前栓塞的患者术后的并发症仅为18%。当然，这些数据并没有将破裂与未破裂的病例分开统计。

哥伦比亚大学医院曾对119名治疗的AVM患者进行分析后显示，未破裂的AVM行栓塞处理会加大其症状性颅内出血的风险，急性致残性的临床症状也会增加。

众多临床研究表明，应用氰基丙戊酸丁酯（N-butyl-cyanoacrylate，NBCA）对AVM进行栓塞处理可明显降低AVM的Spetzler-Martin等级，同时也能降低其发病率及死亡率。一项随机对照试验对AVM术前栓塞所用的两种栓塞剂［NBCA和聚乙烯醇（PVA）颗粒］进行比较，原发终点事件是通过观察病灶切除率及血管造影显示供血血管数量来评定血管收缩程度；继发终点事件则是通过后期的手术切除效果及术中所需的输血量来评定。其结果显示，除了PVA组的切除术后颅内出血发生较多外，其他的继发终点事件两组间无明显差异。

（二）放射性术前栓塞术

AVM的放射性治疗成功率与其病灶大小成反比，对于容量低于10 mL（直径小于3 cm）的AVM病灶比较适合放射治疗（简称放疗），2年内治愈率可达80%～88%。正是因为如此，血管内治疗的一个主要目标就是将病灶体积充分缩小，从而方便放疗。当然，也包括其他的目标，如对于有出血风险的动脉瘤进行预处理，或者是闭塞那些能耐受放射性手术的动静脉瘘畸形。放疗的最大弊端就是无法在短期内消除颅内出血风险，而这个风险在病灶完全清除之前可高达10%，甚至在病灶去除后也可出现。其他可能存在的毒副反应包括：大范围的放射性坏死、颅内动脉狭窄及脑神经损伤。并且这些反应会随着放射剂量的增加、病灶的深入及AVM的破裂而加大。

Golin与其同事对125例接受放射性术前栓塞的患者进行调查，其中11.2%的AVM患者病灶可完全清除，而76%的患者可将病灶缩小至放射性手术治疗范围内。近乎90%的患者病灶直径介于4～6 cm，而大于6 cm的病灶仅有不到一半可以通过栓塞缩小后放疗。因此，辅助性栓塞处理对于直径4～6 cm的AVM病灶最为合适，对于直径小于4 cm的AVM病灶，放射性术前栓塞并无确切指征。总体来说，栓塞与放射性治疗联合处理可以清除65%的局部栓塞后病灶。最近，Henkes和他的同事报道这种联合治疗只能清除47%的AVM患者病灶，也许是因为这些AVM的等级较高，所以导致较低的清除率。

放射性手术之后无AVM病灶残余及动静脉分流存在并不意味AVM永久性清除。尽管目前治疗成功的终点是造影阴性，但最近的一项对于236例放射性手术治疗AVM病例的研究发现，在造影阴性后平均 6.4 年间对其进行随访，有 4 例病例在原先病灶部位出现继发性出血，2 例再次出现小的动静脉畸形血管。这些病例除了在术后行造影检查外，还需加做 MRI 增强扫描进行确认。

目前并无放射性术前栓塞的理想材料，报道发现相对不稳定的材料可以导致放射性术后 AVM 再通率约为 16%，所以许多研究中心倾向于使用更恒定的材料，比如 NBCA 或者 ONYX 胶，而 ONYX 胶是由乙炔乙烯醇聚合物溶解在二甲亚砜(DMSO)中形成的。然而也有证据显示新型的更为稳定的材料也可引发 AVM 放射性术后再通，约占 11.8%。如果仅仅降低病灶血流量，而不减小 AVM 容量的话，可能对后期的放射性手术并无益处，甚至会使放射剂量的制定更为困难。

(三)靶向治疗

靶向栓塞可用于高风险病灶的处理，比如手术或放疗之前对于病灶内或血流较急促的动脉瘤治疗。同样，对于不适合手术或根治性血管内栓塞的高等级的 AVM，局部的靶向处理可用来清除出血点。

动脉瘤常常伴随 AVM 出现，伴有动脉瘤 AVM 的处理应综合考虑。不管是病灶内还是病灶外的动脉瘤，均是 AVM 患者颅内出血的高危因素。研究者发现，病灶内伴有动脉瘤的 AVM 患者在不予处理的情况下，年出血率为 10%。因此，血管内治疗应首先闭塞动脉瘤或动脉瘤的载瘤血管，防止其发生出血。

对于 AVM 出血相关的供血动脉处动脉瘤的处理意见不尽相同。Thompson 等对 600 例 AVM 患者(其中有 45 例患者同时伴有动脉瘤)进行随访研究发现，有 5 例在治疗前就已并发出血，2 例在治疗后3 周内发生出血。这些亦提示在治疗 AVM 之前，就应对供血动脉上的动脉瘤进行处理。然而，亦有其他的研究者提出，降低 AVM 本身的血流量可致病灶外动脉瘤的缩小及退化，故认为不需要对其进行单独处理。正如一项研究所报道，AVM 根治性处理可致 80%的病例远端供血动脉上的动脉瘤自发性退化。这些动脉瘤的缩小及退化，很大程度上取决于 AVM 的收缩程度。同时，对于中央血管上的动脉瘤，其缩小及退化速度更快。因此目前认为，如 AVM 是出血的责任病灶，其血流动力学紊乱相关的动脉瘤便不需要单独处理；如其所载动脉瘤是急性出血的责任病灶，应对破裂的动脉瘤单独实施处理。

(四)根治性栓塞术

某些 AVM 可完全通过栓塞达到根治目的，文献报道的 AVM 栓塞治愈率为 10%左右。AVM 的栓塞治愈率与其血容量及供血血管数量呈反比。Wikholm 等报道，AVM 的完全栓塞率很大程度上依赖于病灶的大小，其中容量＜4 mL 的病灶整体清除率为 71%，而容量在 4～8 mL的病灶整体清除率仅有 15%。但 Valavanis 等却认为，AVM 的血管内栓塞根治率与病灶大小无明显关系。

随着栓塞技术的不断发展及经验的不断累积，栓塞根治 AVM 的成功率逐渐增长。近年来栓塞材料(ONYX 胶)的应用使得清除 AVM 病灶更为成功，整体清除率已达 18%～49%。治疗效果的改善与这些新型材料可不断重复注入相关。

(五)姑息性栓塞术

对于较难治愈的 AVM 患者，姑息性栓塞术似乎并不能改善其药物治疗效果，甚至会使其临床症状进一步恶化。有证据显示，对于较大的 AVM 行局部处理(栓塞或者手术)会增加其颅内出血风险。

然而，姑息性栓塞术也有其可供选择之处，它可通过减少动静脉分流及降低静脉压来缓解临床症状，但这些效果都仅是临时的。因为病灶的侧支出现较快，导致这种治疗的效果大大减低。另外，对于药物耐受的癫痫发作患者，此种方法也用于对症处理。局部栓塞术可以降低动静脉分流的严重程度，从而改善周边功能性脑组织的血流灌注。

六、脑动静脉畸形的血管内栓塞技术

（一）微导管到位

原则上是将微导管通过血流漂浮或在微导丝导引下，经供血动脉超选至畸形血管团内，最佳位置是动静脉瘘口处，这个位置微导管头端通常能阻断血流，即所谓“block”状态，然后注射栓塞剂，使之逐渐推移弥散，填充铸形，将畸形血管团全部或部分闭塞，达到治愈 AVM 或减小病灶、减轻临床症状的目的。在一些特殊情况下，可以仅行供血动脉的栓塞。例如术前栓塞，为减少术中出血，可栓塞主要供血动脉，有利于术中对出血的控制。另外，当供血动脉血流量很大时，微导管进入畸形血管团后，往往并不能“block”血流，栓塞剂则不能在畸形团内很好的弥散，容易随血流漂向引流静脉，达不到栓塞的效果，甚至会误栓引流静脉造成严重后果。在这种情况下，可以将微导管置于供血动脉近畸形血管团处，确认没有正常分支后，缓慢注胶，使最初的胶阻塞血流，以便后续的胶在推力的作用下，缓慢地在畸形血管团内弥散，注胶时要十分小心，严防胶反流误栓正常分支或导致微导管难以拔除。但希望通过单纯栓塞 1 支或多支供血动脉来治愈 AVM 的愿望常常是不可靠的，因为 AVM 不是静止不动的，它存在再生长、增大及重塑等病理过程。栓塞治疗时单纯闭塞某些供血动脉，其供血的部分畸形血管团可能暂时性缺血，但更多的供血动脉会增粗，代偿性充盈那些一过性缺血的畸形巢，不但未达到栓塞的目的，还增加了病灶的复杂性。

（二）微导管的选择

首选“漂浮导管”，其头端柔软，能够随着血流漂流到畸形血管团内，不会穿破畸形血管团。只有在供血动脉迂曲、路径长远且是低血流病灶时，漂浮导管难以到位，此时可以选用导丝导引微导管。但使用微导丝导引时，一定要避免微导丝进入畸形血管团内，更不能在畸形血管团内来回拉动，否则极易穿破畸形血管团造成出血。目前应用较多的微导管有 Marathone、Magic 微导管等。

（三）栓塞材料的选择

目前最常使用的胶是 NBCA 胶，可以根据血流动力学情况，配成不同浓度，能较好地在畸形血管团内弥散。如果栓塞时拔管不及时，便会有粘管的风险，但只要操作规范，NBCA 胶的浓度不很高，这种风险多能避免。新近上市的 ONYX 胶，是乙烯-乙烯基醇共聚物（EVAL）、二甲基亚砜（DMSO）和钽的混合物，由于其优良的弥散性能和不粘管的特性，比 NBCA 胶栓塞更安全、更具操作可控性。但 ONYX 胶中的二甲基亚砜是一种有毒溶剂，在血液中挥发，容易引起血管痉挛，因此导致微导管拔管困难。此外，注射 ONYX 胶的操作时间过长及价格昂贵也是其主要缺点。

（四）NBCA 胶浓度的选择

究竟用何种浓度的 NBCA 胶主要决定于术者的经验，目前没有现成的公式计算术中使用何种浓度的 NBCA 胶，术者主要根据畸形血管团的部位、大小、结构、血流速度、供血形式、有无动静脉瘘、静脉引流情况、超选择造影的手感及导管粗细长短等因素综合考虑配制 NBCA 胶的浓度。

(五)区域功能试验

微导管进入重要功能区附近或畸形血管团中疑有正常供血动脉时，可行“区域功能试验”。即从微导管内推注利多卡因 20 mg，观察 15 分钟，如出现一过性运动障碍、感觉障碍、抽搐、意识障碍等情况即为阳性。试验阳性的功能区提示不适合在此处行栓塞治疗，应立即退出微导管，选择另 1 支供血动脉栓塞。但此试验多不稳定，且在全麻时难以实施，因此目前应用较少。目前仍主张，通过微导管内造影证实在目标栓塞畸形血管团内没有正常动脉是栓塞该分支动脉的标准。

(六)控制性降压

BAVM 的栓塞全过程应在严密监测，控制血压的情况下进行，微导管到位后，适当降低血压，减轻血流冲击力，便于 NBCA 在畸形团内推进弥散，充分铸形。在一些血流特别高的病灶栓塞时，可以使用可脱卸球囊或弹簧圈先进行瘘口的封堵，甚至可以通过药物暂时使心脏停搏，在血压极低[低于 2.7 kPa(20 mmHg)]的情况下完成栓塞。术后应行控制性降压[12.0～13.3/8.0～9.3 kPa(90～100/60～70 mmHg)]，在监护室密切监护 48～72 小时，可有效地预防高血流病灶栓塞术后发生正常灌注压突破(NPPB)。但对于低血流的病灶，降压并非必需，而且对于较小病灶，全部或大部栓塞后，供血动脉内血流变缓，再行控制性降压后，易引起邻近正常脑组织缺血性改变。对于高血压患者，降压也应谨慎，以降低平时血压的 20%(不可超过 30%)为宜。

(七)分次栓塞

对于大型 AVM 的栓塞治疗，为避免发生 NPPB，应分次栓塞。一般情况下，每次栓塞的体积不应超过总体积的 1/3。但是部分栓塞后，由于血流动力学发生改变，会引起畸形血管团内及供血动脉内的压力升高。若畸形血管团内尚有动脉瘤等薄弱结构，则应继续栓塞，不用顾忌栓塞体积的大小。对于引流静脉不畅的病灶，在栓塞时引流静脉的误栓塞极易引起残留畸形血管团破裂出血，此时应该争取完全栓塞，若不能达到完全栓塞，则应尽早手术切除。对于分次栓塞的病例，两次栓塞应间隔 4～8 周，以使邻近的脑血管适应血流动力学的改变。

(八)伴发动脉瘤的 AVM 处理

许多文献指出，在畸形血管团闭塞后，供血动脉及残余畸形血管团内压力会明显升高，而 Willis 环附近的血压变化却不明显。结合我们的经验，伴发动脉瘤的 AVM 处理策略如下：①若有颅内出血时，首先应确定出血原因，如果出血来自动脉瘤，则首先处理动脉瘤。②若为畸形血管团出血，与血流动力学无关的动脉瘤，应首先处理 AVM；若伴发的动脉瘤为位于患侧 Willis 环上，也应该首先处理 AVM；若伴发供血动脉和畸形血管团内动脉瘤，则应首先处理动脉瘤或含动脉瘤的那部分畸形血管团。③若不能确定出血来源时，应首先处理动脉瘤。④若未发生颅内出血，首先处理动脉瘤。⑤在血管内治疗时，往往可以一次完成 AVM 和动脉瘤的栓塞，但栓塞时尚应根据以上策略，有先后、有偏重。

七、脑动静脉畸形血管内栓塞术的常见并发症

(一)颅内出血

常见原因包括正常灌注压突破、误栓 AVM 的引流静脉、静脉继发性血栓形成、注射 NBCA 时拔管不及时而导致粘管及血管或畸形团被微导丝刺破等。颅内出血的预防措施常包括：①每次栓塞不得超过畸形团总体的 1/3，两次栓塞应间隔 2 周至 2 个月。②术后鱼精蛋白中和肝素，并持续降血压 48～72 小时。③栓塞前仔细评价超选择造影资料，配制合理比例的 NBCA。④注射栓塞剂时一定在 DSA 条件严密监视之下，尽量不要过早栓塞引流静脉，注意反流情况，应及时拔

管。⑤尽量少用微导丝导引。使用微导丝时，最好不要伸出微导管头端，导丝在微导管弯曲处，不要用力强行通过。当微导管接近畸形团时，应及时退出微导丝。

(二)神经功能障碍

主要原因为：①微导管到位不佳，栓塞畸形团内存有潜在正常供血动脉。②反复插管及 NBCA 刺激导致脑血管痉挛。③微导管断裂，末段滞留在脑血管内。④畸形团出血，形成血肿压迫脑组织。⑤插管过程中脑血栓形成，造成脑梗死。

预防措施包括：①微导管应精确到位，排除正常血管存在后再注射 NBCA。②必要时行区域功能试验。③插管动作应轻柔，插管时间不宜过长。④全身肝素化，所用同轴导管间均应有加压持续冲洗装置。⑤整个操作过程中需在良好的 DSA 显示下进行。

(周世聪)

第三节　颈动脉颅内段狭窄的介入治疗

在全球范围内，颅内大动脉(颈内动脉和椎动脉颅内段、大脑中动脉和基底动脉)粥样硬化性病变是缺血性脑卒中最常见的原因之一。在白种人中颅内粥样硬化性病变导致的缺血性脑卒中占脑卒中总数的 8%～10%，而在中国和其他亚洲国家人群中，30%～50%的缺血性脑卒中是由颅内动脉粥样硬化性病变引起的。与颅外动脉粥样硬化相比，颅内动脉粥样硬化的自然史还不明确。虽然晚近的随机对照 SAMMPRIS(stenting versus aggressive medical therapy for intracranial arterial stenosis)研究结果表明，强化的药物治疗在预防颅内血管狭窄所导致的缺血性脑卒中的功效上优于 Winspan 支架系统，但因该试验存在诸多不合理因素。故颅内支架置入与强化的药物治疗在预防缺血性脑卒中的整体疗效优劣方面仍有待于进一步研究。本节就前循环颅内支架置入术及其相关的知识作一系统阐述。

一、颅内动脉粥样硬化狭窄介入治疗的适应证

(一)颅内动脉狭窄介入治疗适应证

近年来，除了刚刚提前终止的 SAMMPRIS 试验外，还没有其他大型的临床随机双盲对照试验支持血管内治疗对颅内动脉粥样硬化性狭窄更有效，且国内外介入指南没来得及更新，目前，最近的推荐指征仅仅参考 2010 年 AHA/ASA《缺血性脑卒中和短暂性脑缺血发作预防指南》(以下简称《指南》)。

各国指南均强调血管重建术对治疗有症状性颅内动脉粥样硬化性狭窄的有效性还不明确，其适应证方面除了一致强调血管重建术仅针对症状性颅内动脉粥样硬化性狭窄外，还有一些细微差异，包括：就其狭窄程度而言，《2006 年 AHA/ASA 指南》强调只有影响血流动力学的颅内动脉狭窄才考虑血管内治疗，《2010 年 AHA/ASA 指南》却把狭窄程度放宽至 50%～99%，而《2008 年 ESO 指南》和《2010 年中国指南》推荐中没有对狭窄程度做明确的限定；另外《2006 年 AHA/ASA 指南》强调患者在接受内科药物优化治疗失败后才可以考虑血管内治疗，而其他指南并没有强调此推荐意见。

因为颅内动脉血管内治疗具有较高的并发症发生率，也不清楚患者是否真正获益，尽管各国

指南明确颅内动脉粥样硬化性狭窄血管内治疗应用方向，但是未能提供明确的细则。临床医师在介入规范和日常实践存在一定的差距。临床中应该对颅内动脉粥样硬化患者实施严格的危险评估，重视内科药物优化治疗。如果有条件的医疗机构进行颅内动脉粥样硬化性狭窄血管内治疗时，一定要仔细评价患者的获益风险比，严格遵从操作规范，降低并发症发生率。

根据各国指南推荐，现将颈内动脉颅内段介入治疗适应证总结如下。

(1)症状性颅内动脉粥样硬化性狭窄(50%～99%)的患者在接受内科药物优化治疗失败后，可考虑血管成形术或(和)支架置入术。

(2)无症状性颅内动脉粥样硬化性狭窄属低危病变，不推荐介入治疗。

(二)颅内动脉狭窄介入治疗禁忌证

(1)不能接受或耐受抗血小板或抗凝药物治疗。

(2)严重钙化病变。

(3)因血管扭曲或变异而使导管等介入输送系统难以安全通过。

二、颅内血管成形和支架置入术操作要点

(一)颅内血管成形和支架置入术的术前准备

1.术前检查与评估

(1)术前详细询问病史；完善全身体检和神经系统检查。

(2)完善血液学检查(全血细胞计数、肌酐、PT 和 PTT)；EKG；脑 CT 和 MRI；脑血管学检查(CTA、MRA 或者 DSA)。

(3)完善脑血流量检查，如氙-CT、单光子发射体层摄影(single photon emission computed tomography，SPECT)、正电子发射体层摄影(positron emission tomography，PET)，以证实有脑低血流动力学区域。

2.抗血小板药物

为了减少手术过程中血栓形成引起的脑血管事件的危险性，术前至少 3 天开始给予阿司匹林100 mg/d，波立维 75 mg/d；若急诊手术，需要术前 1 天或者术前至少 5 小时前口服负荷剂量，即波立维300 mg、阿司匹林 300 mg 顿服。而 SA MMPRIS 研究中，除了给予阿司匹林外，应联合波立维 75 mg/d，至少 5 天或术前 6～24 小时口服负荷剂量 600 mg，但这不一定适合中国人群。

3.颅内血管介入治疗的时机选择

WASID 试验提示颅内动脉粥样硬化性狭窄患者在首次缺血事件 30 天内更易再次发生缺血性脑卒中。因此，为更大程度的获益，血管内治疗应该更早或应该在首次缺血事件后数天内进行。然而，与亚急性或慢性期缺血性脑卒中患者相比，超急性期或急性期患者更易发生与血管成形术相关的并发症。因此，对于症状性颅内动脉粥样硬化性狭窄的患者来说，血管内介入时机的把握很难，同时也非常关键。SSYLVIA研究中，术前 6 周内的缺血性脑卒中患者被排除。而在最近在一项 Wingspan 研究中，发生缺血性脑卒中 7 天后的患者才考虑行颅内支架置入术。

上述两项研究并未能确定最佳介入时间，早期介入治疗或许能预防缺血事件发作，而延迟介入时间却可能减少操作相关并发症的发生。因此，还需要前瞻性随机临床试验来进一步明确最佳介入时间。

4.术中事项的准备

(1)建立两条外周静脉通道。

(2)留置导尿管。

(3)除服药之外,术前 6 小时禁食。

(4)术前在导管室备用所有必备的介入器材。

(二)麻醉

尽管 SAMMPRIS 研究采用全麻方式,但还没有证据支持颅内动脉血管内治疗在局麻还是在全麻下操作更好,但目前大部分操作者更倾向于采用局麻方式。尽管颅内动脉球囊或支架成形术都可以在全麻或局麻下进行,但各有优缺点。全麻下行血管成形术可以最大限度减少动作伪影和节约操作时间,但最大的不利就是不能观察或监测新发的神经系统体征,局麻却可弥补这方面的不足。但局麻的缺点就是不能控制术中的动作伪影和减缓患者术中的恐惧。另外,考虑到基底动脉球囊成形术可致穿支血管闭塞或短暂意识丧失、呼吸暂停,故此部位病变的血管重建在全麻下进行可能更为合理。

(三)治疗通路的建立

发生颅内动脉粥样硬化的患者常常合并颅外血管病变。有关路径技术的详细描述和复杂情况的技术要点,可以参照有关章节。

1.穿刺置鞘和造影

其过程包括将患者安置于造影台上接受局麻或全麻;评估和标记足背动脉和腘动脉;对双侧腹股沟区进行消毒、铺巾,然后局部浸润局麻;在股动脉内留置鞘(6 F)。通过诊断导管进行全脑造影。在介入治疗前需要进行路径血管(颈动脉颅外段)造影和颅内血管后前位和侧位成像。

颈动脉的检测对指引导管的选择很有必要,另外也可以评价动脉粥样硬化病变的部位和性质。在介入治疗前后需要进行颅内血管成像比较,评估是否发生局部血栓形成或者栓子脱落事件的发生。

2.肝素化

因指引导管到位后导致血流缓慢及微导丝、球囊或支架在病变血管内的操作都可诱发血栓栓子并发症的发生,故一般经静脉给予负荷剂量的肝素(70 U/kg),5 分钟后从鞘内抽取 5 mL 血标本用来测定活化凝血时间(activated clotting time,ACT)。只有当肝素化发挥作用后(一般在静脉推注肝素 5 分钟后或 ACT 处于目标范围时),指引导管才能留置在颈内动脉内。操作期间 ACT 应保持在 250～300 秒范围内。对于持续数小时操作的病例,就需要追加肝素。

术中备用鱼精蛋白。将已抽取能中和全部肝素的鱼精蛋白的注射器放置在操作台上,以便当患者并发出血发生时,术者能及时得到。要求每中和 1 000 U 肝素需鱼精蛋白剂量为 10 mg。

3.指引导管选择

操作者一般喜欢自己较熟悉的一种或两种指引导管,但选择更多依赖于患者和病变血管的特征。不同导管具有不同的性能。

(1)Neuron 颅内径路系统(Penumbra,Inc.,San Leandro,CA)的优点是非常柔软和易通过性;能置入颈内动脉或椎动脉颅内远端;缺点是稳定性和支撑性不如其他导管,仅仅远处头端不透射线,主体部分在透视下很难看到。

(2)Guider Softip XF 指引导管(Boston Scientific,Natick,MA)的优点是柔软,头端对血管壁损伤小,在小而迂曲的血管中不容易发生血管痉挛和夹层形成;缺点是支撑力相对稍差,当血管扭曲时,容易掉入主动脉弓内。

(3)Envoy(Cordis Neurovascular,Miami Lakes,FL)导管的优点是相对较硬,在迂曲和血管

内径较大的血管中能提供更好的支撑力。缺点是相对较硬，头端较锐利。

除了选择合适类型的指引导管外，还应根据病变特征、患者身高等因素考虑导管的长度和直径。在传递 Wingspan 支架系统时，应该选择 90 cm 长的指引导管。大部分病例采用 6 F 外径的指引导管。血管管径小且侧支循环很少的情况下，有时得选择 5 F 的指引导管。比如，对侧椎动脉未发育，在同侧较细的椎动脉操作时，选择 5 F 外径指引导管较为合适。但其缺点是指引导管内径空间有限，容纳微导管或球囊后就很难完成血管造影。

导管头端形态的选择往往要根据病变的特点决定。直头指引导管一般用在相对较直的或能通过的迂曲血管，如用于椎动脉介入的首选。当指引导管头端位置应在血管迂曲部位时，可以使用弯头导管。弯头导管比直头导管更容易通过主动脉弓。

4.指引导管到位技术

(1)直接导航技术：在非迂曲、无动脉粥样硬化的血管中可采用直接导航技术。通过 0.035 in 或 0.038 in 亲水涂层导丝直接将弯头指引导管缓慢输送至颈动脉。

(2)交换技术：在迂曲的、伴有动脉粥样硬化斑块或纤维肌性发育不良的患者中采用。这种技术可以减少对颈动脉血管壁损害，特别对血管起始部。通过 0.035 in 泥鳅导丝或 stiff 交换导丝(260 cm 或300 cm)将 5 F 造影导管输送至颈动脉中上段。在路图下将交换导丝的头端小心的送至颈外动脉远端粗且相对较直的分支。造影导管缓慢撤出同时，在透视下交换导丝的头端应保证不发生移动。用肝素水浸湿的纱布小心缓慢地擦湿留在患者体外的亲水涂层导丝。同样在透视下保持交换导丝头端不动，通过交换导丝将指引导管输送至颈总动脉上段。

相对于其他颅内介入操作而言，指引导管的支撑作用在颅内血管成形术中显得尤为重要。球囊和支架相对较硬，不容易通过，这些装置向前输送时可能对指引导管产生较大的后坐力，使指引导管位置发生变化甚至会滑入主动脉弓内。因此，在指引导管的选择和位置摆放方面就应该仔细推敲。

在路图下通过亲水导丝将指引导管送至颈内动脉尽可能远的位置。指引导管处于较高的位置可增加导管稳定性，同时有助于微导管和微导丝在其内部的操控性。在无迂曲且无病变的颈动脉系统，我们推荐将指引导管的头端置于颈内动脉 C_2 垂直段；如果颈内动脉 C_1 段极度迂曲的话，指引导管的头端更适合摆放在迂曲血管的近端；如果是相对迂曲，可以借助于相对较硬的亲水导丝(如 0.035 in 或 0.038 in)将迂曲血管拉直，然后将指引导管跟进摆放。

一旦指引导管到位成功后，需要在透视下通过指引导管冒烟以检测其头端附近血管的结构是否发生变化，如是否并发血管痉挛和夹层形成等。若因为导管头端刺激血管壁导致血管发生痉挛和血流缓慢，应缓慢的回撤导管头端数毫米，等待血流恢复后再进行操作。导管头端会随着每一次心脏跳动上下滑动和摩擦血管壁，在摆放导管时需要考虑到这一点。

5.指引导管灌洗

一般采用肝素生理盐水(每 500 mL 生理盐水中加 5 000 U 肝素)导管内持续灌注，对于防止导管内血栓形成很重要。在整个操作过程中，应密切观察并保证指引导管内无血栓或气泡。

6.防止指引导管诱发的血管痉挛

当严重的血管痉挛发生时，缓慢回撤导管至血管下段。尽可能保持导管头端远离血管迂曲部位。使用型号更小的指引导管可以降低血管痉挛的发生率。使用软头的指引导管，如 Guider Softip XF 指引导管(Boston Scientific，Natick，MA)可减少导管对血管壁的刺激。指引导管内衬填充器，比如 Northstar Lumax Flex Catheter(Cook，Inc.，Bloomington，IN)也有益于防止血管痉挛的发生。当发生血管痉挛时，可于动脉内注射硝酸甘油(每次 30 mg)，但缺点就是可能导致低血压和头痛发生。

(四)球囊扩张和支架置入

一旦指引导管成功到位，应该选择一个便于操作的操作像位或工作像位。操作像位应在高倍放大状态，并能很清晰地识别病变部位、远处血管以及指引导管的头端。在特定的情况下，如当血管次全闭塞或途径极度迂曲时，可通过长的交换导丝将微导管输送并越过颅内狭窄病变。采用微导管交换是为便于顺利的将微导丝送至病变的远处血管，以建立一无创、快捷通道。当微导丝到位后移除微导管，顺着微导丝将球囊输送至狭窄位置，准确定位，缓慢释放。对非闭塞或不使用 Wingspan 系统时，我们机构多数情况下不采用微导管交换技术。若需要采用支架置入术，先将预扩球囊退出，后将自膨式支架或球扩式支架输送至病变部位，准确定位后释放。

1.操作器材的选择

颅内血管成形术必备材料包括交换导丝、微导管和球囊。Gateway PTA 球囊导管和 Wingspan 支架系统(波士顿科学公司)是专门为颅内而设计的球囊和支架。它已经得到人道主义豁免，且该系统的应用也得到伦理委员会的许可。

(1)微导丝的选择：微导丝的选择需要考虑其可视性和可控性。这两大性能对颅内血管成形术尤为重要。其头端相对较软，可以降低远处血管痉挛和血管穿通发生率。Transend 微导丝具较好的可控性，其头端在透视下有较高可视性。但对于病变复杂程度不高，亦可不采用微导管交换技术而直接使用快速交换球囊或(和)球扩式支架，此时可使用更容易操控的较短的微导丝，如 BMW 或 PT Graphix 微导丝(波士顿科学公司)。

(2)微导管的选择：一般的微导管均能满足操作需要，常用的微导管有 Prowler 14(Cordis，Miami，Fla)和 Echelon-10(ev3，Irvine，CA)。

(3)球囊的选择：一般选用具有较强膨胀力的非顺应性球囊。目前市场上可供选择的颅内球囊包括 Gateway PTA 球囊(波士顿科学公司)；Maverick2 Monorail 球囊(波士顿科学公司)；非顺应性 Ranger 球囊(波士顿科学公司)和非顺应性 Raptor 球囊(Cordis，Miami，FL)。球囊大小一般要求其直径略小于临近正常血管的直径，球囊的膨胀直径和长度则取决于临近正常血管的直径和病灶的长度，一般选择直径在 2.0～4.0 mm，长度在 9～20 mm 的球囊。

(4)支架的选择：用于颅内的支架包括球扩支架和自膨式支架。球扩支架相对较直，有时很难通过迂曲的血管，在颅内血管实际使用中可能会存在一些问题。更重要的是，颅内动脉悬浮在脑脊液中，周围缺少像冠状动脉一样的纤维结缔组织，球扩支架在释放过程中难免会导致夹层形成和穿通发生。所以一些文献报道使用球扩支架具有相对高的并发症。然而，仅在中国市场使用的 Apollo 支架(上海微创医疗器械有限公司)是一种专门用于颅内动脉的球扩式支架，相对于其他冠脉球扩支架来说更软，通过性更好。虽在我们中心和国内其他的机构使用了多年，并未发现由此引起的并发症高于自膨式支架。2009 年 Groschel 等对 2008 年 4 月份以前发表的有关颅内动脉粥样硬化支架成形术的文献进行临床和影像结果(31 个研究 1177 次手术操作)分析发现，无论使用球扩支架还是自膨式支架，两者在围术期并发症的发生率上并无差别。

2.球囊血管成形术

单纯球囊成形术治疗症状性颅内动脉狭窄是一不错的选择。这里仅描述冠脉球囊的操作技术，如 Maverick2 Monorail 球囊(波士顿科学公司)，而 Gateway PTA 球囊操作在 Wingspan 系统操作技术部分详细描述。

现代 PTA 技术是指应用球囊导管装置放置在动脉阻塞或狭窄部位，以较高的压力膨胀球囊，达到扩张血管，消除狭窄，使血流通过增加，从而改善脑灌注状态。PTA 的原理是球囊充胀的压力造成狭窄区血管壁内、中膜局限性撕裂。血管壁特别是中膜过度伸展和动脉粥样斑的断裂，从而导致血管壁张力减退和血管内径的扩大。颅内动脉血管成形术的目的是纠正动脉狭窄所引起的血流动力学紊乱，减少血栓形成的机会，保证颅内血流供应。

Maverick2 和 Monorail 球囊需求的指引导管直径≥6 F、长度≤90 cm。Maverick2 经皮冠状动脉腔内成形术（PTCA）扩张导管系一种快速交换球囊导管，导管末端附近装有一只球囊。导管末端部分为同轴双腔设计。外层管腔用于球囊膨胀处理，而导引钢丝腔则允许导引钢丝（≤0.014 in/0.36 mm）将导管推送至需要扩张的狭窄部位。在建议的压力下，球囊提供一个预先设计的直径和长度以实现膨胀扩张。导管包括一个锥形末端，以便将导管推进至狭窄部分。在 X 线透视下，附在导管上不透射线标记环有助于判断导管球囊部分的位置。

所选球囊的直径一般不超过参考直径的 80%，以便血管扩张幅度可以达到但不会超过病变近端和远端的血管直径；如果病变血管的近端和远端有不同的正常参考直径时，球囊直径应该依据两者最小直径来选择；如果指定的球囊导管无法穿过狭窄部位，应使用直径更小的球囊导管对病变部位进行预扩张处理，以便尺寸更为适合的球囊导管通过。所选球囊必须得完全覆盖病变，其长度可以接近或稍长于病变长度。

操作前应做充分的准备。球囊导管进行灌洗和充盈操作。使用肝素化的生理盐水按 1∶1 的比例稀释处理造影剂。将 3 mL 造影剂吸入一支 10 mL 注射器内。只能使用适当的球囊充盈介质。切勿使用空气或任何气体介质充盈球囊。手持装有造影剂的注射器链接球囊端口进行吸气操作，切记不能预先膨胀球囊。确定扩张导管球囊端口和充盈器械连接处的造影剂均为明显的弯液面。将充盈器械与球囊扩张导管的球囊端口牢固地连接起来。

将 6 F 导引导管头端送至颈内动脉颅外段稍远处。在路图指引下将直径为 0.014 in、长为 182 cm、头端柔软的微导丝沿着导引导管小心通过动脉狭窄部位并使其头端置于合适位置，微导丝头端位置因狭窄部位不同而不同，如大脑中动脉 M1 段狭窄微导丝头端应置于 M2 段；颈内动脉颅内段狭窄微导丝头端应在大脑中动脉 M1 段。沿导丝将所选球囊置入狭窄段的中央部，如果狭窄直径小于输送球囊的导管外径，使用小球囊进行预扩以使所选球囊容易通过，造影观察定位后给予 5～10 atm 压力缓慢扩张球囊 10～50 秒，根据病灶的情况可以重复扩张 2～3 次后，解除压力使球囊回缩，但仍留置在原处，随即造影复查血管扩张情况，以确定是否需要额外扩张。若扩张效果满意，则退出球囊，再次造影评价残余动脉狭窄的程度。

3.球扩式支架置入术

在国内，目前采用的球扩支架多为 Apollo 支架。在路图下，经 0.035 泥鳅导丝插入 6F 导引导管，头端置于颈内动脉的 C_1 段的远端。导丝定位同 PTA。一般应先在正侧位下做路图，清晰显示脉络膜动脉，以便于避免微导丝进入脉络膜动脉或其他较小的皮质分支。当微导丝接近 MCA 主干时改正位像路图。同时，建议将导丝放置于 MCA 的下干中，这样导丝的支撑力较强，也相对安全。

将支架输送系统沿着微导丝放置在跨狭窄位置。造影定位后，在透视下，以 4～6 atm 压力缓慢加压扩张球囊，使支架缓慢展开到预定直径。然后减压球囊，使支架与球囊脱离，即刻造影了解支架形态。若支架展开的形态欠佳或者残余狭窄＞50%时，可再次扩张球囊。将球囊导管撤至指引导管内，进行血管造影复查，若无异常则撤出球囊、导丝和导引导管。颅内动脉狭窄支架成形术成功标准：复查造影显示前向血流良好，残余狭窄≤50%。

4.Wingspan 系统操作技术

带有 Gateway PTA 球囊导管的 Wingspan 系统已得到美国 FDA 人道主义豁免。这套系统专门用于治疗症状性颅内动脉粥样硬化性狭窄（≥50%）且内科药物治疗无效的患者。

Gateway 是在 Maverick 球囊导管的基础上改良形成的，球囊有硅树脂涂层，导管外涂有亲水涂层，这可减少操作过程中出现的摩擦力。导管末端逐渐变细，便于将导管输送抵达和穿过狭窄部位。球囊末端的标记带可指导在 X 线透视下方便导管球囊的定位。Gateway 球囊扩张的原则同上述 Maverick2 和 Monorail 球囊。

Wingspan 支架是两端（远端和近端）带有 4 个不透 X 线标记带的自膨式镍钛支架。其设计类似 Neuroform[2] 支架（Boston Scientific，Natick，MA）。带有预装支架的递送导管（由内管和外管组成）。

支架的长度应至少比病变部位长 6 mm，以便支架的两端均比病变部位至少延伸 3 mm。所选支架的直径应等于或稍大于正常参考直径，如 4.0 mm 直径的支架适合于放置于 4.0 mm 参考直径血管内；而对于 4.1 mm 参考直径的血管，应选择 4.5 mm 直径的支架。支架释放后，2.5 mm支架可能会短缩2.4%，4.5 mm支架可能会短缩 7.1%。

无菌肝素化生理盐水冲洗输送系统内管管腔和外管，排除系统内的所有气体。将输送系统外管和输送系统内管的止血阀侧面端口与密封的加压无菌肝素化生理盐水冲洗管连接。

旋松输送系统外管的止血阀（外管锁定在输送系统内管上），轻轻回撤输送系统内管，以便双锥形末端的近端与外管的远端之间出现 1～2 mm 的缝隙，使盐水能从外管末端快速滴落。切勿用力过度或将内管末端留在输送系统内。旋紧环绕输送系统内管的输送系统外管上的止血阀，以便在推送 Wingspan 支架系统过程中将输送系统内管固定在位。

假如血管路径很好的话，可通过非交换微导丝直接将 Gateway 球囊送至病变部位。反之，可见通过微导管将交换导丝输送至颅内血管的远端，撤出微导管通过交换导丝输送 gateway 球囊；亦可使用更容易操控的相对较短的非交换导丝，比如 BMW 或 PT 微导丝将微导管送至病变的远端，在撤出非交换导丝后再通过微导管将交换导丝送至颅内血管的远端。

球囊导管灌洗后，通过微导丝将其送入指引导管内，在透视下将球囊导管头端标记送至指引导管的远端出口。在路图下，通过微导丝将球囊远端标记越过病变。通过指引导管造影准确定位球囊的位置。在透视下，以约 1 atm/10 s 的速度缓慢扩张球囊至命名压。当球囊充分膨胀后，停留 10～20 秒，紧接着回缩球囊。移开球囊之前进行指引导管造影。大部分病例单次预扩就足够。偶尔情况需要第二次预扩，有时需要更高的压力进行扩张（如 8 atm）。

旋紧指引导管止血阀以防交换导丝头端发生移动，旋紧内管的旋转止血阀以防内管移动，通过交换导丝输送 Wingspan 系统的外管至指引导管止血阀，打开指引导管止血阀，在透视下输送外管并稍稍越过狭窄病变。在造影或路图下，通过支架远端和近端标记带进行准确定位。需要注意的是，传递系统只能通过抓握外管进行输送，这样可以避免误送内管而导致支架提前释放。另外，整个过程都必须注意微导丝头端的移动，必要及时调整。旋松输送系统外管止血阀。右手握紧输送系统内管手柄并固定不动，左手继续轻微缓慢的回撤输送系统外管手柄，在释放期间，不要试图改变支架位置。支架完全扩张后，旋紧输送系统外管止血阀，并轻轻退出 Wingspan 支架系统至指引导管内，通过指引导管造影了解支架位置、病变形态和有无造影剂外渗及远端血管有无栓塞等发生，最后撤出微导丝和指引导管。

5.颅内球囊成形和支架置入要点

(1)不要过分旋紧球囊导管体部的旋转止血阀。

(2)若球囊不能打开,立即更换另外一个。

(3)若球囊膨胀时产生瓜子效应(即扩张时来回滑动),采用适度牵拉球囊导管的方法来稳定球囊,以防止扩张时向远处滑动;另外,可选择更换更长的球囊。

(4)在迂曲的血管中,较硬导丝可能会引起导丝在 Wingspan 支架系统或 Gateway PTA 球囊导管内粘连。在这种情况下,首先要确认内管和外管是否得到充分的灌洗;如仍不成功,则使用柔软的导丝,并将导丝的松软部分置于支架内。

(5)若支架在释放时发生错位。可考虑放置第 2 个支架。

6.血管内治疗的目标

颅内动脉球囊或支架成形术的目的是治疗症状性动脉狭窄以改善供血脑组织灌注。关于颅内球囊或支架成形术后狭窄应该改善到什么程度目前还没有统一的目标。在 SSYLVIA 研究中,技术成功定义为术后残余狭窄≤30%。目前大部分文献定义技术成功为术后残余狭窄≤20%或≤30%,而更常见采用≤50%残余狭窄。技术成功合理的定义应是残余狭窄≤50%。

7.围术期间血压调控

大部分病例系列或研究没有提供如何监测和处理术前、术中和术后血压的证据。术后最佳的血压水平目前还没有达成共识。术后患者血压调控个体差异较大。一些操作者认为在术后 24～48 小时内应将收缩压维持在 16.0～18.7 kPa(120～140 mmHg),高血压患者使用静脉注射哌胺甲尿啶,低血压患者采用等渗液体而尽量避免使用多巴胺。对于高灌注综合征患者,收缩压应低于 16.0 kPa(120 mmHg)。

8.术后处理

(1)完善神经系统检查。

(2)将患者安置在神经监护病房,每小时进行一次神经系统体检和腹股沟部位检查。

(3)抗血小板治疗:术后对于无阿司匹林过敏或者高出血风险的患者,100 mg/d 长期口服。氯吡格雷 75 mg/d 持续至少 3 个月,也有达 6～12 个月。

(4)若无并发症发生,大部分患者可在术后 1～2 天出院。

9.颅内动脉血管内治疗注意要点

(1)操作者经验和对患者的严格筛选非常关键。因为颅内动脉血管内治疗具有较高的并发症发生率,考虑行血管内治疗时,必须持相对谨慎的态度,应仔细评价他们的获益风险比;如果接受血管内治疗,必须由经验丰富的操作者来完成。

(2)患者在接受股动脉穿刺置鞘前,应备好所有必需的介入器材并放置在操作者身后的台面上以便能快速得到。

(3)每一步结束后均应手推造影,来判断是否发生造影剂外渗、夹层形成、管腔内血栓发生和装置定位等。假如操作期间出现并发症,完整的造影资料有助于将并发症进行分类和处理。

(4)假如患者意识清醒,每一步操作完成后,都应进行简单的神经系统体检。

(5)应该避免球囊过度扩张,最好选择小直径而不是大直径的球囊。

三、颅内介入治疗围术期并发症的识别与处理

围术期颅内并发症的快速识别非常关键。假如手术期间患者血压、心率和意识突然发生变

化或者清醒的患者出现新发神经系统体征时，需要立即完成以下几件事情：①立即对操作血管区域执行正位和侧位造影。②查找是否发生造影剂外渗、血管穿通、管腔内血栓以及造影剂在颅内远处血管内滞留或者通过缓慢(提示栓子已进入多个细小分支等)。如果术后出现新发神经系统体征，应该立即完成头颅 CT 扫描；如有必要可考虑再次血管造影和动脉溶栓。如果血管造影和 CT 扫描仍不能解释神经系统体征变化时，可考虑 DWI 检查证实是否发生小缺血事件。下面详细介绍各种常见的并发症的识别和处理。

(一)血管破裂

颅内血管成形和支架置入术最严重的术中并发症之一。Suh 等曾报道血管内治疗症状性颅内动脉狭窄过程中，导管刺破血管发生率为 3%。

1.血管破裂的可能原因

(1)支架或球囊选择过大。

(2)球囊扩张压力过大、过快。

(3)颅内血管解剖学特点决定了在狭窄段置入支架或球囊并扩张释放后有潜在血管破裂的风险，因为颅内血管全部位于蛛网膜下腔，周围没有任何支撑组织，且管径小，加之长期动脉粥样硬化致血管本身结构不良，脆性增加，易于破裂。

(4)操作过程动作粗暴，推进导管和导丝的动作不当。例如，支架释放过程中导丝过度移动，导丝头端就有穿破皮质动脉的风险。

2.血管破裂的诊断

如果患者突然发生血压升高、心动过缓或者头痛出现，就应怀疑颅内出血可能。立即进行血管造影，查看造影剂外渗情况。头颅 CT 表现为蛛网膜下腔出血。

3.处理措施

如果出血得到证实，采用的方法如下。

(1)鱼精蛋白中和肝素，每 1 000 U 肝素需要 10 mg 鱼精蛋白，静脉推注。

(2)严格控制血压；或者输注血小板逆转抗血小板药物(主要针对阿昔单抗)。

(3)若发生血管破裂，即刻使用不可脱球囊于血管内封闭破裂点，如有必要可急诊行侧脑室引流或开颅修补破裂血管。

4.预防措施

在支架置入之前要准确测量狭窄程度，支架直径应等于或稍小于狭窄远端近段的正常血管直径，并且所选支架要柔顺性好。球囊支架释放时，扩张压力要谨慎，坚持较低压力、缓慢、渐进的原则。在导管和导丝推进过程中，一定要在路图下进行，并不时检测正侧位影像，确定在导管和导丝的位置适当；支架释放过程中注意观察导丝头端，尽量避免导丝突然、过度移动；另外操作者的小心谨慎也是十分重要的。

(二)斑块破裂、栓子脱落、远端栓塞

可以发生在手术的各阶段，是术中和术后急性缺血性脑卒中发生重要原因。

1.斑块破裂、栓子脱落、远端栓塞发生的原因

(1)输送导管、导丝及支架操作方法不当。

(2)球囊扩张压力过大、时间过长。

(3)支架释放过程对斑块的切割、扩张作用。

(4)由于颅内血管球囊成形和支架置入术一般无法使用血管保护装置，也增加了远端栓

塞的风险。

2.斑块破裂、栓子脱落、远端栓塞的诊断

如果患者出现短暂性或者持续性新发的神经系统体征时，需要对治疗血管进行重新造影评估，脑缺血事件可能为斑块破裂、栓子脱落、远端栓塞所致。

3.斑块破裂、栓子脱落、远端栓塞的处理措施

一旦发生远端栓塞并经造影证实，即刻在栓塞部位动脉内给予尿激酶或重组组织纤溶蛋白酶原激活剂(rt-PA)溶栓治疗。尿激酶用量为首先 50 万单位＋10 mL 生理盐水，造影检查若未通，则追加 25 万单位加 10 mL 生理盐水，最大剂量 150 万单位。rt-PA 用量按 0.85 mg/kg 给予。注意每 30 分钟复查造影1 次，了解血管再通情况，以及警惕继发出血可能。术后予以抗脑水肿、维持正常动脉压和脑灌注压，以及肝素化治疗。

4.预防措施

术前规范给予阿司匹林、波立维；术中严密观察患者神经系统体征和生命体征；规范操作，减少导管等对斑块的刺激；不断给肝素盐水冲管和排除空气，全身肝素化。

(三)血栓形成

在支架或球囊置入后急性或亚急性的血栓形成是急性神经功能缺失、再狭窄的重要因素。

1.血栓形成发生的原因

其发生原因是多因素的，主要与术中操作时间过长；操作过程中内膜损伤；支架贴壁不良；抗凝不充分；凝血系统被激活等因素有关。各种情况导致血小板在支架上和被损伤的内膜上沉积，形成血栓。

2.血栓形成的诊断

若术中或术后患者出现急性局灶性神经功能缺失，要考虑血栓形成，即刻行头颅 CT、MRA 及 DSA 检查。一旦确定，即刻溶栓治疗，并加强抗凝。

3.血栓形成的处理措施

(1)血小板Ⅱb/Ⅲa 抗体治疗(如 Abciximab，阿昔单抗；Eptifibitide，埃替巴肽)。优点：强力的抗血小板药物，特别适用于血小板源性血栓形成，这是支架内血栓形成的最常见原因。缺点是因其有半衰期相对较长，易增加了颅内出血的风险。这种矛盾也是目前争论、研究的焦点。如果需要，有专家推荐阿昔单抗而不是埃替巴肽，因为前者可以通过输注血小板进行逆转。阿昔单抗用法为：负荷剂量0.25 mg/kg，然后静脉推注 10 μg/min 维持 12 小时。

(2)动脉溶栓(t-PA 或者尿激酶)。优点是半衰期短。缺点：疗效不如血小板Ⅱb/Ⅲa 抗体，也容易增加出血风险。

(3)对于术中急性血栓形成，也有人用导管吸取血栓：将导管插至血栓近端，再将导丝插至血栓近端，退出导管，进行导管交换。再插入的导管要选用＞8 F 的端孔导管，尖端呈截头状。将截头导管尖端与血栓接触后，拔去导丝，用装有肝素溶液的 50 mL 注射器接在导管尾端，用力抽吸，新鲜的血栓可能被吸出。血栓吸出时，注射器负压突然降低，血栓涌入肝素溶液。

4.预防措施

(1)熟练操作，尽量缩短手术时间。

(2)支架充分贴壁。

(3)插管前彻底冲洗导管、导丝，且导管充满肝素溶液，特别是用福尔马林浸泡消毒过的导管、导丝。因为甲醛(福尔马林)能使蛋白凝固，导管、导丝上若有残留，则促使凝血块形成。术中

不断注入肝素溶液冲管。

(4)充分抗凝:术前、术后阿司匹林、波立维规范应用;术中患者肝素化。特别是有房颤史的患者建议接受华法林治疗,使INR在2.5～3.5。也有学者建议术后低分子肝素维持治疗3周。

(四)穿支动脉闭塞

颅内动脉尤其是MCA有许多穿支动脉向基底节区和脑干供血,而且这些动脉多为终末动脉,一旦闭塞可能引起严重的脑梗死。引起穿支动脉闭塞的因素有“除雪机”效应,即动脉粥样硬化斑在支架、球囊切割、挤压、扩张作用下出现移位,进入并阻塞了穿支动脉。颅内动脉粥样硬化常发生在血管分叉部或紧邻分支血管开口部,所以支架置入后支架本身的网状结构难免会压迫或覆盖穿支动脉开口。但是由于目前采用的球囊扩张支架的网孔都较大,编织支架的网丝较细,所以对于较重要的分支动脉(如豆纹动脉等)影响不大。有研究表明,如果支架网丝覆盖穿支动脉开口50%,穿支动脉会保持通畅。其他可能机制包括支架闭塞、支架内内膜的过度增生、分支动脉的痉挛等。

(五)再狭窄

再狭窄是颅内血管成形和支架置入术值得关注的一个重要问题。在颅外动脉,由于管径较大,即使发生支架内狭窄,一般狭窄率较低,对血流动力学影响较小,可以忽略不计。颅内动脉则不同,即使管径轻微的改变,也会引起血流动力学明显改变。Mori等认为PTA术后脑卒中、再狭窄以及和操作有关的并发症的发生与病变的形态学特征有关,资料显示Mori分型中A、B、C 3型的PTA术后脑卒中率分别为8%、26%、87%,1年再狭窄率分别为0%、33%、100%。球扩支架置入术后再狭窄发生率各研究报道有所不同,一项多中心、前瞻性研究报道,颅内动脉置入球扩金属裸支架半年后再狭窄率高达32.4%,也有研究认为其再狭窄发生率低,报道最低的为7.5%。至于Wingspan支架系统,报道一年后再狭窄发生率高达30%。2009年,Grschel等对影像学随访的535例支架置入的患者进行综述发现,自膨式支架术后再狭窄发生率高于球扩式支架(分别为17.4%和13.8%)。尽管颅内血管成形和支架置入具有较高再狭窄率,但是大多患者(约61%)是无症状,这可能与支架置入后血管扩张改善了脑供血有关。此外再狭窄速度缓慢,有足够的时间建立良好的侧支循环;同时尽管内膜过度增生,但新生的血管内膜较原有的粥样硬化斑块光滑,所以对血流动力学影响不大,症状不明显。

1.发生再狭窄的可能原因

(1)单纯球囊扩张术后再狭窄主要原因是球囊扩张部位内膜纤维细胞增生。研究表明,PTA是一种损伤血管壁成分的机械治疗方法,术后必然会引起一系列修复反应,这就成为再狭窄的病理学基础。PTA结局有两重性,内、中膜局限性撕裂造成血管腔的扩大,血流灌注得以恢复;同时内、中膜撕裂也成为纤维组织增生导致再狭窄的原因。再狭窄其他原因包括血管壁的弹性回缩和原有病变的进展。

(2)支架置入过程中或多或少都会损伤血管,引起平滑肌增殖、新生内膜化、内膜过度增生、血管重建,导致再狭窄。其他可能机制包括血栓形成、血管回缩等。再狭窄的危险因素包括糖尿病、支架置入血管管径小、术后残余狭窄>30%。

2.支架内再狭窄的诊断

根据大多数文献报道,再狭窄定义为DSA显示支架内狭窄程度>50%或残余狭窄为30%～50%时采用病变血管管径绝对值减少>20%。

3.支架内再狭窄的处理措施

目前文献大多数意见为当再狭窄程度＜70％且无症状时，可继续随访观察；当再狭窄程度≥70％或者有症状时，可考虑单纯血管成形或支架置入术。

4.支架内再狭窄的预防措施

（1）术中谨慎操作，尽量减少对血管的损伤，避免内膜过度增生。

（2）释放支架时尽量使支架充分展开，减少残余狭窄。

（3）术后规范抗凝、抗血小板治疗。

（4）糖尿病患者积极控制血糖水平。

（5）另外，药物洗脱支架用于颅内动脉狭窄治疗，正处于实验研究和探索阶段。国外对药物洗脱支架进行了一系列的动物实验及临床研究，证实它可以明显降低再狭窄的发生。这种支架应用的药物有肝素、西罗莫司（雷帕霉素）、紫杉醇等。肝素化支架（Cordis 公司）可以在局部缓慢持久释放肝素的活性部分，充分发挥抗凝作用，降低支架内血栓形成，同时可使修复后的动脉内膜更光滑。西罗莫司洗脱支架（CYPHER(R)支架，Cordis 公司）可以使药物在 30 天内缓慢释放 80％，在再狭窄高峰期抑制纤维组织增生和平滑肌细胞迁移及增殖，起到预防再狭窄的作用。在 RAVEL 临床试验中显示，与普通支架相比，西罗莫司支架明显的降低再狭窄发生率。紫杉醇洗脱支架（TAXUS 支架，Boston 公司）通过长时间抑制血管内皮细胞增生达到预防再狭窄的作用。一个多中心、随机双盲、对照研究 TAXUS V 结果显示，紫杉醇洗脱支架能显著降低糖尿病患者的再狭窄率。但是药物涂层支架还处于初步探索阶段，对于颅内血管的影响及是否存在神经毒性等问题亟待研究说明。此外有报道提出药物涂层支架有致过敏、迟发血栓形成等不良反应的病例。所以药物涂层支架在颅内动脉狭窄治疗上应用需要进一步研究、积累经验及观察疗效。

（六）脑过度灌注综合征（hyperperfusion syndrome，HS）

过度灌注综合征是一种发生率不高，但一旦发生，其病死率和致残率较高。发病机制与长期低血流灌注导致的脑血管自动调节功能紊乱有关。因为脑动脉狭窄的存在，为了维持正常脑血流，脑血管处于持续舒张状态，无法适应动脉狭窄解除后瞬间的高血流量。同时长期的缺血状态可导致血-脑屏障结构出现病理性改变，快速恢复正常的灌注压使同侧（偶尔在对侧）局部血流量较术前显著增高，超过脑组织代谢需求，血-脑屏障被破坏，血液成分渗入到组织间隙，导致脑组织肿胀、小动脉纤维素样坏死以及脑出血。其临床症状多样，主要有严重的单侧头痛、面部和眼部疼痛、癫痫发作，以及因脑水肿和（或）颅内出血引起的局灶性神经症状。HS 的危险因素有动脉狭窄严重（≥90％）；侧支循环不完善；术中/术后高血压；抗凝治疗过量。

预防和处理措施：术前评估全面，包括侧支循环状况；脑血管反应性；脑血流动力学储备；凝血状态；血压水平。因为术前脑血管反应性（cerebrovascular reactivity，CVR）降低与术后 HS 的发生显著相关，是 HS 的独立危险因素。所以术前应用 TCD、SPECT 测定 CVR 非常重要。有条件时，术中 TCD 监测脑血流速度，评估支架释放后是否存在局部血流的过度灌注。术后即刻行 TCD、SPECT、MRI 灌注显像、PET 等检查，评价局部血流量。术中、术后充分控制血压，尤其术后血压应控制在 16.0/10.7 kPa（120/80 mmHg）以下，避免血压急剧上升。抗凝药物剂量适中。术后一旦出现异常情况，即刻头颅 CT、MRI 灌注显像检查。有报道应用自由基清除剂治疗 HS，但疗效仍需进一步观察。HS 发生率虽低，但预后较差，应提高警惕，预防为主。

(七)支架移位

支架移位主要与支架选择、扩张压力有关。选择的支架过小,或扩张压力不足,使支架展开不充分,未完全贴壁,这时支架容易移位。另外在治疗串联病灶放置多个支架时,若先放置近端支架,那在放置远端支架时可能会引起近端支架移位。

(八)血管痉挛

Purdy 和 Takis 等都报道过颅内动脉 PTA 术中或术后几分钟到几小时出现血管痉挛的病例。血管痉挛可以是无症状的,可自行好转。但也可以引起血流动力学变化(低灌注),或者局部血栓形成,从而导致缺血性脑卒中严重后果。所以对于血管痉挛要予以重视,及早发现,及早治疗。

1.血管痉挛可能的原因

(1)颅内动脉处于蛛网膜下腔的脑脊液中,周围无软组织包绕、支撑,而且血管迂曲。所以导管、球囊等器材通过时,若操作不当、动作粗糙,或者球囊扩张时压力不适当,就容易导致动脉痉挛。

(2)PTA 可以造成内膜剥脱、动脉粥样斑块薄弱处破裂以及中膜扩张。因此在动脉扩张的位置上内膜损伤,导致血小板黏附聚集,释放 5-羟色胺或促凝血素,最终导致血管收缩。

(3)支架置入与 PTA 类似,多数与机械刺激有关。

2.血管痉挛的处理措施

一旦发生血管痉挛,撤出导管,一般痉挛即会解除。如果无效,可以即刻予以尼莫地平 10 mg,静脉泵缓慢滴注;或者罂粟碱 30～60 mg 微导管内灌注。若仍不能缓解,可经导管缓慢推注 25%甘露醇10 mL。术后继续予以尼莫地平静脉滴注。重度的脑血管痉挛,常危及患者生命,应保持呼吸道通畅,充分给氧,必要时行气管插管控制或辅助呼吸,对于烦躁不安者,予以镇静药、快速输入甘露醇液降颅压减轻脑水肿、维持血流动力学的稳定。

3.预防措施

在颅内动脉内避免使用头端较硬的球囊导管,同时在输送导管的过程中操作要柔和,若血管严重迂曲通过困难时,宁可放弃不要勉强进行。如果全身麻醉也可降低血管痉挛的发生率。

(九)穿刺部位的并发症

穿刺部位的并发症主要有局部血肿、假性动脉瘤、动脉瘘、腹膜后血肿、动脉夹层、感染等。其危险因素包括鞘的尺寸较大、动脉严重钙化、穿刺位置过高、反复穿刺、血压水平、凝血状态等。

(十)导管扭结

7～8 F 导管最易扭结,特别是 S 型导管。一旦发现导管扭结,应立即停止插管,但不要急着退管,严格按常规定时用肝素溶液冲洗导管,同时在监视屏上确定导管打结的方向、结的松紧来确定解决方法。

若结扣较松可以利用可控导丝解结:可控导丝的前端插到导管扭结的第 1 圈,导管可在可控导丝上后退,使结扣松解,然后推进导管,增大结扣,直到管尖完全脱出。在此过程中应注意:定时冲洗导管,防止导管栓塞;避免扭转的导管尖进入分支血管或刺破血管;扭结的导管尽量退到较粗的血管处进行解结。若结扣较紧,无法解开则考虑开颅手术取出。只要谨慎操作,紧密监视导管进程,注意插管长度,导管扭结是完全可以预防避免的。

(十一)导管及导丝折断

多见于操作动作粗暴、导管导丝质量存在问题。所以在术前必须认真检查,有任何一点软硬不均、表面不光滑或有皱褶痕迹，都应予以废弃。当预计插管时要反复旋转操作时应选择强扭力导管及安全导丝。操作过程动作轻柔，忌粗暴拉扯。

一旦发生导管导丝折断，应尽快取出，避免严重的并发症。可以利用环圈导管套取断端：从导管前端伸出 1 个环圈，将折断的导丝、导管套入环内，收紧环圈，拉到周围血管，然后切开取出。环圈导管的外套管选择大号血管导管（10～12F），环圈用细钢丝或小号导管（＜4F），对折后送入外套管，从导管前端伸出后即形成环圈。若导管导丝折断位置较深，或无法用环圈取出时，则考虑手术治疗。

（十二）导管栓塞

也是插管过程中可能遇到的意外。所以插管成功后，必须先抽吸，待血液流出，再注射肝素溶液，以避免将导管内的血凝块推入血管。如果没有回血，决不容许盲目推注液体。可以用 50 mL注射器与导管尾端接头相连，用力抽吸，一般新鲜血栓多可以吸出。

预防措施：①术前肝素溶液彻底冲洗导管、导丝。②插管过程中，导丝头端要伸出导管尖端。③术中不断肝素溶液冲洗。

（周世聪）

第五章

脑血管疾病

第一节 壳核出血

一、概述

壳核出血是最常见的脑出血，约占全部脑出血的60%。

壳核是豆状核的一部分，豆状核是基底节的主要核团，与尾状核共同组成纹状体，是锥体外系的重要组成成分。豆状核位于内囊外侧，与内囊前肢、膝部及后肢相邻。豆状核分为内侧的苍白球和外侧的壳核两部分，内侧的苍白球血管稀少，很少出血。

壳核的血管来自大脑中动脉的深穿支——豆纹动脉的外侧组，易发生破裂出血，故又被称为“出血动脉”。

二、病因及发病机制

同一般脑出血。

三、病理

壳核直接或通过苍白球间接与内囊相邻，所以壳核出血多压迫内囊或破坏内囊。壳核出血也可破入脑室，常在尾状核丘脑沟处破入脑室，也可经侧脑室体部外侧壁或三角部破入。

四、临床表现

(一)一般症状

壳核出血时，头痛、呕吐很常见，为颅内压增高及血液破入脑室后刺激脑膜所致。血液直接或间接进入蛛网膜下腔时可出现脑膜刺激征。出血量大时，患者可出现意识障碍，优势半球壳核出血可出现各种不同程度的失语。

(二)“三偏”征

壳核出血常出现典型的“三偏”征，即病灶对侧偏身瘫痪、偏身感觉障碍及对侧同向性偏盲。

这是由于壳核出血破坏或压迫内囊后肢而造成的。有时壳核出血也可只表现为“二偏”，这是内囊后肢受到不完全损害所致。

(三)壳核出血的临床分型

壳核出血临床上可简单地分为前型、后型和混合型。

(1)前型壳核出血临床症状较轻,除头痛、呕吐外,常有共同偏视及对侧中枢性面、舌瘫,肢体瘫痪轻或无。优势侧前型壳核出血因为破坏了壳核前部、累及了内囊前肢和尾状核头部常可出现失语。

(2)后型壳核出血常出现典型的"三偏"征,共同偏视,可有构音障碍,失语少见。

(3)混合型壳核出血临床症状较重,除兼有上述二型的症状外,常出现意识障碍。

各型壳核出血破入脑室后,可出现脑膜刺激征。

五、实验室检查及特殊检查

头部CT是诊断壳核出血的最好方法,表现为壳核部位高密度影(图5-1)。可根据头部CT确定壳核出血的量、扩展方向、是否破入脑室及分型。

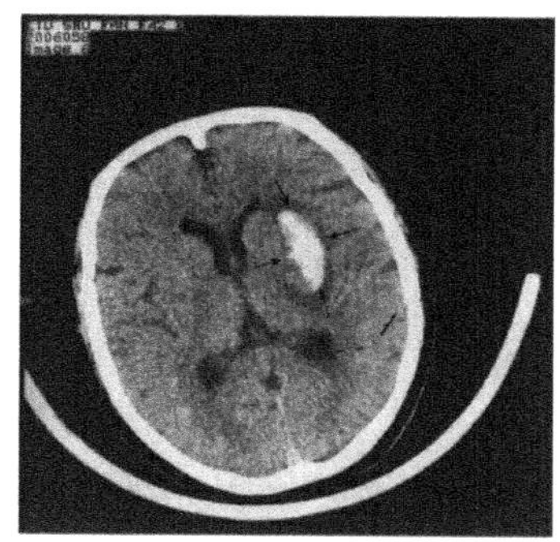

图5-1 壳核出血

六、诊断

高血压患者,突然出现头痛、呕吐,典型的"三偏"征,应考虑壳核出血的可能,检查头部CT即可确诊。

七、治疗

壳核出血量小于30 mL时,应内科保守治疗。出血量在30～50 mL,经内科治疗后症状逐渐加重,出现意识障碍或脑疝时,应考虑手术治疗。出血量超过50 mL时,应手术治疗。

八、预后

壳核出血的预后除年龄及并发症外,主要取决于出血量的大小。

九、预防

积极预防和治疗高血压病、动脉硬化。

(王行桥)

第二节　尾状核出血

一、概述

尾状核属于基底神经节的一个核团，与豆状核共同构成纹状体。尾状核形如蝌蚪，头端膨大为尾状核头，位于额叶内，向内侧突出于侧脑室前角，构成侧脑室前角的外侧壁。尾状核中间部较窄，称为尾状核体，位于顶叶内，为侧脑室底部外侧的一部分。尾状核后端逐渐细小，称为尾状核尾，沿侧脑室下角走行，进入颞叶，终于杏仁核。尾状核头长约 3 cm，体长约 3 cm，尾长 4～5 cm，头部宽 1.5～2.0 cm，尾部宽仅数毫米。尾状核与侧脑室、内囊、额叶、顶叶及颞叶相邻。尾状核的头部由大脑前动脉的返回动脉和中央短动脉供血，体部由大脑中动脉的前外侧中动脉供血，尾部主要由脉络膜前动脉和脉络膜后动脉供血。

CT 问世前，尾状核出血只是在死后尸检时发现少数几例，而且生前多诊断为蛛网膜下腔出血或其他部位的脑出血。CT 应用于临床后，尾状核出血才被逐渐重视起来。白求恩医大资料统计尾状核出血约占同期脑出血的 7%。

二、病因

尾状核出血的原因与一般脑出血一样，多为高血压病所致，约占 62%。此外，动脉硬化、动脉瘤、脑血管畸形及血液病等亦是尾状核出血的原因。但有报告 14 例尾状核头部出血，其中只有 5 例有高血压病史，可能说明尾状核出血的原因相对复杂一些。

三、病理

尾状核出血绝大部分发生在尾状核的头部，极少发生在尾状核体部，目前尚未见尾状核尾部出血的报道。白求恩医大收治的 50 例尾状核出血资料中，尾状核头部出血 48 例，占 96%，尾状核体部出血 2 例，占 4%。因尾状核与侧脑室紧密相邻，出血后极易破入脑室，本组资料中，有 34 例破入脑室，占 68%。如血液阻塞中脑导水管或第四脑室时，可出现脑室扩张。血肿向前发展可波及额叶，向上发展可波及顶叶，向下发展可波及颞叶，向外发展可波及内囊和壳核，向后发展可波及丘脑。

四、临床表现

尾状核出血好发于 50 岁以上，有高血压病史的患者。多在动态下发病。起病突然，出现头痛、呕吐。根据血肿发展方向的不同，可出现下列不同症状。

（一）局限性尾状核出血

尾状核出血量比较小时，可局限在尾状核，临床上除头痛、呕吐外，可出现锥体外系症状，多表现为对侧肢体肌张力降低、多动。一部分患者也可表现出肢体肌张力增高，呈齿轮样肌张力增高。局限性尾状核出血并不多见。

(二)尾状核出血破入脑室

尾状核紧邻侧脑室,出血后极易破入脑室,约占尾状核出血的68%。临床上除头痛、呕吐外,出现脑膜刺激征。当出血量较大时,脑室积血较多或血块阻塞中脑导水管或第四脑室出口,引起急性梗阻性脑积水时,可出现意识障碍,严重时可出现四肢肌张力增高,双侧病理反射阳性等脑干受压症状。由于影响了后联合及导水管附近的动眼神经核团,一些患者可出现瞳孔及眼位改变。

(三)尾状核出血向外扩展压迫内囊

尾状核头部紧邻内囊前肢和内囊膝部,出血量较大时,可累及内囊,多表现为中枢性面舌瘫及上肢轻瘫,也可累及下肢,严重时也可出现“三偏”征,即对侧偏瘫、偏身感觉障碍、偏盲。部分患者可出现共同偏视。

(四)尾状核出血波及额叶、顶叶及颞叶

尾状核出血波及额叶、顶叶、颞叶临床上少见。波及额叶时可出现运动性失语、共同偏视、精神症状及肢体瘫痪。波及顶叶时可出现失用、皮质型感觉障碍。波及颞叶时可出现感觉性失语及精神症状。

五、实验室检查及特殊检查

(一)头部CT

尾状核出血96%发生在尾状核头部,所以CT片上多在侧脑室前角外侧尾状核头部处见高密度影(图5-2)。

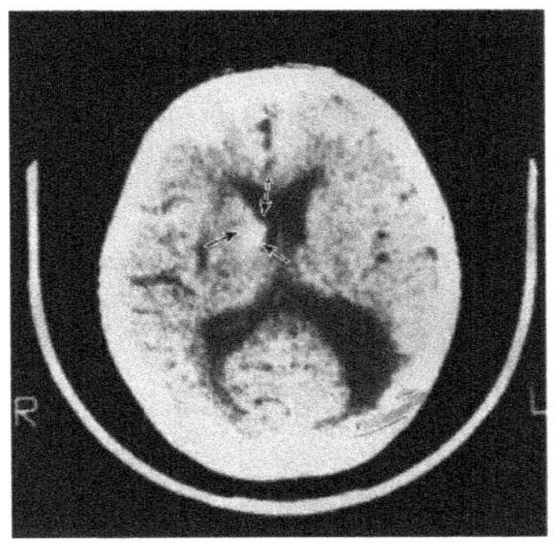

图5-2 尾状核头部出血

大部分尾状核出血破入脑室,可见同侧侧脑室或双侧侧脑室内高密度影。有时出血量较大,可充满双侧侧脑室,称之为“脑室铸型”。血液也可进入第三脑室和第四脑室,如果血块阻塞中脑导水管或第四脑室出口处,形成急性梗阻性脑积水,则可见侧脑室、第三脑室和第四脑室扩张。尾状核出血可压迫内囊前肢、膝部和后肢,也可侵入额叶、顶叶及颞叶,CT上可见高密度影波及上述部位。

(二)脑脊液检查

腰椎穿刺不应作为尾状核出血的常规检查方法,且腰椎穿刺为血性脑脊液时,并不能确定为尾状核出血。半数以上尾状核出血的患者腰椎穿刺时颅内压增高,脑脊液为血性。

六、诊断及鉴别诊断

(一)诊断

尾状核出血的诊断依靠患者高血压病史,动态发病、突然头痛、呕吐,有脑膜刺激征,定位体

征较轻，头部CT在尾状核头部或体部发现高密度影。后者是诊断尾状核出血的最可靠方法。

(二)鉴别诊断

与内科疾病引起的意识障碍或精神症状相鉴别时，详见脑出血总论部分，主要鉴别的方法是头部CT。

(1)尾状核出血以头痛、呕吐及脑膜刺激征为主要表现时，需与蛛网膜下腔出血相鉴别。

(2)尾状核出血以偏瘫为主要表现时，需与壳核出血相鉴别。

(3)尾状核出血以各脑叶症状为主要表现时，需与各脑叶出血相鉴别。

虽然一些临床症状和体征有一定鉴别意义，但CT仍是最好和最可靠的鉴别方法。

七、治疗

尾状核出血的治疗与一般脑出血的治疗大致相同。

因为大部分尾状核出血破入脑室、进入蛛网膜下腔，所以患者头痛、呕吐的症状较其他脑实质出血突出。血液进入脑室后，刺激脉络丛过量分泌脑脊液，有时凝血块还可阻塞脑脊液流通，形成急性梗阻性脑积水，这两种情况都可引起颅内压增高。因此，尾状核出血破入脑室的患者，脱水药的剂量可稍大，并同时应用止痛和镇静药物，减轻患者的痛苦。

尾状核出血破入脑室形成铸型或阻塞中脑导水管、第四脑室形成急性梗阻性脑积水者，并因此出现意识障碍时，应根据情况考虑做侧脑室引流，或在引流的同时做腰椎穿刺放脑脊液。如脑室内血液凝固，引流不畅时，可向脑室内注射尿激酶，促进凝血块溶解。这些措施可引流出部分血液和脑脊液，减轻脑室内压力，缓解其对下丘脑和脑干的压迫。有时还可解除中脑导水管及第四脑室处的梗阻，恢复脑脊液的正常循环，减轻脑室扩张，促进脑室内血液的吸收。

少数尾状核出血量较大，扩展至脑叶或壳核，引起中线结构移位并出现意识障碍，条件允许时，可考虑手术清除血肿。

八、预后

尾状核出血患者，多数出血量不大，肢体瘫痪较轻，所以尾状核出血患者的死亡率及致残率均明显低于其他部位脑出血，预后较好。

九、预防

主要是预防和治疗高血压病和动脉硬化。

(王行桥)

第三节　带状核出血

一、概述

带状核又称屏状核，是基底核区的一个神经核团，呈带状，位于壳核的外侧，两者之间有外囊

相隔。带状核的外侧为最外囊。带状核的功能目前还不清楚，可能是纹状体的一部分。带状核出血过去多被称为外囊出血，因其发生率较低，又无特征性临床症状，在CT问世前罕有报道，CT问世后国内外陆续有少量报道。

二、病因

带状核出血的病因与一般脑出血相同，主要是高血压病所致。

三、病理

带状核出血量较大时，可向内扩展，破坏壳核并累及内囊。亦可向外扩展，破入外侧裂进入蛛网膜下腔或影响颞叶及顶叶。

四、临床表现

(1)发病年龄多在50岁以上，有高血压病史，动态发病。

(2)带状核出血的患者主要表现为头痛、呕吐，部分患者可有脑膜刺激征。多数患者仅有头痛、呕吐而无其他症状和体征。

(3)带状核出血量较大时，累及内囊，可出现肢体轻瘫及痛觉减退。个别患者表现为一过性肢体轻瘫，类似TIA发作。

(4)带状核出血的患者很少有意识障碍。

五、诊断及鉴别诊断

(一)诊断

带状核出血临床并无特征性症状，有高血压病史，突然出现头痛、呕吐，头部CT发现带状核处有高密度影即可确诊。

(二)鉴别诊断

主要是与其他引起头痛、呕吐的疾病相鉴别，头部CT是最好的方法。

六、治疗

与一般脑出血的治疗相同。因其位置表浅，血肿量超过30 mL时，应考虑手术治疗。

七、预后

因带状核远离中线及重要的脑组织结构，本身又无重要的功能，所以带状核出血一般预后较其他部位脑出血要好。

八、预防

积极治疗高血压病和动脉硬化。

(徐　坤)

第四节 脑干出血

一、概述

脑干包括中脑、脑桥和延髓。脑干是脑神经核集中的地方，也是除嗅觉和视觉外所有感觉和运动传导束通过的地方，脑干网状结构也在脑干内，它是维持清醒状态的重要结构。当脑干受到损伤时，可出现脑神经麻痹、肢体瘫痪、感觉障碍和意识障碍等。

脑干出血是指非外伤性的中脑、脑桥和延髓出血。脑干出血约占全部脑出血的10%，其中脑桥出血最多见，中脑和延髓出血则较少。据统计，1984－1999年《中风与神经疾病杂志》共报道脑干出血274例，其中脑桥出血217例(79%)，中脑出血48例(18%)，延髓出血9例(3%)。

脑干的主要结构有以下三部分。

(一)中脑

(1)神经核：动眼神经核、滑车神经核、红核、黑质及位于上丘内的双眼垂直注视中枢等。

(2)传导束：皮质脊髓束、皮质延髓束、内侧纵束、脊髓丘脑束等。

(3)网状结构。

(4)供应动脉：旁中央动脉(来自后交通动脉、基底动脉及大脑后动脉)、短旋动脉(来自脚间丛、大脑后动脉及小脑上动脉)、长旋动脉(来自大脑后动脉)共三组。

(二)脑桥

(1)神经核：面神经核、展神经核、前庭蜗神经核、三叉神经核及旁外展核(脑桥双眼侧视运动中枢)等。

(2)传导束：皮质脊髓束、皮质延髓束、脊髓丘脑束、内侧纵束等。

(3)网状结构。

(4)供应动脉：来自基底动脉的分支旁中央动脉、短旋动脉及长旋动脉，共三组。

(三)延髓

(1)神经核：疑核、迷走背神经核、三叉神经脊束核、舌下神经核、薄束核及楔束核等。

(2)传导束：皮质脊髓束、脊髓丘脑束等。

(3)网状结构。

(4)供应动脉：延髓的动脉来自脊前动脉、脊后动脉、椎动脉和小脑后下动脉，也可分为旁中央动脉、短旋动脉、长旋动脉三组。

二、病因

(一)高血压

高血压是脑干出血的主要原因。有学者统计《中风与神经疾病杂志》1984－1999年报道的脑干出血274例中，高血压占81.8%。

(二)血管畸形

一般认为，延髓出血多为血管畸形所致。动脉瘤、动脉炎及血液病等亦可是脑干出血的原因，但均少见。

三、病理

（一）中脑

1.出血动脉

其主要为位于大脑脚内侧的动眼动脉起始部动脉破裂出血。

2.出血部位

多位于中脑腹侧尾端靠近中线的部位，也可位于被盖部。

3.血肿扩展

其包括：①向背侧破入大脑导水管。②向上破入丘脑和第三脑室。③向腹侧破入脚间池。④向下波及脑桥。⑤向对侧扩展。

4.血肿大小

有学者统计 48 例中脑出血，血肿量最小 0.29 mL，血肿量最大 10 mL。

（二）脑桥

1.出血动脉

供应脑桥的动脉中，旁中央动脉最易破裂出血，原因是旁中央动脉自基底动脉发出后，其管腔突然变细，且血流方向与基底动脉相反，使血管壁易受损害而形成微动脉瘤，而且血管内的压力也最易受基底动脉血压的影响，在血压突然升高时破裂出血。所以，有人也把旁中央动脉称为脑桥的出血动脉。

2.出血部位

按血肿所在位置分为被盖部、基底部和被盖基底部（血肿同时累及被盖部和基底部），以基底部和被盖基底部多见。

3.血肿扩展

脑桥出血可向上波及中脑甚至丘脑，但很少向下侵及延髓。脑桥出血经常破入第四脑室，但很少破入蛛网膜下腔。

4.血肿大小

有学者统计 214 例脑桥出血，血肿量最小 0.16 mL，最大 17.8 mL。国外有学者报告被盖基底部出血可达 20 mL，累及中脑者可达 40 mL。但出血量多在 10 mL 以下，以 2～5 mL 多见。

（三）延髓

延髓出血临床非常少见，病理资料也很少。血肿多位于延髓的腹侧，有时可波及脑桥下部，但很少破入第四脑室。血肿大小为直径 1～2 cm。

四、临床表现

（一）中脑出血

1.轻症中脑出血

中脑出血量较小时，表现出中脑局限性损害的症状，意识障碍轻，预后好。

（1）Weber 综合征：一侧中脑腹侧出血时，可损害同侧的动眼神经和大脑脚，出现同侧动眼神经麻痹及对侧肢体瘫痪。

（2）垂直注视麻痹：当中脑出血累及上丘时，可以出现双眼上下视不能或受限。

(3)不全性动眼神经麻痹或核性眼肌麻痹:当出血量很小时,血肿没有波及大脑脚和上丘,所以临床上可无肢体瘫痪和垂直注视麻痹。

(4)嗜睡:因为中脑出血多累及中脑被盖部的网状结构,所以多数中脑出血的患者出现嗜睡。

2.重症中脑出血

中脑出血量较大时,出现昏迷、去脑强直,很快死亡。

(1)昏迷:大量出血破坏了中脑网状结构,患者发病后很快出现昏迷。

(2)瞳孔:双侧瞳孔中度散大,是由于双侧缩瞳核损害所致,也可表现出瞳孔不等大。

(3)四肢瘫或去脑强直:双侧大脑脚损害可出现四肢瘫,中脑破坏严重时可出现去脑强直。

(二)脑桥出血

脑桥出血临床并不少见,约占全部脑出血的10%。过去曾经认为昏迷、针尖样瞳孔、高热及四肢瘫是典型脑桥出血的表现,但近几年随着CT的普及和MRI的临床应用,发现上述临床表现仅是少部分重症脑桥出血的症状,大部分脑桥出血的出血量不大,并没有上述的典型表现,而仅表现出脑桥局部损害的一些症状,如交叉瘫和脑桥的一些综合征。临床上发现,如果脑桥出血的血量大于5 mL时,患者的病情多较重,出现上述所谓的“典型症状”;而出血量低于5 mL时,则仅出现脑桥局部损害的症状,所以,我们把出血量5 mL以上的脑桥出血又称为重症脑桥出血,把出血量5 mL以下的脑桥出血又称为轻症脑桥出血,现分述如下。

1.重症脑桥出血

(1)昏迷:由于大量出血破坏了位于脑桥被盖部的脑干网状结构,患者发病后很快出现昏迷,且多为深昏迷。出现深昏迷者,预后不良,多数死亡。

(2)瞳孔缩小:重症脑桥出血患者的瞳孔常极度缩小,呈针尖样,是脑桥内下行的交感神经纤维损伤所致。

(3)高热:由于损伤了联系下丘脑体温调节中枢的交感神经纤维,临床上出现高热,有时可达到40 ℃以上。早期出现高热者,预后不良。

(4)四肢瘫痪:重症脑桥出血多出现四肢瘫痪,双侧病理反射。少数患者可出现去脑强直,预后不良。

(5)其他:部分患者可出现上消化道出血,呕吐咖啡样物、黑便。累及脑桥呼吸中枢时,出现中枢性呼吸衰竭。

2.轻症脑桥出血

(1)头痛、头晕,恶心、呕吐。

(2)意识障碍轻或无,或为一过性,多为嗜睡,少数患者可有昏睡。

(3)交叉性症状:即同侧的脑神经麻痹(同侧的面神经麻痹、展神经麻痹或同侧的面部感觉障碍)伴对侧肢体瘫痪、感觉障碍。

(4)出血量很小时,也可只表现为单一的脑神经麻痹或单纯肢体瘫痪。

(5)偶有患者表现为同侧的中枢性面、舌瘫和肢体瘫,是由于血肿位于脑桥上部腹侧,损伤了皮质脊髓束的同时,损伤了还没交叉到对侧的皮质脑干束。此时需与大脑半球出血相鉴别。

(6)眼部症状:共同偏视(凝视瘫痪肢体)、霍纳征、眼震。

(7)脑桥综合征。①一个半综合征:表现为双眼做水平运动时,出血侧眼球不能内收和外展(一个),对侧眼球不能内收、但能外展(半个),并伴水平眼震。血肿位于一侧脑桥下部被盖部,损害了同侧的内侧纵束和旁外展核所致。②内侧纵束综合征:又称为前核间性眼肌麻痹,表现为双眼做水平运动时，出血侧眼球不能内收，同时对侧眼球外展时出现水平眼震，是由出血侧内侧纵束损伤所致。③共济失调-轻偏瘫综合征：由于出血侧额桥束和部分锥体束受损害，表现为对侧肢体轻偏瘫伴共济失调。④脑桥外侧综合征：表现为同侧的面神经与展神经麻痹，对侧的肢体瘫痪。血肿位于脑桥腹外侧，影响了同侧的展神经核与面神经核或其神经根，同时损害了锥体束。⑤脑桥内侧综合征：表现为双眼向病灶对侧凝视，对侧肢体瘫痪。血肿影响了旁外展核及锥体束。

（三）延髓出血

延髓出血临床非常少见，国内文献报道不足 20 例。发病年龄较轻，平均年龄 39 岁。病因中以血管畸形多见。

延髓出血多以眩晕、呕吐、头痛起病，伴有眼震、吞咽困难、交叉性感觉障碍、偏瘫或四肢瘫。

部分患者也可表现出 Wallenberg 综合征：①眩晕、呕吐、眼震。②声音嘶哑、吞咽困难。③患侧共济失调。④患侧霍纳征。⑤患侧面部和对侧肢体痛觉减退。

延髓出血量较大时，患者发病后即刻昏迷，很快死亡。

五、实验室检查及特殊检查

（一）CT

头部 CT 是诊断脑干出血最常用的方法，分辨率好的 CT 能发现绝大部分的脑干出血。当出血量很小或出血时间长时，尤其是延髓出血时，CT 可漏诊。

（二）MRI

MRI 不作为脑干出血的常规检查，只有当出血量很小或出血时间较长时，尤其临床疑为延髓出血，CT 不能确定诊断时，MRI 可明确诊断。

六、诊断

高血压患者，突然出现头痛、呕吐，有脑干损害的症状，应考虑脑干出血的可能，检查头部 CT 或 MRI 即可确诊。

七、治疗

脑干出血因脑干细小而结构复杂，又有呼吸、循环中枢存在，故手术难度极大，虽有脑干出血手术治疗成功的报道，但国内开展不多。所以，脑干出血仍以内科保守治疗为主，与其他脑出血相同。

八、预后

脑干出血与其他脑出血相比，死亡率高，预后差。

九、预防

同其他脑出血。

（徐　坤）

第五节 脑叶出血

一、概述

脑叶出血即皮质下白质出血，是一种自CT问世以来才被人们逐渐重视和重新认识的一种脑出血。过去一直认为脑叶出血的发病率较低，国内报告为3.8%，国外报告为5%～10%。CT应用于临床后，发现脑叶出血并不少见，有人报告其发病率占所有脑出血的15%～34%，仅次于壳核出血。

二、病因

(一)高血压动脉硬化

高血压动脉硬化仍是脑叶出血的主要原因。白求恩医大报告88例脑叶出血，其中50%的患者有高血压病史，而且年龄在45岁以上。英勇报告32例脑叶出血，58%的患者有高血压病史。高血压性脑叶出血的患者，年龄一般偏大，多在50岁以上，顶叶出血较多。

(二)脑血管畸形

脑血管畸形是非高血压性脑叶出血的主要原因，占所有脑叶出血的8%～20%。吉林大学第一医院神经科报告的88例脑叶出血中，经脑血管造影及病理证实的脑血管畸形17例，占20.5%。有学者报告的27例脑叶出血中，脑血管畸形者占27.6%。脑血管畸形包括动静脉畸形、海绵样血管畸形、静脉瘤、静脉曲张和毛细血管扩等，而以动静脉畸形最多见。脑血管畸形致脑叶出血者，青年人多见，好发部位依次为顶叶、额叶、颞叶，枕叶少见。

(三)脑淀粉样血管病

脑淀粉样血管病也是引起脑叶出血的一个原因，约占脑叶出血的10%。它是以淀粉样物质沉积在大脑中、小动脉的内膜和外膜为特征，受累动脉常位于大脑实质的表浅部分，尤其是顶叶及枕叶。目前，脑淀粉样血管病被认为是除高血压动脉硬化以外，最易引起老年人发生脑叶出血的原因。脑淀粉样血管病引起的脑出血多发生在60岁以上的老年人。遇有血压正常、伴有痴呆的老年脑出血患者，应注意脑淀粉样血管病的可能，但确诊需病理证实。

(四)脑肿瘤

脑肿瘤可引起脑叶出血，尤以脑转移瘤多见，占脑叶出血的4%～14%。因脑转移瘤多位于皮质及皮质下，血供丰富，且脑转移瘤生长快，容易造成坏死、出血。

(五)血液病

各种血液病均可引起脑出血，且以脑叶出血多见，约占所有脑叶出血的5%。部位以额叶多见。血液病中以早幼粒细胞性白血病及急性粒细胞性白血病多见。

(六)其他原因

烟雾病、肝硬化及滥用药物(苯丙胺、麻黄碱类)也可引起脑叶出血。

三、病理

（一）部位分布

脑叶出血中，顶叶出血最常见，其次为颞叶出血。白求恩医大报告88例脑叶出血中，顶叶占28％、颞叶占15.7％、枕叶占9％、额叶占5.6％，跨叶出血占40.4％(颞、顶叶为主)。

（二）病理变化

脑叶出血以局限性损害为主，很少累及内囊和中线结构。但因脑叶出血位于皮质下白质，位置表浅，所以容易破入蛛网膜下腔。

脑叶出血因病因不同而有不同的病理所见。高血压性脑叶出血，可见粟粒样动脉瘤的病理特征；脑血管畸形者，可发现各种类型脑血管畸形的病理特点；脑淀粉样血管病者，可在光镜下见到淀粉样物质沉积于血管壁的中膜和外膜，并可见弹力层断裂等现象。

四、临床表现

（一）脑叶出血

部分脑叶出血的患者年龄在45岁以下，一些患者没有高血压病史。癫痫的发生率较高。

(1)占全部脑叶出血的15％～20％，可表现为大发作或局限性发作。

(2)约25％的脑叶出血患者主要表现为头痛、呕吐、脑膜刺激征及血性脑脊液，而无肢体瘫痪及感觉障碍。仔细检查时，有些患者可有偏盲或象限盲、轻度的语言障碍及精神症状。少部分患者仅有头痛、呕吐而无其他症状和体征，容易误诊。

(3)约63％的脑叶出血患者出现偏瘫和感觉障碍。可表现为单纯的中枢性面瘫和中枢性舌下瘫，而没有明显的肢体瘫痪；有的患者表现为单肢的瘫痪；有的患者仅有瘫痪而无感觉障碍；有的患者只有感觉障碍而没有肢体瘫痪。

(4)10％的患者发病后即有意识障碍，主要表现为昏迷，可通过压眶等检查来确定是否有肢体瘫痪。

（二）顶叶出血

(1)顶叶出血可以出现各种感觉障碍，除一般的深浅感觉障碍外，有明显的复合感觉障碍，如两点辨别觉、图形觉、实体觉及定位觉等感觉障碍。上述症状是中央后回受损害所致。

(2)顶叶出血可以出现对侧肢体瘫痪或单瘫，多较轻，且下肢多重于上肢。是由于血肿或水肿波及中央前回而产生。

(3)顶叶出血可有体象障碍，表现为偏瘫不识症，患者对自己的偏瘫全然否认，甚至否认是自己的肢体。可出现幻肢现象，认为自己的手脚丢失，或认为自己的肢体多了一两个。身体左右定向障碍。手指失认症，患者分不清自己的拇指、示指中指及小指，且可出现手指使用混乱。

(4)顶叶出血的患者还可出现结构失用症，患者对物体的排列、建筑、绘画、图案等涉及空间的关系不能进行排列组合，不能理解彼此正常的排列关系。如患者画一所房子时，把门或窗户画在房子外边。

(5)少数顶叶出血的患者可出现偏盲或对侧下1/4象限盲，这是由于出血损害了顶叶内通过的视觉纤维。

(三)颞叶出血

1.失语

优势半球颞叶出血时,常有感觉性失语。病情严重者,与外界完全不能沟通,患者烦躁、冲动,偶有被误诊为精神病而送到精神病院者。这是由于血肿损伤了颞叶的感觉性语言中枢。优势侧颞叶出血向上扩展累及额叶运动性语言中枢时,也可出现运动性失语。一些颞叶出血患者可有混合性失语。

2.精神症状

因为人类的情绪和心理活动与颞叶有密切的联系,所以,颞叶出血时可以出现精神症状,如兴奋、失礼、烦躁,甚至自杀。一部分患者可出现颞叶癫痫。

视野缺失在颞叶出血时较为常见,但多被失语及精神症状所掩盖。视野缺失以上 1/4 象限盲多见,偏盲也较常见。

颞叶出血很少有肢体瘫痪,当血肿波及额叶中央前回时,可出现肢体瘫痪,多较轻微,以面及上肢为主。

(四)额叶出血

(1)额叶与人类高级精神活动密切相关,因此,额叶出血时常可见到精神症状和行为异常,如摸索、强握现象,表情呆板,反应迟钝和答非所问。

(2)额叶出血的患者可有凝视麻痹,表现为双眼向病灶侧注视。额叶出血引起的凝视麻痹一般持续的时间较短,多为数小时至 3 天。

(3)额叶出血患者出现瘫痪较多,以上肢瘫痪较重,而下肢及面部瘫痪较轻,有时,仅有下肢瘫痪。如血肿向后扩展波及顶叶的中央后回,可出现感觉障碍。

(4)一部分额叶出血的患者可出现运动性失语。

(五)枕叶出血

枕叶出血的患者均有视野缺失,多为偏盲。象限盲也很常见,多为下 1/4 象限盲。枕叶出血引起的中枢性偏盲为完全性,左右视野改变一致,与颞叶、顶叶引起的偏盲不同,后两者为不完全性偏盲。少数枕叶出血的患者有视觉失认及视幻觉。

单纯枕叶出血的患者不出现肢体瘫痪和感觉障碍。

五、实验室检查及特殊检查

(一)头部 CT

头部 CT 是诊断脑叶出血的首选方法。脑叶出血位于皮质下,在 CT 上呈圆形或椭圆形高密度影,边缘清楚,少数呈不规则形。可破入蛛网膜下腔和脑室内。一般无明显中线结构移位(图 5-3)。

(二)脑脊液检查

因为脑叶出血位置表浅,破入蛛网膜下腔的机会多,再加上破入脑室者,约 60%的患者脑脊液呈血性,约 50%的患者颅内压增高。但腰椎穿刺不应作为脑叶出血的常规检查。

(三)脑血管造影

50 岁以下、非高血压性脑叶出血的患者,有条件时应做脑血管造影,如发现脑血管畸形或动脉瘤时,可考虑手术治疗。

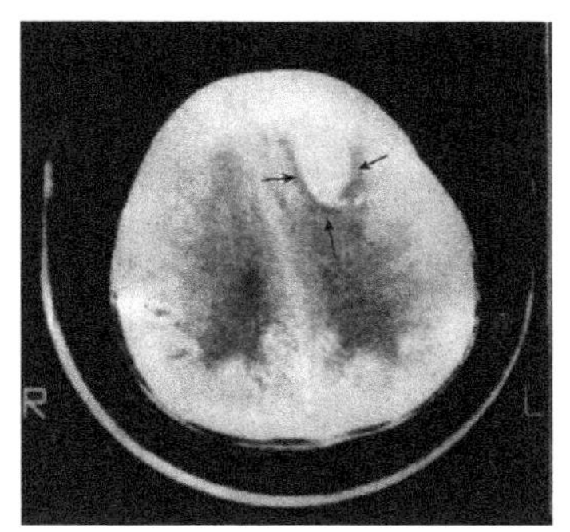

图 5-3 额叶出血

六、诊断及鉴别诊断

(一)诊断

突然发生头痛、呕吐、脑膜刺激征,伴有神经系统定位体征,头部 CT 见脑叶内有高密度影时,可确诊为脑叶出血。如无 CT 时,可参照下列诊断指标。

(1)突然头痛、呕吐、项强的患者,伴有下列情况之一者,首先考虑脑叶出血:①感觉或命名性失语,伴有或不伴有偏瘫。②运动性失语或混合性失语,不伴偏瘫。③单纯偏盲或偏盲伴失语,不伴偏瘫。

(2)突然头痛、呕吐、项强的患者,伴有下列情况之一者,考虑脑叶出血可能性大:①癫痫,有偏侧体征但不甚明显。②偏盲,伴有偏瘫,但没有偏身感觉障碍。③运动性失语,有偏瘫但无共同偏视。④混合性失语,有偏瘫但无偏身感觉障碍。

最后确诊仍需头部 CT 证实。

(二)鉴别诊断

起病后无肢体瘫痪及感觉障碍的脑叶出血,需与蛛网膜下腔出血相鉴别。视野缺失在除额叶出血外的其他脑叶出血中非常多见,在枕叶出血时表现为偏盲,在颞叶出血时表现为上 1/4 象限盲,在顶叶出血时表现为下 1/4 象限盲。蛛网膜下腔出血的患者很少出现视野缺失。失语症也常见于脑叶出血,额叶出血时可有运动性失语,脑叶出血时可有感觉性失语或命名性失语,跨叶出血时可出现混合性失语。蛛网膜下腔出血时几乎无失语症。

起病后有偏瘫和感觉障碍的脑叶出血,需与壳核出血和丘脑出血相鉴别。壳核出血及丘脑出血均可破坏或压迫内囊后肢,临床上出现偏身运动障碍、偏身感觉障碍及对侧同向性偏盲,称为“三偏”征,或出现偏身运动障碍及偏身感觉障碍的“二偏”征,是由于传导运动、感觉及视觉的纤维在内囊后肢非常集中、靠近的结果。而脑叶出血位于皮质下白质,这里各种传导束比较分散,所以,这个部位的出血几乎不可能使全部传导束受损,因此临床上常单独出现运动障碍,甚至单瘫,或单独出现感觉障碍,或单独出现视野缺失。壳核出血及丘脑出血时出现凝视麻痹,发生率远较脑叶出血多,且丘脑出血时有特殊的眼位异常,如上视不能,内斜视和内下斜视。

七、治疗

脑叶出血如疑为动脉瘤破裂所致者,有人主张用止血药,常用者为 6-氨基己酸(EACA),每天12～24 g,溶于生理盐水或 5%～10%葡萄糖液体 500 mL 中,静脉滴注 7～10 天后改为口服,一般用3周以上。主要目的是防止再出血。

脑叶出血因位置表浅，手术相对容易，损伤较小，故出血量大于30 mL时，可考虑手术治疗，清除血肿，尤其是非优势半球脑叶出血。如脑血管造影发现动脉瘤应争取做动脉瘤切除术或动脉瘤栓塞术。

其他治疗同一般脑出血。

八、预后

脑叶出血因出血量一般较小，位置远离中线，脑干受压少或轻等原因，一般预后较好，死亡率为11%～32%，明显低于脑桥出血(95%)和壳核出血(37%)。

九、预防

同一般脑出血。

（徐　坤）

第六节　脑室出血

一、概述

脑室出血分为原发性脑室出血和继发性脑室出血两种。继发性脑室出血是指脑实质出血破入脑室系统，原发性脑室出血是指脉络丛血管破裂出血和距脑室管膜1.5 cm内脑组织出血破入脑室(不包括丘脑出血及尾状核出血)。本节仅讨论原发性脑室出血。

CT问世前，脑室出血临床很难确诊，所以一直认为脑室出血很少见。CT应用于临床后，脑室出血的诊断率明显提高。目前的临床资料证实，脑室出血占全部脑出血的3%～5%。

二、病因

脑室出血的病因有烟雾病、高血压病、室管膜下腔隙性脑梗死、脉络丛血管畸形、肿瘤、脑室内动脉瘤、各种血液病等。某医院报告40例脑室出血，其中烟雾病22例，高血压病12例，血管畸形1例，其余5例未查明原因。

三、发病机制

(一)梗死性出血

脑室周围的动脉是终末动脉，又细又长，而且脑室旁又有很多分水岭区，如脉络膜前、后动脉间的分水岭区和大脑前、中、后动脉深穿支间的分水岭区，这些地方容易产生缺血，并出现梗死性出血，尤其是Moyamoya病及高血压动脉硬化血管狭窄或闭塞时更易发生。

(二)畸形血管或烟雾病血管破裂出血

这两种疾病在脑室壁上可见到管壁菲薄、管腔增大的异常血管，这些血管容易破裂出血。

(三)粟粒状动脉瘤破裂出血

高血压病及烟雾病时可见到粟粒状动脉瘤,位于脑室壁的粟粒状动脉瘤破裂时产生脑室出血。

四、病理

脑室出血可见于各脑室,可从一个脑室进入其他脑室,出血量不大时,血液可局限于一或两个脑室内;出血量大时,血液可充满整个脑室系统,形成脑室铸型;如果血块阻碍脑脊液流通时,产生急性梗阻性脑积水,脑室扩张。后两种情况均可挤压和损伤下丘脑和脑干,并产生脑疝。

五、临床表现

过去曾认为脑室出血临床症状重,多数昏迷、高热、四肢瘫或去脑强直、瞳孔缩小,预后不良。其实,这种传统意义上的脑室出血仅是脑室出血的一部分,是重型脑室出血。近年来,经大量临床与 CT 观察发现,55%的脑室出血患者的出血量小,临床症状轻,预后好,为轻型脑室出血,现分述如下。

(一)轻型脑室出血

患者突然头痛、恶心、呕吐,意识清楚或有轻度一过性意识障碍,颈强直,克氏征阳性。一般无偏侧体征。腰椎穿刺为均匀血性脑脊液,临床酷似蛛网膜下腔出血。

(二)重型脑室出血

脑室出血量很大,形成脑室铸型或出现急性梗阻性脑积水时,患者在突然头痛、呕吐后,很快出现昏迷,或以昏迷起病。瞳孔极度缩小,常被描述为“针尖样瞳孔”。两眼分离斜视或眼球浮动。四肢弛缓性瘫痪,可有去脑强直,也可表现为四肢肌张力增高。双侧病理反射阳性。部分患者出现大汗、面色潮红、呼吸深、鼾声明显。严重者可出现中枢性高热,有应激性溃疡时可呕吐咖啡样物。

六、实验室检查及特殊检查

(一)CT

CT 检查是诊断脑室出血的最可靠方法。脑室出血 CT 表现为脑室内高密度影。出血量少时,局限在脑室局部。侧脑室出血时,有时由于血液重力关系,血液可沉积在侧脑室后角和侧脑室三角部,在此处形成带有水平面的高密度影。出血量大时,可在脑室内形成铸型。如出现急性梗阻脑积水时,可见脑室对称性扩张。

(二)血管造影

疑有烟雾病或血管畸形时,应作 MRA 或 CTA。但 DSA 仍是最可靠的血管造影方法。

(三)脑脊液检查

脑室出血的患者腰椎穿刺可发现压力增高,均匀一致的血性脑脊液。但因为不能与继发性脑室出血、蛛网膜下腔出血鉴别,脑脊液检查不能作为脑室出血的诊断依据。

七、诊断与鉴别诊断

(一)诊断

突然头痛、呕吐，查体有脑膜刺激征的患者，应考虑有脑室出血的可能，CT检查发现脑室内有高密度影并除外继发性脑室出血即可诊断。

(二)鉴别诊断

需与临床上同样表现为头痛、呕吐、脑膜刺激征的继发性脑室出血和蛛网膜下腔出血相鉴别，做CT检查可明确诊断。

八、治疗

(一)内科治疗

中等量以下脑室出血可采取内科治疗，给予甘露醇和甘油脱水降颅内压。脑室出血患者头痛一般多较重，颅内压增高明显，脱水剂的用量可适当增加。另外，可应用镇痛及镇静药物。疑有动脉瘤破裂出血时，可应用止血药，如6-氨基己酸等。

(二)外科治疗

脑室出血量较大形成脑室铸型或出现急性梗阻性脑积水时，应进行手术治疗。手术治疗包括脑室引流术和开颅脑室内血肿清除术，前者应用较多，并可同时做脑室清洗和脑脊液置换。

九、预后

轻型脑室出血预后好，重型脑室出血如能早期进行脑室引流术治疗也可取得满意的疗效。

十、预防

同一般脑出血。

(刘东阳)

第七节　小脑出血

一、概述

小脑出血的发病率约占全部脑出血的10%。小脑出血发病突然，症状不典型，常累及脑干和(或)阻塞第四脑室，易出现枕大孔疝导致死亡。临床医师应对本病有充分认识，及时利用CT等检查手段，以提高诊治水平。

二、病因

小脑出血的病因仍以高血压动脉硬化为主，统计国内报告的438例小脑出血中，有高血压病者286例，占65.29%，合并糖尿病者占11.6%。年龄较长者以高血压动脉硬化为主，儿童及青少年以脑血管畸形多见，其他少见的病因有血管瘤、血液病等。

三、病理

小脑出血的部位:70%～80%位于半球,20%～30%位于蚓部。小脑半球出血一般均位于齿状核处,外观见出血侧半球肿胀,切面见蚓部向对侧移位。血肿可穿破第四脑室顶流入第四脑室,血量较多时可经导水管流入第三脑室及侧脑室,致导水管及脑室扩张积血,严重时可使导水管的直径扩张至0.8 cm,全部脑室扩张。血液亦可穿破皮质进入蛛网膜下腔。有的血肿虽未穿破脑室,但出血肿胀的小脑可挤压第四脑室使其变窄,影响脑脊液循环,也可挤压脑干、特别是脑桥的被盖部,有时小脑中脚亦可被出血破坏。小脑半球出血时,有的可出现小脑上疝,致中脑顶盖部受压变形。小脑出血使颅后窝压力明显增高,易出现枕大孔疝引起死亡。

四、临床特征

文献报告本病的发病年龄为9～83岁,平均60.2岁,以60岁以上为多,统计328例小脑出血患者,60岁以上者198例(60.3%)。大部分患者有高血压病史。大约75%的患者于活动或精神紧张时发病,个别患者也可在睡眠中发病。发病突然,常出现头痛、头晕、眩晕、频繁呕吐、眼震及肢体共济失调,40%的患者有不同程度意识障碍。其临床症状大致可分为3组。

(一)小脑症状

患者可出现眩晕(54%)、眼震(33%)、肌张力降低(51%)、共济失调(40%)及言语障碍。意识清楚者可以查出上述体征,特别是蚓部或前庭小脑纤维受损者眼震明显,眼震多为水平性,偶见垂直性。半球出血者同侧肢体肌张力降低,出现共济失调;蚓部出血出现躯干性共济失调。病情严重发病后很快昏迷者,上述症状及体征常被脑干受损等继发症状所掩盖,难以查出,故易被误诊。

(二)脑干受损症状

小脑位于脑桥、延髓的背部,出血肿胀的小脑挤压脑干使之移位,或血肿破坏小脑脚侵及脑干,或血肿破入第四脑室使第四脑室、导水管扩张积血、其周围灰质受压水肿和(或)血液由破坏的室管膜直接渗入脑干均可出现脑干症状,常见的症状如下。

1.瞳孔缩小

据文献报道可见于11%～30%的患者。

2.眼位异常

可出现共同偏视、眼球浮动或中央固定。

3.脑神经麻痹

最常见的是周围性面瘫(23.7%～36.8%),面瘫程度一般不重,少数患者可见外直肌力弱。

4.其他

如病理反射(+)等。

(三)高颅内压及脑膜刺激征

头痛、呕吐及脑膜刺激征都是小脑出血常见的症状。小脑出血时呕吐较一般颅内出血更为严重,往往为频繁呕吐,其原因除高颅内压外,更重要的是脑干受侵特别是第四脑室底受累,因此频繁呕吐是小脑出血时较重要的症状。小脑出血时高颅内压症状明显的原因除出血占位外,血液破入脑室扩张积血或凝血块或肿胀的小脑阻塞脑脊液循环引起梗阻性脑积水进一步使颅内压增高,极易发生枕大孔疝引起死亡。曾有意识尚清的小脑出血患者,在门诊送往CT室检查过程中即发生枕大孔疝死亡。因此，疑诊为小脑出血的患者，即使意识清楚，亦应警惕有发生枕大孔疝的可能。

由于小脑出血的出血量不同、是否穿破脑室、有无脑干受压等情况不同，临床症状轻重不等，大致可分为 4 型。

1.重型

出血量多，血肿穿破脑室，很快昏迷，脉搏减慢，眼球浮动或分离斜视等脑干受压症状，预后不良，常于短期内死亡。

2.轻型

出血量少，未破入脑室，血肿可被吸收，多治愈。

3.假瘤型

起病较缓慢，头痛、呕吐，有明显小脑体征，颅内压增高，适于手术治疗。

4.脑膜型

主要出现项强及脑膜刺激征，预后较好。

五、辅助检查

（一）CT 检查

自 CT 应用于临床以后，小脑出血才得以在生前明确诊断，因此 CT 检查是本病的首选检查项目。它不仅可以确定出血部位、范围、出血量，并可确定有无穿破脑室及脑室内积血情况，对诊断和治疗均十分必要。统计文献报告的 328 例小脑出血，出血量为 15～54 mL，以 8～21 mL多见，＞15 mL 者占36.9%；约 25%显示第四脑室受压，有的可见环池及四叠体池消失。此外，尚可观察第三脑室与侧脑室是否有积血或扩大。有时小脑出血量很少，颅后窝伪影较多，必要时可行颅后窝薄扫以助诊断。

（二）其他检查

疑为脑血管畸形、血管瘤等病因引起的小脑出血，应作 MRI、MRA 或 DSA 等检查以明确病因。

六、诊断及鉴别诊断

由于小脑出血缺乏特异性症状，因此凡是突然眩晕、头痛（特别是后枕部疼痛）、频繁呕吐、瞳孔缩小、肢体共济失调、意识障碍迅速加重者，应高度怀疑小脑出血，立即护送进行头部 CT 检查以明确诊断。在未做头部 CT 检查前，要注意与蛛网膜下腔出血、脑干出血或梗死、椎-基底动脉供血不足、大脑半球出血相鉴别，要仔细查体，注意有无眼震、瞳孔大小及眼位、肢体肌张力及共济运动情况。某些患者还可出现强迫头位，对疑似患者可依据 CT 结果以资鉴别。

七、治疗

（一）内科治疗

适用于出血量＜15 mL、意识清楚、临床及 CT 所见无脑干受压症状、血肿未破入脑室系统者。可用脱水降颅内压及脑保护治疗，与一般脑出血相同，但应密切观察病情，一旦症状加重，应复查头部 CT，以进一步了解血肿及其周围水肿变化情况，以决定是否需要手术治疗。

(二)手术治疗

血肿≥15 mL或血肿直径>3 cm者,可考虑手术治疗;出血量≥20 mL、有脑干受压征或血肿破入脑室系统并出现梗阻性脑积水者,应紧急手术清除血肿,否则可能随时发生脑疝死亡;如小脑出血由血管畸形或血管瘤破裂所致,可手术治疗。

八、预后

由于目前诊断和治疗及时,小脑出血的死亡率已降至10%~20%,存活者多数恢复良好,生活可自理,甚至恢复工作。

(刘东阳)

第八节 丘脑出血

一、概述

丘脑出血是由于高血压动脉硬化等原因所致的丘脑膝状动脉或丘脑穿通动脉破裂出血,约占全部脑出血的24%。

1936年Lhi mitt首次报告丘脑出血。其后,Fisher于1959年对丘脑出血的临床及病理进行了较系统的研究,提出了丘脑出血的3个临床特点:①感觉障碍重于运动障碍。②眼球运动障碍,尤其是垂直注视麻痹。③主侧丘脑出血可引起失语。

1970年以来,CT应用于临床后,提高了丘脑出血的诊断率,并且能够确定血肿的部位、大小、血肿量、扩展方向及是否穿破脑室等,使我们对丘脑出血有了更深的认识。

丘脑是一对卵圆形的灰质团块,每个长约38 mm,宽约14 mm,斜卧于中脑前端。中间有一Y形内髓板,把丘脑大致分成内、外二大核群,内侧核群与网状结构及边缘系统有重要关系,外侧核群与身体的各种感觉及语言功能密切相关。丘脑膝状动脉位于丘脑外侧,丘脑穿通动脉位于丘脑内侧。

二、病因

丘脑出血的病因与一般脑出血相同,主要为高血压动脉硬化。

三、病理

丘脑出血量不大时,可仅局限于丘脑内或主要在丘脑。丘脑内侧出血为丘脑穿通动脉破裂所致,多向内扩展破入脑室,可形成第三脑室和第四脑室铸型,亦可逆流入双侧侧脑室。丘脑外侧出血是丘脑膝状动脉破裂所致,常向外发展破坏内囊甚至苍白球和壳核,也常于侧脑室三角部和体部处破入侧脑室。丘脑出血也可向下发展,挤压和破坏下丘脑,甚至延及中脑,严重时可形成中心疝。

四、临床表现

（一）头痛、呕吐、脑膜刺激征

同其他脑出血一样，丘脑出血后的高颅内压及血液破入脑室，使临床上出现头痛、呕吐、脑膜刺激征。

（二）眼部症状

约31%的患者出现双眼上视不能。约15%的患者出现双眼内下斜视，有人描述为盯视自己的鼻尖，曾被认为是丘脑出血的特征性症状。上述临床症状是丘脑出血向后、向下发展影响了后联合区和中脑上丘所致。8%的患者可出现出血侧的霍纳征，即睑裂变窄、瞳孔缩小及同侧面部少汗，是由于交感神经中枢受影响所致。13%的患者可出现共同偏视，系由于影响了在内囊中行走的额叶侧视中枢的下行纤维所致。

（三）意识障碍

43%的患者出现不同程度的意识障碍。丘脑本身为网状结构中非特异性上行激活系统的最上端，因此丘脑出血时常常影响网状结构的功能，产生各种意识障碍。这是丘脑出血比壳核出血及脑叶出血等更易出现意识障碍的原因。

（四）精神症状

13%的患者可出现精神症状，表现为定向力、计算力、记忆力减退，还可有情感障碍，表现为淡漠、无欲或欣快。多见于丘脑内侧出血破坏了丘脑与边缘系统及额叶皮质之间的相互联系，扰乱了边缘系统及大脑皮质的正常精神活动所致。丘脑出血所致的精神症状一般持续2～3周。

（五）语言障碍

丘脑出血的患者可出现语言障碍，包括构音障碍和失语。两侧丘脑出血均可出现构音障碍，而失语仅见于优势侧丘脑出血。表现为音量减小，严重者近似耳语，语流量减少，无自发性语言，运动性失语，常伴有听觉及阅读理解障碍。丘脑性失语属皮质下失语，多数学者认为与丘脑腹外侧核的损害有关。1968年Bell对50例帕金森病患者进行丘脑腹外侧核低温冷冻治疗，观察到34例患者出现构音障碍，17例患者出现语音减低，10例患者出现失语。丘脑腹外侧核有大量纤维投射到Broca区，据认为对皮质语言中枢起着特殊的“唤起”作用。也有人认为丘脑腹前核或丘脑枕核在丘脑性失语中起重要作用。语言障碍多见于丘脑外侧出血，多于3周内恢复或明显减轻。

（六）运动障碍

丘脑出血出现肢体瘫及中枢性面舌瘫是由于血肿压迫和破坏内囊所致。约24%的患者肢体瘫痪表现为下肢瘫痪重于上肢，上肢瘫痪近端重于远端。国外学者把这种现象称之为丘脑性不全瘫，国内崔得华称之为丘脑性分离性瘫痪，是丘脑出血的特有症状，被认为与内囊内的纤维排列顺序有关。

有报道丘脑出血时可出现感觉性共济失调和不自主运动，但临床上很少见到。

（七）感觉障碍

丘脑是感觉的中继站，约72%的患者出现感觉减退或消失，且恢复较慢。丘脑损害时，感觉障碍的特点是上肢重于下肢，肢体远端重于近端，深感觉重于浅感觉。但在丘脑出血时这种现象并不十分明显。丘脑出血时感觉障碍一是破坏了丘脑腹后外侧核和内侧核，二是影响了内囊后肢中的感觉传导纤维。

丘脑出血时可出现丘脑痛，是病灶对侧肢体的深在或表浅性的疼痛，性质难以形容，可为撕裂性、牵扯性、烧灼性，也可为酸胀感。疼痛呈发作性，难以忍受，常伴有情绪及性格改变，一般止痛药无效，抗癫痫药如苯妥英钠和卡马西平常可收到明显效果。现在认为丘脑痛的发病机制与癫痫相似，多见于丘脑的血管病，常在发病后半年至一年才出现，丘脑出血急性期并不多见。我们对 35 例丘脑出血的患者进行了 3 年的随访观察，其中 10 例患者出现了丘脑痛，约占 28.5%。2 例病后即出现丘脑痛，2 例病后 1 年出现，3 例病后 2 年时出现，3 例病后 2 年半时才出现。

(八)尿失禁

很多意识清醒的丘脑出血患者出现尿失禁，多见于出血损伤丘脑内侧部的患者，一般可持续 2～3 周。丘脑的背内侧核被认为是内脏感觉冲动的整合中枢，它把整合后的复合感觉冲动传到前额区。丘脑出血时损害了背内侧核的整合功能，导致内脏感觉减退，使额叶排尿中枢对膀胱控制减弱而出现尿失禁。

(九)其他症状

丘脑出血时，患者可出现睡眠障碍，表现为睡眠周期的紊乱、昼夜颠倒，部分患者有睡眠减少，可能与网状结构受影响有关。

有报道丘脑出血时可出现丘脑手，表现为掌指关节屈曲，指间关节过度伸直，伴有手的徐动。有人认为是手的深感觉障碍所致，也有人认为是肌张力异常引起的。

(十)丘脑出血的临床分型

丘脑出血在临床上并没有一个广为接受的分型，为了便于了解病变部位与症状的关系，可简单分为三型。

1.内侧型

血肿局限在丘脑内侧或以内侧为主。临床主要表现为精神症状、尿失禁、睡眠障碍，而感觉障碍、运动障碍、语言障碍均较轻或无。

2.外侧型

血肿局限在丘脑外侧或以外侧为主。临床上以偏瘫、偏侧感觉障碍为主，伴有偏盲时，可为典型的“三偏”征，常伴有语言障碍。

3.混合型

血肿破坏整个丘脑，可表现上述两型的症状。上述三型破入脑室时，可出现脑膜刺激征。

五、实验室检查及特殊检查

头部 CT 是诊断丘脑出血的最佳方法，可直观地显示血肿的位置，大小及扩展情况(图 5-4)。

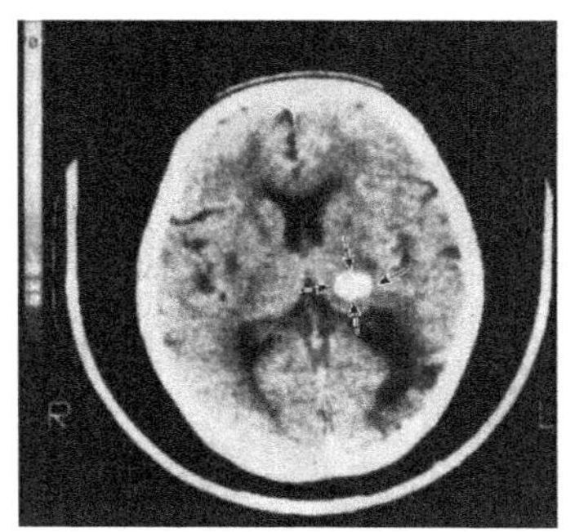

图 5-4 丘脑出血

六、诊断

有高血压病史，突然出现头痛、呕吐，并有下列症状之一者：双眼上视受限、双眼内下斜视、霍纳征、丘脑性分离性瘫痪，应考虑有丘脑出血的可能。头部 CT 发现有高密度影即可确诊。

七、治疗

丘脑出血因其位置较深，手术损伤大，术后常有严重的后遗症，临床上多主张保守治疗。

当出现以下两种情况时，可考虑手术治疗：血肿量超过 10 mL，临床症状进行性加重或出现脑疝时，可考虑做血肿清除术，一般认为以施行血肿部分清除术为好，尽量少作血肿完全清除术；丘脑出血破入脑室引起急性梗阻性脑积水时，可考虑作脑室引流术。

八、预后

(一)急性期预后

头部 CT 扫描有下列情况者预后较差：血肿直径大于 3.5 cm 或血肿量超过 13 mL，伴发急性梗阻性脑积水，中线结构向对侧移位超过 3 mm，环池、四叠体池受压消失或缩小。

(二)恢复期预后

内侧型丘脑出血预后较好，出现的精神症状，睡眠障碍及尿失禁多在一个月内消失，少数患者可不遗留任何症状。

外侧型丘脑出血预后较差，出现的感觉障碍持续时间较长，部分患者不能恢复，少部分患者还可出现丘脑痛；外侧型出血波及内囊而引起的肢体瘫痪也可持续很长时间，多数患者难以完全恢复。

九、预防

积极预防和治疗高血压病和动脉硬化。

（刘东阳）

第九节　蛛网膜下腔出血

一、蛛网膜下腔出血的病因病理

(一)危险因素

SAH 可干预的主要危险因素包括高血压、吸烟和过量饮酒，不可干预的重要危险因素是家族对 SAH 的易感性。国外资料统计：一级亲属患相同疾病的危险性增高 2～6 倍。

(二)病因

比较明确及常见病因有以下几种。

1.动脉瘤

动脉瘤包括先天性和动脉硬化性两类。①先天性：最常见，多中年(40 岁)以后发病，占

50%～80%。②动脉硬化性：老年人最常见，占13%～15%。

2.脑动静血管畸形（AVM）

青少年多见，占2%左右。

3.烟雾病（或称脑底异常血管网）

患者多较年轻，约占1%。

4.静脉出血

约占10%。该组患者的血液主要见于环池或仅见于四叠体池，出血不会蔓延到大脑外侧裂或大脑纵裂前部，侧脑室后角也可沉积一些血液。这种疾病仅根据CT所见出血部位的特征性分布，结合无动脉瘤即可诊断。临床上多表现为非动脉瘤性中脑周围出血，很难与动脉瘤性出血区分，预后良好。

5.其他

少数患者用目前的检查手段未发现明确病因，占14%～16%，预后较好；还有各种感染引起的动脉炎、血液疾病、结缔组织病、肿瘤破坏血管、动脉夹层分离、硬脑膜动静脉瘘等所引起者，约占1%。

(三)发病机制

1.先天性颅内动脉瘤

先天性颅内动脉瘤多见于脑底动脉环分叉处，约80%在该动脉环的前部。动脉瘤发生率的部位按以下顺序依次递减：大脑前交通动脉＞大脑前动脉＞颈内动脉、大脑中动脉＞大脑后交通动脉。

动脉瘤发生部位多因动脉内弹力层和肌层先天性缺陷，在血液涡流的冲击下渐渐向外突出，到成年后出现囊状扩张（莓果样）形成动脉瘤。患者在40～50岁发病。大多数为单发，20%左右为多发，可以在同一侧，也可左右两侧均发生。

2.动脉硬化性动脉瘤

动脉硬化性动脉瘤多见于脑底部较大的动脉主干。脑动脉硬化时，脑动脉中的纤维组织代替了肌层，内弹力层变性、断裂，胆固醇沉积于内膜，破坏管壁，在血流的冲击下，渐扩张形成与血管纵轴平行的梭形动脉瘤。

3.脑动静血管畸形

脑动静血管畸形多发生在脑内的小动脉、静脉或毛细血管处，相对靠近皮质。该处血管壁常先天发育不全，变性，厚薄不一。

4.烟雾病

其异常血管网多位于基底池，也可波及室管膜下、脑室壁及其周围（包括基底核）。由颈内动脉末端、大脑中、前动脉起始部，因变态反应性炎症致内膜明显增生，管腔狭窄或闭塞，导致代偿性血管增生，形成异常血管网，这些异常血管网血管有的管壁菲薄、管腔大，易破裂出血；也可由于血流动力学改变形成囊性或粟粒性动脉瘤，导致出血。

在上述四种病理变化基础上（均有管壁菲薄）可引起脑血管自发破裂，或在血压突然增高时被冲破而导致出血。

(四)病理

1.大体所见

(1)出血后血液主要流入蛛网膜下腔，诸脑沟、脑池、脑底等处可见凝血块及血液积聚。

(2)动脉瘤裂口正向着脑组织时,可继发脑内血肿。

(3)个别病例血液可直接破入或逆流入脑室,形成脑室内积血。前交通支动脉瘤破裂,血液可穿破终板进入脑室,特别是第五脑室有积血时,基本上可考虑由该处动脉瘤破裂引起。

(4)部分病例(急性期约为70%)可见不同程度的脑室扩张、积水、积血。

(5)血管异常:可发现动脉瘤(直径>0.4 cm)、动静脉畸形、烟雾病等。

2.光镜下所见

脑膜轻度的炎性反应及脑水肿(无特异性)。

3.电镜下所见

蛛网膜纤维化改变,轻者蛛网膜轻度增厚,血管周围可见纤维组织;中度蛛网膜明显增厚,蛛网膜下腔纤维化;重者蛛网膜下腔严重阻塞至完全阻塞,没有CSF循环的空隙。

二、蛛网膜下腔出血的诊断与鉴别

(一)临床表现

1.一般情况

(1)年龄:各年龄组均可发病。但发病的年龄多与病因有关。先天性动脉瘤多在40~50岁发病,动脉硬化性动脉瘤多大于60岁发病,脑血管畸形、烟雾病相对年龄较轻,多在10~40岁发病。SAH发病的平均年龄在48~50岁。

(2)性别:差异不大。男性略多于女性,男∶女约为1.5∶1。

(3)起病方式:急骤,多在数分钟至数十分钟内达高峰。多在活动中发病,是四大脑血管病中发病较快的一种。

(4)诱因:多在突然用力(如排便、抬重物、剧烈运动、性交等)或情绪波动较大(如兴奋、生气、吵架等)时发生。

(5)前驱症状:大多数患者无明显的前驱症状,个别患者有轻度头痛、脑神经麻痹(最常见的为动眼神经瘫,由动脉瘤突然扩大或轻度血液外渗压迫动眼神经所致)等,但发生率很低。

2.症状

(1)头痛:突然剧烈头痛,难以忍受。发生率在98%左右。

(2)呕吐:恶心、呕吐,多为喷射状。发生率在88%左右。

(3)抽搐:发病早期出现一过性局部或全身性抽搐。发生率在20%左右。

(4)精神症状:个别患者可以精神症状为首发症状,也可在发病早期或经过中出现。因前交通动脉瘤或大脑中动脉第二分支处动脉瘤(位于外侧裂)破裂后影响额叶、颞叶所致。发生率为2%~5%。

3.体征

(1)脑膜刺激征:86%左右颈强直阳性;63%左右克氏征阳性。

(2)眼底玻璃膜下、视网膜前出血:呈斑、片状,多分布在视盘周围。这种出血在发病1小时内即可出现。这一体征对SAH具有诊断意义。发生率为15%~25%。

(3)动眼神经瘫:后交通动脉瘤所致,动眼神经走行在小脑上动脉与大脑后动脉之间,大脑后动脉与后交通动脉相靠很近,所以后交通动脉瘤的扩张极易压迫动眼神经,产生动眼神经麻痹(包括瞳孔散大)。

(4)意识障碍:占50%~60%。轻重程度不等,包括一过性意识障碍(多在30分钟内恢复)、嗜睡、浅、深昏迷，甚至去脑强直。

(5)局灶体征：轻偏瘫、单瘫、失语、一侧病理反射阳性等，出现上述体征的可能原因如下。①早期因动脉瘤破裂时出血量较大，在局部形成血肿，压迫脑实质或附近的动脉；蛛网膜下腔出血的血液，沿神经纤维流入脑实质内，在脑叶中形成血肿。②浅层血管畸形破裂出血，破坏局部的脑组织。③晚期因动脉瘤破裂出血周围的动脉发生痉挛，引起局部脑组织的缺血、软化，出现部位症状。④由于动脉破裂处有血栓形成，脱落后引起栓塞。

(6)吸收热：出血后 2～3 天出现，一般体温不超过 38.5 ℃。

4.临床分级

(1)Hunt-Hess 法：根据病情程度进行临床分级的方式有许多种，从便于临床应用的角度看，目前采用较多的是将 Hunt 和 Hess 分别在 1968 年提出的临床分级法相结合，即 Hunt-Hess 法，共分为 5 级。

1 级：轻微头痛及项强(或无症状)。多见于非动脉瘤性中脑周围出血。多无体征，无再发和迟发性脑缺血，可有脑室增大，预后良好，恢复期短，远期生活质量高，起病时有癫痫发作者可排除此病。

2 级：中度至重度头痛及脑膜刺激征(＋)，无神经系统定位体征及脑神经麻痹。即经典型 SAH。

3 级：轻度意识障碍。嗜睡、谵妄或伴有轻度神经系统定位体征(包括脑神经损伤)。

4 级：不同程度的昏迷。中度到重度；神经系统定位体征；出现早期去脑强直表现，自主神经功能损伤。

5 级：深昏迷，去脑强直，濒死状态。

(2)昏迷评分、分级：格拉斯哥昏迷评分(Glasgow coma scale，GCS)和世界神经外科联盟(WFNS)分级。

分别见表 5-1、表 5-2，WFNS 分级是根据有无运动障碍制订的，也广泛应用于临床。

表 5-1　格拉斯哥昏迷评分(Glasgow coma scale，GCS)

项目	指定内容反应情况	积分	项目	指定内容反应情况	积分
睁眼	自动睁眼	4		无语言	1
	呼之能睁眼	3	运动反应	按指示运动	6
	疼痛刺激睁眼	2		痛刺激时能拨开医师的手	5
	任何刺激不睁眼	1		对疼痛能逃避	4
语言回答	回答正确	5		刺激后四肢屈曲	3
	对话含糊	4		刺激后四肢强直	2
	能理解，不连贯	3		对刺激无反应	1
	难以理解	2			

表 5-2　WFNS 分级法

分级	GCS	运动障碍	分级	GCS	运动障碍
Ⅰ级	15 分	无	Ⅳ级	12～7 分	有或无局灶症状
Ⅱ级	14～13 分	无	Ⅴ级	6～3 分	有或无局灶症状
Ⅲ级	14～13 分	有局灶症状			

注：评分标准为 15 分，正常；低于 3 分，脑死亡；13～14 分，轻度昏迷；9～12 分，中度昏迷；<8 分，重度昏迷。

5.再发

(1)再发时间:SAH容易再发,急性存活者约30%再发,易再发的时间从病后1~4周为高峰期,至少15%的患者在首次出血后数小时内可发生早期再出血,目前这种早期再出血的发生是SAH死亡的主要原因,内、外科干预能够防止早期和后期再发性出血。

第2~3周会出现第2个再发高峰。4周至6个月后再发率下降。其诱因与第一次发病相同,但更敏感,有时查体过程中也可再发。再发的临床表现为病情稳定的患者,症状突然明显加重,如剧烈头痛、呕吐、脑膜刺激征明显等,多伴有意识障碍或抽搐。

(2)诊断再发的根据:①原症状、体征突然加重。②出现新的体征:玻璃下出血,脑神经损伤,局部定位体征。③CT:可见脑室较前扩大,诸脑沟、脑池、脑裂血量增多。④腰椎穿刺:CSF含血量增多。

(3)再发的机制:目前认为当动脉瘤破裂后,将启动体内的凝血机制,在血管破裂处形成凝血块。在发病初期,为了止血,凝血功能较溶血功能活跃,随后,机体又将增强溶血功能,以维持溶血及凝血之间的动态平衡。一般情况下,约2周左右,血管破裂处的凝血块被溶解,但这时的血管修复过程尚未完全完成,因此,动脉瘤易破裂再发。

为预防再发,第一次出血后应尽早作血管造影,查明病因,发现动脉瘤者,及早介入栓塞或手术治疗,以防止再发,降低死亡率。

6.特殊类型的SAH

特殊类型的SAH即中脑周围非动脉瘤性蛛网膜下腔出血,是1980年荷兰神经病学家Van Gijn和放射学家Van Dongen首先报道的,此型SAH出血仅限于中脑周围脑池,且脑血管造影阴性。以后又有类似的相关报道。1985年他们提出了这一临床表现平稳,放射学独特的SAH类型——中脑周围非动脉瘤性蛛网膜下腔出血。目前,PNSH已被广大神经病学者认同并重视。正确诊断PNSH可以缩短住院时间,减少重复脑血管造影及开颅手术探查。节省医疗资源,减轻患者思想负担,具有良好的社会效益和经济效益。

(1)PNSH的病因:不清,可能为颅内静脉出血(Rosenthal基底静脉及其分支撕裂、脑桥前纵静脉、后交通静脉或脚间窝静脉出血)、动脉穿通支破裂、基底动脉壁的低压力出血等。

(2)临床特点:头痛相对轻,可伴呕吐,多无意识障碍、抽搐及神经系统局灶体征。临床Hunt和Hess分级均为Ⅰ~Ⅱ级。

(3)影像学特点:头部CT显示PNSH的出血部位位于环池周围、中脑前方,不进入外侧裂或大脑前纵裂。四叠体池出血也是PNSH的一种。脑血管造影绝大部分为阴性。目前比较一致地认为,初次脑血管造影正常者,如出血局限于中脑周围池中,不必重复造影。

(4)治疗:与动脉瘤性SAH的治疗不同,PNSH患者不需强制性卧床和限制活动,不需要过分控制血压,不用钙通道阻滞剂,住普通病房,一般对症治疗即可。

(5)预后:PNSH患者一般无复发,无并发症,无后遗症,预后良好。

7.SAH的特殊表现

以下几种情况临床极易引起误诊,首次接诊患者时需特别注意。

(1)老年人头痛、呕吐、脑膜刺激征等均可不出现或不典型,或仅出现精神症状,易漏诊。

(2)极重型患者发病后很快进入深昏迷,并伴有去脑强直和(或)脑疝,很快导致死亡,易误诊为脑出血。

(3)视盘水肿:发生率约为10%,个别患者伴有视力下降,或有三叉神经、展神经、面神经功能障碍。易误诊为高颅内压或颅内占位性病变。

(二)辅助检查

1.CT 扫描

目前已将 CT 列为 SAH 必须做的首选方法,CT 显示蛛网膜下腔内高密度影可以确诊 SAH。动态 CT 检查还有助于了解出血的吸收情况,有无再出血、继发脑梗死、脑积水及其程度等。

(1)必要性:有学者曾统计过 250 例临床和腰椎穿刺诊断为 SAH 的患者,全部经 CT 检查后发现仅 134 例(53.6%)符合 SAH 的改变,其余 116 例(46.4%)为无明显部位体征的脑出血,分别为脑叶出血(51 例,占 43.9%)、脑室出血(34 例,占 28.9%)、小脑出血(8 例,占 7.3%)、丘脑出血(11 例,占 9.7%)、尾核头出血(10 例,占8.5%)、壳核出血(2 例,占 1.7%),总误诊率高达 46.4%。由此可见头部 CT 在诊断 SAH 中的重要作用。

(2)CT 扫描的时间:CT 扫描时间是越早越好,但在发病当时到 1 个月内均有意义。存在广泛的脑水肿时,无论是否存在脑死亡,CT 扫描都有可能出现 SAH 假阳性诊断。广泛的脑水肿可引起蛛网膜下腔内静脉淤血,酷似 SAH。应仔细观察 CT 扫描,蛛网膜下腔内少量的血液容易被忽略。

(3)血液分布及 CT 分型:可概括为 6 种情况,即相应地分为 6 型。

1)正常型:颅内各部位均未见出血。多见于出血量少,吸收好,发病 1 周以后作 CT 的患者,CT 检查阴性率高,即使是在出血后 12 小时内进行 CT 检查,采用先进的 CT 机,SAH 患者仍有约 2%的阴性率,这时作腰椎穿刺有绝对的诊断意义,此型约占 17%(图 5-5)。

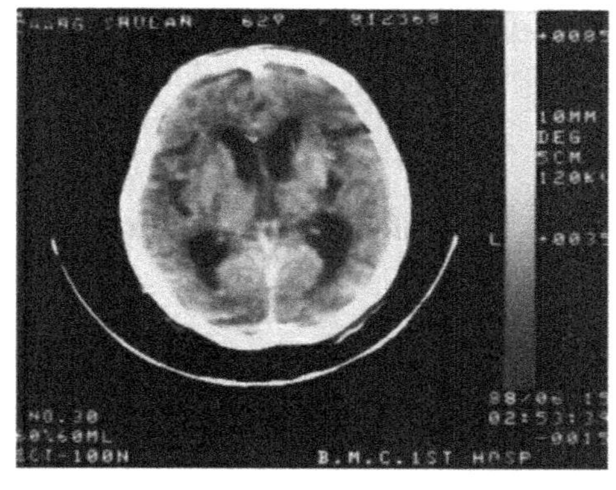

图 5-5 头 CT 示蛛网膜下腔出血正常型

2)经典型:血液主要分布在诸脑沟、脑池、脑裂中,为典型的蛛网膜下腔出血 CT 所见,表现为此型的患者几乎均在病后 1 周内作 CT,约占 38%(图 5-6)。

3)脑室积血型:除蛛网膜下腔有血外,脑室内亦有积血,可波及一个至全部脑室,但均为部分脑室积血,不形成脑室铸型,流入侧脑室的血多可形成液平面,这两点可与原发性脑室出血相鉴别,此型约占 21%(图 5-7)。

4)血肿型:除蛛网膜下腔有血外,在脑实质中或某一脑裂内形成血肿。主要表现在额叶、颞叶、前纵裂及外侧裂等部位血肿形成。这是因为 SAH 的主要病因是动脉瘤,并多发生在大脑前动脉与前交通动脉或大脑中动脉与颈内动脉的分叉处,所以血肿形成也易在其附近。但顶叶、枕叶及小脑半球除外,如果上述部分发生血肿,基本上不能诊断原发性 SAH。此型约占 11%。根据这一特点可与脑叶出血、小脑出血相鉴别(图 5-8)。

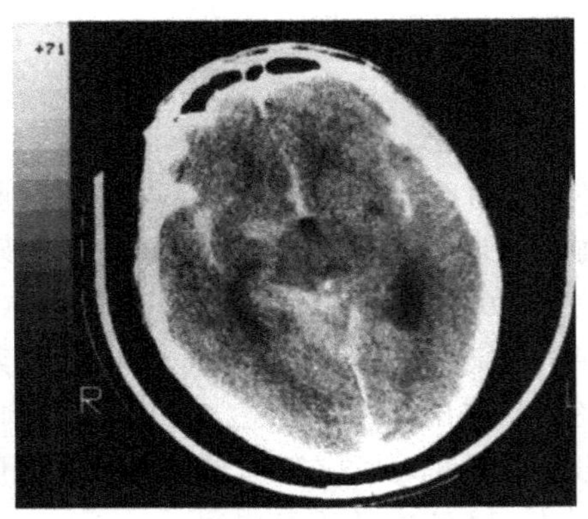

图 5-6　头 CT 示蛛网膜下腔出血经典型

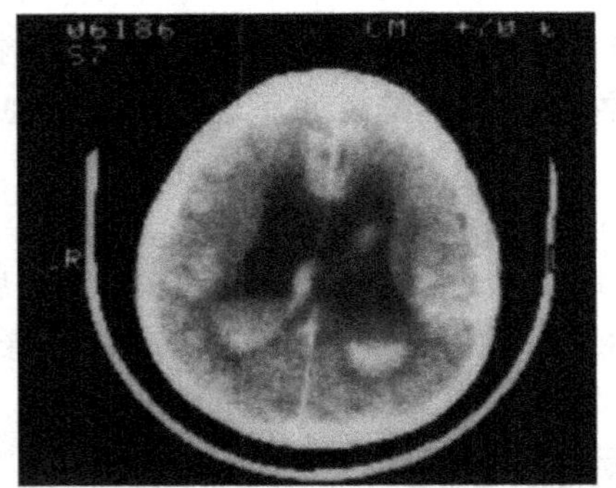

图 5-7　头 CT 示蛛网膜下腔出血脑室积血型

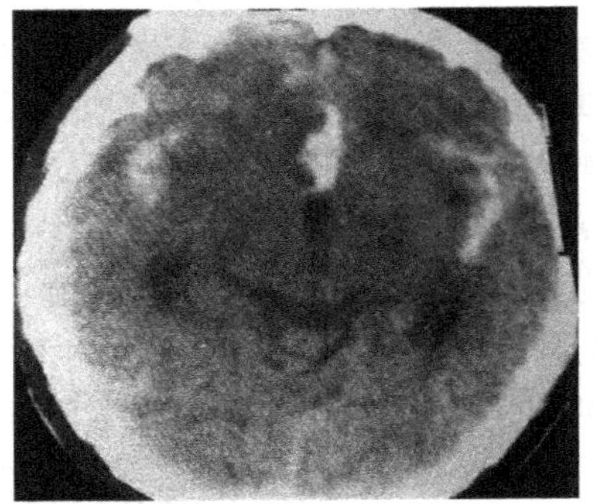

图 5-8　头 CT 示蛛网膜下腔出血血肿型

5)混合型：为经典型、脑室积血型和血肿型三者同时并存在一个病例中，为最重的一型，约占 13%(图 5-9)。

6)非动脉瘤性中脑周围出血：出血部位位于环池周围、中脑前方，不进入外侧裂或大脑前纵裂(图 5-10)。

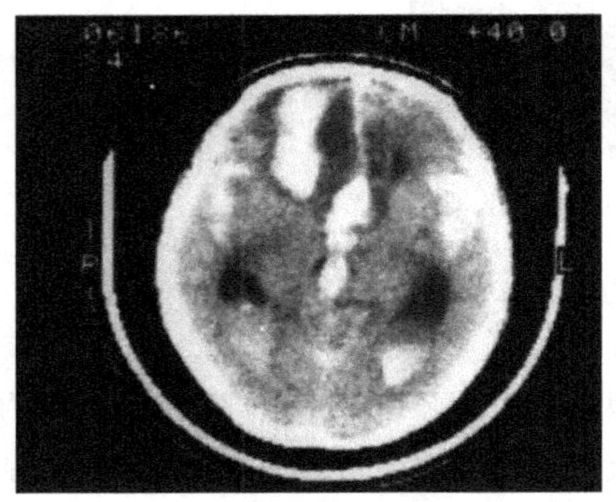

图 5-9　头 CT 示蛛网膜下腔出血混合型

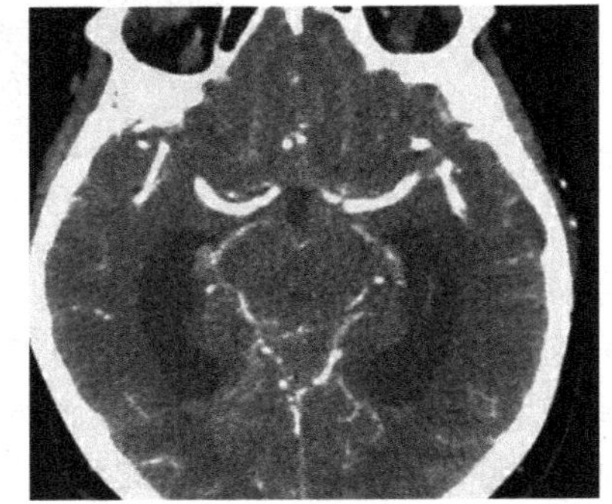

图 5-10　头 CT 示非动脉瘤性中脑周围出血

(4)颅内积血分型的临床意义：血肿的分布类型对诊断动脉瘤的存在具特异性。脑室积血通常与前交通支动脉瘤或颈内动脉与大脑前、中动脉分叉处动脉瘤有关。蛛网膜下腔与脑池中血液集聚最多的部位通常距动脉瘤的位置最近。CT 显示正常型或经典型的病例，临床分级多在Ⅱ级以下；脑室积血型、血肿型及混合型病例，临床分级多在Ⅲ级以上。

(5)脑室积血:SAH 时,常发现脑室内有积血,血液流入脑室的通道有以下几种。①通过四脑室的正中孔、侧孔逆流而入:其特点是四脑室是血最多或唯一有血的脑室。②经胼胝体嘴破入:血液以第五脑室或三脑室最多。特别值得一提的是血液主要在第五脑室时,多为前交通支动脉瘤引起,对诊断很有意义,具有定位及明确病因的作用。③血液直接从前角破入:脑室内积血多偏于一侧。④血液直接从下角破入:脑室内积血多偏于一侧。⑤胼胝体压部破入:少见。

(6)脑室扩张:根据文献报道 SAH 时急性期有 35%～70%可出现脑室扩张,部分学者的临床资料表明发生率约占 70%。①早期(急性期):指出血当时至 2 周以内发生者,最早的发病当天就发现有脑室扩张,其中约有 45%可持续 2 周以上;②晚期(慢性期):发生率为 3%～5%,指出血后 2～6 周内发生者。全部脑室扩张积水中 16%左右可能形成正常颅内压脑积水。

脑室扩张的判断标准及扩张程度:关于脑室扩张的判断标准有很多种,目前采用较多、简便易行、适合于临床的是 John Vassilouthis 于 1979 年提出的数值与方法。具体数值与测量方法如下。

在 CT 上分别测量室间孔平面的脑室宽度(X)和同一平面颅骨内板间的宽度(Y),取两者之比判定有无脑室扩张及扩张程度(图 5-11)。

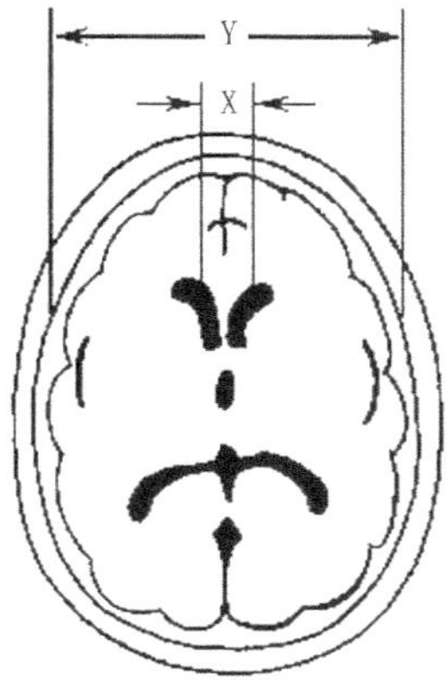

图 5-11 头 CT 测量室间孔平面的脑室宽度

正常 X∶Y<1∶6.4。

轻度扩张 X∶Y=1∶(5～6)。

中度扩张 X∶Y=1∶(4～5)。

重度扩张 X∶Y>1∶4。

脑室扩张的发病机制:早期脑室扩张是由于血液破入蛛网膜下腔后,主要集中在基底池、第四脑室诸孔附近,影响了脑室内外的 CSF 循环,或血液随着 CSF 循环,大量红细胞集聚于蛛网膜表面,形成凝血块,导致 CSF 吸收障碍,从而导致早期脑室扩张。晚期脑室扩张是 SAH 2 周后,部分病例可出现蛛网膜下腔纤维组织增生,形成不同程度的蛛网膜增厚,影响了 CSF 的循环与吸收,导致晚期脑室扩张。

(7)CT 在诊断、鉴别诊断:SAH 及对其病因、预后等判断方面的意义。

1)诊断:在以往的诊断标准中,缺乏更确切的指标,CT 是目前较普及、患者容易接受的可靠的诊断方法,应列为首选检查,尽早进行,不论其腰椎穿刺及血管造影结果如何,CT 检查均应列为诊断 SAH 的必备项目之一。

2)鉴别诊断:大部分脑叶、脑室、尾状核头出血及少数丘脑、小脑半球,少量壳核出血在症状、体征及腰椎穿刺结果上均与 SAH 十分相似,临床上几乎难以鉴别,致使临床未经 CT 诊断的 SAH 病例中出现高达 40%~50%的误诊率。CT 可使这些部位的出血一目了然,有利于指导以后的治疗、护理及对预后进行估计。

对于 SAH 后 3~4 周来诊的患者,CT 亦可鉴别脑叶等其他部位的出血,因上述部位的出血吸收速度较蛛网膜下腔血液吸收速度慢得多,一般在一个月内仍可见到原出血部位的痕迹。CT 还有助于区分原发性 SAH 和脑外伤。外伤性 SAH 的血液通常局限于脑凸面的浅沟内,且邻近骨折或脑挫伤处。

3)判断病因:CT 显示并发脑室积血或颅内血肿者,多提示有动脉瘤存在,血肿的部位不同揭示动脉瘤的部位不同,相对具有特异性。颅内血肿的形成说明动脉瘤破裂时出血量大,压力高,病情多较凶险。SAH 形成血肿一般都不发生在顶叶、基底节、丘脑、小脑、枕叶部位。SAH 致成的颞叶、额叶血肿在形状上也与原发的脑叶出血有所区别。前纵裂,第五脑室,外侧裂等部位的血肿多是动脉瘤破裂所致积血的特异部位。

4)判断动脉瘤的位置:蛛网膜下腔及脑池中的血液分布与动脉瘤的关系没有统计学意义,但有一种倾向,即血液集聚最多的部位通常表明其距动脉瘤位置最近。根据 CT 结果可以初步判断或提示颅内动脉瘤的位置。①前交通动脉瘤:额叶前中部或一侧额叶的中间部,呈火焰样血肿。也可位于前纵裂、鞍上池或形成脑室内积血,特别是第五脑室内积血,多为前交通动脉瘤引起,对前交通动脉瘤破裂具有诊断意义。②大脑中动脉分支动脉瘤:大多为颞叶或外侧裂血肿,少数形成额叶血肿。③颈内动脉与大脑前、中动脉分叉处动脉瘤:颞叶、额叶血肿或脑室内积血。④颈内动脉段动脉瘤常出现鞍上池不对称积血。⑤后交通动脉瘤:形成血肿的机会较少,多位于颞叶。而出血在脚间池和环池,一般无动脉瘤。

以上现象有助于选择脑血管造影的部位及方法。

5)判断病情程度:根据 CT 分型,估计临床分级情况。①CT 正常型:临床表现多为 1 级或 2 级;②CT经典型:临床表现大部分为 2 级或 3 级;③CT 血肿型、颅内积血型、混合型:临床表现多在 3~5 级。

反之,也可根据临床分级估计 CT 所见:临床表现为 1 级、2 级者,CT 多为正常型、经典型;临床分级在 4 级或 5 级者,CT 多显示为血肿型、颅内积血型、混合型;临床分级为 3 级者,CT 各型均可见到,情况最为复杂。

以上五种情况综合判断,有利于指导治疗及估计预后。

6)判断预后:可根据 CT 的多项指标进行综合判断。①根据 CT 分型:正常型或经典型并且发病1~2 周后血液全部吸收者,如果短期内(1~2 个月)不再发或合并其他系统致命性并发症,预后较好,死亡率及致残率极低。②无脑室扩张者:临床分级多为 1 级或 2 级,CT 片上很少见到颅内积血,死亡率明显低于有脑室扩张者。③有脑室扩张者:需进行连续观察,半数以上(54.8%)的患者脑室可逐渐回缩,病情也随之好转,这说明早期脑室扩张大部分是可逆性改变,随着颅内积血的吸收,红细胞减少,脑室扩张改变可逆转。部分患者(45.2%)的脑室逐渐扩大,这些患者中半数为 SAH 再发,颅内出血再次增加;16%形成正常颅内压脑积水(NPH),导致永久性脑室扩张;它们的共同点是颅内积血吸收不良,同时伴有病情恶化,这与年龄大,脑组织损害范围广(脑梗死或脑实质内出血)有关。总之,脑室扩张程度是预测生存率的敏感指标之一。

7)CT 扫描还可发现一些有价值的所见,如以下几点。①发现较大的脑血管畸形:CT 增强扫描时，可显示较大的血管畸形：表现为斑状不规则的高密度区、点状出血、钙化、附壁血栓等。②发现较大的动脉瘤：CT 加强扫描后大动脉瘤呈均质高密度（血栓与钙化）影像。③继发性脑梗死或脑水肿所致的低密度区。

提示：CT 扫描对 SAH 的诊断十分重要，但需搬动患者故下列情况应慎重考虑。①再发高峰期：病后5～11 天，尽量减少搬动及各种刺激。②临床分级为 5 级的患者，因活动中比较危险，需与家属讲清利害关系，征得家属同意后方可以进行。③复发后持续昏迷不醒的患者亦应减少刺激。

2.腰椎穿刺

腰椎穿刺是常规检查项目之一，但不是唯一手段，也不是最后的诊断手段。对 CT 检查为正常型者的诊断有决定意义。要注意 CSF 的外观颜色、颅内压力、细胞数量及种类、蛋白含量，一般情况下糖及氯化物正常。有时还需进行 CSF 细胞学检查。

由于腰椎穿刺时间不同，CSF 改变也不相同。可有 5 个时间段的改变。

（1）病后 1～2 小时：CSF 可完全正常，最长可在 6 小时以内均为正常 CSF。

（2）病后 6～24 小时：CSF 外观呈均匀一致血性，色较深，出血量大者可类似静脉血的外观，颅内压力升高，程度不等，可至 3.9 kPa（400 mmH_2O）以上。常规检查：新鲜红细胞满视野，白细胞数量略增高；红细胞 ∶ 白细胞约为 700 ∶ 1，与血中相似；蛋白量多数正常。

（3）病后 1～7 天：CSF 外观粉红色，压力正常或升高，红细胞于 4 小时后开始溶解，离心后上清液呈黄色，并可见部分皱缩红细胞，白细胞反应性增生，蛋白量增高，约溶解 1 000 个 RBC，蛋白升高 1 mg/L。

（4）病后 1～2 周后：CSF 外观黄色，压力正常或升高，红细胞基本消失，白细胞增多，蛋白量增高，此时易与结脑混淆。

（5）发病 3 周后：CSF 外观黄变基本消失，白细胞正常或轻度升高，蛋白量正常或轻度升高，细胞学检查可见到较多的含铁血黄素吞噬细胞，该细胞持续存在 2 个月左右，有利于支持出血性疾病的诊断。

CSF 血性与误穿的鉴别方法：①误穿时因流出的是血液，所以很快出现凝固。②误穿时上清液无色透明，潜血试验阴性，红细胞形态完整且都是新鲜红细胞。③误穿时三管试验：逐渐变浅；而血性 CSF 则各管颜色均匀一致。④误穿时滴一滴流出液于纱布上，其向外扩展的印迹也逐渐变浅；而血性 CSF 则呈均匀一致性印迹。

3.磁共振成像（MRI）和磁共振血管成像（MRA）

MRI 与 CT 在显示 SAH 方面各有所长，在分析 SAH 的 MRI 征象时必须考虑 CSF 内水中氢质子与红细胞内含铁血红蛋白之间的相互作用。出血数小时后红细胞溶解，释放游离稀释的氧合血红蛋白（Oxy Hb）、还原血红蛋白（Det Hb）及高铁血红蛋白（Met Hb）。

SAH 后 24 小时内以Oxy Hb为主，2～7 天内以 Det Hb 为主，8～30 天内以 Met Hb 为主。Oxy Hb和 Det Hb 的 T_1 值近似，在红细胞溶解后 10%浓度的 CSF 中，Met Hb 的 T_1 值明显短于Oxy Hb与Det Hb。因此在出血急性期的 T_1 缩短效应主要由 Met Hb 所致，而与 Det Hb 与 Oxy Hb关系不大，因它们没有明显的质子增强效应。

（1）急性期 SAH（7 天以内）：在 CT 上可清晰显示脑沟、脑裂或脑池、脑室的高密度铸型；而 MRI 远不如 CT 敏感，这是因为小量出血被 CSF 稀释，加上氧分压与 pH 较高，以致不能形成 Det Hb；在 CSF 中 Det Hb 失去了顺磁性效应；CSF 搏动引起流动现象。所以，少量 SAH 在

MRI 上难以显影。大量出血形成局部凝血块，而氧分压与 pH 又相当低，可以形成 Det Hb，那么在高场强 T_2 加权像上会因 Det Hb 的 T_2 质子增强效应而显示短 T_2 低信号。

(2)亚急性期 SAH(7 天至 1 个月)：在 CT 上的高密度影已经消失，红细胞溶解后放出游离稀释的 Met Hb，Met Hb 在所有成像序列中均呈高信号。所以，MRI 在显示超过 1 周至 40 天的 SAH 方面明显优于 CT，这种 Met Hb 高信号可持续数月之久，使之成为确定 CT 扫描阴性而腰椎穿刺阳性患者出血部位的唯一方法。

(3)MRA 检测动脉瘤：安全，但不适合用于急性期。其检测动脉瘤的敏感度和特异度都很高(敏感度为 69%～99%，特异度为 100%)。缺点是有局限性，MRA 检查的时间远远长于 CTA 检查，不适于危重患者的检查。优点是具有无创性。MRA 不需要对比剂即可对颅内血管进行成像，尤适于肾功能受损的患者。主要用于有动脉瘤家族史或破裂先兆者的筛查，动脉瘤患者的随访以及急性期不能耐受 DSA 检查的患者。但是 MRA 检出颅内动脉瘤的与 CTA 一样，对于直径<3 mm 的小动脉瘤 MRA 的敏感度较低，为 38%。

4.CT 血管成像(CTA)

CTA 是以螺旋 CT 技术为基础的，需造影剂可立即获得图像，并可据此作出初步诊断。对某一限定的感兴趣容积的最大密度投射(MIP)影像可在计算机屏幕上以各个不同的角度进行旋转和研究，这明显优于常规血管移动造影的视野限制。由于 CTA 成像速度快，创伤小，可与首次 CT 同期进行，通过三维脑血管影像可以评价脑和颅底骨的血管结构，便于制订手术计划，CTA 越来越多地应用于临床，其检出动脉瘤的敏感性可与 MRA 媲美。研究显示，CTA 对于大动脉瘤的检出甚至优于常规血管造影。CTA 检出颅内动脉瘤的敏感度为 77%～97%，特异度为 87%～100%。但是对于小于 3 mm 的动脉瘤，CTA 的敏感度为 40%～91%。因为 CTA 需要的对比剂剂量较大，肾功能受损的患者使用时需慎重。对于临床症状轻、CT 上出血仅限于中脑周围、怀疑静脉性中脑周围出血的患者宜先行 CTA，如果 CTA 阴性，那么可避免做动脉导管血管造影。目前一些学者认为 CTA 评判动脉瘤的效果或等于常规血管造影。

5.脑血管造影

(1)颈动脉穿刺术：该方法只用于检查一侧颈动脉系统病变和颅内静脉病变。该方法简单、快捷、经济。目前较少应用。

(2)椎动脉穿刺术：主要用于检查一侧椎动脉、基底动脉及其分支的病变。该方法较难，目前基本不用。

(3)经皮股动脉插管术：即数字减影血管造影(DSA)，是诊断颅内动脉瘤最有价值的方法，阳性率达 95%，可以清楚显示动脉瘤的位置、大小、与载瘤动脉的关系、有无血管痉挛等。条件具备、病情许可时应争取尽早行全脑 DSA 检查以确定出血原因和决定治疗方法、判断预后。

但由于血管造影可加重神经功能损害，如脑缺血、动脉瘤再次破裂出血等，因此造影时机宜避开脑血管痉挛和再出血的高峰期，即出血 3 天内或 3 周后进行为宜。该方法可随意选择不同的动脉，一次插管成功后可同时反复多次进行多条动脉的造影，同时随着现代介入神经放射学的发展，使大多数颅内动脉瘤都能经血管内治疗痊愈，从而免除开颅手术。但要求有一定的技术和设备，且价格较昂贵。

脑血管造影的目的是为了明确 SAH 的病因，发现动脉瘤者可同时进行介入栓塞治疗或为下一步的治疗奠定基础。①明确病因：该手段是诊断动脉瘤、脑血管畸形、烟雾病最可靠的方法。②为诊断和介入或手术治疗提供重要依据：通过该方法可了解动脉瘤的大小、部位、形状、单发或多发；了解脑血管畸形及其供血动脉和引流静脉的情况及侧支循环情况。以判断是否适合介入或手术治疗。③诊断主要并发症血管痉挛：这是目前诊断脑血管痉挛最可靠的手段。在SAH过程中是否有脑血管痉挛发生，对患者的病程及预后均有很大的影响。④估计预后：脑血管造影的统计结果显示，16％的患者无异常发现，这可能是由于病变小，血块填塞了动脉瘤等原因引起，该类患者复发率低，死亡率低。

由血管畸形或烟雾病所致的SAH，其预后也较好，复发率，死亡率低。造影发现动脉瘤者，其复发率，死亡率均相当高，目前唯一的解决方法是尽早进行动脉瘤的介入栓塞或手术治疗。

脑血管造影的禁忌证包括以下几方面。①碘剂过敏者：绝对禁忌。②老年人并患严重高血压，动脉硬化，不适合手术者。③有出血倾向或出血性疾病者。④有严重心、肝、肾功能不全者。⑤脑疝，脑干功能障碍，或休克者。⑥有局部皮肤感染或血管有炎症者。

6.其他

经颅超声多普勒（TCD）可动态检测颅内主要动脉流速是及时发现脑血管痉挛（CVS）倾向和痉挛程度的最灵敏的方法；局部脑血流测定用以检测局部脑组织血流量的变化，可用于继发脑缺血的检测。

（三）诊断依据

（1）根据以下条件，多可明确诊断。

（2）活动中突然发病，数分钟内病情达高峰。

（3）剧烈头痛、呕吐，发病初期不伴有发热。

（4）项强、克氏征阳性。无其他神经系统定位体征。

（5）头部CT检查所见：脑沟、脑池、脑裂呈高密度影像，并可排除其他部位的脑实质或脑室出血。

（6）腰椎穿刺CSF呈均匀一致的血性。

（7）眼底可见玻璃膜下出血。

在上述诊断标准中，第（2）～（4）条是诊断SAH的必备条件。

（四）鉴别诊断

1.脑膜炎

起病时，发热在前，头痛在后。腰椎穿刺可见CSF非血性改变；常规、生化检查呈炎性改变；特别是当SAH患者的CSF处于黄变期时，更需要注意与结核性脑膜炎鉴别。这时检查CSF细胞学，如发现含铁血黄素细胞具有明确的鉴别意义。

2.脑叶出血

在CT应用于临床以前，临床几乎很少能够诊断脑叶出血。因为脑叶出血多位于神经功能的哑区，临床无特异的症状、体征。尽管某些部位的脑叶出血可以有特征性体征，如枕叶出血可表现为同向偏盲、象限盲、突然视觉障碍等；顶叶出血可表现为单纯性失语，特别是命名性失语等。但终因这些体征较轻，经常被临床忽略，而导致误诊为SAH。由此可见，头部CT检查在鉴别诊断中具有重要意义。

3.脑室出血

轻者与SAH的临床表现完全相似，而重症的SAH又易误诊成脑室或脑干出血。CT检查是两者进行鉴别的最好方法。

4.外伤性SAH

因外伤性 SAH 的病因、治疗及预后均与原发性 SAH 有极大的区别，所以两者的鉴别在临床上是十分有意义的。主要通过仔细询问病史来鉴别。

5.继发性 SAH

小脑出血、尾状核头出血、丘脑出血及基底节出血均可引起继发性 SAH，易被误诊成 SAH。所以 CT 检查是十分必要的。

三、蛛网膜下腔出血的并发症

并发症最常见的有脑血管痉挛（CVS）及正常颅内压脑积水（NPH），其次为下丘脑损伤、脑心综合征等。

（一）脑血管痉挛（CVS）

SAH 有 33%～66%出现 CVS，CVS 的发生与出血次数、出血量及脑沟、脑池的积血量多少有关。痉挛的血管以大脑前中动脉多见，位于破裂动脉瘤附近，偶见于椎基底动脉。CVS 可分为局限性、多节段性、广泛性等。血管管径减少 60%以上时，患者症状明显。

CVS 的诱因多与应激状态有关，如突然血压下降、各种原因所致的血容量不足、手术操作（脑血管造影）等。

1.CVS 的发病机制

(1)机械因素：血管壁破裂，血液直接刺激管壁，凝血块压迫，围绕血管壁的肌纤维受牵拉，引起血管痉挛。

(2)神经因素：颅内血管丰富，血管中层平滑肌细胞间形成的神经肌肉接头（由颈交感神经发出纤维），产生若干收缩因子，导致血管痉挛。

(3)化学因素：血液分解后，产生了一系列血管收缩因子：如花生四烯酸、神经肽 Y、内皮素、一氧化氮（NO）、肾上腺素、去甲肾上腺素、血管紧张素、氧合血红蛋白、前列腺素、5-羟色胺、血栓素 A_2 等均有收缩血管的作用。其中氧合血红蛋白和 NO 是作用最明显的因子。①血红蛋白：SAH 后红细胞破裂释放大量血红蛋白，根据出血时间的不同，主要存在 3 种形式：氧合血红蛋白（Oxy Hb）、还原血红蛋白（Det Hb）及高铁血红蛋白（Met Hb）。现已发现，Oxy Hb缩血管能力最强，而 Met Hb 几乎无缩血管活性。②Oxy Hb：能收缩游离平滑肌细胞和不同动物的脑动脉，引起培养的血管内皮细胞释放内皮素，并在自体氧化过程中产生毒性氧自由基和超氧化阴离子，催化脂质过氧化反应，损伤生物膜，影响 K^+-Na^+-ATP 酶活性，导致膜流动性和通透性异常，内膜和平滑肌细胞增生。Oxy Hb对 Ca^{2+} 激活的钾通道开放有较强的作用，并在培养平滑肌细胞上能引起最大强度的 Ca^{2+} 内流。③NO：SAH 时红细胞裂解产生大量血红蛋白，特异性地与 NO 结合，阻断其介导的舒血管机制，使血管舒张、收缩平衡破坏，导致血管痉挛。在生理情况下，NO 抑制血小板聚集对维持正常血液流动起重要作用。但在 SAH 时血小板聚集功能亢进，黏附于血管内皮细胞上，并释放 5-羟色胺，血栓素 A_2 等血管活性物质，引起血管痉挛。有人推测 SAH 时血小板聚集功能亢进与 NO 功能减弱有关，故考虑 SAH 时 NO 功能减弱与脑血管痉挛有密切关系。

2.CVS 分期

由于 CVS 出现的时期不同，可分为三期。

(1)超早期：病后 24 小时内发生者。

(2)早期：病后 2 周以内发生者。一般 4～7 天为高峰期。

(3)晚期:病后3～4周发生者。

3.辅助检查

(1)数字减影血管造影(DSA):DSA不仅是动脉瘤和脑血管畸形诊断的金标准,对脑血管痉挛的阳性检出率也很高,也是诊断血管痉挛的金标准,可清晰显示脑血管各级分支,血管造影可观察到血管内径相对减小。其缺点是不便在SAH后多次重复检查。在有条件的情况下,对怀疑有血管痉挛者可考虑行血管造影。病情允许,患者配合的情况下,也可行氙CT(Xe-CT)检查。

(2)经颅多普勒超声(TCD)血流检测:TCD是目前检测脑血管痉挛的一种常用方法。其主要优点是无创伤,可连续多次重复检测,可用于动态检测血管痉挛的病程以及评价治疗效果。需要注意的是,TCD检测的特异性较高,敏感性较低,其测得数值的准确性与负责检测的医师的经验和技术有关,而且由于颅骨厚度的限制,一般只能测定某些特定的颅内血管节段。

(3)操作方法及程序:动态观察双侧半球动脉和颅外段颈内动脉血流速度变化,TCD检测1～2次/天,视患者病情采用连续或间断血流速度检测或监测。动态观察血管搏动指数及MCA与颅外段ICA血流速比值的变化。

(4)诊断标准:前循环多以大脑中动脉(M1段——主干,深度50～65 mm)为准,平均血流速度大于120 cm/s时可以诊断血管痉挛。

后循环动脉的探测主要集中在椎基底动脉,血管痉挛的诊断速度低限分别是平均血流速80 cm/s和95 cm/s。

在没有全脑充血的情况下,每天大脑中动脉平均血流速度增加25～50 cm/s可视为异常。④Linde-gaard指数(血管痉挛指数),即颅内大脑中动脉平均血流速与颅外段颈内动脉平均血流速比值(V Mmca/V Meica),正常人为1.7±0.4。Lindegaard指数常用来作为辅助参考指标来判断血流速度增快是血管痉挛还是全脑充血。当Lindegaard指数>3时,常认为发生了血管痉挛;而≤3则认为是全脑充血状态血流动力学改变。

4.CVS的临床表现

(1)普遍脑循环障碍:定向力、注意力障碍、精神错乱或进行性意识障碍或由昏迷转清醒后再转昏迷,这种意识障碍的动态变化为脑血管痉挛的特点。超早期和早期发生者可以表现为突然发生的一过性症状;晚期发生者可以逐渐发生,持续时间较长,2～3周恢复。

(2)局部脑循环障碍:失语、单瘫、偏瘫、头痛加重或无欲等。

(3)颅内压增高:头痛、呕吐、视盘水肿、血压升高等,可导致脑疝死亡。颅内压持续超过3.3 kPa(340 mmH_2O)时,提示预后不良。

(4)偶见脑膜刺激征加重者需与SAH再发鉴别。

5.CVS的治疗

(1)钙通道阻滞剂:以口服尼莫地平为主。尼莫地平可通过抑制钙离子进入细胞内,而抑制血管平滑肌的收缩,其对脑血管的作用比对身体任何其他部位的血管作用要强得多。尼莫地平有很高的亲脂性,易通过血-脑屏障。尼莫地平应在SAH出血后的96小时内开始应用,持续服用21天。口服剂量为每次60 mg,每4小时一次。

(2)纠正低血容量和降低血液黏度:输清蛋白、血浆、右旋糖酐-40及丹参等。

(3)保持颅内压力正常,改善脑循环和代谢:适当脱水、吸氧、应用肾上腺皮质激素等。

(4)血压的管理:SAH患者的高血压治疗是一个难题,特别是当血压升高超过26.7/14.7 kPa(200/110 mmHg)时,脑血流自动调节上下限间的范围变窄,使得脑灌注更加依赖于动脉血压。所以,对血压积极的冲击治疗必然会使自动调节丧失,导致一定的缺血危险。

因此,理性的态度是不要治疗动脉瘤破裂后的高血压,而避免应用降血压药的同时增加液体摄入可能会降低脑梗死的危险性。对血压极度升高和诊断为终末器官功能迅速进行性恶化的患者,如新发现视网膜病、心力衰竭、肌酐水平升高、蛋白尿或少尿等,应选用降血压药。

(5)保持水电解质平衡:低钠血症和液体限制或血容量下降可以大大增加脑缺血的危险性。因此,除心力衰竭患者外,每天可给予生理盐水 2.5 L 左右,发热患者更应适当增加液体的摄入。

3 周以内脑血管痉挛恢复者,预后较好,很少留有后遗症,恢复的越早,预后越好。3 周后脑血管痉挛症状缓解不明显者,多数可形成永久性管腔狭窄或关闭,同时留有相应的体征。严重者患者可因产生大面积脑梗死、高度脑水肿、脑疝及继发性脑干损害而导致死亡。其死亡率明显高于不伴有脑血管痉挛的病例。

(二)正常颅内压脑积水(NPH)

NPH 是一种临床综合征。最常见于 SAH,其次为脑膜炎(结脑)、头外伤、脑部手术等。另外有相当一部分患者原因不明。约有 16%的 SAH 患者出现 NPH。

SAH 后,血液吸收不良造成不同程度的蛛网膜纤维化粘连,影响了蛛网膜颗粒对脑脊液的吸收,导致早期颅内压增高,以后则由于脑脊液生成与吸收调整至平衡状态,颅内压趋于正常,形成 NPH。

1.NPH 的临床表现主要有以下三主征

(1)定向力、注意力障碍、痴呆:出现频率较高。

(2)步态不稳:如醉酒样,出现时间最早。

(3)尿便障碍:早期为尿淋漓、尿失禁,便失禁较少见。

以上三主征同时出现的患者较少见。

NPH 患者腰椎穿刺可见颅内压力正常,CSF 生化、常规检查基本正常。CT 显示脑室轻度至重度扩张,大多数为中度至重度扩张。NPH 脑室扩张的特点是前角明显变大、变圆;扩张脑室的周边,特别是额角可见透光区,其密度高于脑室、低于白质,这是由于脑室壁室管膜对 CSF 的不正常性吸收,导致 CSF 渗入脑室周围白质所致;一般脑室扩张不伴有脑沟增宽,除非症状十分严重者。

2.NPH 的脑室扩张应与脑萎缩的鉴别

(1)脑萎缩时脑室也可扩大,但脑室形状正常。

(2)脑萎缩时脑室扩大的前角周围无透光区。

(3)脑萎缩时脑沟增宽的程度较脑室扩大明显。

NPH 的治疗:目前内科保守治疗无特效方法,应以外科分流手术治疗为主。

(三)其他

1.全脑缺血

动脉瘤破裂后可能即刻发生不可逆性脑损伤。最可能的解释是由于出血时颅内压升高至动脉压水平长达数分钟,导致了长时间的全脑缺血。这显然不同于迟发性缺血,迟发性缺血为局灶性或多灶性。

2.下丘脑损伤

下丘脑损伤表现为高热、大汗、应激性上消化道出血、血糖升高及心电图异常等。

3.心脑综合征

部分患者伴发心电图改变,影响预后,个别患者可伴发急性心肌梗死,甚至导致突然死亡。

4.继发感染

以肺部继发炎症多见。

四、蛛网膜下腔出血的治疗

(一)一般处理及对症治疗

1.保持生命体征稳定

SAH 确诊后有条件应争取监护治疗,密切监测生命体征和神经系统体征的变化;保持气道通畅,维持稳定的呼吸、循环系统功能。检查和搬动患者时,动作尽量轻。

2.降低颅内压

适当限制液体入量、防治低钠血症、过度换气等都有助于降低颅内压。临床上主要是用脱水剂,常用的有甘露醇、呋塞米、甘油果糖,也可以酌情选用清蛋白。若伴发的脑内血肿体积较大时,应尽早手术清除血肿,降低颅内压以抢救生命。

3.纠正水、电解质平衡紊乱

注意液体出入量平衡。适当补液补钠、调整饮食和静脉补液中晶体胶体的比例可以有效预防低钠血症。低钾血症也较常见,及时纠正可以避免引起或加重心律失常。

4.对症治疗

烦躁者予镇静药,头痛予镇痛药,通便,止咳等。注意慎用阿司匹林等可能影响凝血功能的非甾体消炎镇痛药物或吗啡、哌替啶等可能影响呼吸功能的药物。痫性发作时可以短期采用抗癫痫药物,如地西泮、卡马西平或者丙戊酸钠。

5.加强护理

就地诊治,卧床休息,减少探视,给予高纤维、高能量饮食,保持尿便通畅。意识障碍者可予鼻胃管,但动作应轻柔,慎防窒息和吸入性肺炎;尿潴留者留置导尿管,注意预防尿路感染,采取勤翻身、肢体被动活动、气垫床等措施预防压疮、肺不张和深静脉血栓形成等并发症。如果 DSA 检查证实不是颅内动脉瘤引起的,或者颅内动脉瘤已行手术夹闭或介入栓塞术,没有再出血危险的可以适当缩短卧床时间。

6.预防感染

有无意识障碍均应应用。因该类患者卧床时间长,易导致坠积性肺炎。

(二)防治再出血

1.安静休息

绝对卧床 4～6 周,镇静、镇痛,避免一切可以引起情绪变化的因素,如生气、烦躁、兴奋、疲劳等。避免一切可引起高血压、高颅内压的因素,如输液反应、突然用力、便秘、剧咳、声光刺激等。

2.调控血压

去除疼痛等诱因后,如果平均动脉压＞16.7 kPa(125 mmHg)或收缩压＞24.0 kPa(180 mmHg),可在血压监测下使用短效降压药物使血压下降,保持血压稳定在正常或者起病前水平。可选用钙通道阻滞剂、β受体阻滞剂或 ACEI 类等。

3.抗纤溶药物

为了防止动脉瘤周围的血块溶解引起再度出血,可用抗纤维蛋白溶解剂。常用 6-氨基己酸(EACA),初次剂量 4～6 g 溶于 100 mL 生理盐水或者 5%葡萄糖中静脉滴注(15～30 分钟)后一般维持静脉滴注1 g/h,12～24 g/d,使用 2～3 周或到手术前,也可用氨甲苯酸(PA MBA)或氨甲环酸。抗纤溶治疗可以降低再出血的发生率,但同时也增加 CVS 和脑梗死的发生率,建议与钙通道阻滞剂同时使用。

4.预防血管痉挛

主要是钙通道阻滞剂:尼莫地平、尼达尔等,可口服或静脉给药,持续4 周左右。

(三)防治脑动脉痉挛及脑缺血

1.维持正常血压和血容量

血压偏高给予降压治疗;在动脉瘤处理后,血压偏低者,首先应去除诱因如减或停脱水和降压药物;予胶体溶液(清蛋白、血浆等)扩容升压;必要时使用升压药物如多巴胺静脉滴注。

2.早期使用尼莫地平

其常用剂量为 10～20 mg/d,静脉滴注 1 mg/h,共 10～14 天,注意其低血压的不良反应。

3.腰椎穿刺放 CSF 或 CSF 置换术

其目的是为了缓解头痛,促进脑室扩张的恢复,促进血液吸收,减少脑血管痉挛。多年来即有人临床应用此法,但缺乏多中心、随机、对照研究。在早期(起病后 1～3 天)行脑脊液置换可能利于预防脑血管痉挛,减轻后遗症状。剧烈头痛、烦躁等严重脑膜刺激征的患者,可考虑酌情选用,适当放 CSF 或 CSF 置换治疗。注意有诱发颅内感染、再出血及脑疝的危险。

(1)适应证:蛛网膜下腔出血患者发病 3 周以内,且越早越好。蛛网膜下腔出血患者临床分级4 级以下者,包括 4 级。第四脑室有积血者应首选。急性期 CT 显示脑室呈中等程度以上扩张者。

(2)禁忌证:蛛网膜下腔出血患者临床分级 5 级者应慎重。蛛网膜下腔出血患者 CT 分型为颅内血肿型及混合型的,血肿＞3.0 cm×3.0 cm 者。有慢性枕大孔疝先兆者。

(3)注意事项:首次放液量不超过 3.0～4.0 mL。根据前一次腰椎穿刺测压结果及 CSF 外观颜色确定下一次腰椎穿刺间隔时间(1～7 天)及放液量(4～16 mL)。一律选用高颅内压腰椎穿刺法。

(四)防治脑积水

1.药物治疗

轻度的急、慢性脑积水都应先行药物治疗,给予乙酰唑胺等药物减少 CSF 分泌,酌情选用甘露醇、呋塞米等。

2.脑室穿刺 CSF 外引流术

CSF 外引流术适用于 SAH 后脑室积血扩张或形成铸型出现急性脑积水经内科治疗后症状仍进行性加剧,有意识障碍者;或患者年老、心、肺、肾等内脏严重功能障碍,不能耐受开颅手术者。紧急脑室穿刺外引流术可以降低颅内压、改善脑脊液循环,减少梗阻性脑积水和脑血管痉挛的发生,可使 50%～80%的患者临床症状改善,引流术后尽快夹闭动脉瘤。CSF 外引流术可与 CSF 置换术联合应用。

3.CSF 分流术

慢性脑积水多数经内科治疗可逆转,如内科治疗无效或脑室 CSF 外引流效果不佳,CT 或 MRI 见脑室明显扩大者,要及时行脑室-心房或脑室-腹腔分流术,以防加重脑损害。

(五)病变血管的处理

1.血管内介入治疗

介入治疗不需要开颅和全身麻醉，对循环影响小，近年来已经广泛应用于颅内动脉瘤治疗。术前须控制血压，使用尼莫地平预防血管痉挛。动脉瘤性 SAH，Hunt 和 Hess 分级≤Ⅲ级时，多早期行 DSA 检查确定动脉瘤部位及大小形态，选择栓塞材料行瘤体栓塞或者载瘤动脉的闭塞术。颅内动静脉畸形（AVM）有适应证者也可以采用介入治疗闭塞病变动脉。

2.外科手术

（1）颅内动脉瘤：需要综合考虑动脉瘤的复杂性、手术难易程度、患者临床情况的分级等以决定手术时机。动脉瘤性 SAH 倾向于早期外科治疗；一般 Hunt 和 Hess 分级≤Ⅲ级时多主张早期（3 天内）手术行夹闭动脉瘤或者介入栓塞术。Ⅳ、Ⅴ级患者经药物保守治疗情况好转后可行延迟性手术（10～14 天）。外科治疗对于防止动脉瘤再发，减少并发症，降低死亡率具有十分重要的意义，是彻底治疗 SAH 的有效方法。

（2）脑血管畸形。①根据形态分类：动静脉畸形，海绵状血管瘤，静脉畸形，毛细血管扩张症，后三种于血管造影片中多不显影，故有人称隐匿性血管畸形。手术治疗的目的是防止出血和改善神经功能。②根据畸形大小分为小型，最大径＜2 cm，中型 2～4 cm，大型 4～6 cm，巨型＞6 cm。③根据血流动力学分为：高血流量，如动静脉畸形；低血流量，如海绵状血管瘤、静脉畸形、毛细血管扩张症。

（3）立体定向放疗（γ 刀治疗）：主要用于小型 AVM 及栓塞或手术治疗后残余病灶的治疗。

《中国脑血管病防治指南》对 SAH 诊治的建议：①有条件的医疗单位，SAH 患者应由神经外科医师首诊，并收住院诊治；如为神经内科首诊者，亦应请神经外科会诊，尽早查明病因，进行治疗。②SAH 的诊断检查首选颅脑 CT，动态观察有助了解出血吸收、再出血、继发脑损害等。③临床表现典型，而 CT 无出血征象，可谨慎腰椎穿刺 CSF 检查，以获得确诊。④条件具备的医院应争取作脑血管影像学检查，怀疑动脉瘤时须尽早行 DSA 检查，如患者不愿做 DSA 时也可先行 MRA 或 CTA。⑤积极的内科治疗有助于稳定病情和功能恢复。为防再出血、继发出血等，可考虑抗纤溶药与钙通道阻滞剂合用。

（相丰朋）

第十节 缺血性脑血管病

脑血管病是一种常见病，其致残率和病死率很高，居人口死亡原因中的前 3 位。各种原因的脑血管疾病在急性发作之前为一慢性发展过程，一旦急性发作即称为卒中或中风。卒中包括出血性卒中和缺血性卒中两大类，其中缺血性卒中占 75%～90%。

一、病理生理

脑的功能和代谢的维持依赖于足够的供氧。正常人脑只占全身体重的 2%，却接受心排血量 15%的血液，占全身耗氧量的 20%，足见脑对供血和供氧的需求量之大。正常体温下，脑的能量消耗为33.6 J/(100 g · min)（1 cal≈4.2 J）。如果完全阻断脑血流，脑内储存的能量只有 84 J/100 g，仅能维持正常功能 3 分钟。为了节省能量消耗，脑皮质即停止活动，即便如此，能量将在 5 分钟内耗尽。在麻醉条件下脑的氧耗量稍低，但也只能维持功能 10 分钟。脑由 4 条动脉供血，即两侧颈动脉和两侧椎动脉，这4条动脉进入颅内后组成大脑动脉环（Willis环），互相沟通组成丰富的侧支循环网。颈动脉供应全部脑灌注的80%，两条椎动脉供应20%。立即完全阻断脑血流后，意识将在10秒之内丧失。

为了维持脑的正常功能，必须保持稳定的血液供应。正常成年人在休息状态下脑的血流量（cerebral blood flow，CBF）为50～55 mL/(100 g·min)。脑的各个区域血流量并不均匀，脑白质的血流量为25 mL/(100 g·min)，而灰质的血流量为75 mL/(100 g·min)。某一区域的血流量称为该区域的局部脑血流量（regional cerebral blood flow，rCBF）。全脑和局部脑血流量可以在一定的范围内波动，低于这一范围并持续一定时间将会引起不同的脑功能障碍，甚至发生梗死。

影响脑血流量稳定的因素有全身血压的变动、动脉血中的二氧化碳分压（$PaCO_2$）和氧分压（PaO_2）、代谢状态和神经因素等。

（一）血压的影响

在一定范围内的血压波动不影响CBF的稳定，但超过这种特定范围，则CBF随全身血压的升降而增高或减少。这种在一定限度的血压波动时能将CBF调节在正常水平的生理功能称为脑血管的自动调节功能。当全身动脉压升高时，脑血管即发生收缩而使血管阻力增加；反之，当血压下降时脑血管即扩张，使血管阻力减小，最终结果是保持CBF稳定，这种脑血管舒缩调节脑血流量的现象称为裴立斯效应。脑血管自动调节功能有一定限度，其上限为20.0～21.3 kPa（150～160 mmHg），下限为8.0～9.3 kPa（60～70 mmHg）。当全身平均动脉压的变动超出此一限度，脑血管的舒缩能力超出极限，CBF即随血压的升降而增减。很多病理情况都可影响脑血管的自动调节功能的上限和下限，例如慢性高血压症、脑血管痉挛、脑损伤、脑水肿、脑缺氧、麻醉和高碳酸血症等都可影响CBF的自动调节。有的病理情况下，平均动脉压只降低30%，也可引起CBF减少。

（二）$PaCO_2$ 的影响

$PaCO_2$ 增高可使血管扩张，脑血管阻力减小，CBF即增加，反之，CBF即减少。当 $PaCO_2$ 在3.3～8.0 kPa（25～60 mmHg）时，$PaCO_2$ 每变化0.1 kPa（1 mmHg），CBF即变化4%。当 $PaCO_2$ 超过或低于时即不再随之而发生变化。严重的 $PaCO_2$ 降低可导致脑缺血。

（三）代谢的调节

局部脑血流量受局部神经活动的影响。在局部神经活动兴奋时代谢率增加，其代谢需求和代谢产物积聚，改变了血管外环境，增加局部脑血流量。

（四）神经的调节

脑的大血管同时受交感神经和副交感神经支配，受刺激时，交感神经释放去甲肾上腺素，使血管收缩，而副交感神经兴奋时释放乙酰胆碱，使血管扩张。刺激交感神经虽可使血管收缩，但对CBF无明显影响，刺激副交感神经影响则更为微弱。

决定缺血后果有两个关键因素：一是缺血的程度，二是缺血持续时间。在CBF降低到18 mL/(100 g·min)以下，经过一定的时间即可发生不可逆转的脑梗死，CBF水平愈低，脑梗死发生愈快，在CBF为12 mL/(100 g·min)时，仍可维持2小时以上不致发生梗死。在25 mL/(100 g·min)时，虽然神经功能不良，但仍可长时间不致发生梗死。在缺血性梗死中心的周边地带，由于邻近侧支循环的灌注，存在一个虽无神经功能但神经细胞仍然存活的缺血区，称为缺血半暗区，如果在一定的时限内提高此区的CBF，则有可能使神经功能恢复。

二、病因

脑缺血的病因可归纳为以下几类：①颅内、外动脉狭窄或闭塞。②脑动脉栓塞。③血流动力学因素。④血液学因素等。⑤脑血管痉挛。

(一)脑动脉狭窄或闭塞

脑由4条动脉供血，并在颅底形成Willis环，当动脉发生狭窄或闭塞，侧支循环不良，影响脑血流量，导致局部或全脑的CBF减少到发生脑缺血的临界水平，即18 mL/(100 g·min)以下时，就会产生脑缺血症状。一般认为动脉内径狭窄超过其原有管径的50%，相当于管腔面积缩窄75%时，将会使血流量减少。认为此时才具有外科手术意义。

多条脑动脉狭窄或闭塞可使全脑血流量处于缺血的边缘状态，即CBF为31 mL/(100 g·min)时，此时如有全身性血压波动，即可引发脑缺血。造成脑动脉狭窄或闭塞的主要原因是动脉粥样硬化，而且绝大多数(93%)累及颅外段大动脉和颅内的中等动脉，其中以颈内动脉和椎动脉起始部受累的机会最多。

(二)脑动脉栓塞

动脉粥样硬化斑块除可造成动脉管腔狭窄以外，在斑块上的溃疡面上常附有血小板凝块、附壁血栓和胆固醇碎片。这些附着物被血流冲刷脱落后形成栓子，被血流带入颅内动脉，堵塞远侧动脉造成脑栓塞，使供血区缺血。最常见的栓子来源是颈内动脉起始部的动脉粥样硬化斑块，被认为是引起短暂性脑缺血发作最常见的原因。大多数(3/4)颈内动脉内的栓子随血液的主流进入并堵塞大脑中动脉的分支，引起相应的临床症状。另一个常见原因是心源性栓子。多见于患有风湿性心瓣膜病、亚急性细菌性心内膜炎、先天性心脏病等患者。少见的栓子如脓毒性栓子、脂肪栓子、空气栓子等。

(三)血流动力学因素

短暂的低血压可引发脑缺血，如果已有脑血管的严重狭窄或多条脑动脉狭窄，使脑血流处于少血状态时，轻度的血压降低即可引发脑缺血。如心肌梗死、严重心律失常、休克、颈动脉窦过敏、直立性低血压、锁骨下动脉盗血综合征等。

(四)血液学因素

口服避孕药物、妊娠、产妇、手术后或血小板增多症引起的血液高凝状态；红细胞增多症、镰状细胞贫血、巨球蛋白血症引起的血黏稠度增高均可发生脑缺血。

(五)脑血管痉挛

蛛网膜下腔出血、开颅手术、脑血管造影等均可引起血管痉挛，造成脑缺血。

三、类型和临床表现

根据脑缺血后脑损害的程度，其临床表现可分为短暂性脑缺血发作(transient ischemic attack，TIA)、可逆性缺血性神经功能缺失(reversible ischemic neurological deficit，RIND，又称可逆性脑缺血发作)、进行性卒中(progressive stroke，PS)和完全性卒中(complete stoke，CS)。

(一)短暂性脑缺血发作(TIA)

TIA为缺血引起的短暂性神经功能缺失，在24小时内完全恢复。TIA一般是突然发作，持续时间超过10～15分钟，有的可持续数小时，90%的TIA持续时间不超过6小时。引起TIA的主要原因是动脉狭窄和微栓塞。

1.颈动脉系统 TIA

表现为颈动脉供血区神经功能缺失。患者突然发作一侧肢体无力或瘫痪、感觉障碍,可伴有失语和偏盲,有的发生一过性黑矇,表现为突然单眼失明,持续 2～3 分钟,很少超过 5 分钟,然后视力恢复。黑矇有时单独发生,有时伴有对侧肢体运动和感觉障碍。

2.椎-基底动脉系统 TIA

眩晕是最常见的症状,但当眩晕单独发生时,必须与其他原因引起的眩晕相鉴别。此外,可出现复视、同向偏盲、皮质性失明、构音困难、吞咽困难、共济失调、两侧交替出现的偏瘫和感觉障碍、面部麻木等。有的患者还可发生“跌倒发作”(drop attack),表现为没有任何先兆的突然跌倒,但无意识丧失,患者可很快自行站起来,是脑干短暂性缺血所致。跌倒发作也见于椎动脉型颈椎病患者,但后者常于特定头位时发作,转离该头位后,脑干恢复供血,症状消失。

(二)可逆性缺血性神经功能缺失(RIND)

RIND 又称为可逆性脑缺血发作,是一种局限性神经功能缺失,持续时间超过 24 小时,但在 3 周内完全恢复,神经系统检查可发现阳性局灶性神经缺失体征。RIND 患者可能有小范围的脑梗死存在。

(三)进行性卒中(PS)

脑缺血症状逐渐发展和加重,超过 6 小时才达到高峰,有的在 1～2 天才完成其发展过程,脑内有梗死灶存在。进行性卒中较多地发生于椎-基底动脉系统。

(四)完全性卒中(CS)

脑缺血症状发展迅速,在发病后数分钟至 1 小时内达到高峰,至迟不超过 6 小时。

区分 TIA 和 RIND 的时间界限为 24 小时,在此时限之前恢复者为 TIA,在此时限以后恢复者为 RIND,在文献中大体趋于一致。但对 PS 和 CS 发展到高峰的时间界限则不一致,有人定为 2 小时,但更常用的时限为 6 小时。

四、检查和诊断分析

(一)脑血管造影

直接穿刺颈总动脉造影对颈总动脉分叉部显影清晰,简单易行,但直接穿刺有病变的动脉有危险性。穿刺处应距分叉部稍远,操作力求轻柔,以免造成栓子脱落。经股动脉插管选择性脑血管造影可进行 4 条脑动脉造影,是最常用的造影方法,但当股动脉和主动脉弓有狭窄时插管困难,颈总动脉或椎动脉起始处有病变时,插管也较困难并有一定危险性。经腋动脉选择性脑血管造影较少采用,腋动脉较少发生粥样硬化,且管径较粗并有较丰富的侧支循环,不像肱动脉那样容易造成上臂缺血,但穿刺时易伤及臂丛神经。经右侧腋动脉插管时不能显示左颈总动脉、左锁骨下动脉和左椎动脉,遇此情况不得不辅以其他途径的造影。经股动脉或腋动脉插管到主动脉弓,用高压注射大剂量造影剂,可显示从主动脉弓分出的所有脑动脉的全程,但清晰度不及选择性插管或直接穿刺造影。

脑血管造影可显示动脉的狭窄程度、粥样斑块和溃疡。如管径狭窄程度达到 50%,表示管腔横断面积减少 75%,管径狭窄程度达到 75%,管腔面积已减少 90%。如狭窄处呈现“细线征”(string sign),则管腔面积已减少 90%～99%。在造影片上溃疡的形态可表现为:①动脉壁上有边缘锐利的下陷。②突出的斑块中有基底不规则的凹陷。③当造影剂流空后在不规则的基底中有造影剂残留。但有时相邻两个斑块中的凹陷可误认为是溃疡,也有时溃疡被血栓填满而被忽略。

脑动脉粥样硬化病变可发生于脑血管系统的多个部位，但最多见于从主动脉弓发出的头一臂动脉和脑动脉的起始部，在脑动脉中则多见于颈内动脉和椎动脉的起始部。有时在一条动脉上可发生多处病变，例如在颈内动脉起始部和虹吸部都有病变，称为串列病变。故为了全面了解病情，应进行尽可能充分的脑血管造影。脑血管造影目前仍然是诊断脑血管病变的最佳方法，但可能造成栓子脱落形成栓塞，这种危险虽然并不多见，但后果严重。

（二）超声检查

超声检查是一种非侵袭性检查方法。B型超声二维成像可观察管腔是否有狭窄、斑块和溃疡；波段脉冲多普勒超声探测可测定颈部动脉内的峰值频率和血流速度，可借以判断颈内动脉狭窄的程度。残余管腔愈小其峰值频率愈高，血流速度也愈快。经颅多普勒超声（transcranial Dopplerultrasonography，TCD）可探测颅内动脉的狭窄，如颈内动脉颅内段、大脑中动脉、大脑前动脉和大脑后动脉主干的狭窄。

多普勒超声还可探测眶上动脉血流的方向，借以判断颈内动脉的狭窄程度或闭塞。眶上动脉和滑车上动脉是从颈内动脉的分支眼动脉分出的，正常时其血流方向是向上的，当颈内动脉狭窄或闭塞时，眶上动脉和滑车上动脉的血流可明显减低或消失。如眼动脉发出点近侧的颈内动脉闭塞时，颈外动脉的血可通过这两条动脉逆流入眼动脉，供应闭塞处远侧的颈内动脉，用方向性多普勒（directional Doppler）探测此两条动脉的血流方向，可判断颈内动脉的狭窄或闭塞。但这种方法假阴性很多，因此只能作为参考。

（三）磁共振血管造影（magnetic resonanceangiography，MRA）

MRA也是一种非侵袭性检查方法。可显示颅内外脑血管影像，根据"北美症状性颈动脉内膜切除试验研究"（North American symptomatic carotid end-arterectomy trial，NASCET）的分级标准，管腔狭窄10%～69%者为轻度和中度狭窄，此时MRA片上显示动脉管腔虽然缩小，但血流柱的连续性依然存在。管腔狭窄70%～95%者为重度狭窄，血流柱的信号有局限性中断，称为"跳跃征"。管腔狭窄95%～99%者为极度狭窄，在信号局限性中断以上，血流柱很纤细甚至不能显示，称为"纤细征"。目前在MRA像中尚难可靠地区分极度狭窄和闭塞，MRA的另一缺点是难以显示粥样硬化的溃疡。

文献报道MRA在诊断颈总动脉分叉部重度狭窄（>70%）的可靠性为85%～92%。与脑血管造影相比，MRA对狭窄的严重性常估计过度，由于有这样的缺点，故最好与超声探测结合起来分析，这样与脑血管造影的符合率可大为提高。如果MRA与超声探测的结果不相符，则应行脑血管造影。

（四）CT脑血管造影（CTA）

静脉注入100～150 mL含碘造影剂，然后用螺旋CT扫描和三维重建，可用以检查颈动脉的病变，与常规脑血管造影的诊断符合率可达89%。其缺点是难以区分血管腔内的造影剂与血管壁的钙化，因而对狭窄程度的估计不够准确。

（五）眼球气体体积扫描法

眼球气体体积扫描法（oculopneumoplethysmography，OPE-Gee）是一种间接测量眼动脉收缩压的技术。眼动脉的收缩压反映颈内动脉远侧段的血压。当眼动脉发出点近侧的颈内动脉管径狭窄程度达到75%时，其远侧颈内动脉血压即下降，而该侧的眼动脉压也随之下降。同时测量双侧的眼动脉压可以发现病侧颈内动脉的严重狭窄。如果两侧眼动脉压相差在0.7 kPa

(5 mmHg)以上,表示病侧眼动脉压已有下降。

(六)局部脑血流量测定

测定 rCBF 的方法有吸入法、静脉法和动脉内注入法,以颈内动脉注入法较为准确。将 2 mCi(1Ci=3.7×10^{10}Bq)的^{133}氙(^{133}Xe)溶于 3～5 mL 生理盐水内,直接注入颈内动脉,然后用 16 个闪烁计数器探头放在注射侧的头部不同部位,每 5 分钟记录 1 次,根据测得的数据,就可计算出各部位的局部脑血流量。吸入法和静脉注入法因核素“污染”颅外组织而影响其准确性。

rCBF 检查可提供两方面的资料:①可确定脑的低灌注区的精确部位,有助于选择供应该区的动脉作为颅外-颅内动脉吻合术的受血动脉。②测定低灌注区的 rCBF 水平,可以估计该区的脑组织功能是否可以通过提高 rCBF 而得以改善。有助于选择可行血管重建术的患者和估计手术的效果。

五、治疗要领

治疗脑动脉闭塞性疾病的外科方法很多,包括球囊血管成形术、狭窄处补片管腔扩大术、动脉内膜切除术、头-臂动脉架桥术、颅外-颅内动脉吻合术、大网膜移植术以及几种方法的联合等。现就其主要方法作简要介绍。

(一)头-臂动脉架桥术

适合颈胸部大动脉的狭窄或闭塞引起的脑缺血。架桥的方式有多种,应根据动脉闭塞的不同部位来设计。常用术式包括颈总-颈内动脉架桥、锁骨下-颈内动脉架桥、主动脉-颈总动脉架桥、椎动脉-颈总动脉架桥、主动脉-颈内和锁骨下动脉架桥、主动脉-颈总和颈内动脉架桥、锁骨下-颈总动脉架桥、锁骨下-锁骨下动脉架桥等。架桥所用的材料为涤纶或聚四氟乙烯制成的人造血管,较小的动脉之间也可用大隐静脉架桥。

(二)颈动脉内膜切除术

动脉内膜切除术可切除粥样硬化斑块而扩大管腔,同时可消除产生栓子的来源,经 40 多年的考验,证明是治疗脑缺血疾病有效的外科方法,其预防意义大于治疗意义。1986 年 Quest 估计,美国每年约进行 85 000 例颈动脉内膜切除术。但我国文献中关于颈动脉内膜切除术的资料很少,可能与对此病的认识不足与检查不够充分有关。颈部动脉内膜切除术适用于治疗颅外手术“可以达到”的病变,包括乳突-下颌线(从乳突尖端到下颌角的连线)以下的各条脑动脉,其中主要为颈总动脉分叉部。

1.适应证

手术对象的选择应结合血管病变和临床情况。血管病变:①症状性颈动脉粥样硬化性狭窄大于 70%。②对有卒中高危因素的患者,有症状者狭窄大于 50%,无症状者狭窄大于 60%的应积极行 CEA。③检查发现颈动脉分叉部粥样硬化斑不规则或有溃疡者。

临床情况:①有 TIA 发作,犹近期内多次发作者。②完全性卒中患者伴有轻度神经功能缺失者,为改善症状和防止再次卒中。③慢性脑缺血患者,为改善脑缺血和防止发生卒中。④患者有较重的颈动脉狭窄但无症状,因其他疾病须行胸、腹部大手术,为防止术中发生低血压引发脑缺血,术前可行预防性颈内动脉内膜切除术。⑤无症状性血管杂音患者,经检查证明颈内动脉管腔狭窄严重(>80%),而手术医师如能做到将手术死亡率+致残率保持在 3%以下,则应行内膜切除术。正常颈动脉管径为 5～6 mm,狭窄超过 50%时即可出现血管杂音,超过 85%或直径<1 mm时杂音消失。杂音突然消失提示管径极度狭窄。颈内动脉高度狭窄而又不产生症状,

有赖于对侧颈动脉和椎动脉的侧支循环，该类患者虽无症状但卒中的危险性却很大。

2.多发性病变的处理原则

多发性病变指一条动脉有两处以上的病变，或两条以上的动脉上都有病变。多发性病变存在手术指征时，应遵循以下原则：①双侧颈动脉狭窄，仅一侧发生 TIA，不管该侧颈动脉狭窄程度如何，先行该侧手术。②双侧颈动脉狭窄，而 TIA 发作无定侧症状，一般归因于后循环供血不足；如一侧颈动脉狭窄＞50％，先行该侧手术，以便通过 Willis 环增加椎-基底动脉的供血，如一侧手术后仍有 TIA 发作，再考虑对侧手术，两次手术至少间隔 4 周。③一侧颈动脉狭窄，对侧闭塞者，TIA 往往与狭窄侧有关，只做狭窄侧手术。④颈内动脉颅内、颅外段均狭窄，先处理近侧的病变，若术后症状持续存在，或颅内段狭窄严重，可考虑颅内-颅外架桥。⑤颈动脉、椎动脉均有狭窄，先处理颈动脉的病变，若术后无效，再考虑做椎动脉内膜切除术，或其他改善椎动脉供血的手术。⑥双侧颈动脉狭窄，先处理狭窄较重侧，视脑供血改善情况决定是否处理对侧。⑦两侧颈动脉狭窄程度相等时，先“非主侧”，后“主侧”。“主侧”血流量大，可通过前交通动脉供应对侧。先做非优势半球侧，可增加优势半球的侧支供血，以便下次做优势半球侧时增加阻断血流的安全性。两侧手术应分期进行，相隔时间至少 1 周。⑧颈内动脉闭塞同时有颈外动脉狭窄，疏通颈外动脉后可通过眼动脉增加颈内动脉颅内段的供血。当颈外动脉狭窄超过 50％时，即有手术指征。

3.手术禁忌证

(1)脑梗死的急性期，因重建血流后可加重脑水肿，甚至发生脑内出血。

(2)慢性颈内动脉完全闭塞超过 2 周者，手术使血管再通的成功率和长期通畅率很低。

(3)严重全身性疾病不能耐受手术者，如心脏病、严重肺部疾病、糖尿病、肾脏病、感染、恶性肿瘤和估计手术后寿命不长者。

4.手术并发症及防治

(1)心血管并发症：颈动脉狭窄患者多为高龄患者，常合并有冠心病、高血压等心血管疾病。术前应严格筛选，术后严格监测血压、心电图，发现问题，及时处理。

(2)神经系统并发症：术后近期卒中的原因多见于术中术后的微小动脉粥样硬化斑块栓子栓塞、术中阻断颈动脉或术后颈 动脉血栓形成而致脑缺血，最严重的为术后脑出血。因而术后应严密观察血压等生命征变化，如有神经症状发生，应立即进行 CT 扫描或脑血管造影，如果是脑内出血或颈动脉 闭塞须立即进行手术处理。绝大多数(＞ 80％)神经系统并发症发生于手术后的 1～7 天，多因脑栓塞或脑缺血所致。如脑血管造影显示手术部位有阻塞或大的充盈缺损，需再次手术加以清除。如动脉基本正常，则多因脑栓塞所致，应给予抗凝治疗。

(3)切口部血肿：出血来源有软组织渗血及动脉切口缝合不严密漏血，大的血肿可压迫气管，须立即进行止血，紧急情况下可在床边打开切口以减压。

(4)脑神经损伤：手术入路中可能损伤喉上神经、舌下神经、迷走神经、喉返神经或面神经的下颌支，特别是当颈动脉分叉部较高位时，损伤交感神经链可发生霍纳综合征；手术前应熟悉解剖，手术中分离、电凝、牵拉时应注意避免损伤神经。

(5)补片破裂：多发生于术后 2～7 天，突然颈部肿胀、呼吸困难。破裂的补片多取自下肢踝前的大隐静脉，而取自大腿或腹股沟部的静脉补片则很少破裂。静脉补片不宜过宽，在未牵张状态下其宽度不要超过 4 mm。

(6)高灌注综合征：长期缺血使脑血管极度扩张，内膜切除后血流量突然增加而脑血管的自动调节功能尚未恢复，以致 rCBF 和血流速度急骤增高，可出现各种神经症状，少数发生脑内血肿，多见于颈动脉严重狭窄的患者，发生率约为 12%。对高度狭窄的患者应行术后 TCD 或 rCBF 监测，如发现高灌注状态，应适当降低血压。

(三)颅外颅内动脉吻合术

颅外颅内动脉吻合术(extracranial-intracranial arterialbypass，EIAB)的理论根据是，当颈内动脉或椎-基底动脉发生狭窄或闭塞而致脑的血流量减少时，运用颅外-颅内动脉吻合技术，使较少发生狭窄或闭塞的颅外动脉(颈外动脉系统)直接向脑内供血，使处于脑梗死灶周围的缺血半暗区和处于所谓艰难灌注区的脑组织得到额外的供血，从而可以改善神经功能，增强脑血管的储备能力，可以增强对再次发生脑栓塞的耐受力。

1.EIAB 的手术适应证

(1)血流动力学因素引起的脑缺血：颈动脉狭窄或闭塞患者，有 15%的病变位于颅外手术不可到达的部位，即位于乳突尖端与下颌角的连线以上的部位，这样的病变不能行颈动脉内膜切除术，但可以造成脑的低灌注状态。此外，多发性动脉狭窄或闭塞也是低灌注状态的原因。低灌注状态经内科治疗无效者是 EIAB 的手术指征。

(2)颅底肿瘤累及颈内动脉，切除肿瘤时不得不牺牲动脉以求完全切除肿瘤者，可在术前或术中行动脉架桥术以免发生脑缺血。

(3)梭形或巨大动脉瘤不能夹闭，须行载瘤动脉结扎或动脉瘤孤立术者。

2.EIAB 的手术方式

常用的手术方式有颞浅动脉-大脑中动脉吻合术(STA-MCA)和脑膜中动脉-大脑中动脉吻合术(MMA-MCA)等。

(程卫平)

第十一节 脑动脉硬化症

脑动脉硬化症是指在全身动脉硬化的基础上，脑部血管的弥漫性硬化、管腔狭窄及小动脉闭塞，供应脑实质的血流减少，神经细胞变性而引起的一系列神经与精神症状。本病发病年龄大多在 50 岁以上。脑动脉硬化的好发部位多位于颈动脉分叉水平，而颈总动脉的起始部很少发生。

一、病因及发病机制

该病病因尚未完全明了，大多数学者认为与下列因素有关。

(一)脂质代谢障碍和内膜损伤

脂质代谢障碍和内膜损伤是导致动脉粥样硬化最早和最主要的原因。早期病变发生于内膜，大量中性脂肪、胆固醇由血浆中移出而沉积于血管壁的内膜上形成粥样硬化斑块。

(二)血流动力学因素的作用

脂质进入和移出内膜的速度经常处于动态的平衡。但在动脉分叉处、弯曲处、动脉成角、转向处或内膜表面不规则时，可影响血液的流层，使血液汹涌而形成旋涡流、湍流，由于高切应力和湍流的机械性损伤，致使内膜进一步损伤。血浆中的脂质向损伤的内膜移动占优势，致使高浓度的乳糜微粒及脂蛋白多聚在这一区域，加速动脉粥样硬化的发生及发展。

(三)血小板聚集作用

近年来应用扫描电子显微镜的研究发现，血小板易在动脉分叉处聚集，血小板与内皮细胞的相互作用而使内膜发生损伤，血小板在内皮细胞损伤处容易黏附，继而聚集，其结果是血小板血栓形成。

(四)高密度脂蛋白与动脉粥样硬化

高密度脂蛋白(HDL)与乳糜微粒(CM)及极低密度脂蛋白(VLDL)的代谢途径有密切关系。现已发现动脉粥样硬化患者血清高密度脂蛋白降低，故认为高密度脂蛋白降低可导致动脉粥样硬化。

(五)高血压与动脉粥样硬化

高血压是动脉粥样硬化的重要因素，患有高血压时，由于血流冲击，使动脉壁承受很强的机械压力，可促进动脉粥样硬化的发生和发展。

二、病理生理

动脉硬化早期，在动脉的内膜上出现数毫米大小的黄色脂点或出现数厘米长的黄色脂肪条。病变进一步发展则形成纤维斑块，斑块表面可破溃形成溃疡出血，亦可形成附壁血栓，可使动脉管腔变细甚至闭塞。

三、临床表现

(一)早期

脑动脉粥样硬化发展缓慢，呈进行性加重，早期表现类似神经衰弱，患者有头痛、头胀、头部压紧感，还可有耳鸣、眼花、心悸、失眠、记忆力减退、烦躁及易疲倦等症状，头晕、头昏、嗜睡及精神状态的改变。逐渐出现对各种刺激的感觉过敏，情绪易波动，有时激动、焦虑、紧张、恐惧、多疑，有时又出现对周围事物无兴趣、淡漠及颓丧、伤感，对任何事情感到无能为力、不果断。并常伴有自主神经功能障碍，如手足发冷、局部出汗，皮肤划纹征阳性。脑动脉粥样硬化时可引起脑出血，临床上可发生眩晕、昏厥等症状，并可有短暂性脑缺血发作。

(二)进展期

随着病情的进展，患者可出现许多严重的神经精神症状及体征，其临床表现有以下几类。

(1)动脉硬化性帕金森病：患者面部缺乏表情，发音低而急促，直立时身体向前弯，四肢强直而肘关节略屈曲，手指震颤而呈搓丸样，步伐小而身体向前冲，称为“慌张步态”。其他症状尚有出汗多，皮脂溢出多，言语障碍、流口水多、吞咽费力等。少数患者晚期可出现痴呆。

(2)脑动脉硬化痴呆：患者缓慢起病，呈阶梯性智能减退，早期患者可出现神经衰弱综合征，逐渐出现近记忆力明显减退，而人格、远记忆力、判断、计算力尚能在一段时间内保持完整。患者情绪不稳，易激惹、喜怒无常、夜间可出现谵妄或失眠，有时出现强哭、强笑或情绪淡漠，最后发展为痴呆。

(3)假性延髓性麻痹：其临床特征为构音障碍、吞咽困难，饮水呛咳，面无表情，轻度情绪刺激表现为反应过敏及不能控制的强哭、强笑或哭笑相似而不易分，这种情感障碍系病变侵犯皮质丘脑阻塞所致。

(4)脑神经损害：脑动脉硬化后僵硬的动脉可压迫脑底部的脑神经而使其功能发生障碍，如双鼻侧偏盲、三叉神经痛性抽搐、双侧展或面神经瘫痪，或引起一侧面肌痉挛等症状。

(5)脑动脉硬化：神经系统所出现的体征临床上可出现一些原始反射，如强握反射、口舌动作等。同时可伴有皮质高级功能的障碍，如语言障碍、吐词困难，对词的短暂记忆丧失，命名不能、失用，亦出现体像障碍、皮质感觉障碍，锥体束损害及脑干、脊髓损害的症状。另外，还可出现括约肌功能障碍，如尿潴留或失禁，大便失禁等。脑动脉硬化症还可引起癫痫发作，其发作形式可为杰克森(Jackson)发作、钩回发作或全身性大发作。

四、辅助检查

(一)血生化测定

患者血胆固醇增高，低密度脂蛋白增高，高密度脂蛋白降低，血三酰甘油增高，血β-脂蛋白增高，90%以上的患者表现为Ⅱ或Ⅳ型高脂血症。

(二)数字减影

动脉造影可显示脑动脉粥样硬化所造成的动脉管腔狭窄或动脉瘤病变。脑动脉造影显示动脉异常弯曲和伸长。动脉内膜存在有动脉粥样硬化斑，使动脉管腔变的不规则，呈锯齿状，最常见于颈内动脉虹吸部，亦可见于大脑中、前、后动脉。

(三)经颅多普勒检查

根据所测颅内血管的血流速度、峰值、频宽、流向，判断出血管有无狭窄和闭塞。

(四)CT 扫描及 MRI 检查

CT 及 MRI 可显示脑萎缩及多发性腔隙性梗死(图 5-12、图 5-13)。

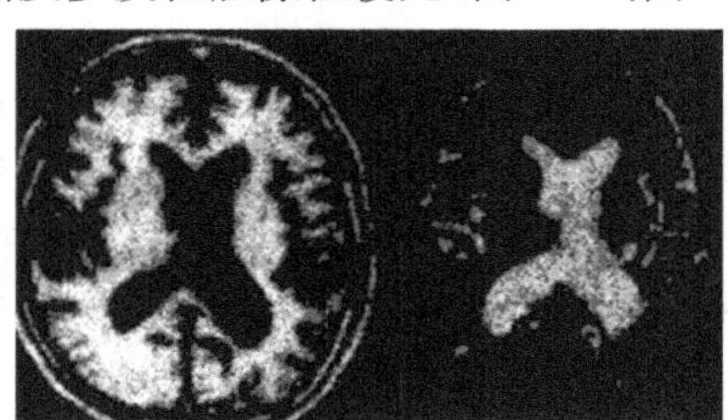

图 5-12 弥漫性脑萎缩 T_1 及 T_2 加权像，脑室系统扩大脑沟池增宽，左侧明显

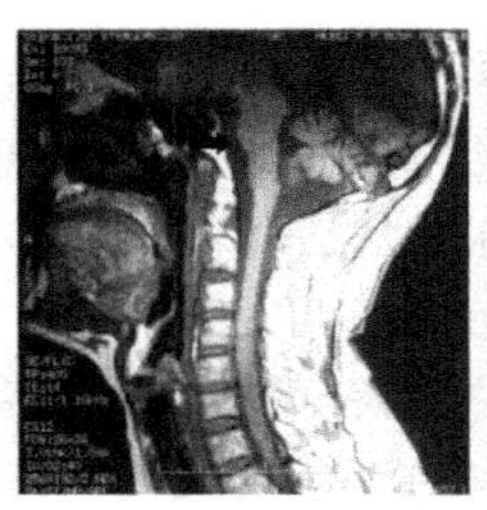

(a) 矢状位MR平扫 (T_1WI)

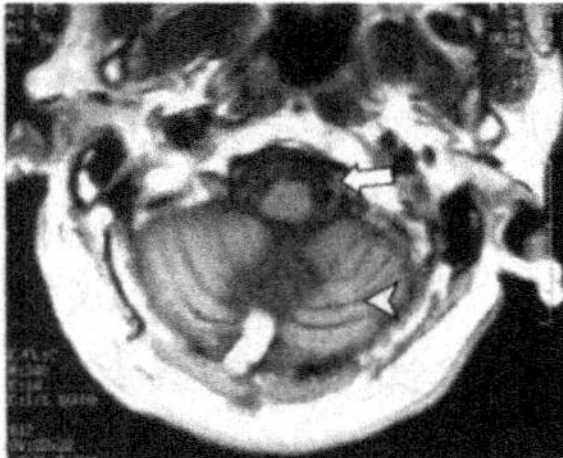

(b) 轴位MR平扫 (T_1WI)

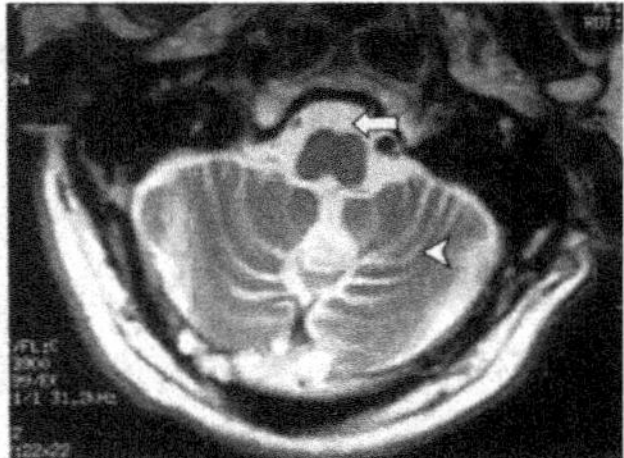

(c) 轴位MR平扫 (T_2WI)

图 5-13 脑桥小脑萎缩

男，52 岁，双下肢无力、走路不稳 1 年，二便功能障碍 2 个月。(a)～(c)显示小脑体积变小，脑沟增宽加深(▷)，脑桥变细(➡)，桥前池明显增宽(⇨)，第四脑室扩大。诊断为橄榄脑桥小脑萎缩

(五)眼底检查

40%左右的患者有视网膜动脉硬化症，表现为动脉迂曲，动脉直径变细不均，动脉反光增强，

呈银丝样改变及动静脉交叉压迹等。

五、诊断

(1)年龄在45岁以上。

(2)初发高级神经活动不稳定的症状或脑弥漫性损害症状。

(3)有全身动脉硬化,如眼底动脉硬化Ⅱ级以上或主动脉弓增宽及颞动脉或桡动脉较硬及冠心病等。

(4)神经系统阳性体征如腱反射不对称,掌颌反射阳性及吸吮反射阳性等。

(5)血清胆固醇增高。

(6)排除其他脑病。

上述6项为诊断脑动脉硬化的最低标准。可根据身体任何部位的动脉硬化症状,如头部动脉的硬化,精神、神经症状呈缓慢进展,伴以短暂性脑卒中样发作,或有轻重不等的较广泛的神经系统异常。有脑神经、锥体束和锥体外系损害,并除外颅内占位性病变,结合实验室检查可以做出临床诊断。

六、鉴别诊断

本病应与以下疾病相鉴别。

(一)神经衰弱综合征

脑动脉硬化发病多在50岁以后,没有明显的精神因素,临床表现以情感脆弱、近记忆减退为突出症状。此外,表现为思维活动迟钝,工作能力下降,眼底动脉硬化及血脂明显增高均可与神经衰弱鉴别。

(二)老年性痴呆

脑动脉硬化症晚期可出现痴呆,故应与老年性痴呆相鉴别(表5-3)。

表5-3 脑动脉硬化性痴呆与老年性痴呆的鉴别

项目	脑动脉硬化性痴呆	老年性痴呆
发病年龄	50～75岁	70～75岁
病理改变	多发性脑微梗死灶	脑组织中老年斑与神经纤维缠结
高血压动脉硬化	常有,病起决定性作用	或无,不起决定性作用
情感障碍	脆弱,哭笑无常	淡漠,反应迟钝
人格改变	有,相对较完整	迅速衰退
记忆力	有,近事遗忘	十分突出,远近事记忆均障碍
定向力	有	时间、地点、人物定向均差
智能障碍	选择性或镶嵌性衰退	全面衰退
自知力	保持较久	早期丧失
定位特征	常有,明显	无特异性
进展情况	阶梯或进展	迅速加重而死亡

(三)颅内占位性病变

颅内占位性病变如脑瘤、转移瘤、硬脑膜下血肿。颅内占位性病变常缺乏血管硬化的体征,多伴有进行性颅内压增高及脑脊液蛋白高的表现。CT 扫描或 MRI 检查可加以鉴别。

(四)躯体性疾病

躯体性疾病如营养障碍、严重贫血、内分泌疾病、心肺疾病伴缺氧和二氧化碳潴留、肾脏疾病伴尿毒症、慢性充血性心力衰竭、低血糖、脑积水等,均应加以鉴别。以上各种疾病可根据临床特征、辅助检查加以鉴别。

七、治疗

(一)一般防治措施

(1)合理饮食:食用低胆固醇、低动物性脂肪食物,如瘦肉、鱼类、低脂奶类。提倡饮食清淡,多食富含维生素 C(新鲜蔬菜、瓜果)和植物蛋白(豆类及其制品)的食物。

(2)适当的体力劳动和体育锻炼:对预防肥胖,改善循环系统的功能和调整血脂的代谢有一定的帮助,是预防本病的一项积极措施。

(3)生活要有规律:合理安排工作和生活,保持乐观,避免情绪激动和过度劳累,要有充分的休息和睡眠,在生活中不吸烟、不饮酒。

(4)积极治疗有关疾病如高血压、糖尿病、高脂血症、肝肾及内分泌疾病等。

(二)降低血脂

高脂血症经用体育疗法、饮食疗法仍不降低者,可选用降脂药物治疗。

(1)氯贝丁酯(安妥明):0.25～0.5 g,3 次/天,口服。病情稳定后应酌情减量维持。其能降低三酰甘油,升高高密度脂蛋白。少数患者可出现荨麻疹或肝、肾功能变化,需定期检查肝肾功能。

(2)二甲苯氧庚酸(吉非罗齐,诺衡):300 mg,3 次/天,口服。其效果优于氯贝丁酯,有降低三酰甘油、胆固醇,升高高密度脂蛋白的作用。不良反应同氯贝丁酯。

(3)非诺贝特:0.1 g,3 次/天,口服。它是氯贝丁酯的衍生物,血尿半衰期较长,作用较氯贝丁酯强,能显著降低三酰甘油和血浆胆固醇,显著升高血浆高密度脂蛋白。不良反应较轻,少数病例出现血清谷丙转氨酶及血尿素氮暂时性轻度增高,停药后即恢复正常。原有肝肾功能减退者慎用,孕妇禁用。

(4)普罗布考(丙丁酚):500 mg,3 次/天,口服。能阻止肝脏中胆固醇的乙酰乙酸生物合成,降低血胆固醇。

(5)亚油酸:300 mg,3 次/天,口服,或亚油酸乙酯 1.5～2 g,3 次/天,口服。其为不饱和脂肪酸,能抑制脂质在小肠的吸收与合成,影响血浆胆固醇的分布,使其较多地向血管壁外的组织中沉积,降低血管中胆固醇的含量。

(6)考来烯胺(消胆胺):4～5 g,3 次/天,口服。因其是阴离子交换树脂,服后与胆汁酸结合,断绝胆酸与肠-肝循环,促使肝中胆固醇分解成胆酸,与肠内胆酸-同排出体外,使血胆固醇下降。

(7)胰肽酶(弹性酶):每片 150～200 U,1～2 片,3 次/天,口服。服 1 周后见效,8 周达高峰。它能水解弹性蛋白及糖蛋白等,能阻止胆固醇沉积在动脉壁上,并能提高脂蛋白脂酶活性,能分解乳糜微粒,降低血浆胆固醇。无不良反应。

(8)冠心舒:20 mg,3 次/天,口服。其是从猪十二指肠提取的糖胺多糖类药物,能显著地降低血浆胆固醇和三酰甘油,促进纤维蛋白溶解,抗血栓形成。对一过性脑缺血发作、脑血栓、椎-基底动脉供血不足等有明显疗效。

(9)吡卡酯(安吉宁，吡醇氨酯)：250～500 mg，3次/天，口服。6个月为1个疗程。能减少血管壁上胆固醇的沉积，减少血管内皮损伤，防止血小板聚集。不良反应较大，有胃肠道反应，少数病例有肝功能损害。

(10)月见草油1.2～2 g，3次/天，口服。本品是含亚油酸的新药，为前列腺素前体，具有降血脂，降胆固醇，抗血栓作用。不良反应小，偶见胃肠道反应。

(11)多烯康胶丸：每丸0.3 g或0.45 g，每次1.2～1.5 g，3次/天，口服。为我国首创的富含二十碳五烯酸(EPA)和二十二碳六烯酸(DAH)的浓缩鱼油。其含EPA和DAH达70%以上，降低血三酰甘油总有效率为86.5%，降低血胆固醇总有效率为68.6%，并能显著抑制血小板聚集和阻止血栓形成，长期服用无毒副反应，而且疗效显著。

(12)甘露醇烟酸酯片：400 mg，3次/天，口服。是我国生产的降血脂、降血压的新药。降血三酰甘油的有效率达75%，降舒张压的有效率达93%，使头痛、头晕、烦躁等症状得到改善。

(13)其他维生素C、B族维生素、维生素E、烟酸等药物。

(三)扩血管药物

扩血管药物可解除血管运动障碍，改善血循环，主要作用于血管平滑肌。

(1)盐酸罂粟碱：可改善脑血流，60～90 mg，加入5%葡萄糖液或右旋糖酐-40 500 mL中静脉滴注，1次/天，7～10天为1个疗程。或30～60 mg，1～2次/天，肌内注射。

(2)己酮可可碱：0.1 g，3次/天，口服。除扩张毛细血管外，还增进纤溶活性，降低红细胞上的脂类及黏度，改善红细胞的变形性。

(3)盐酸倍他啶、烟酸、山莨菪碱、血管舒缓素等均属常用扩血管药物。

(四)钙通道阻滞剂

其作用机制有：①扩张血管，增加脑血流量，阻滞Ca^{2+}跨膜内流。②抗动脉粥样硬化，降低胆固醇。③抗血小板聚集，减低血黏度，改善微循环。④保护细胞，避免脑缺血后神经元细胞膜发生去极化。⑤维持红细胞变形能力，是影响微循环中血黏度的重要因素。

(1)尼莫地平：30 mg，2～3次/天，口服。

(2)尼卡地平：20 mg，3次/天，口服，3天后渐增到每天60～120 mg，不良反应为少数人思睡、头晕、倦怠、恶心、腹胀等，减量后即可消失，一般不影响用药。而肝肾功能差和低血压者慎用，颅内出血急性期、妊娠、哺乳期患者禁用。

(3)地尔硫䓬(硫氮䓬酮)：30 mg，3次/天，口服。不良反应为面红、头痛、心动过速、恶心、便秘、个别患者有转氨酶暂时升高。孕妇慎用，心房颤动、心房扑动者禁用。注意不可嚼碎药片。

(4)氟桂利嗪：5～10 mg或6～12 mg，1次/天，顿服。不良反应为乏力、头晕、嗜睡、脑脊液压力增高，故颅内压增高者禁用。

(5)桂利嗪(脑益嗪)：25 mg，3次/天，口服。

(五)抗血小板聚集药物

因为血小板在动脉粥样硬化者体内活性增高，并释放平滑肌增生因子使血管内膜增生。升高血中半胱氨酸，导致血管内皮损伤，脂质易侵入内膜，吞噬大量的低密度脂蛋白的单核巨噬细胞，在血管壁内转化为泡沫细胞，而形成动脉粥样硬化病变，因此抗血小板治疗是防治脑血管病的重要措施。

(1)肠溶阿司匹林(乙酰水杨酸)：50～300 mg，1次/天，口服，是花生四烯酸代谢中环氧化酶抑制剂，能减少环内过氧化物，降低血栓素 A_2 合成。

(2)二十碳五烯酸：1.4～1.8 g，3 次/天，口服。它在海鱼中含量较高，是一种多烯脂肪酸。在代谢中可与花生四烯酸竞争环氧化酶，减少血栓烷 A 的合成。

(3)银杏叶胶囊(或银杏口服液)：能扩张脑膜动脉和冠状动脉，使脑血流量和冠脉流量增加，并能抗血小板聚集，降血脂及降低血浆黏稠度，达到改善心脑血循环的功能。银杏叶胶囊 2 丸，3 次/天，口服。银杏口服液 10 mL，3 次/天，口服。

(4)双嘧达莫(潘生丁)：50 mg，3 次/天，口服。能使血小板环磷腺苷增高，延长血小板的寿命，抑制血小板聚集，扩张心脑血管等。

(5)藻酸双酯钠：0.1 g，3 次/天，口服。也可 0.1～0.2 g 静脉滴注。具有显著的抗凝血、降血脂、降低血黏度及改善微循环的作用。

(六)脑细胞活化剂

脑动脉硬化时，可引起脑代谢障碍，导致脑功能低下，为了恢复脑功能和改善临床症状，常用以下药物。

(1)胞磷胆碱：0.2～0.5 g，静脉注射或加用 5%～10%葡萄糖后静脉滴注，5～10 天为 1 个疗程。或0.1～0.3 g/d，分 1～2 次肌内注射。它能增强与意识有关的脑干网状结构功能，兴奋锥体束，促进受伤的运动功能的恢复，还能增强脑血管的张力及增加脑血流量，增强细胞膜的功能，改善脑代谢。

(2)甲磺双氢麦角胺(舒脑宁)1 支(0.3 mg)，1 次/天，肌内注射，或 1 片(2.5 mg)，2 次/天，口服。其为最新脑细胞代谢机能改善剂。它能作用于血管运动中枢，抑制血管紧张，促进循环功能，能使脑神经细胞的机能再恢复，促使星状细胞摄取充足的营养素，使氧、葡萄糖等能量输送到脑神经细胞，从而改善脑神经细胞新陈代谢。

(3)素高捷疗：0.2～0.4 g，1 次/天，静脉注射，或加入 5%葡萄糖中静脉滴注，15 天为 1 个疗程。可激发及加快修复过程。在供氧不足的状态下，改善氧的利用率，并促进养分穿透入细胞。提高与能量调节有关的代谢率。

(4)艾地苯醌(维伴)：30 mg，3 次/天，口服。能改善脑缺血的脑能量代谢(包括激活脑线粒体、呼吸活性、改善脑内葡萄糖利用率)，改善脑功能障碍。

(程卫平)

第十二节　颅内血管畸形

颅内血管畸形是脑血管先天发育异常性病变。由于胚胎期脑血管胚芽发育障碍形成的畸形血管团，造成脑局部血管的数量和结构异常，并影响正常脑血流。可发生在任何年龄，多见于 40 岁以前的青年人，占 60%～72%。可见于任何部位，但大脑半球发生率最高，为 45%～80%，8%～18%在内囊、基底节或脑室；也有国外学者报道脑室内及其周围的血管畸形占所有血管畸形的 8%，发生于颅后窝的血管畸形占 10%～32%。有 6%为存在两个以上同一种病理或不同种病理的多发性颅内血管畸形，有的甚至同时存在十多个互不相连的海绵状血管瘤。

由于颅内血管畸形的临床和病变的多样化，其分类意见亦不同，目前临床主要采用 Russell

和Rubinstein分类方法将颅内血管畸形分为四类：①脑动静脉畸形。②海绵状血管瘤。③毛细血管扩张。④脑静脉畸形。这些血管畸形的组成及血管间的脑实质不同。

一、脑动静脉畸形

脑动静脉畸形又称脑血管瘤、血管性错构瘤、脑动静脉瘘等。在畸形的血管团两端有明显的供血输入动脉和回流血的输出静脉。虽然该病为先天性疾病，但大多数患者在若干年后才表现出临床症状，通常 50%～68%可发生颅内出血，其自然出血率每年为 2%～4%，首次出血的病死率近 10%，致残率更高。其发病率报道不一，美国约为 0.14%，有学者回顾一般尸检和神经病理尸检资料，发现其发病率为0.35%～1.10%，回顾 4 069 例脑解剖，脑动静脉畸形占 4%。与动脉瘤发病率比较，国外的资料显示脑动静脉畸形比脑动脉瘤少见，综合英美两国 24 个医疗中心收治的脑动静脉畸形和动脉瘤患者的比率是1∶6.5。

(一)病因及发病机制

在胚胎早期原始脑血管内膜胚芽逐渐形成管道，构成原始血管网，分化出动脉和静脉且相互交通，若按正常发育，动静脉之间应形成毛细血管网，如若发育异常，这种原始的动静脉的直接交通就遗留下来而其间无毛细血管网相隔，因无正常的毛细管阻力，血液直接由动脉流入静脉，使动脉内压大幅度下降，可由正常体循环平均动脉压的 90%降至 45%～62%，静脉因压力增大而扩张，动脉因供血增多而变粗，又有侧支血管的形成和扩大，逐渐形成迂曲缠绕、粗细不等的畸形血管团，血管壁薄弱处扩大成囊状。因畸形血管管壁无正常动静脉的完整性而十分薄弱，在病变部位可有反复的小出血，也由于邻近的脑组织可有小的出血性梗死软化，使病变缺乏支持也容易发生出血，血块发生机化和液化，再出血时使血液又流入此腔内，形成更大的囊腔，病变体积逐渐增大；由于病变内的动静脉畸形管壁的缺欠和薄弱，长期经受增大的血流压力而扩大曲张，甚至形成动脉瘤样改变。这些均构成了动静脉畸形破裂出血的因素。

(二)病理

1.分布

位于幕上者约占 90%，幕下者约 10%，左右半球的发病率相同。幕上的动静脉畸形大多数累及大脑皮质，以顶叶受累为最多，约占 30%，其次是颞叶约占 22%，额叶约占 21%，顶叶约占 10%。脑室、基底节等深部结构受累约占 10%，胼胝体及其他中线受累者占 4%～5%。幕上病变多由大脑中动脉和大脑前动脉供血，幕下者多由小脑上动脉供血或小脑前下动脉或后下动脉供血。

2.大小和形状

脑动静脉畸形的大小悬殊，巨大者直径可达 10 cm 以上，可累及整个大脑半球，甚至跨越中线；微小者直径在 1 cm 以下，甚至肉眼难以发现，脑血管造影不能显示。畸形血管团的形状不规则，血管管径粗细不等，有时细小，有时极度扩张、扭曲，甚至走行迂曲呈螺旋状。大多数表现为卵圆形、球形或葡萄状，约有 40%的病例表现出典型形状，为圆锥形或楔形。畸形的血管团一般成楔形分布，尖端指向脑室壁。

3.形态学

脑动静脉畸形是一团发育异常的，由动脉、静脉及动脉化的静脉组成的血管团，无毛细血管存在，病变区内存在胶质样变的脑组织是其病理特征之一。镜下见血管壁厚薄不等，偶有平滑肌纤维多无弹力层。血管内常有血栓形成或机化及钙化，并可伴有炎性反应。血管内膜增生肥厚，有的突向管腔内，使之部分堵塞。内弹力层十分薄弱甚至缺失，中层厚薄不一。血管壁上常有动脉硬化样斑块及机化的血凝块，有的血管可扩张成囊状。静脉可有纤维变或玻璃样变而增厚，但动静脉常难以区别。

病变血管破裂可发生蛛网膜下腔出血、脑内或脑室内出血，常形成脑内血肿，偶可形成硬脑膜下血肿。因多次反复的小出血，病变周围有含铁血黄素沉积使局部脑组织发黄，邻近的甚至较远的脑组织因缺血营养不良可有萎缩，局部脑室可扩大；颅后窝病变可致导水管或第四脑室阻塞产生梗阻性脑积水。

(三)临床分级

脑动静脉畸形差异很大，其大小、部位、深浅及供血动脉和引流静脉均各不相同。为便于选择手术对象、手术方式、估计预后及比较手术治疗的优劣，临床上将动静脉畸形进行分级，常用的分级方法有以下几种。

Spetzler 分级法从三个方面对脑动静脉畸形评分：①根据畸形团大小评分。②根据畸形团所在部位评分。③根据引流静脉的引流方式评分。将三个方面的评分相加即为相应级别(表 5-4)。

表 5-4　Spetzler-Martin **的脑动静脉畸形的分级记分表**

AVM 的大小	计分	AVM 部位	计分	引流静脉	计分
小型(最大径＜3 cm)	1	非功能区	0	仅浅静脉	0
中型(最大径 3～6 cm)	2	功能区	1	仅深静脉	1
大型(最大径＞6 cm)	3				

(四)临床表现

绝大多数脑动静脉畸形患者可表现出头痛、癫痫和出血的症状，也有根据血管畸形所在的部位表现出相应的神经功能障碍者；少数患者因血管畸形较小或是隐性而不表现出任何症状，往往是在颅内出血后被诊断，也有是在查找癫痫原因时被发现。

1.颅内出血

颅内出血是脑动静脉畸形最常见的症状，约 50%的患者为首发症状，一般多发生在 30 岁以下年龄较轻的患者，高峰年龄较动脉瘤早，为 15～20 岁。为突然发病，多在体力活动或情绪激动时发生，也有在日常活动及睡眠中发生者。表现为剧烈头痛、呕吐，甚至意识不清，有脑膜刺激症状，大脑半球病变常有偏瘫或偏侧感觉障碍、偏盲或失语；颅后窝病变可表现有共济失调、眼球震颤、眼球运动障碍及长传导束受累现象。颅内出血除表现为蛛网膜下腔出血外，可有脑内出血、脑室内出血，少数可形成硬脑膜下血肿。较大的脑动静脉畸形出血量多时可引起颅内压升高导致脑疝而死亡。出血可反复发生，约 50%以上患者出血2 次，30%出血 3 次，20%出血 4 次以上，最多者可出血十余次，再出血的病死率为 12%～20%。再出血时间的间隔，少数患者在数周或数月，多数在 1 年以上，有者可在十几年以后发生，平均为 4～6 年。有报道 13%的患者在 6 周以内发生再出血。小型、隐匿型、位置深在和向深部引流的脑动静脉畸形极易出血，动静脉畸形越小，其阻力越大，易出血；位于深部的动静脉畸形的供血动脉较短，病灶内的压力大，也易出血。

与颅内动脉瘤比较，脑动静脉畸形出血的特点是出血年龄早、出血程度轻、早期再出血发生率低，出血后发生脑血管痉挛较一般动脉瘤轻，出血危险程度与年龄、畸形血管团大小及部位有关。

2.癫痫

癫痫也是脑动静脉畸形的常见症状，发生率为 28%～64%，其发生率与脑动静脉畸形的大小、位置及类型有关，位于皮质的大型脑动静脉畸形及呈广泛毛细血管扩张型脑动静脉畸形的发生率高。癫痫常见于30岁以上年龄较大的患者，约有半数患者为首发症状，在一部分患者为唯一症状。癫痫也可发生在出血时，以额、顶叶动静脉畸形多见。病程长者抽搐侧的肢体逐渐出现轻瘫并短小细瘦。癫痫的发作形式以部分性发作为主，有时具有Jackson型癫痫的特征。动静脉畸形位于前额叶者常发生癫痫大发作，位于中央区及顶叶者表现为局灶性发作或继发性全身大发作，颞叶病灶表现为复杂性、部分性发作，位于外侧裂者常出现精神运动性发作。癫痫发生的原因主要是由于脑动静脉畸形的动静脉短路，畸形血管团周围严重盗血，使脑局部出现淤血性缺血，脑组织缺血乏氧所引起；另外，动静脉短路血流对大脑皮质的冲击造成皮质异常放电，也可发生癫痫；由于出血或含铁血黄素沉着使病变周围神经胶质增生形成致病灶；畸形血管的点燃作用尤其是颞叶可伴有远隔处癫痫病灶。

3.头痛

约60%的患者有长期头痛的病史，16%～40%为首发症状，可表现为偏头痛局灶性头痛和全头痛，头痛的部位与病灶无明显关系，头痛的原因与畸形血管扩张有关。当动静脉畸形破裂时头痛变得剧烈且伴有呕吐。

4.神经功能障碍

约40%的患者可出现进行性神经功能障碍，其中10%者为首发症状。表现的症状由血管畸形部位、血肿压迫、脑血液循环障碍及脑萎缩区域而定。主要表现为运动或感觉性障碍，位于额叶者可有偏侧肢体及颜面肌力减弱，优势半球可发生语言障碍；位于颞叶者可有幻视、幻嗅、听觉性失语等；顶枕叶者可有皮质性感觉障碍、失读、失用、偏盲和空间定向障碍等；位于基底结者常见有震颤、不自主运动、肢体笨拙，出血后可发生偏瘫等；位于脑桥及延髓的动静脉畸形可有锥体束征、共济失调、听力减退、吞咽障碍等脑神经麻痹症状，出血严重者可造成四肢瘫、角弓反张、呼吸障碍等。神经功能障碍的原因主要与下列因素有关：①脑盗血（动静脉畸形部位邻近脑区的动脉血流向低压的畸形区，引起局部脑缺血称为脑盗血）引起短暂脑缺血发作，多见于较大的动静脉畸形，往往在活动时发作，其历时短暂，但随着发作次数的增加，持续时间加长，瘫痪程度也加重。②由于脑盗血或血液灌注不充分所致的缺氧性神经细胞死亡，以及伴有的脑水肿或脑萎缩引起的神经功能障碍，见于较大的动静脉畸形，尤其当病变有部分血栓形成时，这种瘫痪持续存在并进行性加重，有时疑为颅内肿瘤。③出血引起的神经功能障碍症状，可因血肿的逐渐吸收而减轻甚至完全恢复正常。

5.颅内杂音

颅内血管吹风样杂音占脑动静脉畸形患者的2.4%～38.0%，患者感觉自己脑内及头皮上有颤动及杂音，但别人听不到，只有动静脉畸形体积较大且部位较浅时，才能在颅骨上听到收缩期增强的连续性杂音。横窦及乙状窦的动静脉畸形可有颅内血管杂音。主要发生在颈外动脉系统供血的硬脑膜动静脉畸形，压迫同侧颈动脉杂音减弱，压迫对侧颈动脉杂音增强。

6.智力减退

智力减退可呈现进行性智力减退，尤其在巨大型动静脉畸形患者，因严重的脑盗血导致脑的弥散性缺血和脑的发育障碍。也有因频繁的癫痫发作使患者受到癫痫放电及抗癫痫药物的双重抑制造成智力减退。轻度的智力减退在切除动静脉畸形后可逆转，较重者不易恢复。

7.眼球突出

眼球突出位于额叶或颞叶、眶内及海绵窦者可有眼球突出。

8.其他症状

动静脉畸形引流静脉的扩张或其破裂造成的血肿、蛛网膜下腔或脑室内出血，均可阻塞脑脊液循环通路而引起脑水肿，出现颅内压增高的表现。脑干动静脉畸形可引起复视。在婴儿及儿童中，因颅内血液循环障碍，可有心力衰竭，尤其是病变累及大脑大静脉者，心力衰竭甚至可能是唯一的临床症状。

(五)实验室检查

1.脑脊液

出血前多无明显改变，出血后颅内压大多在 1.92～3.84 kPa，脑脊液呈血性。

2.脑电图

多数患者有脑电图异常，发生在病变同侧者占 70%～80%，如对侧血流紊乱缺血时，也可表现异常；因盗血现象，有时一侧大脑半球的动静脉畸形可表现出双侧脑电图异常；深部小的血管畸形所致的癫痫用立体脑电图可描记出准确的癫痫灶。脑电图异常主要表现为局限性的不正常活动，包括 α 节律的减少或消失，波率减慢，波幅降低，有时出现弥散性 θ 波，与脑萎缩或脑退行性改变的脑电图相似；脑内血肿者可出现局灶性 β 波；幕下动静脉畸形可表现为不规则的慢波；约一半有癫痫病史的患者表现有癫痫波形。

3.核素扫描

一般用 ^{99m}Tc或 Hg 作闪烁扫描连续摄像，90%～95%的幕上动静脉畸形出现阳性结果，可做定位诊断。直径在 2 mm 以下的动静脉畸形不易发现。

(六)影像学检查

1.头颅 X 线平片

有异常发现者占 22%～40%，表现为病灶部位钙化斑、颅骨血管沟变深加宽等，颅底平片有时可见破裂孔或棘孔扩大。颅后窝动静脉畸形致梗阻性脑积水者可显示有颅内压增高的现象。出血后可见松果体钙化移位。

2.脑血管造影

蛛网膜下腔出血或自发性脑内血肿应进行脑血管造影或磁共振血管造影(MRA)，顽固性癫痫及头痛提示有颅内动静脉畸形的可能，也应行脑血管造影或 MRA。通过造影可显示畸形血管团的部位、大小及其供血动脉有无动脉瘤和引流静脉数量、方向及有无静脉瘤样扩张，畸形团内有否伴有动静脉瘘及瘘口的大小，对血管畸形的诊断和治疗具有决定性的作用，但仍有约 11%的患者因其病变为小型或隐型，或已被血肿破坏或为血栓所闭塞而不能被脑血管造影发现。

一般小的动静脉畸形进行一侧颈动脉造影或一侧椎动脉造影，可显示出其全部供血动脉及引流静脉；大的动静脉畸形应行双侧颈动脉及椎动脉造影，可以了解全部供血动脉、引流静脉和盗血情况，必要时可进行超选择性供血动脉造影以了解其血管结构和硬脑膜动脉供血情况。颞部动静脉畸形常接受大脑中动脉、后动脉及脉络膜前的供血，故该处的动静脉畸形应同时做颈动脉及椎动脉造影。额叶动静脉畸形常为双侧颈内动脉供血；顶叶者多为双侧颈内动脉及椎动脉系统供血，故应行全脑血管造影。实际上为了显示脑动静脉畸形的血流动力学改变，发现多发性病灶或其他共存血管性病变，对脑动静脉畸形患者均应进行全脑血管造影。三维脑血管造影能更清楚地显示动脉与回流静脉的位置，对指导术中夹闭病灶血管十分有利；数字减影血管造影可消除颅骨对脑血管的遮盖，能更清楚地显示出供血动脉与引流静脉及动静脉畸形的细微结构。三维数字减影血管造影能进行水平方向的旋转，具有较好的立体感，有利于周密地设计手术切除方案。该方法尤其适用于椎-基底动脉系统和硬脑膜动静脉畸形的观察,也可用于检查术后的血管分布情况及手术切除的程度。

脑动静脉畸形的脑动脉造影影像是最具特征性的。在动脉期摄片上可见到一团不规则的扭曲的血管团,有一根或数根粗大的供血动脉,引流静脉早期出现于动脉期摄片上,扭曲扩张导入颅内静脉窦。半数以上的动静脉畸形还可显示出深静脉和浅静脉的双向引流。病变远侧的脑动脉不充盈或充盈不良。如不伴有较大的脑内血肿,一般脑动静脉畸形不引起正常脑血管移位。因脑动静脉畸形的动脉血不经过毛细血管网而直接进入静脉系统,故经动脉注射造影剂后立刻就能见到引流静脉。由于大量的动静脉分流,使上矢状窦、直窦或横窦内血流大量淤积而使皮质静脉淤滞,造影剂可向两侧横窦或主要向一侧横窦引流。大的动静脉畸形常有一侧或两侧横窦管径的扩大;脑膜或脑膜脑动静脉畸形,横窦扩大甚至可扩大几倍;脑动静脉畸形的血管管壁薄,在血流的压力下易于扩张,引流静脉扩张最明显,甚至局部可形成静脉瘤,静脉窦也有极度扩大。

在超选择性血管造影见到畸形血管的结构:①动脉直接输入血管团。②动脉发出分支输入病灶;③与血流有关的动脉扩张形成动脉瘤。④不在动静脉畸形供血动脉上的动脉瘤。⑤动静脉瘘。⑥病灶内的动脉扩张形成动脉瘤。⑦病灶内的静脉扩张形成静脉瘤。⑧引流静脉扩张。

3.CT 扫描

虽然不像血管造影能显示病变的全貌,但可同时显示脑组织和脑室的改变,亦可显示血肿的情况,有利于发现较小的病灶和定位诊断。无血肿者 CT 平扫表现出团状聚集或弥漫分布的蜿蜒状及点状密度增高影,其间为正常脑密度或小囊状低密度灶,增强后轻度密度增高的影像则更清楚;病灶中高密度处通常是局灶性胶质增生、新近的出血、血管内血栓形成或钙化所引起;病灶中的低密度表示小的血肿吸收或脑梗死后所遗留的空腔、含铁血黄素沉积等;病灶周围可有脑沟扩大等局限性脑萎缩的表现,颅后窝可有脑积水现象。有血肿者脑室可受压移位,如出血破入脑室则脑室内呈高密度影像;新鲜血肿可掩盖血管畸形的影像而难以辨认,应注意观察血肿旁的病变影像与血肿的均匀高密度影像不同,有时血肿附近呈现蜿蜒状轻微高密度影,提示可能有动静脉畸形;也有报道血肿边缘呈弧形凹入或尖角形为动静脉畸形血肿的特征。血肿周围表现出程度不同的脑水肿;动静脉畸形引起的蛛网膜下腔出血,血液通常聚集在病灶附近的脑池。如不行手术清除血肿,经 1～2 个月后血肿自行吸收而形成低密度的囊腔。

4.MRI 及 MRA

MRI 对动静脉畸形的诊断具有绝对的准确性,对畸形的供血动脉、血管团、引流静脉、出血、占位效应、病灶与功能区的关系均能明确显示,即使是隐性脑动静脉畸形往往也能显示出来。主要表现是圆形曲线状、蜂窝状或葡萄状血管流空低信号影,即动静脉畸形中的快速血流在 MRI 影像中显示为无信号影,而病变的血管团、供血动脉和引流静脉清楚地显示为黑色。

动静脉畸形的高速血流血管在磁共振成像的 T_1 加权像和 T_2 加权像上都表现为黑色,回流静脉因血流缓慢在 T_1 加权像表现为低信号,在 T_2 加权像表现为高信号;畸形血管内有血栓形成时,T_1 和 T_2 加权像都表现为白色的高信号,有颅内出血时也表现为高信号,随着出血时间的延长 T_1 加权像上信号逐渐变成等或低信号,T_2 加权像上仍为高信号;钙化部位 T_1 和 T_2 加权像上看不到或是低信号。磁共振血管造影不用任何血管造影剂便能显示脑的正常和异常血管、出血及缺血等,能通过电子计算机组合出全脑立体化的血管影像,对蛛网膜下腔出血的患者是否进行脑血管造影提供了方便。

5.经颅多普勒超声(TCD)

经颅多普勒超声是运用定向微调脉冲式多普勒探头直接记录颅内一定深度血管内血流的脉波，经微机分析处理后计算出相应血管血流波形及收缩期血流速度、舒张期血流速度、平均血流速度及脉搏指数。通过颞部探测大脑中动脉、颈内动脉末端、大脑前动脉及大脑后动脉；通过枕骨大孔探测椎动脉、基底动脉和小脑后下动脉；通过眼部探测眼动脉及颈内动脉虹吸部。正常人脑动脉血流速度从快到慢的排列顺序是大脑中动脉、大脑前动脉、颈内动脉、基底动脉、大脑后动脉、椎动脉、眼动脉、小脑后下动脉。随着年龄的增长血流速度减慢；脑的一侧半球有病变则两个半球的血流速度有明显差异，血管痉挛时血流速度加快，血管闭塞时血流速度减慢，动静脉畸形时供血动脉的血流速度加快。术中利用多普勒超声帮助确定血流方向和动静脉畸形血管结构类型，区分动静脉畸形的流入和流出血管，深部动静脉畸形的定位，动态监测动静脉畸形输入动脉的阻断效果和其血流动力学变化，有助于避免术中因血流动力学变化所引起的正常灌注压突破综合征等并发症。经颅多普勒超声与CT扫描或磁共振成像结合有助于脑动静脉畸形的诊断。

(七)诊断与鉴别诊断

1.诊断

年轻人有突然自发性颅内出血者多应考虑此病，尤其具有反复发作性头痛和癫痫病史者更应高度怀疑脑动静脉畸形的可能；听到颅内血管杂音而无颈内动脉海绵窦瘘症状者，大多可确定为此病。CT扫描和经颅多普勒超声可提示此病，协助确诊和分类，而选择性全脑血管造影和磁共振成像是明确诊断和研究本病的最可靠依据。

2.鉴别诊断

(1)海绵状血管瘤：是年轻人反复发生蛛网膜下腔出血的常见原因之一，出血前无任何症状和体征，出血后脑血管造影也无异常影像，CT扫描图像可显示有蜂窝状的不同密度区，其间杂有钙化灶，增强后病变区密度可略有增高，周围组织有轻度水肿，但较少有占位征象，见不到增粗的供血动脉或扩大而早期显影的引流静脉。磁共振成像的典型表现为 T_2 加权像上病灶呈现网状或斑点状混杂信号或高信号，其周围有一均匀的为含铁血黄素沉积所致的环形低信号区，可与脑动静脉畸形做出鉴别。

(2)血供丰富的胶质瘤：因可并发颅内出血，故须与脑动静脉畸形鉴别。该病为恶性病变，病情发展快、病程短，出血前已有神经功能缺失和颅内压增高的症状；出血后症状迅速加重，即使在出血不明显的情况下，神经功能障碍的症状也很明显，并日趋恶化。脑血管造影中虽可见有动静脉之间的交通与早期出现的静脉，但异常血管染色淡、管径粗细不等，没有增粗的供血动脉，引流静脉也不扩张迂曲，有较明显的占位征象。

(3)转移癌：绒毛膜上皮癌、黑色素瘤等常有蛛网膜下腔出血，脑血管造影中可见有丰富的血管团，有时也可见早期静脉，易与脑动静脉畸形混淆。但血管团常不如动静脉畸形那么成熟，多呈不规则的血窦样，病灶周围水肿明显且常伴有血管移位等占位征象。转移癌患者多数年龄较大，病程进展快。常可在身体其他部位找到原发肿瘤，以作鉴别。

(4)脑膜瘤：有丰富血供的血管母细胞性脑膜瘤的患者，有抽搐、头痛及颅内压增高的症状。脑血管造影可见不正常的血管团，其中夹杂有早期的静脉及动静脉瘘成分，但脑膜瘤占位迹象明显，一般没有增粗的供血动脉及迂曲扩张的引流静脉，供血动脉呈环状包绕于瘤的周围。CT扫描图像可显示明显增强的肿瘤，边界清楚，紧贴于颅骨内面，与硬脑膜黏着，表面颅骨有被侵蚀现象。

(5)血管网状细胞瘤：好发于颅后窝、小脑半球内，其血供丰富易出血，须与颅后窝动静脉畸形鉴别。血管网状细胞瘤多呈囊性，瘤结节较小位于囊壁上。脑血管造影中有时可见扩张的供血动脉和扩大的引流静脉，但较少见动静脉畸形那样明显的血管团。供血动脉多围绕在瘤的周围。CT扫描图像可显示有低密度的囊性病变，增强的肿瘤结节位于囊壁的一侧，可与动静脉畸形区别。但巨大的实质性的血管网状细胞瘤鉴别有时比较困难。血管网状细胞瘤有时可伴有血红细胞增多症及血红蛋白的异常增高，在动静脉畸形中从不见此种情况。

(6)颅内动脉瘤：是引起蛛网膜下腔出血的常见原因，其严重程度大于动静脉畸形的出血，发病年龄较大，从影像学上很容易鉴别。应注意有时动静脉畸形和颅内动脉瘤常并存。

(7)静脉性脑血管畸形：常引起蛛网膜下腔出血或脑室出血，有时有颅内压增高的征象。有时在四叠体部位或第四脑室附近可阻塞导水管或第四脑室而引起阻塞性脑积水。在脑血管造影中没有明显的畸形血管团显示，仅可见一根增粗的静脉带有若干分支，状似伞形样。CT扫描图像可显示能增强的低密度病变，结合脑血管造影可做出鉴别诊断。

(8)烟雾病：症状与动静脉畸形类似。脑血管造影的特点是可见颈内动脉和大脑前、中动脉起始部有狭窄或闭塞，大脑前、后动脉有逆流现象，脑底部有异常血管网，有时椎-基底动脉系统也可出现类似现象，没有早期显影的扩大的回流静脉，可与动静脉畸形鉴别。

(八)治疗

脑动静脉畸形的治疗目标是使动静脉畸形完全消失并保留神经功能。治疗方法有显微手术、血管内栓塞、放疗，各有其特定的适应证，相互结合可以弥补各自的不足，综合治疗是治疗动静脉畸形的趋势。综合治疗可分为：①栓塞(或放疗)＋手术。②栓塞(或手术)＋放疗。③栓塞＋手术＋放疗。不适合手术者可行非手术疗法。

1.手术治疗

(1)脑动静脉畸形全切除术：仍是最合理的根治方法，即杜绝了出血的后患，又除去了脑盗血的根源，应作为首选的治疗方案。适用于1～3级的脑动静脉畸形，对于4级者因切除的危险性太大，不宜采用，3级与4级间的病例应根据具体情况决定。

(2)供血动脉结扎术：适用于3～4级和4级脑动静脉畸形及其他不能手术切除但经常反复出血者。可使供血减少，脑动静脉畸形内的血流减慢，增加自行血栓形成的机会，并减少盗血量。但因这种手术方式没有完全消除动静脉之间的沟通点，所以在防止出血及减少盗血方面的疗效不如手术切除方式，只能作为一种姑息性手术或作为巨大脑动静脉畸形切除术中的前驱性手术时应用。

2.血管内栓塞

由于栓塞材料的完善及介入神经放射学的不断发展，血管内栓塞已成为治疗动静脉畸形的重要手段。对于大型高血流量的脑动静脉畸形；部分深在的重要功能区的脑动静脉畸形；供血动脉伴有动脉瘤；畸形团引流静脉细小屈曲使引流不畅，出血可能性大；高血流量动静脉畸形伴有静脉瘘，且瘘口较多或较大者，均可实施血管内栓塞的治疗。栓塞方法可以单独应用，也可与手术切除及其他方法合用。

3.立体定向放疗

立体定向放疗是在立体定向手术基础上发展起来的一种新的治疗方法。该方法利用先进的立体定向技术和计算机系统，对颅内靶点使用1次大剂量窄束电离射线，从多方向、多角度精确的聚集于靶点上，引起放射生物学反应而达到治疗疾病的目的。因不用开颅，又称为非侵入性治疗方法。常用的方法有γ-刀、χ-刀和直线加速器。立体定向放疗的适用于：①年老体弱合并有心、肝、肺、肾等其他脏器疾病，凝血机制障碍，不能耐受全麻开颅手术。②动静脉畸形直径<3 cm。③病变位于丘脑、基底节、边缘系统和脑干等重要功能区不宜手术，或位于脑深部难以手术的小型动静脉畸形。④仅有癫痫、头痛或无症状的动静脉畸形。⑤手术切除后残留的小部分畸形血管。⑥栓塞治疗失败或栓塞后的残余部分。

4.综合治疗

(1)血管内栓塞治疗后的显微手术治疗(栓塞+手术)。手术前进行血管内栓塞有如下优点：①可使畸形团范围缩小，血流减少，盗血程度减轻，术中出血少，易分离，利于手术切除。②可消除动静脉畸形深部供血动脉和在手术中较难控制的深穿支动脉，使一部分认为难以手术的病例能进行手术治疗。③对并发畸形团内动脉瘤反复出血者，能闭塞动脉瘤，防止再出血。④对大型动静脉畸形伴有顽固性癫痫或进行性神经功能障碍者有较好的控制作用。⑤术前分次栓塞可预防术中及术后发生正常灌注压突破(NPPB)。采用术前栓塞可明显提高治愈率，降低致残率和病死率。一般认为栓塞后最佳手术时机是最后1次栓塞后1～2周，也有报道对大型动静脉畸形采用分次栓塞并且在最后一次栓塞的同时开始手术。

(2)放疗后的显微手术治疗(放疗+手术)。术前进行放疗的优点：①放疗后可形成血栓，体积缩小，使残余动静脉畸形易于切除。②放疗后动静脉畸形血管减少，术中出血少，易于操作，改善手术预后；③放疗后可把大型复杂的动静脉畸形转化成较简单的动静脉畸形，易于手术，提高成功率。④放疗可闭塞难以栓塞的小血管，留下大的动静脉瘘可采用手术和(或)栓塞治疗。

(3)血管内治疗后的放疗(栓塞+放疗)。放疗前栓塞的优点：①使动静脉畸形范围缩小，从而减少放射剂量，减轻放疗的边缘效应且不增加出血的危险。②可闭塞并发的动脉瘤，减少了放疗观察期间和动静脉畸形血栓形成期间再出血的概率。③可闭塞对放疗不敏感的动静脉畸形伴发的大动静脉瘘。

(4)显微手术后的放疗(手术+放疗)：对大型复杂的动静脉畸形可先行手术切除位于浅表的动静脉畸形，然后再对深部、功能区的动静脉畸形进行放疗，可提高其治愈率，并可防止一次性切除巨大动静脉畸形发生的正常灌注压突破。

(5)栓塞+手术+放疗的联合治疗：对依靠栓塞和(或)手术不能治愈的动静脉畸形可用联合治疗的方法。

5.自然发展

如对动静脉畸形不给予治疗，其发展趋势有以下几种。

(1)自行消失或缩小：该情况极为罕见，多因自发血栓形成使动静脉畸形逐渐缩小。主要见于年龄大、病灶小、单支或少数动脉供血的动静脉畸形，但无法预测哪一个病例能有此归宿，故仍须施行适合的治疗方法。

(2)保持相对稳定：动静脉畸形在一段时间内不增大也不缩小，临床上也无症状，但在若干年后仍破裂出血。

(3)不再显影：第一次出血恢复后不再发生出血，脑血管造影也不显影。主要由于动静脉畸形小，出血引起局部组织坏死使动静脉畸形本身破坏，或是颅内血肿压迫使畸形区血流减少，导致广泛性血栓形成而致。

(4)增大并反复破裂出血：这是最常见的一种结局。随着脑盗血量的不断增多，动静脉畸形逐渐增大并反复出血，增加致残率和病死率。一般认为30岁以下年轻患者的动静脉畸形易于增大，故应手术切除，一方面可预防动静脉畸形破裂，另一方面可预防其进行性增大所导致的神经功能损害，更重要的是不会失去手术治疗的机会，因为病灶增大使那些原本能手术切除的动静脉畸形变得不能切除了。

二、硬脑膜动静脉畸形

硬脑膜动静脉畸形是指单纯硬脑膜血管，包括供血动脉、畸形团和引流静脉异常，多与硬脑膜动静脉瘘同时存在，常侵犯侧窦（横窦及乙状窦）和海绵窦，也有位于直窦区者。约占颅内动静脉畸形的12%。硬脑膜动静脉畸形可分为两种，即静脉窦内动静脉畸形和静脉窦外动静脉畸形，以第一种多见。

（一）病因及发病机制

可能与以下因素有关：①体内雌激素水平改变。致使血管弹性降低，脆性增加，扩张迂曲，由于血流的冲击而容易形成畸形血管团，所以女性发病率高。②静脉窦炎及血栓形成。正常情况下脑膜动脉终止于窦壁附近，发出许多极细的分支营养窦壁硬脑膜并与静脉有极为丰富的网状交通，当发生静脉窦炎和形成血栓时，静脉回流受阻，窦内压力增高，可促使网状交通开放而形成硬脑膜动静脉畸形。③外伤、创伤、感染。颅脑外伤、开颅手术创伤、颅内感染等，可致静脉窦内血栓形成，发展成硬脑膜动静脉畸形或是损伤静脉窦附近的动脉及静脉，造成动静脉瘘。④先天性因素。血管肌纤维发育不良，血管弹性低易扩张屈曲形成畸形团。有学者报道，在妊娠5～7周时子宫内环境出现损害性改变，可致结缔组织退变造成起源血管异常而发生硬脑膜动静脉畸形。

（二）临床表现

1.搏动性耳鸣及颅内血管杂音

血管杂音与脉搏同步，呈轰鸣声。病灶接近岩骨时搏动性耳鸣最常见，与乙状窦和横窦有关的颅后窝硬脑膜动静脉畸形的患者约70%有耳鸣，与海绵窦有关的硬脑膜动静脉畸形中，耳鸣约占42%。有耳鸣的患者中约40%可听到杂音，瘘口小，血流量大者杂音大。

2.颅内出血

颅内出血占43%～74%，多由粗大迂曲壁薄的引流静脉破裂所致，尤其是扩张的软脑膜静脉。颅前窝及小脑幕的动静脉畸形常引流到硬脑膜下的静脉，易发生出血，可形成蛛网膜下腔出血、硬脑膜下出血、脑内血肿。

3.头痛

多为钝痛或偏头痛，也有持续性剧烈的搏动性头痛者，在活动、体位变化或血压升高时加重。海绵窦后下方区的硬脑膜动静脉畸形尚可引起三叉神经痛。其原因主要如下：①静脉回流受阻、静脉窦压力增高、脑脊液循环不畅使颅内压增高。②扩张的硬脑膜动静脉对硬脑膜的刺激。③小量硬脑膜下或蛛网膜下出血刺激脑膜。④病变压迫三叉神经半月节。⑤向皮质静脉引流时脑血管被牵拉。

4.颅内压增高

其原因有：①动静脉短路使静脉窦压力增高，脑脊液吸收障碍和脑脊液压力增高。②反复少量的出血造成脑膜激发性反应。③静脉窦血栓形成造成静脉窦内压力增高。④曲张的静脉压迫脑脊液循环通路，约4%的患者有梗阻性脑积水，有3%者有视盘水肿和继发性视神经萎缩。

5.神经功能障碍

受累的脑组织部位不同其表现各异，主要有言语、运动、感觉、精神和视野障碍，有癫痫、眩晕、共济失调、抽搐、半侧面肌痉挛、小脑或脑干等症状。

6.脊髓功能障碍

发生率低，约6%。颅后窝，尤其是天幕和枕大孔区的病变可引流入脊髓的髓周静脉网，引起椎管内静脉压升高，产生进行性脊髓缺血病变。

(三)影像学检查

1.头颅X线平片

有的患者可见颅骨上血管压迹增宽，脑膜中动脉的增宽占29%。颅底位可见棘孔增大，有时病变表面的颅骨可以增生。

2.脑血管造影

表现为脑膜动脉与静脉窦之间异常的动静脉短路。供血动脉常呈扩张，使在正常情况下不显影的动脉，如天幕动脉等也能显示。病变位于颅前窝，其供血动脉为硬脑膜动脉及眼动脉之分支筛前动脉；病变位于颅中窝海绵窦附近，供血动脉可来自脑膜中动脉、咽升动脉、颞浅动脉、脑膜垂体干前支，静脉引流至海绵窦；病变位于横窦或乙状窦附近，供血动脉可来自脑膜垂体干，椎动脉硬脑膜分支、枕动脉、脑膜中动脉及咽升动脉，静脉引流至横窦或乙状窦。引流静脉有不同程度的扩张，严重者呈静脉曲张和动脉瘤样改变，一般引流静脉顺流入邻近的静脉窦，当静脉窦内压力增高后，可见逆行性软脑膜静脉引流，有时不经静脉窦直接引流，直接引流入软脑膜静脉，个别者可进入髓周的静脉网。引流静脉或静脉窦常在动脉期显影，但较正常的循环时间长。常伴有静脉窦血栓形成。对有进行性脊髓病变的患者，如脊髓磁共振成像和椎管造影见髓周静脉扩张，而脊髓血管造影阴性，应进行脑血管造影以排除有颅内动静脉畸形引起的髓周静脉所致。硬脑膜动静脉畸形者脑血管造影的表现，有3个特点：①软脑膜静脉逆行引流。②引流静脉呈动脉瘤样扩张。③向Galen静脉引流时，明显增粗迂曲。

3.CT扫描

CT扫描可见白质中异常的低密度影是静脉压增高引起的脑水肿；有交通性或阻塞性脑积水；出血者可见蛛网膜下腔出血、脑内或硬脑膜下血肿；静脉窦扩张。增强后CT可见扩张的引流静脉所致的斑片或蠕虫样血管影；有时可见动脉瘤样扩张；脑膜异常增强。三维CT血管造影可显示异常增粗的供血动脉和扩张的引流静脉及静脉窦，但对瘘口和细小的供血动脉不能显示。

4.磁共振成像

可显示脑水肿、脑缺血、颅内出血、脑积水等改变，可显示CT不能显示的静脉窦血栓形成、闭塞、血流增加等。

(四)诊断

选择性脑血管造影是目前确诊和研究该病的唯一可靠手段。选择性颈内动脉和椎动脉造影，可以除外脑动静脉畸形，并确认动脉的脑膜支参与供血的情况；颈外动脉超选择造影可显示脑膜的供血动脉及畸形团的情况，以寻找最佳治疗方法和手术途径；可了解引流静脉及其方向、畸形团大小、有无动静脉瘘和脑循环紊乱情况等。常见部位硬脑膜动静脉畸形有如下几种。

1.横窦-乙状窦区硬脑膜动静脉畸形

以耳鸣、颅内杂音和头痛最为常见，其次是颅内出血和神经功能障碍，如视力障碍、运动障碍、癫痫、眩晕、脑积水等。其供血动脉主要是来自枕动脉脑膜支、脑膜中动脉后颞枕支、咽升动脉的神经脑膜支和耳后动脉，其次是颈内动脉的天幕动脉和椎动脉的脑膜后动脉，偶尔锁骨下动脉的颈部分支也参与供血。静脉引流是经过硬脑膜窦或软脑膜血管，大多数患者伴有静脉窦血栓。

2.海绵状区硬脑膜动静脉畸形

以眼部症状、耳鸣和血管杂音最为常见。可有眼压升高、复视、眼肌麻痹、视力减低、突眼、视盘水肿和视网膜剥离。有时引流静脉经冠状静脉或海绵间窦进入对侧海绵窦，可使对侧眼上静脉扩张，表现为双眼结膜充血，如患侧眼上静脉有血栓形成，可使患侧眼球正常而对侧眼球充血。其供血主要来自颈外动脉，包括颈内动脉的圆孔动脉、脑膜中动脉及咽升动脉神经脑膜干的斜坡分支，也可来自颈内动脉的脑膜垂体干和下外侧干。静脉引流入海绵窦，软脑膜静脉引流较少见，约占10%。

3.颅前窝底硬脑膜动静脉畸形

颅前窝底硬脑膜动静脉畸形很少见。临床症状以颅内出血最常见，常形成额叶内侧脑内血肿，尚有眼部症状，由于眼静脉回流障碍变粗，出现突眼、球结膜充血、眼压增高、视野缺损和眼球活动障碍；如果病灶破坏嗅沟骨质，破裂后进入鼻腔，可有癫痫和鼻出血的症状；亦常见耳鸣和血管杂音。其供血动脉主要是筛前、后动脉及其分支，其次是脑膜中动脉、颞浅动脉和颌内动脉等。

4.小脑幕缘区硬脑膜动静脉畸形

常见的症状是颅内出血、脑干和小脑症状及阻塞性脑积水，有的患者因髓周静脉压力高而产生脊髓症状，少见耳鸣和颅内杂音。其供血动脉主要是脑膜垂体干的分支天幕动脉、颈外动脉的脑膜中动脉和枕动脉；此外还有大脑后动脉天幕支、小脑上动脉天幕支、脑膜后动脉、咽升动脉、脑膜副动脉、颈外动脉下外侧干也参与供血。引流静脉多为软脑膜静脉，也可经Galen静脉、脑桥静脉和基底静脉引流，部分可引流入髓周静脉网。约57%的软脑膜静脉发生瘤样扩张。

5.上矢状窦和大脑凸面区硬脑膜动静脉畸形

上矢状窦和大脑凸面区硬脑膜动静脉畸形很少见，常见症状是头痛，其次是颅内出血，也可有失明、失语、癫痫、杂音、偏瘫等症状。主要供血动脉是脑膜中动脉、枕动脉和颞浅动脉的骨穿支，眼动脉和椎动脉的脑膜支。经软脑膜静脉引流进入上矢状窦，引流静脉大多有曲张。

(五)治疗

硬脑膜动静脉畸形的治疗原则是永久、完全地闭塞动静脉瘘口，目前尚无理想的方法处理所有的病变。常用的治疗方法有保守治疗、颈动脉压迫、血管内治疗、手术切除、放疗及联合治疗。

1.保守观察或颈动脉压迫法

病变早期再出血率较低、症状轻、畸形团较小者，可行保守治疗，轻者可自愈。也可应用颈动脉压迫法，以促进血栓形成。压迫方法是用手或简单的器械压迫患侧颈总动脉，30分钟/次，3周可见效。压迫期间注意观察有无脑缺血引起的偏瘫及意识障碍。

2.血管内治疗

血管内栓塞已成为主要的治疗途径，除颅前窝底区病变外，所有部位的硬脑膜动静脉畸形都可应用血管内栓塞方法治疗。栓塞途径有经动脉栓塞、经静脉栓塞和联合动静脉栓塞。经动脉栓塞适用于以颈外动脉供血为主，供血动脉与颈内动脉、椎动脉之间无危险吻合，或虽有危险吻合，但用超选择性插管可避开；颈内动脉或椎动脉的脑膜支供血，应用超选择性插管可避开正常脑组织的供血动脉，也可经动脉栓塞。经静脉栓塞的适应证是对窦壁附近硬脑膜动静脉畸形伴有多发动静脉瘘，动脉内治疗无效者；静脉窦阻塞且不参与正常脑组织引流者。

3.手术切除

手术切除适用于有颅内血肿者；病变伴有软脑膜静脉引流或已形成动脉瘤样扩张，有破裂可能者；有颈内动脉和椎动脉颅内分支供血者；硬脑膜动静脉瘘和脑动静脉畸形共存者。开颅翻开骨瓣时要十分小心，因在头皮、颅骨及硬脑膜间有广泛异常的血管，或是硬脑膜上充满了动脉化的静脉血管，撕破后可引起大出血。常用的手术方法：①引流静脉切除术，适用于病变不能完全切除或病变对侧伴有主要引流静脉狭窄时。②畸形病变切除术，适用于颅前窝底、天幕等部位的硬脑膜动静脉畸形。③静脉窦切除术，适用于横窦-乙状窦区术，且静脉窦已闭塞者。④静脉窦孤立术。⑤静脉窦骨架术等。

4.放疗

常规放疗及立体定向放疗仅作为栓塞或手术后的辅助治疗，或用于手术或栓塞有禁忌或风险较大者；畸形团较小也可用放疗，放疗可引起血管团内皮细胞坏死、脱落、增生等炎症反应，使管壁增厚闭塞。

5.联合治疗

硬脑膜动静脉畸形的供血常很复杂，有时单一的治疗方法很难达到目的，可采用联合治疗方法，如栓塞＋手术、栓塞＋放疗、手术＋放疗等。

6.其他方法

其他方法包括颈外动脉注入雌激素使血管闭塞及受累静脉窦的电血栓形成。

三、海绵状血管瘤

海绵状血管瘤是由众多结构异常的薄壁血管窦聚集构成的团状病灶，也称海绵状血管畸形。可发生在中枢神经系统任何部位，但以大脑半球为最多见，72%～78%位于幕上，其中75%以上在大脑半球表面；20%左右位于幕下，7%～23%位于基底结、中脑及丘脑等深部结构；位于脑室系统者占3.5%～14.0%；也有位于脊髓的报道。在医学影像学应用之前，对该病的认识是在出现并发症而手术或尸检时发现。其发病率较低，可见于任何年龄，文献中报道，最小者是4个月，最大者是84岁，以20～40岁多见，无明显性别差异。海绵状血管瘤多数为多发，基因学和临床研究提示该病有家族史，并且家族性患者更易出现多发病灶，也可与其他类型的脑血管畸形同时存在。

（一）病理

海绵状血管瘤外观呈紫红色，为圆形或分叶状血管团，剖面呈海绵状或蜂窝状，血管壁无平滑肌或弹力组织，由单层内皮细胞组成，多数有包膜。病灶内可含有新旧出血、血栓、钙化或胶原间质，不含脑组织，有时病灶周边可呈分叶状突入邻近脑组织内，病灶周围脑实质常有含铁血黄素沉积、巨噬细胞浸润和胶质增生；少数可能有小的低血流供血动脉和引流静脉。病灶大小0.3～4.0 cm，也有报道其直径大于10 cm者。病灶大小可在很长时间内无变化，但也有报道病灶随时间而增大，并可能与病灶出血、血栓、钙化和囊肿有关。

（二）临床表现

1.癫痫

癫痫是病灶位于幕上患者最常见的症状，发生率约为62%。病灶位于颞叶、伴钙化或严重含铁血黄素沉积者癫痫发生率较高。有报道估计，单发海绵状血管瘤的癫痫发生率为1.51%，多发者为2.48%。各种癫痫类型都可出现。癫痫的发病原因多认为是由于病灶出血、栓塞和红细胞溶解，造成周围脑实质内含铁血黄素沉积和胶质增生，对正常脑组织产生机械或化学刺激而形成癫痫灶所致。

2.出血

几乎所有的海绵状血管瘤病灶均伴亚临床微出血，有明显临床症状的出血相对较少，为8%～37%。幕下病灶、女性尤其孕妇、儿童和既往有出血史者有相对高的出血率。首次明显出血后再出血的概率明显增加，每人年出血率为4.5%，无出血者每人年出血率仅为0.6%，总的来看，每人年出血率为0.7%～1.1%。出血可局限在病灶内，但一般多在海绵状血管瘤周围脑实质内，少数可破入蛛网膜下腔或脑室内，可有头痛、昏迷或偏瘫。与脑动静脉畸形比较，海绵状血管瘤的出血多不严重，很少危及生命。

3.局灶性神经症状

局灶性神经症状常表现为急性或进行性神经缺失症状，占16.0%～45.6%。位于颅中窝的病灶，向前可侵犯颅前窝，向后侵犯岩骨及颅后窝，向内可侵犯海绵窦、下丘脑、垂体和视神经，表现有头痛、动眼神经麻痹、展神经麻痹、三叉神经麻痹、视力减退和眼球突出等前组脑神经损伤的症状。患者可有肥胖、闭经、泌乳或多饮多尿等下丘脑和垂体损害的症状。

4.头痛

头痛不多见，主要因出血引起。

5.无临床症状

无任何临床症状或仅有轻度头痛，据近年的磁共振扫描统计，无症状的海绵状血管瘤占总数的11%～14%，部分无症状者可发展为有症状的病变，Robinson 等报道 40%的无症状患者在半年至 2 年后发展为有症状的海绵状血管瘤。

(三)影像学检查

1.颅骨 X 线平片检查

颅骨 X 线平片检查表现为病灶附近骨质破坏，无骨质增生现象。可有颅中窝底骨质吸收、蝶鞍扩大、岩骨尖骨质吸收及内听道扩大等；也有高颅内压征象；部分病灶有钙化点，常见于脑内病灶。

2.脑血管造影

由于海绵状血管瘤的组织病理特点，血管造影很难发现该病，可能与病灶内供血动脉细小血流速度慢、血管腔内血栓形成及病灶内血管床太大、血流缓慢使造影剂被稀释有关。多表现为无特征的血管病变，动脉相很少能见到供血动脉和病理血管；静脉相或窦相可见病灶部分染色。如果缓慢注射造影剂使动脉内造影剂停留的时间延长，可增强病变血管的染色而发现海绵状血管瘤。颅中窝底硬脑膜外的海绵状血管瘤常有明显的染色，很像是一个脑膜瘤，但从影像学特点分析，脑膜瘤在脑血管造影动脉期可早染色及可见供血动脉，有硬脑膜血管和头皮血管增多、扩张。

3.CT 扫描

脑外病灶平扫时表现为边界清楚的圆形或椭圆形等密度或高密度影，也可呈混杂密度影。有轻度增强效应，有时可见环状强化，周围无水肿。脑内病变多显示为边界清楚的不均匀高密度影，常有钙化斑注射对比剂后有轻度增强或不增强。如病灶较小或等密度可漏诊。在诊断海绵状血管瘤上 CT 扫描的敏感性和特异性低，不如磁共振成像。

4.MRI

MRI 检查具有较高的敏感性和特异性，是目前确诊和评估海绵状血管瘤的最佳检查方法。典型的表现是在 T_2 加权像上有不均一高强度信号病灶，周围伴有低密度信号环，应用顺磁性造影剂后，病灶中央部分有强化效应，病灶周围无明显水肿，也无大的供血或引流血管。当伴有急性或亚急性出血时，显示出均匀高信号影。如有反复多次出血，则病灶周围的低信号环随时间而逐渐增宽。应该注意的是有时海绵状血管瘤与脑动静脉畸形在鉴别诊断上很困难，一些磁共振成像上表现得非常典型的海绵状血管瘤病灶，实际上是栓塞的脑动静脉畸形或是具有海绵状血管瘤与脑动静脉畸形混合性病理特征的脑血管畸形。Zimmerman 等指出，海绵状血管瘤的出血一般不进入脑室或蛛网膜下腔，而隐匿性或小的脑动静脉畸形的出血常进入脑脊液循环系统。因为真正的脑动静脉畸形无包膜，出血常向阻力最小的方向突破而进入脑脊液，海绵状血管瘤出血常进入病灶中的血管窦腔内而不进入周围的脑组织或脑室系统，仔细观察出血的情况有助于诊断。

(四)治疗

1.保守治疗

保守治疗适用于偶然发现的无症状的患者；有出血但出血量较少不引起严重神经功能障碍者；仅发生过 1 次出血，且病灶位于深部或重要功能区，手术风险大者；以癫痫发作为主，用药能控制者；不能确定多发灶中是哪个病灶引起症状者及年龄大体质弱者。在保守期间应注意症状及病灶的变化情况。

2.手术切除

手术指征是有明显出血；有显著性局灶性神经功能缺失症状；药物不能控制的顽固性癫痫；单发的无症状的年轻患者，或是准备妊娠的青年女性，其病灶位置表浅或是在非重要功能区者。

3.放疗

应用 γ-刀或 χ-刀治疗，可使病灶缩小和减少血供，但易出现放射性脑损伤的并发症。目前仅限于手术难于切除的或位于重要功能区的有明显症状者，并应适当减少周边剂量以防止放射性脑损伤。

四、脑静脉畸形

脑静脉畸形又称为脑静脉性血管瘤或发育性静脉异常。认为在胚胎发育时的意外导致脑引流静脉阻塞，侧支静脉代偿增生，或为脑实质内的小静脉发育异常所致。可发生在静脉系统的任何部位，约 70％位于幕上，多见于额叶，其次是顶叶和枕叶，小脑病灶占 27％，基底结和丘脑占 11％。好发年龄在30～40 岁，男性略多于女性。

(一)病理

脑静脉畸形常合并脑动静脉畸形、海绵状血管瘤、面部血管瘤等。大体见病变主要位于白质，由许多异常扩张的髓样静脉和 1 条或多条扩张的引流静脉两部分组成，髓样静脉起自脑室周围区，贯通脑白质，在脑内有吻合；中央引流静脉向大脑表面浅静脉系统或室管膜下深静脉系统引流；幕下病灶多直接引流到硬脑膜窦。镜下见畸形血管完全由静脉成分构成，少有平滑肌和弹力组织，管壁也可发生透明样变而增厚；静脉管径不规则，常有动脉瘤样扩张。扩张的血管间散布有正常脑组织，这是该病的特点，不同于脑动静脉畸形和海绵状血管瘤，脑动静脉畸形的血管间为胶质化的脑组织，海绵状血管瘤的血管间无脑组织。

(二)临床表现

大多数患者很少有临床症状，症状的发生主要依病灶的部位而定，主要临床症状如下。

1.癫痫

癫痫是最常见的症状，幕上病灶发生最多，主要表现为癫痫大发作。

2.局限性神经功能障碍

可有轻度偏瘫，可伴有感觉障碍。

3.头痛

以幕上病灶最常见。

4.颅内出血

发生率为16%～29%，蛛网膜下腔出血多于脑内血肿，幕下病变的出血率比幕上病变的出血率高，尤其小脑最多，并且易发生再出血。

（三）影像学检查

1.脑血管造影

病灶在动脉期无表现，只在静脉期或毛细血管晚期显影，表现为数条细小扩张的髓静脉呈放射状汇聚成1条或多条扩张的引流静脉，引流静脉再经皮质静脉进入静脉窦，或向深部进入室管膜下系统。这种表现分别被描述为“水母头”“伞状”“放射状”或“星状”改变。动脉期和脑血流循环时间正常。如果不发生颅内血肿，不会引起血管移位。

2.CT扫描

平扫的阳性率较低，最常见的影像是扩张的髓静脉呈现的高密度影。增强扫描后阳性率明显提高，引流静脉呈现为粗线状的增强影指向皮质和脑深部，其周无水肿和团块占位，有时可表现为圆点状病灶。CT扫描的特异性不高，诊断意义较小，但可于定位及筛选检查，对早期出血的诊断较磁共振优越。

3.磁共振成像

表现类似CT扫描，但更清晰。在T_1加权像上病灶呈低信号，在T_2加权像上多为高信号，少数为低信号。

（四）治疗

大多数脑静脉畸形患者无临床症状，出血危险小，自然预后良好。对有癫痫和头痛者可对症治疗，如有反复出血或有较大血肿者，或难治性癫痫者应考虑手术治疗。该病对放疗反应不佳，经治疗后病灶的消失率低且可引起放射性脑损伤。

五、毛细血管扩张

毛细血管扩张症又名毛细血管瘤或毛细血管畸形，是一种临床上罕见的小型脑血管畸形，是由于毛细血管发育异常所引致。该病大多在尸检时被发现，其发现率为0.04%～0.15%，无性别差异。

（一）病理

发病部位以脑桥基底部最常见，发生在小脑者多见于齿状核和小脑中脚处，其次是大脑半球皮质下或白质深部，亦可见于基底节。病灶表现为红色边界清楚的小斑块，无明显供血动脉。镜下见血管团是许多细小扩张的薄壁毛细血管，管腔面覆盖单层上皮，管壁无平滑肌和弹力纤维。管腔径大小不等，扩张的血管间有正常脑组织，是与海绵状血管瘤的根本区别。其邻近组织少有胶质增生，无含铁血黄素和钙沉积。

（二）临床表现

一般无临床症状，只有在合并其他脑血管病，如出血或癫痫时进行检查而被发现。多数表现是慢性少量出血，很少见大出血，但因其好发部位在脑桥，可产生严重症状，乃至死亡。

(三)影像学检查

脑血管造影、CT扫描可无异常表现,磁共振成像上有学者报道表现为低信号,但也有的学者认为在不增强的磁共振成像上也无异常表现。目前看该病在影像学检查方面尚无特异性表现。

(四)治疗

一般无须治疗,若有出血或癫痫可视病情决定对症或手术治疗。

(程卫平)

第十三节　颅内静脉血栓

颅内静脉血栓(cerebral venous thrombosis,CVT)是多种原因所致由脑静脉系统狭窄或闭塞,脑静脉回流受阻的一组血管疾病,包括颅内静脉和静脉窦血栓,病因复杂,发病隐匿,表现多样,诊断困难,误诊率较高。

一、病因与发病机制

CVT的发病率尚不清楚,各种原因引起的血管壁病变、凝血功能亢进、血流速度减慢均可导致临床发生CVT。CVT病因繁多,病因与危险因素之间并无明确界限。2005年新英格兰杂志报道CVT发病率成人为(3～4)/100万,儿童7/100万。任何年龄段都可发生CVT,男女比例1∶3,好发于青年女性。国外文献报道大约75%的患者可以找到病因,但国内报告仅为33%～40%。已知病因可分为感染性因素及非感染性因素,前者约占20%,后者可能是CVT发生的主要原因,其中最常见为妊娠、产褥期和口服避孕药、脑外伤、恶性肿瘤、血液系统疾病、遗传、脑动静脉畸形等。近年来研究证实凝血因子基因多态性是CVT形成的重要危险因素。Amberger发现家族性CVT患者中,20%～30%的患者具有血栓形成的家族遗传倾向,大多数为凝血因子V Leiden突变。Sepulveda等发现,凝血酶原*G20210A*基因突变也可能是CVT的危险因素。我国香港和台湾的数据显示:在CVT病因中,凝血因子如抗凝血酶Ⅲ(AT-Ⅲ)缺乏占3.5%～9.6%,蛋白S和蛋白C缺乏占17.3%～32.9%。

脑水肿和出血性梗死是CVT最常见病理改变。静脉或静脉窦内有凝固的血块(感染性可为脓栓),其引流区域的血管扩张、血流瘀滞,局部脑组织水肿,梗死伴灶性出血、脑软化改变。当血栓为感染性,则可扩散影响周围脑膜及脑组织而引起局限性或弥漫性炎症,甚至形成脑梗死区域脑脓肿。

少数静脉窦内血栓及血栓生长引起局部血流动力学改变,静脉管腔狭窄血流速度加快,开放局部硬膜内的病理性血管通道,形成脑膜动静脉瘘,直接造成脑及脑膜的动脉血液经瘘口向皮层静脉内转流,发展为蛛网膜下腔和脑实质内的出血。

二、临床表现

CVT的无特征性临床表现,症状主要取决于其血流动力学改变受累范围、相应部位的神经功能损害。颅内压增高是最常见的症状,约80%的患者有头痛。其他如头昏、眼部的不适(包括视力障碍和眼胀、或结膜充血)、癫痫、耳鸣、脑鸣和颈部不适等。单独大脑皮层静脉血栓的患者症状更加局限,如运动和感觉的异常,局灶癫痫等。如果血栓引起深静脉回流障碍,可影响深部核团及脑干功能,表现为出血、障碍。婴儿高颅压表现明显,喷射性呕吐,前后囟静脉怒张、颅缝分离,囟门周围及额、面、颈枕等处的静脉怒张和迂曲。老年患者高颅压症状不明显,轻微头晕、眼花、头痛、眩晕等。腰椎穿刺可见脑脊液压力增高,蛋白和白细胞也可增高。海绵窦、上矢状窦、侧窦、大脑大静脉等不同部位的 CVT 各有不同特点。

(一)海绵窦血栓

海绵窦血栓多为感染因素(眼眶周围、鼻部及面部的化脓性感染或全身性感染)造成,非感染性血栓形成罕见,病变可累及单侧或双侧海绵窦。起病急,发热、头痛、恶心呕吐、意识障碍等感染中毒症状,球结膜水肿、患眼突出、眼睑不能闭合和眼周软组织红肿。海绵窦内走行的动眼神经、滑车神经、展神经和三叉神经第 1、2 支神经损害,表现为瞳孔散大、光反射消失、眼睑下垂、复视、眼球运动受限、三叉神经第 1、2 支分布区痛觉减退、角膜反射消失等。进一步加重可引起视盘水肿、视力障碍。

(二)上矢状窦血栓

上矢状窦血栓为急性或亚急性起病,最主要的表现是颅内压增高症状,如头痛、恶心、呕吐、视盘水肿等。多为非感染性血栓,与产褥期、妊娠、口服避孕药、婴幼儿或老年人严重缺水、感染或恶病质有关。33%的患者仅表现为不明原因的颅内高压,视盘水肿可以是唯一的体征。可出现癫痫发作,精神障碍。额顶叶静脉回流受阻,表现为运动或感觉障碍,下肢更易受累,可发展为局灶或完全性的癫痫。影响到旁中央小叶时会出现小便失禁。

(三)横窦和乙状窦血栓

横窦和乙状窦血栓常由中耳炎、乳突炎引起。感染症状明显,患侧耳后乳突部红肿、压痛、静脉怒张,发热、寒战、外周血白细胞增高等,可出现化脓性脑膜炎、硬膜外(下)脓肿及小脑、颞叶脓肿。血栓扩展到岩上窦、岩下窦,影响同侧三叉神经、展神经,延伸至颈静脉,出现颈静脉孔综合征,表现为吞咽困难、饮水呛咳、声音嘶哑、心动过缓和耸肩、转头无力等。

(四)大脑大静脉血栓

大脑大静脉是接受大脑深静脉回流的主干静脉,大脑大静脉血栓(vein of Galen thrombosis)常表现为双侧病变,患者出现嗜睡,病情进展,出现精神症状、反应迟钝、记忆力和计算力及定向力的减退,手足徐动或舞蹈样动作等锥体外系表现,严重时昏迷、高热、痫性发作、去大脑强直甚至死亡。

三、诊断

对于有颅内压增高临床表现及体征,排除脑脓肿、良性颅内压增高、脑炎、感染性心内膜炎、中枢神经系统血管炎,动脉性脑梗死等疾病,均应考虑到脑静脉系统血栓形成的可能。

脑血管造影(DSA)被认为是诊断 CVT 的金标准。脑动静脉循环时间在静脉早期明显延长可至13 秒以上,最长者达 20 秒;相应大静脉和静脉窦充盈缺损或不显影,可同时发生深静脉滞流,静脉窦显影时间延长,造影剂滞留,小静脉扩张、小静脉数目增多。

由于磁共振技术发展,其无创、成像迅速等特点,对较大的脑静脉和静脉窦病变显示较好,目前 MRI 及磁共振静脉血管成像(MRV)被认为是诊断 CVT 的最好手段,在急性期(0～3 天)MRI 可见 T_1加权像正常的血液流空现象消失,呈等 T_1 和短 T_2 的血管填充影;亚急性期(3～

15 天)高铁血红蛋白增多,T_1、T_2像均呈高信号;晚期(15 天以后)流空现象再次出现。

头颅 CT 仅可发现梗死区域脑组织缺血水肿、出血改变,不能明确病因。

四、治疗

目前 CVT 尚缺乏规范化治疗方案,除一般治疗外,主要是抗凝、溶栓治疗,抗凝治疗包括静脉使用肝素及皮下低分子肝素治疗,对症治疗主要是癫痫发作的控制和高颅压控制,如并发严重高颅压脑疝、颅内大量出血,则开颅手术清除血肿、去骨瓣减压。

(一)一般治疗

1.脑水肿治疗

根据颅内压情况,按一般治疗原则采用适当的手段,包括头抬高 30°,过度换气使 CO_2分压为 4.0～4.7 kPa(30～35 mmHg),静脉使用渗透性利尿剂等。

2.维持水、电解质平衡

不主张严格限制液体的摄入,适当补液有利于降低血液黏度。类固醇药物降低颅内压治疗有效性尚未得到证实,激素可促进血栓形成而加重病情。

3.抗癫痫治疗

对于病变波及功能区、有一次癫痫发作者应常规抗癫痫治疗。

(二)肝素治疗

研究表明肝素治疗可明显改善 CVT 患者的临床症状,预防血栓的发展,促进侧支循环建立,为闭塞的静脉窦部分或完全再通创造条件。有认为不考虑临床表现、病因和 CT 所见,都应用抗凝治疗,甚至出血性梗死也不是禁忌证。另有报道发现 CVT 在不使用抗凝治疗的情况下,仍有 40%的患者有脑出血倾向。可能与 CVT 后静脉和毛细血管压升高,导致红细胞渗出有关。目前多数认为,在没有出血倾向及急性期内,CVT 患者肝素治疗是安全的。对于发生并发症的危重患者,如需进行手术,停用肝素 1～2 小时后 APTT 可正常化。低分子肝素(LMWH)使用分为静脉内肝素和皮下注射 LMWH,皮下注射 LMWH:抗活化 X 因子 180 U/(kg · 24 h),2 次/天。

(三)溶栓治疗

较多报道认为溶栓治疗能迅速溶解部分血栓,改善 CVT 患者静脉血流。目前临床常用肝素＋尿激酶或者肝素＋重组组织纤维蛋白酶原激活因子(rt-PA)进行溶栓治疗,并且认为 rt-PA 具有半衰期短、并发出血率低性等特点。溶栓治疗采用尿激酶或者 rt-PA,使用剂量、给药途径、给药方法应遵循个体化原则,因其可能并发颅内出血,对于症状较轻的患者应谨慎选择。肝素治疗后病情无改善甚至加重者,可考虑溶栓治疗。

(四)口服抗凝治疗

对于 CVT 患者是否需要长期口服抗凝治疗,目前任然缺乏客观依据。一般认为,CVT 继发于短暂的危险因素,INR 控制在 2.0～3.0,口服抗凝治疗 3 月。对于有遗传性血栓形成倾向,如凝血酶原*G20210A* 基因突变、蛋白 C、蛋白 S 缺乏者建议服用 6～12 月。多次发生 CVT 者,考虑长期抗凝。

(五)开颅手术治疗

对于并发脑出血的患者,由于脑静脉回流受阻和脑脊液吸收障碍导致急性颅内压增高,脑灌注压降低,发生脑疝时脑静脉回流障碍会进一步加剧,所以采取措施迅速降低颅内压,可显著提高脑灌注，改善脑供血，挽救患者的生命。

五、预后与展望

颅内静脉血栓及静脉窦血栓的治疗，以及早诊断并规范化治疗，是神经外科医师面临的首要问题。对症临床症状严重、血栓形成进展快，脑深静脉或小脑静脉受累、化脓性栓子、患者昏迷及年龄过小或者并发颅内出血、脑疝 CVT 患者，预后不良。并发脑出血患者，开颅清除血肿可能会原位及其他部位甚至对侧再出血，治疗困难。目前有报道经动脉溶栓，多途径联合血管内治疗，支架置入，机械碎栓、取栓等治疗，治疗方法仍然处于探索阶段，疗效有待进一步观察。

（王行桥）

第十四节 烟 雾 病

烟雾病是指一组原因不明的颅底动脉进行性狭窄以致闭塞，导致颅底出现异常血管网为特点的脑血管疾病。临床上儿童及青少年以脑缺血、梗死为特征，成人则常以颅内出血为首发症状。

一、发现与命名

烟雾病即脑血管 Moyamoya 病。1955 年首先由日本的清水和竹内报道此病，1966 年铃木等根据脑血管造影时所见的血管形态学上的表现，即脑基底部的异常血管网很像吸烟时吐出的烟雾，故命名为"烟雾病"。其命名是根据脑血管造影时的血管形态学上的改变，即表现为颈内动脉虹吸部末端及大脑前或大脑中动脉近端的狭窄、闭塞并伴有脑基底部的异常血管的形成。文献报道中关于此病的命名很多，比较混乱。文献中曾用过的名称有"脑底毛细血管扩张症""脑底动脉环闭塞症""烟雾综合征""颅底异常血管网症""脑底动脉闭塞伴毛细血管扩张""特发性脑底动脉环闭塞症""韦利环发育不全""多发性进行性颅内动脉环闭塞""脑血管血栓性闭塞伴异网循环""颈内动脉发育不全伴假性血管瘤""自发性脑底动脉闭塞症""双侧颈内动脉形成不全症""脑底部双侧颈内动脉血管瘤样畸形""异网 Rete mirable"，以及"Nishimoto-Takeuchi-kudo 病"等 20 余种叫法。其中以日本学者铃木命名的"烟雾病"应用最广。

二、流行病学

由于本病最先由日本人报道，当时日本学者认为此病是日本民族所特有的疾病，后来欧美、东南亚、大洋洲、朝鲜等国家亦相继报道此病。1968 年 Simon 报道 1 例 10 岁法国儿童患有烟雾病，1969 年 Taveras 在美国报道 11 例，1970 年 Urbanek 在捷克报道 1 例儿童患者。1973 年 Lee 首次报道了 11 例发生在香港中国人的病例，以后国内李树新于 1977 年报道了 4 例。此病不仅发生在日本人，而且高加索人、法国人等白种人，以及黑人和中国黄种人都有发生。由此看来，此病遍布全世界各地。近年来国内北京、上海、山东、河南、武汉、安徽、辽宁、河北、内蒙古等地也都有了报道。由于此病的确诊依靠脑血管造影，到目前为止尚无法对其发病率作出客观的估计。尽管如此，文献报道已说明此病并非是少见的脑血管疾病。

三、病因学

迄今,有关此病的病因尚不完全清楚,并且各个学者对此病的观点也不一致,概括起来有以下两种观点。

(一)先天性脑血管畸形

认为此病是先天性脑血管畸形的根据:①脑底畸形血管团不见于正常造影片,属于异常血管。②此病以儿童为多见,且无明确的病因可寻。③有些病例合并其他先天性脑血管病,如脑动脉瘤或脑血管畸形。④有报道此病具有家族性。西本曾报道 8 例(4 对)患者为血缘关系,1976 年工藤统计母子或同胞的发病率似乎较高,铃木二郎于 1983 年报道此病在日本人 7%有家族史,鸣海新还报道了一个血族结婚的家族中有一兄二妹三人发病,欧洲也有家族史报道,并在一对孪生子中发生此病。故认为有遗传倾向。⑤所表现的异常血管网与胚胎 6 周时胎儿脑血管形成过程的阶段相似。⑥脑血管造影及尸解表明颈内动脉呈均匀地狭窄,无节段性狭窄等表现。国内刘多三 1980 年报道 3 例烟雾病尸解结果,他发现在 Willis 主干动脉内膜及外膜均有少量单核细胞浸润,因此,他认为这是一种先天性颅底动脉环发育不全伴有后天的某些血管的慢性炎症,致使血管内腔狭窄和闭塞,或免疫性血管反应与炎症的结果,使侧支循环建立。

(二)后天性多病因性疾病

其根据:①脑血管造影的动态变化、临床症状、病程在一定时间内呈进行性发展,尤其是儿童,病程的进展倾向更大。②有许多疾病可导致此病,如脑膜炎、非特异性动脉炎、多发性神经纤维瘤病、放射线、外伤、梅毒、螺旋体病、结核性脑膜炎、脑瘤、颅内感染、视神经胶质瘤、老年性动脉粥样硬化症及视交叉部肿瘤等均可导致类似的病理改变。③脑血管的异常血管网的特殊变化是由于脑底动脉闭塞后形成的侧支循环代偿供血的结果。国内多数学者认为此病是一种先天性疾病。1986 年有学者对 5 例烟雾病尸解做了血管组织免疫化学染色,均在血管壁上发现有大量 IgG 抗体沉着,认为此病为某种变态反应性疾病。铃木报告 10 例中7 例有扁桃体炎,3 例分别有结核性脑膜炎、头枕部疖肿及咽部脓肿等。Stock man 曾报告 7 例镰状细胞性贫血的患者合并此病。Suzuki 报道日本高山族人群发病率高,认为是过敏性动脉炎所致。

四、病理学与发病机制

(一)病理解剖学

烟雾病的病理解剖变化主要有以下三种改变。

1.大脑基底部的大血管闭塞或极度狭窄

颈内动脉分叉部、大脑前动脉和大脑中动脉起始部、脑底动脉环管腔狭窄、闭塞。受损的动脉表现为细小、内皮细胞增生、内膜明显增厚,内弹力层增厚而致使动脉管腔狭窄或闭塞,中膜肌层萎缩、薄弱与部分消失,可有淋巴细胞浸润。狭窄闭塞的颈内动脉病理改变为内弹力层高度屈曲,部分变薄,部分断裂,部分分层,部分增厚;内膜呈局限性离心性增厚,内膜内有平滑肌细胞,胶原纤维和弹力纤维;中层明显变薄,多数平滑肌细胞坏死、消失。就闭塞性血管的病变性质而言,有的符合先天性动脉发育不全,有的为炎性或动脉硬化性改变,有的为血栓形成。例如,钩端螺旋体病引起者为全动脉炎。

2.异常血管网

主要位于脑底部及基底核区。表现为管壁变薄、扩张,数量增多,易破裂出血等。异常血管网为来自 Willis 环前、后脉络膜动脉、大脑前动脉、大脑中动脉和大脑后动脉的扩张的中等或小的肌型血管，这些血管通常动静脉难辨，狭窄的异常血管网小动脉的内膜可见有水肿、增厚，中层弹力纤维化，弹力层变厚、断裂，导致血管屈曲、血栓形成闭塞。扩张的小动脉可表现为中层纤维化、管腔变薄、弹力纤维增生、内膜增厚等，有时内弹力层断裂，中层变薄，形成微动脉瘤而破裂出血。随着年龄的增大，扩张的血管可进行性变细，数量减少，狭窄动脉增加。

3.脑实质内继发血液循环障碍的变化

表现为出血性或缺血性及脑萎缩等病理改变。

电镜下观察证明烟雾病是一种广泛的影响脑血管的疾病。最明显的变化就是平滑肌细胞的变性、坏死、消失和内弹力层的破坏。

(二)病理生理学

当血管狭窄、闭塞发生时，侧支循环也在逐渐形成。侧支循环增多并相互吻合成网状，管腔显著扩张形成异常血管网。异常血管网作为代偿供血的途径。当脑底动脉环闭塞时，脑底动脉环作为一个有力的代偿途径已失去作用，因此，只有靠闭塞部位近端发出的血管，通过扩张、增生进行代偿供血。这些代偿作用的异常血管网可延续形态及走行大致正常的大脑前、中动脉。如果血管闭塞的部位继续向近侧端发展，就可能使异常血管网的起源处闭塞，从而导致异常血管网的消失。因此，异常血管网的形成是特定部位闭塞的特殊代偿供血的形式，而不是本质的东西，它可见于 Willis 环的前部，也可见于其后部。如果闭塞继续发展而闭塞了异常血管网的起始点，或闭塞部位在起点的近端，那么可没有异常血管的出现。

(三)发病机制

血管中层平滑肌细胞的破坏、增生与再破坏、再增生，反复进行可能是烟雾病发病的形态学基础。

当血管狭窄或闭塞形成时，侧支循环逐渐建立，形成异常血管网，多数异常血管网是一些原始血管的增多与扩张形成的。当血管闭塞较快以至于未形成足够的侧支循环进行代偿供血时，那么，临床上就表现为脑缺血的症状。若血管闭塞形成后，其近端压力增高，造成异常脆弱的、菲薄的血管网或其他异常血管破裂，临床上就出现颅内出血的症状。当颅内大动脉完全闭塞时，侧支循环已建立，病变就停止发展。由于病变的血管性质不同，病变的程度不一，侧支循环形成后在长期血流障碍的作用下，新形成的血管又可发生病变，故其临床症状表现反复发作或交替出现。

五、临床表现

(一)发病年龄

本病好发于儿童与青少年，亦可见于成人。文献中报道最小年龄为 4 岁，最大年龄为 65 岁，以 10 岁以下及 30～40 岁为两个高发年龄组，分别占 50%与 20%左右。有人报道 40 例病例中，10 岁以前发病者占 25%，30～40 岁发病者占 17.5%。

(二)性别

文献中报道男女比例不一，有人报道男性略高于女性，有人报道女性略多于男性。我们综合文献报道 1 082 例，其中男性 468 例，女性 614 例，男女之比为 1∶1.31，女略多于男。

(三)种族

至于种族上的差异，目前尚无确切的资料说明。起初曾认为本病是日本民族所特有的疾病，但是，后来已见于全世界各地、各种民族。但以报道例数来说，以亚洲的报道最多，其中又以日本报道占多数，迄今我国文献中已报道400余例，而欧美国家总是1例或几例报道。是否本病在种族上有差异，尚待于进一步研究。

（四）分组

由于本病少年与成人患者的临床表现有明显的差别，为分析方便有人将之分为两组，即少年组与成年组。有关分组年龄的标准目前尚未统一。有人以小于15岁作为少年组，大于16岁为成年组，还有人以小于19岁为少年组，大于20岁为成年组。少年组以缺血性表现为主，约95%的患儿表现为脑缺血症状，少年组以脑缺血为主要表现者占78.7%，以出血为主要表现者仅占5%；而成年组以脑出血为主要表现者占65%，以脑缺血为主要表现者仅占24.8%。

（五）临床症状与体征

本病没有特征性的临床症状与体征，大致可分为缺血性与出血性两组表现，而缺血性表现与一般颅内动脉性缺血表现相似，出血组也无异于一般的颅内出血。

1.缺血性表现

约46%的患者出现脑缺血的症状与体征。且常发生在少年组，15岁以下者约95%以脑缺血为首发症状，这是由于烟雾状的血管狭窄、闭塞，是造成脑梗死的原因，这种脑梗死多为多发性的。其脑缺血表现：早期为一过性短暂性脑缺血发作（TIA），约20%的患者出现，以后多次反复发作后，随着血管狭窄的进一步发展导致闭塞，即可出现永久性脑缺血性表现。常表现为进行性智力低下、癫痫发作（9%）、轻偏瘫（92%）、头痛、视力障碍、语言障碍、不自主运动、精神异常、感觉障碍、脑神经麻痹、眼球震颤、四肢痉挛、颈部抵抗感等，这些表现可以作为首发症状出现，也可随疾病的发展伴随产生，也可呈反复发作，且每次发作多数相同，肢体瘫痪可交替出现。这些临床表现与颈内动脉狭窄的程度、累及的范围及代偿性侧支循环建立是否完善有关。临床上发病常以发作性肢体无力或轻偏瘫多见，以头痛、呕吐起病者亦不少见，少数患者可以惊厥起病伴意识丧失，醒后偏瘫。儿童起病多较轻，易反复发作，可遗有后遗症。病程多2～3年或更长些，亦有患者表现为类脑瘤征象。

2.出血性表现

约41%的患者可表现出血性症状与体征。颅内出血表现为蛛网膜下腔出血、脑内出血或脑室内出血，其中以蛛网膜下腔出血多见（60%）。颅内出血是导致烟雾病患者死亡的主要原因。出血性表现多发生在成人组，半数以上成人初发为蛛网膜下腔出血。其临床表现与一般颅内出血类似，即突然出现不同程度的头痛、头晕、意识障碍、偏瘫、失语、痴呆等。成年组中可发现囊状动脉瘤，主要位于基底动脉分叉处，也可见于侧脑室边缘，瘤颈多在2～6 mm。因此，动脉瘤破裂也是烟雾病出血的重要原因之一，并且动脉瘤可以复发。烟雾病患者出现动脉瘤的发生率约为14%。成人起病多较重，复发少，恢复较好。常见的脑实质出血部位依次为丘脑、基底核、中脑、下丘脑、脑桥和脑叶。血肿常常破入脑室内（28.6%～60.0%）。烟雾病出血造成的脑实质损害常常能得到完善恢复，因此，后遗症较少。

按照其发病的形式可将烟雾病分为三型，即卒中型、渐进型、反复发作型。这对临床诊断参考具有一定的指导意义。按照临床上可以观察到的病变过程可将其分为三期：①颅内动脉闭塞期；②侧支循环期；③神经症状期。事实上这三期没有严格的分界，而且相互交错或同时发生，只是为了临床上便于叙述而人为地分期而已。

六、辅助检查

(一)一般化验检查

多无特异性改变。一般化验检查包括血常规、红细胞沉降率、抗“O”、C反应蛋白、黏蛋白测定、结核菌素试验及血清钩端螺旋体凝溶试验等。血常规多数患者白细胞计数在 $10\times10^9/L$ 以下;红细胞沉降率可稍高,多数正常;抗“O”可稍高,亦可正常;若患者系结核性脑膜炎所致,结核菌素皮试可为强阳性;若为钩端螺旋体病引起,血清钩端螺旋体凝溶试验可为阳性。

(二)脑脊液检查

脑脊液的化验检查与其他脑血管疾病相似。儿童多为缺血型表现,脑脊液检查一般正常,腰椎穿刺压力亦可正常。如有结核性脑膜炎,患者的脑脊液则呈结核性脑膜炎反应,即脑脊液细胞数增多,糖与氯化物降低,蛋白增高。如为钩端螺旋体病所致,患者脑脊液钩端螺旋体免疫反应可为阳性。若有破裂出血,腰椎穿刺脑脊液检查可出现血性脑脊液或脑脊液中有血凝块。若出血后24小时腰椎穿刺脑脊液呈红色,脑脊液中可见有均匀的红细胞,24小时以后脑脊液呈棕黄色或黄色,1～3周后黄色消失。脑脊液中的白细胞升高,早期为中性粒细胞增多,后期以淋巴细胞增多为主,这是血液对脑膜刺激引起的炎症反应。蛋白含量亦可升高,通常在1 g/L左右,脑脊液压力多在1.57～2.35 kPa。

(三)脑电图

一般无特异性变化。无论是出血患者还是梗死患者,其脑电图的表现大致相同,均表现为病灶侧或两侧慢波增多,并有广泛的中、重度节律失调。根据异常电脑图产生的不同波形、不同部位可分为三种类型:①大脑后半球形以高幅单向阵发性的或非阵发性的 δ 波为主,局限在大脑后半球,以缺血明显侧占优势;②颞中回型以中高幅、持续性的 δ 波和 θ 波为主,局限于颞叶的中部,亦是以缺血明显侧占优势;③散发型呈弥散性低中幅的 θ 波。过度换气可诱发慢波,提高脑电图诊断的阳性率。过度换气诱发慢波的机制,可能与脑组织血液供应的动态变化以及脑部动脉血的pH变化有关。

(四)脑血管造影术

脑血管造影是确诊此病的主要手段,其脑血管造影表现的特点如下。

1.双侧颈内动脉床突上段和大脑前、中动脉近端有严重的狭窄或闭塞

以颈内动脉虹吸部 C_1 段的狭窄或闭塞最常见,几乎达100%,延及 C_2 段者占50%,少数患者可延及 C_3、C_4 段。而闭塞段的远端血管形态正常。双侧脑血管造影表现基本相同,但两侧并非完全对称。少数病例仅一侧出现上述血管的异常表现。一般先始于一侧,以后发展成双侧,先累及Willis环的前半部,以后发展到其后半部,直至整个动脉环闭塞,造成基底核、丘脑、下丘脑、脑干等多数脑底穿通动脉的闭塞,形成脑底部异常的血管代偿性侧支循环。

2.在基底核处有显著的毛细血管扩张网

在基底核处有显著的毛细血管扩张网即形成以内外纹状体动脉及丘脑动脉、丘脑膝状体动脉、前后脉络膜动脉为中心的侧支循环。

3.有广泛而丰富的侧支循环形成

其包括颅内、外吻合血管的建立。其侧支循环通路有以下三类:①当颈内动脉虹吸部末端闭塞后,通过大脑后动脉与大脑前、中动脉终支间吻合形成侧支循环;②未受损的动脉环及虹吸部的所有动脉分支均参与基底核区的供血,构成侧支循环以供应大脑前、中动脉所属分支,因此,基

底核区形成十分丰富的异常血管网是本病的最重要的侧支循环通路;③颈外动脉的分支与大脑表面的软脑膜血管之间吻合成网。

根据连续血管造影观察及脑底部血管的动力学变化,将烟雾病分为六期。

(1)Ⅰ期:颈内动脉分叉处狭窄期。脑血管造影仅见颈内动脉末端和(或)大脑前、中动脉起始段有狭窄,其他血管正常。

(2)Ⅱ期:异常血管网形成期。此期可见脑底部大血管狭窄发展,烟雾状血管出现,所有的主要脑血管扩张。

(3)Ⅲ期:异常血管网增多期。此期脑底部的烟雾状血管增多、增粗,大脑前、中动脉充盈不良。

(4)Ⅳ期:异常血管网变细期。此期烟雾状血管变细,数目减少,可发现大脑后动脉充盈不良。

(5)Ⅴ期:异常血管网缩小期。此期烟雾状血管进一步减少,所有主要的脑动脉均显影不良或不显影。

(6)Ⅵ期:异常血管网消失期。此期烟雾状血管消失,颈内动脉系统颅内段全不显影,脑血液循环仅来自颈外动脉或椎动脉系统。

另外,1983年铃木二郎报道了其他两种形式的烟雾病。①筛部烟雾病:烟雾状血管位于眶内,其侧支循环途径为:颌外动脉→眼动脉→筛前动脉(筛部烟雾病)→额叶底软脑膜血管。这种形式的烟雾病多见儿童,成人少见。②头盖部烟雾病:头盖部烟雾状血管来自脑膜中动脉和颞浅动脉经硬脑膜的吻合,所有的吻合血管部位均与骨缝一致。

(五)CT扫描

烟雾病在CT扫描中可单独或合并出现以下几种表现。

1.多发性脑梗死

这是由于不同部位的血管反复闭塞所致,多发性脑梗死可为陈旧性,亦可为新近性,并可有大小不一的脑软化灶。

2.继发性脑萎缩

继发性脑萎缩多为局限性的脑萎缩。这种脑萎缩与颈内动脉闭塞的范围有直接关系,并且颈内动脉狭窄越严重,血供越差的部位,脑萎缩则越明显。而侧支循环良好者,CT上可没有脑萎缩。脑萎缩好发于颞叶、额叶、枕叶,2～4周达高峰,以后逐渐好转。其好转的原因可能与侧支循环建立有一定的关系。

3.脑室扩大

半数以上的患者出现脑室扩大,扩大的脑室与病变同侧,亦可为双侧,脑室扩大常与脑萎缩并存。脑室扩大与颅内出血有一定的关系,严重脑萎缩伴脑室扩大者,以往没有颅内出血史,而轻度脑萎缩伴明显脑室扩大者,以往均有颅内出血史。这可能是蛛网膜下腔出血后的粘连,影响了脑脊液的循环所致。

4.颅内出血

61.6%～77.3%的烟雾病患者可发生颅内出血。以蛛网膜下腔出血最多见,约占60%,脑室内出血也较常见,占28.6%～60.0%,多合并蛛网膜下腔出血,其中30%的脑室内出血为原发性脑室内出血。此乃菲薄的异常血管网破裂所致。脑内血肿以额叶多见,形状不规则,大小不一致。邻近脑室内者,可破裂出血,血肿进入脑室。邻近脑池者可破裂后形成蛛网膜下腔出血。

5.强化CT扫描

强化CT扫描可见基底动脉环附近的血管变细，显影不良或不显影。基底核区及脑室周围可见点状或弧线状强化的异常血管团，分布不规则。

(六)MRI

MRI可显示烟雾病以下病理形态变化：①无论陈旧性还是新近性脑梗死均呈长 T_1 与长 T_2，脑软化灶亦呈长 T_1 与长 T_2。在 T_1 加权像上呈低密度信号，在 T_2 加权像上则呈高信号。②颅内出血者在所有成像序列中均呈高信号。③局限性脑萎缩以额叶底部及颞叶最明显。④颅底部异常血管网因流空效应而呈蜂窝状或网状低信号血管影像。

七、诊断与鉴别诊断

(一)诊断

烟雾病是指包括病变部位相同、病因及临床表现各异的一组综合征。烟雾病这一诊断仅是神经放射学诊断，不是病因诊断，凡病因明确者，应单独将病因排在此综合征之前。仅根据临床表现是难以确诊此病的，确诊有赖于脑血管造影，有些患者是在脑血管造影中无意发现而确诊的。凡无明确病因出现反复发作性肢体瘫痪或交替性双侧偏瘫的患儿，以及自发性脑出血或脑梗死的青壮年，不论其病变部位位于幕上还是幕下，均应首先考虑到此病的可能，并且均应行脑血管造影。至于病因诊断，除详细询问病史外，尚需要其他辅助检查如血常规、脑脊液血清钩端螺旋体凝溶试验、结核菌素皮试等。由于脑电图及CT检查均没有特异性，故早期诊断比较困难。

(二)鉴别诊断

此病需要与脑动脉粥样硬化、脑动脉瘤或脑动静脉畸形相鉴别。一般根据临床表现及脑血管造影的改变多不难鉴别。

1.脑动脉硬化

因脑动脉硬化引起的颈内动脉闭塞患者多为老年，常有多年的高血压、高血脂史。脑血管造影表现为动脉突然中断或呈不规则狭窄，一般无异常血管网出现。

2.脑动脉瘤或脑动静脉畸形

对于烟雾病出血引起的蛛网膜下腔出血时，应与动脉瘤或脑动静脉畸形相鉴别。脑血管造影可显示出动脉瘤或有增粗的供血动脉、成团的畸形血管和异常粗大的引流静脉，无颈内动脉狭窄、闭塞和侧支循环等现象。故可资鉴别。

八、治疗

(一)急性期

对于出血组患者除脑实质内血肿较大造成脑受压者需要外科手术清除血肿，及伴有意识障碍的脑室内出血可考虑脑室引流外，一般情况下在急性期多采用保守治疗，治疗措施与其他脑血管病类似。但应当指出，此病的基本病理表现为缺血，对临床出现梗死者，因异常血管网的存在，随时有发生出血的可能，故应考虑到缺血与出血并存的特点，决定具体治疗方法。

1.一般治疗

制动，加强营养和护理，严密观察病情的变化等。

2.病因治疗

对于病因明确者，要同时针对病因进行治疗，例如，钩端螺旋体感染所致者，应首先应用大剂量青霉素治疗;如为结核性脑膜炎所致,应及时给予抗结核药物治疗;合并动脉瘤或脑动静脉畸形者,应考虑手术治疗。

3.控制脑水肿、降低颅内压

无论是发生脑出血还是脑梗死,都会继发出现血管性脑水肿,造成急性颅内压升高,严重者可发生脑疝而死亡。应恰当应用脱水药物。常用的脱水药物有20%甘露醇,用法为每次1~2 g/kg,每4~6小时一次,连用1周左右,根据病情变化加以调节用量。亦可用复方甘油注射液,此药降低颅内压后无反跳现象,一般为每次250~500 mL,每6~12小时一次。心肾功能不全者可用呋塞米,每次0.5~1.0 mg/kg,每6~8小时一次。另外,亦可采用地塞米松、低温疗法等。

4.扩血管药物的应用

恰当合理地应用脑血管扩张剂是有益的,但有些情况下不宜采用:①脑梗死急性期,在脑水肿出现之前,在发病后24小时之内可适当应用脑血管扩张剂。②发病3周后脑水肿已消退,亦可适当应用脑血管扩张剂物。③对于出血患者在发病后24小时至2周内,存在脑水肿和颅内压增高时或有血压下降合并颅内占位性病变等,均禁用脑血管扩张剂物。常用血管扩张剂有5%小苏打,每次5~6 mL/kg,静脉滴注,每天一次,或应用罂粟碱每次1.0~1.5 mg/kg,加于5%葡萄糖内静脉滴注,每天一次,1~2周为1个疗程。亦可用川芎嗪注射液20~40 mg加于5%葡萄糖内静脉滴注,每天一次,7~10天为1个疗程。烟酸25~50 mg,每天2~3次口服等。

5.中药治疗

脑血管闭塞属中医"中风"范畴,按照中医的辨证论治原则,中风属于本虚标实,上盛下虚的证候。急性期虽有本虚,但常以风阳、痰热、腑实、血瘀的"标实"症状为突出;又因风挟浊邪、蒙蔽心窍,壅塞清阳之府,故"上盛"症状亦较明显。按中医急则治其标的原则。应先祛邪为主,可用平熄肝风、清化痰热、活血通络、通腑泄热等治法。

(二)恢复期

1.超声治疗

发病后,若患者意识障碍较重,颅内压明显增高,暂不做超声治疗,经过脱水等治疗后,意识清楚和精神较好时(发病10天后)可采用超声治疗。若患者无意识障碍应及早采用颅脑超声治疗。

超声部位可选耳前上区、前中区。声强用7.5~15.0 kW/m^2,每天一次,每次20分钟,连续5~10天为1个疗程。休息2~5天再行第2个疗程。

2.体疗

对于恢复期患者,加强功能锻炼是很重要的。应该注意早锻炼。既要持之以恒又要循序渐进,根据病情选择锻炼方法。

3.其他疗法

可试用针灸、推拿及离子透入等方法,促进功能恢复。

(三)手术治疗

多数病例呈进行性发展,颅内出血是预后不良的原因之一。目前尚无可靠的内科方法控制本病的病情进展,预防出血,因此,寻找外科途径就显得十分必要了。

1.手术适应证

一般认为病程相对较短,病变范围小,尚未出现不可逆神经症状者可考虑手术治疗或经内科治疗后仍反复发作或疗效不佳者，亦可考虑手术治疗。但是以缺血发作为主的小儿病例最适于外科治疗，成人病例术后常再出血，因此，是否手术尚无定论。

2.手术方法

目前手术方式主要有以下四类。

(1)非吻合搭桥术：此类术式不做血管吻合，手术极为简单，效果亦不次于吻合术，尤适于小儿病例。常用的术式包括如下几种。①颞肌-血管联合术：此术式首先由 Henshen 设计并应用，可与颞浅动脉-大脑中动脉吻合术联合应用。此手术方式亦有不足之处，例如手术也可能破坏已形成的侧支循环，颞肌压迫脑表面、减少局部血流，粘连广泛者可致癫痫发作，咀嚼时肌肉收缩会牵动脑组织，新生血管生长缓慢不能迅速改善血运，不能解决大脑前、后动脉供血区的问题。另外，术中是否切开蛛网膜观点不一，有人认为切开蛛网膜可促进粘连及新生血管的增生；但亦有人反对，认为切开后脑脊液外溢，可导致脑血流动态的改变及并发硬脑膜下血肿等。②颞浅动脉贴敷术：对于行吻合术失败者可采用此术式。其他类似的手术方式还有脑-硬脑膜-动脉血管联合术、脑-肌肉-动脉血管联合术等。其优点是先前存在的侧支循环损伤小，头皮凹陷不明显，不影响外貌，手术时间短，产生的神经症状少。③硬脑膜翻转贴敷术：即将带有脑膜中动脉的硬脑膜外面敷盖于脑表面。④其他组织贴敷术：如帽状腱膜及皮下组织覆盖脑表面等。

(2)颅内外血管吻合搭桥术：主要为颞浅动脉-大脑中动脉吻合术及脑膜中动脉-大脑中动脉吻合术。1972 年 Yasargil 首次应用颞浅动脉-大脑中动脉吻合术治疗此病，以后许多学者采用此类手术方式。术后患者的缺血症状均有不同程度的改善，但是颞浅动脉-大脑中动脉吻合术尚存在一些问题：①患者脑表面血管细而壁薄，吻合困难；②大脑中动脉皮层支常有闭塞；③可能破坏术前已形成的源于颞浅及脑膜中动脉的侧支循环；④大脑前动脉及大脑后动脉血供不充分，受血区域症状改善不明显；⑤吻合时暂时阻断皮层动脉可能会造成新的梗死；⑥手术后 1 年吻合口可能会逐渐狭窄或闭塞。其他类似的手术方式有耳后动脉-大脑中动脉吻合术、枕动脉-大脑中动脉吻合术、颞浅动脉-小脑上动脉吻合术、枕动脉-小脑上动脉吻合术，以及颅外动脉-移植血管-颅内动脉吻合术等。

(3)大网膜颅内移植术：由 Karasawa 于 1980 年首先采用此法治疗该病。又分带蒂大网膜颅内移植术和带血管游离大网膜颅内移植术两种，两者各有利弊。此手术方式适用于颅内外动脉吻合术或移植血管吻合术失败者，以及颅内皮层动脉广泛闭塞者。

(4)颈交感神经切除术：铃木于 1975 年首先采用颈部血管周围交感神经剥离及上颈部交感神经切除术治疗本病。在他的报告中，手术效果为成人好转率是 47.1%，15 岁以下患者好转率为 61.3%，双侧手术者更佳。但术后随访发现部分患者造影呈进行性加重，与临床症状改善矛盾，故尚待于进一步探索。

3.术式选择与手术疗效评价

一般认为在脑血管造影、CT 扫描及脑血流图等充分检查的基础上，注意预防各种并发症，各类手术方式均可一试。术式在小儿以非吻合搭桥术为首选，其他术式均可试用或分组联合应用；成人多用颞浅动脉-大脑中动脉吻合术加颞肌-血管联合术。

各项检查表明术后患者脑血流量和脑氧消耗量均明显改善，所有的手术病例在半年左右临床症状明显改善。颅内外血管吻合搭桥术与非吻合搭桥术在疗效上几乎无显著差别。

4.术后并发症

(1)慢性硬脑膜下血肿：可能与脑梗死部位高度脑萎缩及使用阿司匹林等抗血小板制剂

有关。

(2)吻合部脑内血肿:可能与吻合受血动脉壁菲薄破裂及术后高血压有关。

(3)缺血症状:可能与受血动脉过细,吻合困难,颞肌压迫脑组织,吻合时血流暂时阻断,原有侧支循环被破坏及术中低碳酸血症等因素有关。

(4)其他不良反应:术后可引起头痛、癫痫等。

九、预后

本病的预后多数情况下取决于疾病的自然发展,即与发病年龄、原发病因、病情轻重、脑组织损害程度等因素有关。治疗方法是否及时恰当,亦对预后有一定影响。一般认为其预后较好,死亡率较低,后遗症少。小儿死亡率为1.5%,成人为7.5%。30%的小儿患者可遗有智能低下,成人颅内出血者死亡率高,若昏迷期较快度过,多数不留后遗症。从放射学观点来看,其自然病程多在1年至数年,一旦脑底动脉环完全闭塞,当侧支循环已建立后,病变就停止发展,因此,总的来说,其预后尚属乐观。

(王行桥)

第十五节　先天性颈内动脉异常

一、颈内动脉纤维肌肉发育不良

(一)病理

其主要特征是发育异常的节段性血管壁畸形,亦可合并颈动脉夹层、完全性颈动脉闭塞、经脑梗死或TIA,常伴有颅内动脉瘤。文献中报道,21%~51%颈外内动脉纤维肌肉发育不良伴发颅内科动脉瘤。

Stanley根据组织学变化将颈内动脉纤维肌肉发育不良分为四种类型:①动脉内膜纤维组织增生。②中层增生。③中层纤维肌肉增生。④动脉中层周围发育不良。其中以纤维肌肉增生最为常见。

近年来的超微结构研究发现颈内动脉的平滑肌细胞呈纤维细胞变形是血管壁内的主要病理变化。Bellot报道动脉内膜发育不良致颈内动脉纤维肌肉发育不良,主要累及大动脉,最先发现在肾动脉,多影响分支少的长动脉。最常见的部位是颈内动脉的颅外段,累及椎动脉较少,约占25%。颈内动脉近端部分均不受影响。病变一般局限于颈内动脉第二颈椎水平处,其远端亦不受累。60%~80%的患者同时累及双侧颈内动脉。

(二)病因

其病因目前尚未明确。认为它是一种少见的非动脉硬化性非炎性节段性动脉性疾病。近来的电镜研究结果认为它是一种先天性胚层疾病,为一种均匀的形态发育过程中的异常。因血管壁内的内膜或中膜或外膜发育不良而致畸。女性激素可能是一种诱因。代谢及免疫因素亦有关。

(三)临床表现

1.年龄与性别

以中青年为高发年龄，发病年龄多在27～86岁，亦侵及儿童。平均年龄约50岁。文献中报道50岁以上的女性发病率高，而日本则报道以男性为主。

2.伴发疾病

约50％患者可伴发出血性疾病，约2/3的患者伴有高血压，21％～51％的患者伴有动脉瘤，偶可伴有脑动脉阻塞。

3.症状与体征

患者可以没有症状或出现动脉分布区的脑缺血症状，其中以头痛最为常见，可能因管状狭窄的动脉内激活的血小板释放血管活性物质的作用所致。搏动性耳鸣在伴有多发性动脉异常者常见。压迫星状颈交感神经节发出的交感神经纤维可出现霍纳综合征。31％的患者并发缺血性脑血管病。颈动脉窦的神经纤维受累可发生晕厥。椎动脉狭窄可引起眩晕。据Bergan报告的101例患者的临床统计，颈动脉杂音77％，TIA 41.4％，高血压33％，非局限性神经症状31％，心脏杂音23％，黑矇23％，完全性脑卒中22％，心电图异常17％，非症状性杂音8％，延长的缺血发作2％，其他6％。其他少见的表现有心律不齐、癫痫、听力损害、心绞痛、潮红发作、冠心病及心肌梗死等。

4.脑血管造影

由于节段性动脉中层纤维增厚和中层弹性组织消失、变薄交替出现，造成动脉管腔狭窄与扩张相混杂。因此，脑血管造影上的典型特征是不规则的串球状变形或扭结畸形。根据脑血管造影可将之分为三种类型。

(1)Ⅰ型：呈典型串珠样型，被累及的血管节段上血管腔有多处收缩，在两处收缩之间血管腔宽度正常。

(2)Ⅱ型：又分为两亚型，Ⅱa型血管腔狭窄伴有或不伴有进一步收缩，Ⅱb型在血管的狭窄节段，管腔狭窄伴有颈动脉瘤样扩张。

(3)Ⅲ型：动脉伴有半圆周损害，损害集中在血管壁的一侧，呈憩室样平滑的或有皮纹的袋状。

(四)诊断与鉴别诊断

以往由于人们对此病认识不足，加之有些患者无明显症状，故早期诊断较为困难。凡中老年女性伴有多发性原因不明的症状，如头痛、耳鸣、眩晕、心律不齐及晕厥等，应想到本病的可能。若肾动脉造影发现有动脉纤维肌肉发育不良者，应常规行脑血管造影。确诊有赖于脑血管造影及手术病理检查。此病尚需要与动脉粥样硬化症、动脉痉挛、颈动脉炎及颈动脉发育不良等相鉴别。

(五)治疗与治疗效果

颈内动脉纤维肌肉发育不良的自然病史目前尚不清楚。由于它是一种进展非常缓慢的病变，目前对该病治疗主要是手术切除病变段动脉并行大隐静脉移植。Morris首先提出用外科方法治疗此病。1970年以来人们开始用管腔内分度扩张技术治疗。对狭窄的血管用由小到大的不同直径的扩张器(直径1.5～4.0 mm)，使狭窄的血管扩大到正常。管腔内扩张须反复多次应用，否则，易再度出现狭窄或闭塞。操作时应防止血管穿孔，有时脑内扩张术与颈内动脉内膜切除术联合应用更为有效。其病变部位便于手术时，可将病变段切除，做静脉移植术。对无症状的颈内动脉纤维肌肉发育不良的患者，预防性手术治疗似无必要，对仅有TIA者，可用血小板抑制剂治疗。激素治疗无效。

二、先天性颈内动脉发育不全或缺失

先天性颈内动脉发育不全，是指颈内动脉的一部分在突然狭窄的近端轻度扩大。颈内动脉缺失一般是指由于颈内动脉在胚胎发育时缺陷而引起的颈内动脉完全缺如，可为一侧或两侧颈内动脉缺失。两者均是罕见的先天性脑血管病。先天性颈内动脉发育不全最早由 Hyrtl 于 1836 年报道。颈内动脉发育不全或缺失在人类罕见，估计少于 0.01％。在合并其他畸形而死亡的婴儿尸解中可以见到上述异常病变，在脑血管造影时偶尔也可发现。有人统计 7 000 例颈动脉造影，在 140 例非动脉硬化性血管病中，有 3 例颈内动脉发育不全。

一侧颈内动脉发育不全或缺失，可导致对侧动脉代偿性扩张，基底动脉增粗扩张。由于对侧颈内动脉或基底动脉的侧支循环，一侧或两侧颈内动脉发育不全或缺失可不出现症状。但也可出现偏瘫、短暂性缺血性发作，有的早期癫痫发作。基底动脉扩张可压迫后组脑神经，出现后组脑神经麻痹症状。颈内动脉代偿性扩张或伴发的动脉瘤破裂，可发生蛛网膜下腔出血。颈内动脉发育不全或缺失可伴有 Willis 环发育异常、颅内动脉瘤及侧支吻合血管扩张，并常伴有其他先天性畸形，故患者多在婴儿期死亡。

三、先天性颈内动脉弯曲和扭结

胎儿的颈内动脉在舌咽动脉通过处常常是弯曲的，若在儿童期仍弯曲或发生扭结，则是一种先天性异常。先天性颈内动脉弯曲和扭结临床上少见，成年人由于后天性动脉变性而使局部动脉弯曲和扭结成角，也时有发生。事实上，许多报道的在所有症状性颈动脉供血不足的患者中，有 15％～20％是由这些畸形造成的。当颈部转动时，弯曲的动脉进一步扭结，甚至阻塞，导致脑供血不足，扭结段动脉的内膜受到损伤，为血栓形成袖提供了病理基础。形态学上，颈内动脉弯曲和扭结可分为三类：①Ⅰ型(弯曲型)，血管呈 S 或 C 外状，常伴有扩张，弯曲角度不锐利，对血流无明显的影响，这种畸形可为先天性或动脉硬化性。②Ⅱ型学(盘绕型)，血管绕其轴线呈袢状或螺旋状异常延长，常为双侧或对称性，这种畸形可能为先天性的。③Ⅲ型(扭结型)，血管较正常者长，伴有一个或多个锐角弯曲，且常有狭窄，角度过锐或狭窄时，可导致血流量显著下降，甚至造成暂时血流中断，此型是动脉硬化和(或)肌纤维增生所致。这三型可合并存在，以Ⅰ与Ⅲ型并存最常见。

颈内动脉扭结使颈动脉窦扩张，引起反射性低血压和心动过缓。上述病变都可引起脑动脉供血不足而出现相应的神经系统症状和体征，如癫痫发作、短暂性偏瘫、偏盲和语言困难等，在颈内动脉弯曲的患者中，轻型缺血性卒中的发病率较高。

对于反复短暂性脑缺血发作，确诊为一侧颈内动脉弯曲或扭结，而又无其他血管病理性改变来解释神经症状者，可考虑手术治疗。手术的参考适应证：①必须肯定颈动脉弯曲或扭结与脑供血不足之间有明确的关系。②血管病变必须位于手术可及的部位。③神经病学上的缺陷必须是中度和暂时性的。

现行的手术方式有三种：①颈内动脉切除吻合术，即将过度长的一段颈内动脉切除，将其拉直，行端端吻合与血管重建。②颈总动脉切除吻合术，方法与上者类似，但手术部位位于颈总动脉，这种手术适合于颈动脉分叉较高或颈外动脉也有弯曲的患者。③颈内动脉移植术，将颈内动脉从起源处切断，并于颈总动脉球处缝合其切口，将血管的断端移植于颈总动脉，行端侧吻合。这种手术适应于分叉较低的患者。由于这种手术方法简单、安全，还能保留颈动脉球的压力感受器，故多采用后种手术方式治疗。

(程卫平)

第六章

颅脑损伤

第一节　头皮损伤

一、头皮血肿

头皮血肿在临床上较常见，主要发生在顶部，其次为额部、枕部、颞部。新生儿头皮血肿主要由产伤引起，生后1～3天即可发现，多为单纯头皮血肿，较少伴有颅脑损伤。超过80%的头皮血肿在3～4周自然吸收。其他头皮血肿多伴发于颅脑创伤并以颅骨及脑损伤为重，头皮血肿仅为合并伤。

(一)病理与病理生理

头皮是覆盖于颅骨外的软组织，在解剖学上可分为6层。

1.皮层

较厚而致密，含有大量毛囊、皮脂腺和汗腺。有丰富的血管和淋巴管，外伤时出血多，但愈合较快。

2.皮下层

皮下层由脂肪和粗大而垂直的短纤维束构成，短纤维紧密连接皮肤层和帽状腱膜层，是构成头皮的关键，并富含血管神经。

3.帽状腱膜层

帽状腱膜层为覆盖于颅顶上部的大片腱膜结构，前连于额肌，两侧连于颞肌，后连于枕肌，坚韧有张力。

4.帽状腱膜下层

帽状腱膜下层由纤细而疏松的结缔组织构成。

5.腱膜下间隙

腱膜下间隙是位于帽状腱膜与颅骨骨膜之间的薄层疏松结缔组织。此间隙范围较广，前置眶上缘，后达上项线。头皮借此层与颅骨骨膜疏松连接，移动性大，腱膜下间隙出血时，血液可沿此间隙蔓延。此间隙内的静脉可经若干导静脉与颅骨的板障静脉及颅内的硬脑膜窦相通。因此该间隙内的感染可经上述途径继发颅骨骨髓炎或向颅内扩散。

6.骨膜层

紧贴颅骨外板,可自颅骨表面剥离。

头部遭受钝性外力损伤后,头皮虽可保持完整,但组织内血管破裂出血,常积聚于皮下组织中、帽状腱膜下间隙或骨膜下形成头皮血肿。

(二)临床表现

1.皮下血肿

头皮的皮下组织层是头皮的血管、神经和淋巴汇集的部位,钝性打击伤后易出血、水肿。皮下层与表皮层和帽状腱膜层在组织结构上连接紧密,受皮下纤维隔限制,使出血受到局限而表现为血肿,位于直接受伤部位,体积较小,张力高,疼痛明显,质地中等偏硬。

2.帽状腱膜下血肿

帽状腱膜下层是疏松的蜂窝组织层,其间有连接头皮静脉、颅骨板障静脉及颅内静脉窦的导血管。当头部遭受钝性损伤时,切线暴力使头皮发生层间剧烈瞬间的相对滑动,引起帽状腱膜下层的导血管撕裂出血。由于该层组织疏松,出血易扩散导致巨大血肿,其临床特点:血肿范围宽广,急性期血肿张力较高,有波动感,疼痛轻,伴贫血貌。严重时血肿边界与帽状腱膜附着缘一致,可前至眉弓,后至上项线,两侧达颞部,出血量可达数百毫升。婴幼儿巨大帽状腱膜下血肿可引起失血性休克。

3.骨膜下血肿

新生儿骨膜下血肿因产伤(如胎头吸引助产)所致颅骨可复性变形、骨膜剥离出血而形成血肿,可不伴有颅骨骨折。其他情况大多伴有颅骨骨折。出血多源于板障出血或骨膜剥离出血,血液聚积在骨膜与颅骨表面之间,其临床特征是:血肿急性期张力较高,有波动感,血肿边界不超过骨缝。这是因为颅骨发育过程中骨膜紧密连接于骨缝线上,骨膜在此处难以剥离,故少有骨膜下血肿超过骨缝者。

(三)辅助检查

首选头颅 CT 检查,即使患者无神经系统症状也需明确有无颅骨骨折或其他继发性脑损伤存在。头皮血肿骨化则应行头颅 CT 颅骨三维重建。新生儿头皮血肿可先行超声检查,了解有无颅内出血等,必要时再行 CT 检查。

(四)诊断与鉴别诊断

通过病史、头部包块体征,结合超声或 CT 检查可确诊。但需注意鉴别头皮隐匿性病变(无明确临床症状)在外伤后偶然发现头皮包块,如颅骨嗜酸性肉芽肿外伤后病变出血形成的头皮包块,头颅 CT 检查可发现头皮包块部位颅骨骨质破坏、颅骨缺损等表现即可鉴别。

(五)治疗

1.皮下血肿

皮下血肿早期给予冷敷、压迫以减少出血和疼痛。2～3 天后血肿尚未吸收可予以局部热敷促进其吸收。

2.帽状腱膜下血肿

创伤早期可采用冷敷止血,穿刺抽吸前忌加压包扎,否则帽状腱膜疏松层进一步剥离加重出血。如出血量不多可自行吸收,血肿较大则应在伤后 5～7 天无活动性出血、头皮包块张力不高时行穿刺包扎。穿刺前应注意患儿有无贫血及凝血功能障碍等情况,若有则应作相应的处理。穿刺前应做严格皮肤准备和消毒,穿刺抽吸血肿后弹力绷带加压包扎。巨大的血肿需 2～3 次穿刺包扎方可消除。还可采用头皮小切口清除血肿后置入负压引流管,使帽状腱膜层紧贴骨膜层而达到止血目的。

3.骨膜下血肿

创伤早期以冷敷为宜,穿刺前忌行加压包扎,否则加重骨膜的剥离及出血。建议早期行头颅CT扫描,以发现有无并发的颅脑损伤存在,如合并颅骨骨折、硬膜外血肿。一般在1周左右血肿张力逐渐降低提示无活动性出血后行穿刺包扎,应注意严格备皮和消毒下施行,穿刺后用弹力胶布加压包扎3～5天即可。巨大血肿可重复抽吸、包扎1～2次。对于前额暴露部位的骨膜下血肿,在血肿张力较高时就可能形成凝血块,即使行血肿穿刺后仍会影响外观,此时亦采用发际内头皮小切口清除凝血块后置入负压引流管治疗。新生儿期骨膜下血肿,往往因骨膜下成骨作用较强,20天左右可形成骨性包壳,难以消散。对这种血肿宜在生后2～3周穿刺抽吸包扎。部分新生儿头皮血肿合并黄疸加重者(与血肿吸收相关)可提前至1周左右行头皮血肿穿刺抽吸。既往多数人认为新生儿头皮血肿都不需要处理均可吸收。事实上较大的骨膜下血肿2～3周未吸收或未及时行血肿穿刺抽吸,即开始骨膜下成骨,在血肿表面再形成新生骨,1～2个月后原正常颅骨逐渐被吸收,头颅外观可能形成畸形。

目前对新生儿头皮血肿骨化的治疗方式仍存在争议,有学者认为随着颅骨的生长,骨化的外层新生骨重新塑形生长多不影响头颅外观,且对脑发育无明显影响,故主张保守治疗。多数学者认为较大的骨膜下血肿骨化后难以满意塑形生长,会明显影响头颅外形,且骨化血肿还可能阻碍矢状缝生长而继发舟状颅畸形。因此主张骨膜下血肿骨化后形成硬性包块,应早期切除矫正头颅外形的不对称。建议根据不同情况考虑两种处理方法:对骨化血肿较小、不明显影响头颅外观者随访观察,包块多在6～12个月后逐渐塑形生长消失;对骨化血肿体积大、难以塑形生长、包块消失而影响头颅外形者早期手术治疗。

头皮血肿骨化手术治疗:不同时期的头皮血肿骨化程度不同,个体差异较大。大致可分为3期。

(1)骨化早期(1个月左右):这时血肿未完全骨化,骨膜下形成软蛋壳样的薄层骨片,血肿腔内为暗红色不凝血,这时仍可行血肿穿刺后加压包扎,包块可能消退。若效果不佳再行手术治疗。此期骨膜与新生颅骨附着紧密,术中出血较多,但新生骨壳较薄可以用剪刀快速清除,边缘用锉刀锉平即可。

(2)骨化中期(1～4个月):此期血肿表层成骨增多,骨膜下形成质硬的骨板,此期骨壳需用咬骨钳分块清除,出血较多。

(3)骨化晚期(4个月以上):血肿外形成骨化完全的骨板,血肿内侧原颅骨基本吸收消失,此期不宜行手术,因为原正常颅骨已脱钙吸收,切除新生骨板后将形成颅骨缺损。若包块明显拟行手术,必须行头颅CT了解颅骨情况后决定。

一、二期的头皮血肿骨化存在血肿腔,原正常颅骨板脱钙后外附一层结缔组织,其下存在丰富的血供,手术时尽量不要剥离此层否则因小婴儿颅骨柔软加之丰富的血供,止血较困难。术后骨膜下引流管接负压引流瓶可使疏松的头皮贴附于颅骨利于止血,引流管留置1～2天。手术中应注意患儿的失血情况,因为小婴儿体重轻,血容量少,耐受失血的能力差,术中控制出血尤其重要。

二、头皮裂伤

头皮属特化的皮肤,含有大量的毛囊、汗腺和皮脂腺,容易藏污纳垢、细菌滋生,容易招致感染。所幸，头皮血液循环特别丰富，虽然头皮发生裂伤，只要能够及时施行彻底的清创，感染并不多见。在头皮各层中，帽状腱膜是一层坚硬的腱膜，它不仅是维持头皮张力的重要结构，也是防御浅表感染侵入颅内的屏障，当头皮裂伤较浅，未伤及帽状腱膜时，裂口不易张开，血管断端难以退缩止血，出血反而较多。若帽状腱膜断裂，则伤口明显裂开，损伤的血管断端随伤口退缩、自凝，故而较少出血。

（一）头皮单纯裂伤

头皮单纯裂伤常为锐器刺伤或切割伤，裂口较平直，创缘整齐无缺损，伤口的深浅多随致伤因素而异，除少数锐器直接穿戳或劈砍进入颅内，造成开放性颅脑损伤者外，大多数单纯裂伤仅限于头皮，有时可深达骨膜。

如能早期施行清创缝合，即使伤后超过 24 小时，只要没有明显的感染征象，仍可进行彻底清创一期缝合，同时应给予抗菌药物及破伤风抗毒素（TAT）注射。

清创缝合方法：剃光裂口周围至少 8 cm 以内的头皮，在局麻或全麻下，用灭菌清水冲洗伤口，然后用消毒软毛刷蘸肥皂水刷净创部和周围头皮，彻底清除可见的毛发、泥沙及异物等，再用生理盐水至少 500 mL，冲净肥皂泡沫。继而用灭菌干纱布拭干创部，以碘酊、乙醇消毒伤口周围皮肤，对活跃的出血点可用压迫或钳夹的方法暂时控制，待清除时再逐一彻底止血。常规铺巾后由外及里分层清创，创缘修剪不可过多，以免增加缝合时的张力。残存的异物及失去活力的组织均应清除。术毕缝合帽状腱膜和皮肤。若直接缝合有困难时可将帽状腱膜下疏松层向周围潜行分离，施行松解术之后缝合；必要时亦可将裂口作 S 形、三叉形或瓣形延长切口，以利缝合。一般不放皮下引流条。

（二）头皮复杂裂伤

头皮复杂裂伤常为钝器损伤或因头部碰撞在外物上所致，裂口多不规则，创缘有挫伤痕迹，创内裂口间尚有纤维相连，没有完全离断，即无“组织挫灭”现象，在法医鉴定中，头皮挫裂伤创口若出现“组织挫灭”现象，常暗示系金属类或有棱角的凶器所致。伤口的形态常反应致伤物的形态和大小。这类创伤往伴有颅骨骨折或脑损伤，严重时亦可引起粉碎性凹陷骨折或孔洞性骨折穿入颅内，故常有毛发、布屑或泥沙等异物嵌入，易致感染。检查伤口时慎勿移除嵌入颅内异物，以免引起突发出血。处理原则亦应及早施行清创缝合，并常规用抗生素及 TAT。

清创缝合办法：术前准备和创口的冲洗清创方法已如上述。由于头皮挫裂伤清创后常伴有不同程度的头皮残缺，故这里主要介绍头皮小残缺修补方法。

对复杂的头皮裂伤进行清创时，应做好输血的准备。机械性清洁冲洗应在麻醉后进行，以免因剧烈疼痛刺激引起心血管的不良反应。对头皮裂口应按清创需要有计划地适当延长，或作附加切口，以便创口能够一期缝合或经修补后缝合。创缘修剪不可过多，但必须将已失去血供的挫裂皮缘切除，以确保伤口的愈合能力。对残缺的部分，可采取转移皮瓣的方法，将清创创面闭合，供皮区保留骨膜，以中厚断层皮片植皮覆盖之。

（三）头皮撕裂伤

大多为斜向或切线方向的暴力作用在头皮上所致，撕裂的头皮往往是舌状或瓣状，常有一蒂部与头部相连。头皮撕裂伤一般不伴有颅骨或脑损伤，但并不尽然，偶尔亦有颅骨骨折或颅内出血。这类患者失血较多，但较少达到休克的程度。由于撕裂的皮瓣并未完全撕脱，并能维持一定的血液供应，清创时切勿将相连的蒂部扯下或剪断。有时看来十分窄小的残蒂，难以提供足够的血供，但却出乎意料地使整个皮瓣存活。

清创缝合方法：已如前述，原则上除小心保护残蒂外，应尽量减少缝合时的张力，可采取帽状腱膜下层分离，松解裂口周围头皮，然后予以分层缝合。若张力过大，应首先保证皮瓣基部的缝合，而将皮瓣前端部分另行松弛切口或转移皮瓣加以修补。

三、头皮撕脱伤

头皮撕脱伤是一种严重的头皮损伤，大都是因为不慎将头发卷入转动的机轮所致。由于表皮层、皮下组织及帽状腱膜3层紧密相连在一起，故在强力的牵扯下，往往将头皮自帽状腱膜下间隙全层撕脱，有时连同部分骨膜也被撕脱，使颅骨裸露。头皮撕脱的范围与受到牵扯的发根面积有关，严重时可达整个帽状腱膜的覆盖区，前至上眼睑和鼻根，后至发际，两侧累及耳郭甚至面颊部。

头皮撕脱伤的处理：根据患者就诊时间的早迟、撕脱头皮的存活条件、颅骨是否裸露及有无感染迹象而采取不同的方法处理。

(一)头皮瓣复位再植

撕脱的头皮经过清创后行血管吻合，原位再植。仅适于伤后2～3小时，最长不超过6小时、头皮瓣完整、无明显污染和血管断端整齐的病例。分组行头部创面和撕脱头皮冲洗、清创，然后将主要头皮血管，颞浅动、静脉或枕动静脉剥离出来，行小血管吻合术，若能将其中一对动、静脉吻合成功，头皮瓣即能成活。由于头皮静脉菲薄，断端不整，常有一定困难。

(二)后自体植皮

头皮撕脱后不超过6～8小时，创面尚无明显感染、骨膜亦较完整的病例。将头皮创面清洗清创后，取患者腹部或腿部中厚断层皮片，进行植皮。亦可将没有严重挫裂和污染的撕脱皮瓣仔细冲洗、清创，剃去头发，剔除皮下组织包括毛囊在内，留下表皮层，作为皮片回植到头部创面上，也常能存活。

(三)期创面植皮

撕脱伤为时过久，头皮创面已有感染存在，则只能行创面清洁及交换敷料，待肉芽组织生长后再行晚期邮票状植皮。若颅骨有裸露区域，还需行外板多数钻孔，间距1 cm左右，使板障血管暴露，以便肉芽生长，覆盖裸露之颅骨后，再行种子式植皮，消灭创面。

(相丰朋)

第二节 颅骨骨折

一、概述

颅骨骨折的发生是因为暴力作用于头颅所产生的反作用力的结果，如果头颅随暴力作用的方向移动，没有形成反作用力，则不至于引起骨折。颅骨具有一定的黏弹性，在准静态下，成人颅骨承受压缩时最大的应力松弛量为12%，最大的应变蠕变量为11.5%左右。同时，颅骨的内、外板拉伸弹性模量、破坏应力和破坏应力对应变率的敏感性亦有一定限度，其抗牵张强度小于抗压缩强度，故当暴力作用于其上时，总是在承受牵张力的部分先破裂。如果打击的强度大、面积小、多以颅骨的局部变形为主，常致凹陷性骨折，伴发的脑损伤也较局限；若着力的面积大而强度较小时则易引起颅骨的整体变形，而发生多数线形骨折或粉碎性骨折，伴发的脑损伤亦较广泛。

(一)颅骨局部变形

颅盖(穹隆部)遭受外力打击时，着力部分即发生局部凹曲变形，而外力作用终止时，颅骨随即弹回原位。若暴力速度快、作用面积小，超过颅骨弹性限度时，着力的中心区即向颅腔内呈锥形陷入，内板受到较大的牵张力而破裂。此时如果暴力未继续作用于颅骨上，外板可以弹回而复位，故可以保持完整，造成所谓的单纯内板骨折，是为后期外伤性头疼、或慢性头疼的原因之一。如果暴力继续作用，则外板亦将随之折裂，造成以打击点为中心的凹陷或其外周的环状或线形骨折。若致暴力的作用仍未耗尽或属高速强力之打击，则骨折片亦被陷入颅腔内，而形成粉碎凹陷性骨折或洞形骨折。

(二)颅骨整体变形

头颅的骨质结构和形态，犹如一个具有弹性的半球体，颅盖部呈弧形，颅底部如断面，恰如弓与弦的关系。在半球体的任何一处加压，均可使弓与弦受力而变形。例如，当侧方受压，头颅的左右径即变短而前后径加大；反之若为前后方的暴力常使矢状径缩短而横径相应变长。因此，当暴力为横向作用时骨折线往往垂直于矢状线，折向颞部和颅底，当暴力是前后方向，骨折线常平行于矢状线，向前伸至颅前窝，向后可达枕骨，严重时甚至引起矢状缝分离性骨折。此外，当重物垂直作用于头顶部及臀部或足跟着地的坠落伤，暴力经脊柱传至颅底。这两种情况，无论是自上而下还是自下而上，其作用力与反作用力都遭遇在枕骨大孔区，引起局部变形，轻度造成颅底线性骨折，重者可致危及生命的颅底环形骨折，陷入颅内。

(三)颅骨的拱架结构

颅盖与颅底均有一些骨质增厚的部分，作为颅腔的拱柱和桥架，能在一定程度上对外力的压缩或牵张，起到保护颅脑损伤的作用。颅盖的增强部分有鼻根、额部颧突、乳突及枕外隆凸 4 个支柱；于其间又有眶上缘、颞嵴、上项线及矢状线 4 个位居前方、侧方、后方及顶部中央的骨弓，形成坚强的拱柱。颅底的增强部分有中份的枕骨斜坡、两侧有蝶骨嵴和岩锥，形成梁架，有力地支撑颅底、承托颅脑，并与周围的颅盖部支柱相接，结合为有相当韧性和弹性强度的颅腔，完美地保护着神经中枢。当头颅遭受打击时，暴力除了引起局部颅骨凹陷变形之外，同时也将造成不同程度的整体颅骨变形，若暴力的能量在局部全部被吸收，消耗殆尽，则仅引起凹陷性骨折或着力部的损伤；如果暴力的能量并未耗竭，继续作用在头颅上，则由于颅骨的整体变形，骨折线将通过着力点沿颅骨的薄弱部分延伸，也就是在增厚的拱架间区发生折裂。这种规律不仅见于颅骨骨折，尤其多见于颅底骨折，由于颅底厚薄不一，含有许多孔、裂，因而骨折线常经骨质薄弱的部分穿过。

(四)颅骨骨折的规律性

暴力作用的方向、速度和着力面积等致伤因素对颅骨骨折的影响较大，具有一定的规律性，概括如下。

暴力作用的力轴及其主要分力方向多与骨折线的延伸方向一致，但遇有增厚的颅骨拱梁结构时，常折向骨质薄弱部分。若骨折线径直横断拱梁结构，或引起骨缝分离，则说明暴力强度甚大。

暴力作用的面积小而速度快时，由于颅骨局部承受的压强较大时，故具有穿入性，常致洞形骨折，骨片陷入颅腔，若打击面积大而速度较快时，多引起粉碎凹陷骨折；若作用点面积大而速度较缓时，则常引起通过着力点的线状骨折，若作用点的面积大而速度较缓时，可致粉碎骨折或多数线性骨折。

垂直于颅盖的打击易引起局部凹陷或粉碎性骨折；斜行打击多致线性骨折，并向作用力轴的方向延伸，往往折向颅底；枕部着力的损伤常致枕骨骨折或伸延至颞部及颅中窝的骨折。

暴力直接打击在颅底平面上，除较易引起颅底骨折外，其作用力向上时，可将颅骨掀开；暴力作用在颅盖的任何位置，只要引起较大的颅骨整体的变形，即易发生颅底骨折；头顶部受击，骨折线常垂直向下，直接延伸到邻近的颅底；暴力由脊柱上传时，可致枕骨骨折；颅骨遭受挤压时往往造成颅底骨折。

颏部受击时可引起下颌关节凹骨折，但头部因可沿作用力的方向移动而缓冲外力对颅颈交界区的冲撞；上颌骨受击时不仅易致颌骨骨折，尚可通过内侧角突将暴力上传至筛板而发生骨折，鼻根部受击可致额窦及前窝骨折。

按颅骨骨折的部位，可分为颅盖骨折及颅底骨折。根据骨折的形态不同，又可分为线形骨折、凹陷骨折、粉碎性骨折、洞形骨折及穿透性骨折。此外，按骨折的性质，视骨折处是否与外界相通，又分为闭合性骨折及开放性骨折，后者包括颅底骨折伴有硬脑膜破裂而伴发外伤性气颅或脑脊液漏者。

二、颅盖骨折

颅盖骨折即穹隆部骨折，其发生率以顶骨及额骨为多，枕骨及颞骨次之。颅盖骨折有 3 种主要形态，即线形骨折、粉碎性骨折和凹陷骨折。骨折的形态、部位和走向与暴力作用方向、速度和着力点有密切关系，可借以分析损伤机制。不过对闭合性颅盖骨折，若无明显凹陷仅为线形骨折时，单靠临床征象很难确诊，常需行 X 线片或头颅 CT 片检查始得明确。即使对开放性骨折，如欲了解骨折的具体情况，特别是骨折碎片进入颅内的数目和位置，仍有赖于 X 线摄片头颅 CT 扫描检查。

(一)线形骨折

单纯的线形骨折本身无须特殊处理，其重要性在于因骨折而引起的脑损伤或颅内出血，尤其是硬膜外血肿，常因骨折线穿越脑膜中动脉而致出血。因此，凡有骨折线通过上矢状窦、横窦及脑膜血管沟时，均需密切观察、及时做可行的辅助检查，以免贻误颅内血肿的诊断。

线形骨折常伴发局部骨膜下血肿，尤其以儿童较多。当骨折线穿过颞肌或枕肌在颞骨或枕骨上的附着区时，可出现颞肌或枕肌肿胀而隆起，这一体征亦提示该处可能有骨折发生。

儿童生长性骨折：好发于额顶部，为小儿颅盖线形骨折中的特殊类型，婴幼儿多见。一般认为小儿硬脑膜较薄且与颅骨内板贴附较紧，当颅骨发生骨折裂缝较宽时，硬脑膜亦常同时发生撕裂、分离，以致局部脑组织、软脑膜及蛛网膜突向骨折的裂隙。由于脑搏动的长期不断冲击，使骨折裂缝逐渐加宽，以致脑组织继续突出，最终形成局部搏动性囊性脑膨出，患儿常伴发癫痫或局限性神经功能废损。治疗原则以早期手术修补硬脑膜缺损为妥。手术方法应视有无癫痫而定，对伴发癫痫者需连同癫痫源灶一并切除，然后修复硬脑膜。对单纯生长性骨折脑膨出的患儿，则应充分暴露颅骨缺口，经脑膨出之顶部最薄弱处切开，清除局部积液及脑瘢痕组织，尽量保留残存的硬脑膜，以缩小修复的面积。硬脑膜修补材料最好取自患者局部的骨膜、颞肌筋膜、帽状腱膜，亦可切取患者的大腿阔筋膜来修补缺损，必要时则可采用同种硬脑膜或人工脑膜等代用品。

颅骨缺损一般都留待后期再行修补，特别是使用人材料修补硬脑膜后，不宜同时再用无生机的材料修补颅骨缺损。若遇有复发性脑膨出需要同时修补硬脑膜及颅骨缺损时，需查明有无引起颅内压增高的因素，予以解除。颅骨修补以采用患者自身肋骨劈开为两片或颅骨劈开内外板，加以修补为佳。

(二)凹陷骨折

凹陷骨折多见于额、顶部，常为接触面较小的钝器打击或头颅碰撞在凸出的物体上所致。着力点头皮往往有擦伤、挫伤或挫裂伤。颅骨大多全层陷入颅内，偶尔仅为内板破裂下凹。一般单纯凹陷骨折，头皮完整，不伴有脑损伤多为闭合性损伤，但粉碎性凹陷骨折则常伴有硬脑膜和脑组织损伤，甚至引起颅内出血。

1.闭合性凹陷骨折

儿童较多，尤其是婴幼儿颅骨弹性较好，钝性的致伤物，可引起颅骨凹陷，但头皮完整无损，类似乒乓球样凹陷，亦无明显的骨折线可见。患儿多无神经功能障碍，无须手术治疗。如果凹陷区较大较深，或有脑受压症状和体征时，可于凹陷旁钻孔，小心经硬膜外放入骨橇，将陷入骨片橇起复位。术后应密切观察以防出血。

成年人单纯凹陷骨折较少，如果面积低于 5 cm 直径，深度不超过 1 cm，未伴有神经缺损症状和体征，亦无手术之必要。若凹陷骨折过大过深，伴有静脉窦或脑受压征象时，则应手术整复或摘除陷入之骨折。术前应常规拍摄 X 线片及 CT 扫描，了解凹陷范围、深度和骨折片位置。手术方法是在全麻下充分暴露凹陷骨折区，做好输血准备，以防突发出血。在凹陷的周边钻孔，然后沿骨折线环形咬开或用铣刀切开，小心摘除陷入之骨片，清除挫伤、碎裂组织及凝血块，认真止血。检查硬脑膜下有无出血，必要时应切开硬脑膜探查。术毕，硬脑膜应完整修复，骨折片带有骨膜的或内、外部完全分离的，可以拼补在缺损区作为修补。若缺损过大，则应用人工材料修补或留待日后择期修补。

2.开放性凹陷骨折

开放性凹陷骨折常为强大之打击或高处坠落在有突出棱角的物体上而引起的开放颅脑损伤，往往头皮、颅骨、硬脑膜及脑均可能受累。临床所见开放性凹陷骨折有洞形骨折及粉碎凹陷骨折两种常见类型。

(1)洞形凹陷骨折：多为接触面积较小的重物打击所致，如钉锤、铁钎杆或斧头等凶器，或偶尔因头颅碰撞在坚硬的固体物体上而引起，由于着力面积小，速度大，具有较强的穿透力，故可直接穿破头皮及颅骨而进入颅腔。颅骨洞形骨折的形态往往与致伤物形状相同，是法医学认定凶器的重要依据。这种洞形骨折的骨碎片常被陷入脑组织深部，造成严重的局部脑损伤、出血和异物存留。但由于颅骨整体变形较小，一般都没有广泛的颅骨骨折和脑弥散性损伤，因此，临床表现常以局部神经缺损为主。治疗原则是尽早施行颅脑清创缝合术，变开放伤为闭合伤，防止感染，减少并发症和后遗症。手术前应例行 X 线片检查或 CT 扫描检查，了解骨折情况和陷入脑内的骨碎片位置、数目，作为清创时参考。手术时，头皮清创方法已如前述，延长头皮创口，充分暴露骨折凹陷区，将洞形骨折沿周边稍加扩大，取出骨折片，骨窗大小以能显露出正常硬脑膜为度，按需要切开硬膜裂口，探查硬膜下及脑表面的情况，然后循创道小心清除脑内碎骨片、异物及挫碎的脑组织，并核对 X 线片上的发现，尽量不造成新的创伤。位置深在已累及脑重要结构或血管的骨碎片，不可勉强悉数摘除，以免加重伤情或导致出血。清创完毕，应妥当止血，缝合或修补硬脑膜。骨缺损留待伤口愈合 3 个月之后，再择期修补。

(2)粉碎凹陷骨折：粉碎性骨折伴有着力部骨片凹陷，常为接触区较大的重物致伤，不仅局部颅骨凹曲变形明显，引起陷入，同时，颅骨整体变形亦较大，造成多数以着力点为中心的放射状骨折。硬脑膜常为骨碎片所刺破，偶尔亦有硬脑膜完整者，不过脑损伤均较严重，除局部有冲击伤之外，常有对冲性脑挫裂伤或颅内血肿，治疗方法与洞形骨折相似，术前除 X 线片外，尚应做 CT 扫描检查了解脑组织损伤及出血情况。清创时对尚连有骨膜的骨片不易摘除，仍拼补在骨缺损区，以缩小日后需要修补的面积。

3.凹陷骨折手术适应证与禁忌证

凹陷性骨折，有一定的手术适应证与禁忌证。

(1)适应证：①骨折凹陷深度＞1 cm；②骨折片刺破硬脑膜，造成出血和脑损伤；③凹陷骨折压迫脑组织，引起偏瘫、失语和局限性癫痫；④凹陷骨折的压迫，引起颅内压增高；⑤位于额面部影响外观。对静脉窦上的凹陷骨折手术应持慎重态度，有时骨折片已刺入窦壁，但尚未出血，在摘除或撬起骨折片时可造成大出血，故应先做好充分的思想、技术和物质上的准备，然后才施行手术处理。儿童闭合性凹陷骨折，多钻孔将骨折片撬起复位；成人凹陷骨折难以整复时，往往要把相互嵌顿的边缘咬除才能复位；如实在无法复位，可将下陷之颅骨咬除，用颅骨代用品作Ⅰ期颅骨成形术或留待日后择期修补。

(2)禁忌证：①非功能区的轻度凹陷骨折，成年人单纯凹陷骨折，如果直径＜5 cm，深度不超过 1 cm，不伴有神经缺损症状和体征者；②无脑受压症状的静脉窦区凹陷骨折；③年龄较小的婴幼儿凹陷骨折，有自行恢复的可能，如无明显局灶症状，可暂不手术。

三、颅底骨折

单纯性颅底骨折很少见，大多为颅底和颅盖的联合骨折。颅底骨折可由颅盖骨延伸而来，或着力部位于颅底水平，头部挤压伤时暴力使颅骨普遍弯曲变形，在少数的情况下，垂直方向打击头顶或坠落时臀部着地也可引起颅底骨折。以线形为主，可仅限于某一颅窝，亦可能穿过两侧颅底或纵行贯穿颅前窝、颅中窝、颅后窝。由于骨折线经常累及鼻窦、岩骨或乳突气房，使颅腔和这些窦腔交通而形成隐性开放性骨折，易致颅内继发感染。

暴力作用的部位和方向与颅底骨折线的走向有一定规律，可作为分析颅骨骨折的参考；额部前方受击，易致颅前窝骨折，骨折线常向后经鞍旁而达枕骨；额部前外侧受击，骨折线可横过中线经筛板或向蝶鞍而至对侧颅前窝或颅中窝；顶前份受击，骨折线常经颞前伸延至颅前窝或颅中窝；顶间区受击，可引起经过颅中窝，穿越蝶鞍和蝶骨小翼而至对侧颅前窝的骨折线；顶后份受击，骨折线可经岩骨向颅中窝内侧延伸；颞部受击，骨折线指向颅中窝底，并向内横过蝶鞍或鞍背到对侧；颞后份平颅中窝底的暴力，可致沿岩骨前缘走向岩尖，卵圆孔、鞍旁、圆孔，再经鞍裂转向外侧，终于翼点的骨折；枕部受击，骨折线可经枕骨指向岩骨后面甚至横断之；或通过枕骨大孔而折向岩尖至颅中窝或经鞍旁至颅前窝。

(一)临床表现及诊断

1.症状与体征

颅底骨折临床表现特殊、典型。颅前窝、颅中窝、颅后窝骨折表现又各不相同(表 6-1)。总的来说，临床上有三大体征：①迟发性瘀斑、淤血；②脑脊液鼻、耳漏；③脑神经损伤。也是诊断颅底骨折的主要依据。

表 6-1 颅底骨折临床表现区别

区别项目	颅前窝	颅中窝	颅后窝
受累骨	额、眶、筛骨	蝶骨、岩骨前部	岩骨后部、枕骨
淤血	眼眶、结膜下淤血	颞肌下淤血压痛	枕颈部压痛、乳突皮下淤血 Battle 征
CSF 漏	鼻	耳、鼻	乳突(耳、鼻)
脑神经损伤	Ⅰ、Ⅱ	Ⅱ-Ⅵ、Ⅵ、Ⅶ	Ⅸ、Ⅹ、Ⅺ
可能的脑伤	额极	颞极	小脑及脑干
并发症	气脑	CCF、ICA 破裂	气道梗阻

颅前窝底即为眼眶顶板，十分薄弱，易破，两侧眶顶的中间是筛板，为鼻腔之顶部，其上有多数小孔，容嗅神经纤维和筛前动脉通过。颅前窝发生骨折后，血液可向下浸入眼眶，引起球结膜下出血，以及迟发性眼睑皮下淤血，多在伤后数小时始渐出现，呈紫蓝色，俗称“熊猫眼”，对诊断有重要意义。但有时与眼眶局部擦挫伤互相混淆，后者呈紫红色并常伴有皮肤擦伤及结膜内出血，可资鉴别。颅前窝骨折累及筛窝或筛板时，可撕破该处硬脑膜及鼻腔顶黏膜，而致脑脊液鼻漏和(或)气颅，使颅腔与外界交通，故有感染之虞，应视为开放性损伤。脑脊液鼻漏早期多呈血性，需与鼻出血区别，将漏出液中红细胞计数与周围血液相比，或以尿糖试纸测定是否含糖，即不难确诊。此外，颅前窝骨折还伴有单侧或双侧嗅觉障碍，眶内出血可致眼球突出，若视神经受波及或视神经管骨折，尚可出现不同程度的视力障碍。

颅中窝底为颞骨岩部，前方有蝶骨翼，后份是岩骨上缘和鞍背，侧面是颞骨鳞部，中央是蝶鞍即垂体所在。颅中窝骨折往往累及岩骨而损伤内耳结构或中耳腔，故患者常有听力障碍和面神经周围性瘫痪。由于中耳腔受损脑脊液即可由此经耳咽管流向咽部或经破裂的鼓膜进入外耳道形成脑脊液耳漏。若骨折伤及海绵窦则可致动眼、滑车、三叉或展神经麻痹，并引起颈骨动脉假性动脉瘤或海绵窦动静脉瘘的可能，甚至导致大量鼻出血。若骨折累及蝶鞍，可造成蝶窦破裂，血液和脑脊液可经窦腔至鼻咽部，引起脑脊液鼻漏或咽后壁淤血肿胀。少数患者并发尿崩症，则与鞍区骨折波及下丘脑或垂体柄有关。颅中窝骨折的诊断主要依靠临床征象如脑脊液耳漏，耳后迟发性瘀斑(Battle 征)及伴随的脑神经损伤。如果并发海绵窦动静脉瘘或假性动脉瘤时，患者常有颅内血管鸣及患侧眼球突出、结膜淤血、水肿等特征性表现，不难诊断。

颅后窝的前方为岩锥的后面，有内耳孔通过面神经及听神经，其后下方为颈静脉孔，有舌咽神经、迷走神经、副神经及乙状窦通过，两侧为枕骨鳞部，底部中央是枕骨大孔，其前外侧有舌下神经经其孔出颅。颅后窝骨折时虽有可能损伤上述各对脑神经，但临床上并不多见，其主要表现多为颈部肌肉肿胀，乳突区皮下迟发性瘀斑及咽后壁黏膜淤血水肿等征象。

2.影像学检查

对颅底骨折本身的诊断意义并不太大。

(1)由于颅底骨质结构复杂，凹凸不平，又有许多裂孔，故 X 线检查难以显示骨折线，但有时患者咽后壁软组织肿胀得以显示，亦可作为颅底骨折的间接影像；拍摄 X 线汤氏位照片，即向头端倾斜 30°的前后位像，常能显示枕骨骨折，若骨折线穿越横窦沟时，则有伴发幕上下骑跨式硬膜外血肿或横窦沟微型血肿的可能，应予注意。此外，枕骨大孔环形骨折或颅颈交界处关节脱位和(或)骨折，也可以采用 X 线片检查作出诊断。

(2)CT 检查扫描可利用窗宽和窗距调节，清楚显示骨折的部位，有一定价值。

(3)MRI 扫描检查对颅后窝骨折尤其是对颅颈交界区的损伤有价值。

(二)治疗

颅底骨折本身无须特殊处理,治疗主要是针对由骨折引起的并发症和后遗症。原则:不堵流,头高患侧卧,防感染,忌腰穿。早期应以预防感染为主,可在使用能透过血-脑屏障的抗菌药物的同时,做好五官清洁与护理,避免用力擤鼻及放置鼻饲胃管。采半坐卧位,鼻漏任其自然流出或吞咽下,颅压下降后脑组织沉落在颅底漏孔处,促其愈合,切忌填塞鼻腔。通过上述处理,鼻漏多可在 2 周内自行封闭愈合,对经久不愈长期漏液达 4 周以上,或反复引发脑膜炎及有大量溢液的患者,则应在内镜下或开颅施行硬脑膜修补手术。

视神经损伤:闭合性颅脑损伤伴视神经损伤的发生率为 0.5%～0.4%,且大多为单侧受损,常因额部或额颞部的损伤所引起,特别是眶外上缘的直接暴力,往往伴有颅前窝和(或)颅中窝骨折。视神经损伤的部位,可以在眶内或视神经管段,亦可在颅内段或视交叉部。视神经损伤后,患者立即表现出视力障碍,如失明、视敏度下降、瞳孔直接对光反射消失等。视神经损伤的治疗较困难,对已经断离的视神经尚无良策。若系部分性损伤或属继发性损害,应在有效解除颅内高压的基础上,给予神经营养性药物及血管扩张剂,必要时可行血液稀释疗法,静脉滴注低分子右旋糖苷及丹参注射液,改善末梢循环,亦有学者采用溶栓疗法。视神经管减压手术,仅适用于伤后早期(<12 小时)视力进行性障碍,并伴有视神经管骨折变形、狭窄或有骨刺的患者,对于伤后视力立即丧失且有恢复趋势的伤员,手术应视为禁忌。

四、颅骨生长性骨折

颅骨生长性骨折(GSF)是颅脑损伤中少见的一种特殊类型的骨折,即骨折后骨折缝不愈合,反而逐渐扩大造成永久性的颅骨缺损,同时伴有脑组织的膨出,并可产生一系列的并发症。好发于顶部,其次为额部、枕部,偶发在颅底,表现为头部搏动性包块、颅骨缺损和神经功能障碍。颅骨生长性骨折的发病率很低,文献报道颅骨生长性骨折在婴幼儿颅脑外伤中占 0.05%～1.00%,50%发生在 1 岁以内,90%发生在 3 岁以内。

(一)病理生理

小儿硬脑膜较薄且与颅骨内板贴附紧密,颅骨发生分离骨折时,下面的硬脑膜同时发生撕裂,此时如硬脑膜、蛛网膜、软脑膜及脑组织突入骨折裂隙之间,即存在向外部生长的"力量"促成生长性骨折的发生。如蛛网膜突入后可能形成某种程度的活瓣样作用,使脑脊液流出而不易返回,形成局部的液体潴留;同时骨折裂缝长期受脑搏动的冲击,使骨折缝进一步分离及骨折缝缘脱钙吸收,形成颅骨缺损逐渐加宽,导致脑组织膨出继续加重。婴幼儿期颅脑生长发育较快也是促使脑膨出加重和颅骨缺损增大的重要因素。局部脑组织的挫裂伤及膨出脑组织在骨窗缘受压迫导致血供障碍,使局部脑组织萎缩、坏死、吸收,是膨出脑组织发生囊性变形成囊肿的主要原因。若同侧脑软化严重,膨出的脑囊肿可以和脑室相通形成脑穿通畸形,加重神经功能障碍。囊肿的形成和扩大可以使颅骨缺损增大。部分病例没有明显的脑膨出,局部以胶质瘢痕增生为主要病理表现。

(二)临床表现

颅骨生长性骨折的最常见症状为颅脑外伤后数周至数月颅盖部出现进行性增大的软组织包块,可呈搏动性。多伴发偏瘫、失语等局限性神经功能障碍,其次是局灶性癫痫发作,部分患者抽搐可以是首发症状。发生于颅盖部的颅骨生长性骨折患者,病程中期、后期均可触及颅骨缺损。

发生于颅底的颅骨生长性骨折不出现包块，神经系统功能障碍为主要表现，其他少数病例表现为眼部症状、脑膜炎等。

（三）诊断与鉴别诊断

降低严重颅骨生长性骨折的发生主要是做到早期诊断。多数学者认为颅骨线性骨折在X线片显示骨折缝宽度在4 mm以上是颅骨生长性骨折的确诊标准。但是一组63例骨折缝宽度超过3 mm的婴幼儿分离性颅骨骨折病例报告中提示，83%(52例)存在明确硬脑膜破裂并手术治疗；17%(11例)无明确硬脑膜破裂。随访6个月至3年均无生长性骨折发生。在此组病例中14例骨折缝宽度＜4 mm存在硬脑膜破裂、脑组织疝出，6例骨折缝宽度＞4 mm而未发现硬脑膜破裂或脑组织疝出。提示骨折缝宽度＞4 mm不能作为颅骨生长性骨折的唯一诊断标准。笔者手术发现一例骨折缝低于1 mm却存在硬脑膜破裂，可能原因是幼儿颅骨较软，外伤即刻颅骨骨折明显变形移位造成硬脑膜撕裂，外力消失后移位骨板回弹复位，在颅骨影像学上骨折呈线性，无明显分离。在临床工作中需避免此类情况的漏诊。

颅骨生长性骨折局部包块需与单纯头皮血肿鉴别。颅盖部骨折后如出现逐渐增大的局部搏动性肿块，基底部触及颅骨缺损，则高度提示颅骨生长性骨折。典型的颅骨生长性骨折诊断并不困难，表现为外伤后合并颅骨骨折并逐渐出现骨折缝增宽颅骨缺损，局部搏动性包块。但颅骨生长性骨折早期诊断尤其重要，早期硬脑膜修补可避免颅骨缺损及继发性脑损伤的发生。准确判断颅骨骨折是否伴有硬脑膜破裂非常关键，因为颅骨骨折伴硬脑膜破裂是发生颅骨生长性骨折的病理基础。应根据颅骨骨折、脑损伤、合并头皮血肿等情况并辅助影像学检查，仔细判断是否有硬脑膜破裂。

发生颅骨生长性骨折的病例往往有如下特征：①骨折部位位于颅盖部；②骨折相应部位脑组织有明显挫裂伤；③骨折缝有分离，一般超过3 mm；④局部头皮肿胀与单纯头皮血肿（此时多为骨膜下血肿）有所不同：单纯头皮血肿有明显波动感，早期张力较高，数天后张力明显降低；合并硬脑膜破裂者头皮肿胀波动感稍差，几天后有明显沿骨折走形的头皮下软组织感（皮下碎烂坏死脑组织）；或者因为脑脊液漏出，较单纯头皮血肿有更明显的皮下水样波动感；⑤头皮下穿刺可见碎裂脑组织或淡血性脑脊液，此方法简便易行，安全可靠；⑥头颅CT检查可见皮下积液密度较头皮血肿低，结合三维CT及MRI判断硬脑膜完整性，典型病例可见脑组织疝出。一般情况下细致的体检结合头皮穿刺可以明确判断。一些难以明确诊断的病例，需充分告知家长密切门诊随访，一旦提示有生长性骨折的征象应及时复诊。

（四）治疗

颅骨生长性骨折重在早发现、早处理，因为早期诊断及治疗是控制整个病情发展的关键环节。颅骨生长性骨折只能采用手术治疗，其主要目的是修补硬脑膜及颅骨缺损，对伴发癫痫者可同时行癫痫灶切除。在病情早期手术较容易，修补硬脑膜后颅骨骨瓣原位复位，即使存在缝隙较宽一般也不会影响颅骨的生长重建。病情进展后颅骨缺损范围增大，撕裂的硬脑膜常回缩至颅骨缺损区之外，开颅时为了显露出硬脑膜边缘，应在颅骨缺损缘1～3 cm外钻孔以探查骨孔下方是否存在硬脑膜。若存在硬脑膜即以此为界掀开骨瓣，若没有硬脑膜则需适当再扩大范围。术前还需了解有无硬膜下积液、脑积水等引起颅内压增高的并发症，若有则应作相应处理。硬脑膜修补材料可取自患者局部的颅骨骨膜、颞肌筋膜、帽状腱膜，现在使用人工材料神经补片修补硬脑膜也是较好的选择。颅骨修补材料以往多采用患者自身的肋骨或劈开的颅骨内外板，目前修补材料主要采用塑形钛网。修补颅骨缺损时需注意，因长时间脑搏动冲击，颅骨缺损边缘成唇样外翻，直接用钛网覆盖成形差，需去除变形的颅骨缺损边缘或打磨平整后再行钛网覆盖。手术皮瓣设计时需考虑到手术范围存在的可变因素，充分估计皮瓣大小。术前的塑形钛网准备可以根据头颅三维 CT 显示的颅骨缺损形状及术中颅骨缺损缘修整范围来设计钛网大小及形状，以达到满意的修复效果。

（相丰朋）

第三节 原发性脑损伤

一、轻型脑伤

1965 年我国神经外科临床专家，修订了我国对急性闭合性颅脑损伤的临床分型，按昏迷时间、阳性体征及生命体征表现分为轻、中、重三型，这一分型已在我国各地广泛使用。其中轻型颅脑损伤指的是单纯脑震荡、无或者有颅骨骨折，特点为：①昏迷时间在 0.5 小时；②只有轻度头痛、头昏等症状；③神经系统和脑脊液检查无明显改变。与此同时，不少国家的神经外科以格拉斯哥昏迷分级计分来确定急性颅脑损伤的程度，轻型颅脑损伤为评分 13～15 分，伤后昏迷为 30 分钟以内。

“脑震荡”一词自 Petit 于 1773 年提出之后，一直在临床上广泛应用，但对脑震荡的认识至今仍有不同意见。脑震荡是颅脑损伤中最轻的一种，特点为头部受伤后，立即发生短暂的脑功能障碍，经过较短的时间后可以自行恢复。

（一）病理与病理生理

有关脑震荡发生的机制，至今仍意见不一，过去认为仅是脑生理功能的一时性抑制，在组织学上并无器质性改变，但近年来的临床和实验研究发现，头部遇到暴力打击，使脑在颅内发生摆动，可以造成脑的不同部位组织学损伤，发生如下变化。

1.病理

动物受伤后意识丧失数分钟，呼吸暂停约 1 分钟，随后呼吸减慢和不规则，心率减慢，数分钟或十几分钟后呼吸、心率逐渐恢复正常。伤后瞬间脑血流量增加，但数分钟后血流量反而显著减小，约为正常状态下的一半，0.5 小时后脑血流量可恢复正常。颅内压伤后立即升高，数分钟后逐渐下降至正常。动物脑的大体标本看不到明显变化，但是光学显微镜可发现轻度变化，如毛细血管充血，神经细胞胞体肿大和脑水肿等。电子显微镜观察显示，受力部位脑皮质有广泛改变，可见到神经元内线粒体肿胀，线粒体嵴被挤向周围，延髓和上部颈髓受损害时更为严重。神经轴突亦发生肿胀，白质处有细胞外水肿等改变，提示血-脑屏障的通透性增加。以上改变在伤后 0.5 小时可出现，1 小时最明显，而多在 24 小时内自然消失。在脑干和上部颈髓，这种病理变化可以解释脑震荡出现短暂的意识丧失、呼吸、心率和脑血管的改变。

2.病理生理

脑震荡患者脑电图波幅降低，节律性差，以后出现广泛的 θ 波和 δ 波，可能与脑干网状结构功能障碍有关。患者清醒后脑电图恢复正常。脑干听觉诱发电位检查显示：半数病例的波形及其潜伏期均有改变。脑震荡患者的脑脊液中，可检出乙酰胆碱的含量增高，胆碱酯酶的活性降低。脑脊液中乙酰胆碱含量与患者昏迷程度正相关。临床症状好转时，乙酰胆碱的含量也随之降低。研究表明，乙酰胆碱浓度升高就可以使神经元突触发生传导阻滞。脑干网状结构对意识的维持是依赖从周围传来的冲动，如果多突触传导路径发生阻滞，便会导致意识障碍。

（二）临床表现

1.短暂性脑干功能障碍

伤后患者出现一过性意识障碍、面色苍白、四肢松软、呼吸表浅且不规则、血压降低和脉搏微弱等脑干功能紊乱的表现。动物实验出现的呼吸暂停、心率减慢、角膜反射和瞳孔对光反射消失等情况，在伤后来院的患者中多数观察不到。

以上脑干症状多在数分钟或十多分钟逐渐消失或恢复正常。意识障碍一般不超过30分钟。但偶有患者表现为瞬间意识混乱或恍惚，并无昏迷，亦有个别出现为期较长的昏迷，甚至死亡者，这可能因暴力经大脑深部结构传导至延髓等生命中枢所致。患者遭受外力时不仅有大脑和上脑干功能的暂时中断，同时也有下脑干、延髓及颈髓的抑制，而使血管神经中枢及自主神经调节也发生紊乱，引起心率减慢、血压下降、面色苍白、出冷汗、呼吸暂停继而浅弱及四肢松软等一系列反应。大多数可逆的轻度脑震荡患者，中枢神经功能迅速自上而下，由颈髓-延髓-脑干向大脑皮质恢复；而在不可逆的严重脑震荡则可能是自上而下的抑制过程，使延髓呼吸中枢和循环中枢的功能中断过久，因而导致死亡。

2.逆行性遗忘或近事遗忘

患者从昏迷中清醒后，不能回忆受伤发生的时间、地点和经过，对受伤前不久的事情也不能回忆，但对往事（远记忆）仍能叙述，伤前越久的事情记忆越清楚。此称为逆行性遗忘。可能为近记忆中枢——海马回受外伤影响的结果。

3.其他症状

脑震荡患者清醒后，约有半数出现头痛、头昏、眩晕、耳鸣、恶心、呕吐、畏光、乏力及心悸、失眠、烦躁、怕吵闹、注意力不集中、思维力低下等症状。一般可持续数天至数周，以后逐渐消失。有的患者症状持续数月或数年，称为脑震荡后综合征或脑外伤后综合征。

4.神经系统检查

均无阳性体征。

（三）辅助检查

目前，脑震荡客观的诊断依据及其与轻度脑挫伤的临床鉴别仍无可靠的方法。因此，常需要借助各种辅助检查方法始能明确诊断：如颅骨平片、腰穿测压力、脑脊液检查、脑电图、脑干听觉诱发电位、CT等。

（四）诊断与鉴别诊断

根据患者头部外伤后有以上临床特点，特别是伤后有短暂昏迷或近事遗忘，但无明显的生命体征改变，无神经系统阳性体征发现，患者症状很快消失者，即可诊断本症。但伤后患者一直无意识障碍，对受伤当时情况记忆清楚者，一般不能诊断脑震荡。

（五）治疗原则

1.观察对症治疗

在伤后一定时间内可在急诊室观察，密切注意意识、瞳孔、肢体活动功能和生命体征变化。一般无须特殊治疗，急性期要安静休息，减少对患者不良刺激，最好卧床休息5～7天，对兴奋患者可适当给予镇静剂，一般性头痛可服罗通定等止痛药，对血管性头痛可用调节血管运动功能药物如尼莫地平、麦角胺等；对有自主神经功能紊乱的患者应用谷维素、胞磷胆碱等药物，但应避免使用影响观察的吗啡类药物。

2.症状延迟恢复

部分患者症状消失较慢，原因可能如下：①外伤较重，脑干等重要结构损害比较明显；②可能合并有其他类型的脑损伤，如脑挫伤、颅内血肿等；③恐惧心理，一部分人对脑震荡认识不清，有恐惧心理。因此，对此类患者应做详细检查，必要时行CT扫描，在排除器质性病变后，向患者做耐心解释工作。

二、脑挫裂伤

脑挫裂伤是脑挫伤和脑裂伤的总称，一般脑凸面挫裂伤多发生在暴力的直接作用部位，属于加速伤，通常为局灶性。但是头枕部等部位着力后，远离冲击点的对冲部位即额、颞前端和底部接触面广泛的脑组织在颅腔内发生滑动并与凹凸不平的颅底相擦、碰撞，从而可以出现损伤(减速性)，临床上称为对冲性脑挫裂伤。

(一)病理与病理生理

脑挫伤指脑组织遭受破坏较轻，软脑膜尚完整者；脑裂伤指软脑膜、血管和脑组织同时有破裂，伴有外伤性蛛网膜下腔出血。脑挫裂伤的程度与致伤力的大小有关，轻者可见脑表面淤血、水肿，软膜下有点状出血灶，血性脑脊液。严重时脑组织挫碎、破裂，局部出血、水肿，甚至形成脑内血肿，受损皮质血管栓塞，脑组织坏死，挫裂区周围有点状出血及软化灶。4～5天后坏死组织开始液化，凝血块分解，周围脑组织可见铁锈样含铁血黄素染色，糜烂组织中混有黑色凝血碎块。

(二)临床表现

轻者可没有原发性意识障碍，如由单纯的闭合性凹陷性骨折造成的脑挫裂伤即有可能出现此种情况。而重者，如损伤多发、范围广泛或合并脑内血肿，可至昏睡，甚至昏迷。

1.意识障碍

意识障碍是脑挫裂伤最突出的临床表现之一，其严重程度是衡量伤情轻重的指标。轻者伤后立即昏迷的时间可为数十分钟或数小时，重者可持续数天、数周或更长时间，有的甚至长期昏迷。

2.头痛、恶心、呕吐等症状

脑挫裂伤患者由于同时伴有不同程度的脑水肿、颅内压增高和外伤性蛛网膜下腔出血，清醒后多有头痛、头晕、恶心、呕吐。伤后早期出现恶心呕吐可能由于头部受伤时第四脑室底部呕吐中枢受冲击、蛛网膜下腔出血对脑膜的刺激或对前庭系统的刺激等所致。如果脑挫裂伤急性期已过，仍持续剧烈头痛、频繁呕吐，或者一度好转后又加重，须警惕继发颅内出血的可能。

3.脑损伤局部症状

如果脑挫裂伤发生在脑皮质功能区时，可出现相应的神经功能缺失症状，如肢体瘫痪、失语、感觉障碍、视野缺损及局灶性癫痫等。如果仅伤及额、颞叶前端等脑功能“哑区”，可无神经功能缺如的表现。

4.生命体征变化

早期多表现为血压下降、脉搏呼吸浅快，这主要为脑干功能抑制所致，常于伤后不久逐渐恢复。若出现持续性低血压，需注意有无复合伤存在。如果生命体征短时间内即恢复正常并出现血压进行性升高，脉搏洪大有力，心率变慢，呼吸深缓，则需考虑发生颅内血肿及脑水肿、脑肿胀等继发性损伤。脑挫裂伤患者常有低热，若损伤波及下丘脑则会出现中枢性高热。

5.脑膜刺激征

因蛛网膜下腔出血引起，表现为畏光，颈强直，克氏征阳性，多在1周后消失，若持久不见好转，应注意排除颈椎损伤或继发颅内感染。

(三)辅助检查

1.腰椎穿刺

腰穿检查颅内压多显著增高，脑脊液呈血性，含血量与损伤程度有关；颅内压明显增高者应高度怀疑有颅内血肿或严重肿胀、脑水肿。已出现颅内压明显增高、颅内血肿征象或脑疝迹象时禁忌腰穿。

2.头颅X线片

在伤情允许的情况下，头颅X线片检查仍有其重要价值，不仅能了解骨折的具体情况，而且对分析致伤机制和判断伤情有其特殊意义。

3.头颅CT和MRI扫描

CT扫描是首选的重要检查，能确定脑组织损伤部位及性质，脑挫裂伤多表现为低密度和高、低密度混杂影像，挫裂伤区呈点片状高密度区，数小时后病灶周围出现低密度水肿带，同时可见侧脑室受压变形，严重者出现中线移位。CT扫描对脑震荡和脑挫裂伤有明确的鉴别诊断意义，并能清楚显示挫裂伤的部位、程度及继发损害，如颅内出血、水肿，同时通过观察脑室、脑池的大小和形态及移位情况间接估计颅内压的高低。但需要强调的是，CT只反映检查当时的颅内情况，而不能预测颅内血肿和严重脑肿胀的发生和发展。

MRI扫描较少用于急性颅脑损伤诊断，但对诊断脑挫裂伤的敏感性明显优于CT，主要表现为脑挫裂伤灶内的长T_1、长T_2水肿信号及不同时期的出血信号。

(四)诊断与鉴别诊断

根据患者头部外伤后有以上临床特点，特别是伤后有原发昏迷超过30分钟，有神经系统定位体征，脑膜刺激征阳性，结合CT扫描等辅助检查，即可确立脑挫裂伤的诊断。临床上需与颅内血肿鉴别，颅内血肿一般表现为继发昏迷，与脑挫裂伤原发昏迷之间可有一个中间好转或清醒期，并且颅高压症状明显，明确的诊断有赖于辅助检查。

(五)治疗原则

脑挫裂伤的治疗视伤情及继发性脑损伤的程度而定，一般以非手术治疗为主，若出现颅内继发性血肿、难以遏制的脑水肿、颅内高压时需考虑手术治疗。

1.非手术治疗

对于轻型脑挫裂伤患者的非手术治疗可参照脑震荡的治疗，密切观察病情变化，针对脑水肿对症治疗，以及时复查CT扫描。对于中重型脑挫裂伤患者则应加强专科监护，注意保持气道通畅，持续给氧，对有呼吸困难者应及时行气管插管呼吸机辅助呼吸。维持水、电解质平衡，在没有过多失钠的情况下，含盐液体500 mL/d即可。含糖液补给时要防止高血糖以免加重脑缺血、缺氧损害及酸中毒。如果患者3～4天不能进食时，宜留置胃管，鼻饲流食以补充热量和营养。对于休克患者在积极抗休克治疗同时，应详细检查有无骨折、胸腹腔有无脏器伤和内出血，避免延误复合伤治疗。

(1)脱水：伤后6小时当除外了颅内血肿，无血压过低及其他禁忌证即可使用脱水治疗。其中20%甘露醇为临床常用的渗透性脱水药，它除了有确切的降低颅内压的作用外，尚可降低血细胞比容、降低血液黏滞度、增加脑血流量和增加脑氧携带能力。目前主张小剂量甘露醇，每次125 mL，6～8 小时 1 次，10～15 分钟快速静脉滴注。值得注意的是甘露醇进入血-脑屏障破坏区可加重局部脑水肿，大剂量、长期使用时可引起电解质紊乱、肾衰竭、酸中毒等，如同时应用其他肾毒性药物或有败血症存在时更容易发生肾衰竭。当出现弥漫性脑肿胀时，则应立即给予激素和巴比妥疗法，同时行过度换气及强力脱水，冬眠降温、降压也有助于减少脑血流量、减轻血管源性水肿。

(2)抗癫痫和镇静：患者的躁动、抽搐、去脑强直和癫痫发作常加重脑缺氧，促进脑水肿，应及早查明原因给予有效的抗癫痫和镇静治疗，苯巴比妥 0.1～0.2 g 肌内注射，并避免使用有呼吸抑制作用的药物。对于颅脑损伤患者是否需要给予预防性抗癫痫药的问题一直存在争议。有些学者认为伤后给予抗癫痫药能有效地预防癫痫灶的形成和癫痫的发生，而一些前瞻性的临床研究却认为预防性抗癫痫药无效。但后来有人提出，只要达到药物有效的治疗浓度，就能起到预防癫痫的作用。

(3)脑功能保护：急性期治疗中应注意保护脑功能，可以酌情使用神经功能恢复药物，待病情平稳后尽早开始各种脑功能锻炼，包括听力、语言、肢体功能的康复治疗。对于不伴有气胸、休克、颅内血肿、感染等患者，可采用高压氧治疗；可降低脑外伤后因合并低氧血症、低血压、贫血等，从而导致继发缺血缺氧性脑损伤的可能，早期适时使用高压氧疗法有助于可逆性脑损伤的好转。

2.手术治疗

原发性脑挫裂伤一般不需要手术治疗，但对于下列两种情况应考虑急诊手术治疗：①伤后进行性意识障碍和神经功能损害加重，出现急性颅内压增高，通过脱水等药物治疗无法控制，颅内压＞3.3 kPa(25 mmHg)，或出现脑疝临床表现者；②额颞顶叶挫裂伤体积＞20 mL，中线移位＞5 mm，伴基底池受压，应尽早行开颅手术。除了掌握手术指征，临床医师还必须结合患者年龄、全身复合伤、生命体征、伤前有无重要脏器疾病、伤后 CT 扫描时间等综合因素全面分析，才能做出合理判断。手术的目的是清除颅内血肿和挫碎坏死的组织，充分内外减压。

手术要点：①根据 CT 扫描所显示的病变部位选择适合的手术方式。由于严重脑挫裂伤多发生在枕部着力所致的额颞叶对冲部位，因此手术切口多采用额颞部问号或反问号形；②术中注意彻底清除挫碎的脑组织和颅内血肿，达到内减压的目的，严密止血，必要时行颞肌下减压或去骨瓣减压。

三、脑干损伤

脑干损伤是一种严重的脑损伤，常危及伤者的生命，包括原发性损伤和继发性损伤两种。原发性脑干损伤占 44.4%～71.1%，在颅脑损伤中发生率为 3%～55%，但死亡率高达 33.3%；脑干损伤出现并发症者可占 80%。因并发症而死亡者高达 30%～50%。脑干伤有大量的迟发性细胞死亡或细胞凋亡。头颅 CT 和 MRI 扫描，可以用于脑干损伤诊断、分类及判断其预后。

(一)生物力学机制

原发性脑干损伤指脑干在外力作用当时直接受到震动、牵拉、撕裂而受损，或是由于颅脑外伤后脑干受周围形成的水肿或血肿而受到挤压，或是脑干本身出现水肿或血肿，而造成的继发损伤。外力作用的力学模式多见于脑干直接受撞或是脑干快速旋转扭挫。

(二)临床表现

1.意识障碍

脑干损伤后,由于网状结构受损,可产生严重的意识障碍,多在外伤当时出现,呈持续性昏迷,无中间清醒期。昏迷时间长短不一,可达数天、数周甚至数月或长期处于植物状态。持续昏迷常见于原发性脑干损伤,但在继发性颅内血肿致严重脑疝形成或救治效果差时也可发生。

2.瞳孔与眼球运动变化

脑干损伤后,尤其是中脑和脑桥损伤,常有双侧瞳孔散大或大小不等;或双侧瞳孔交替变化,时大时小,对光反射消失;或一侧或双侧瞳孔极度缩小,对光反射消失;眼球位置常有异常,可表现为眼球固定、眼球分离、双眼偏斜、双眼同向凝视麻痹等。

3.锥体束征

患者可出现一侧或双侧肢体无力或瘫痪,肌张力增高,腱反射亢进,病理反射阳性等锥体束征,严重者可呈松弛性瘫痪状态。中脑和延髓损伤常致偏瘫或双侧锥体束征阳性,脑桥损伤则肢体瘫痪征象可不甚明显。伤情严重时,可出现全部反射和病理反射皆不能引出,四肢肌张力消失,待病情稳定、好转后,锥体束征等阳性体征又开始出现。

4.去皮层状态和去大脑强直状态

脑干损伤后可表现出去皮质状态,如四肢伸直,肌张力增高,双上肢内收前旋,双足过度跖屈,颈项后仰呈角弓反张状。轻者呈阵发性发作,如压迫眶上神经或刺痛皮肤即可引起发作,重者呈去大脑强直状态。一般在临床上将去大脑强直状态作为脑干损伤,尤其是中脑平面以上受损的特征性表现。

5.生命体征改变

(1)呼吸功能紊乱:脑干损伤早期即可出现呼吸节律紊乱,多为先浅快继而深慢,最后出现病理性呼吸。延髓直接损伤者,可发生急性呼吸衰竭,在伤后或很短时间内即自动停止。同时,由于自主神经功能紊乱,气管内分泌物增多。一般呼吸停止后心跳并不立即停止,可在人工呼吸下维持数小时、数天,甚至能维持十数天。

(2)心血管功能紊乱:脑干损伤后,可出现血压的明显波动,一般先升后降,先心率增快继而心率减慢,后期可出现心律不齐、搏动微弱甚至停止,因此,脑干损伤的患者在出现呼吸紊乱的同时也可出现脉搏细速微弱或慢而弱、血压低等,有人称此现象为脑性休克或延髓休克。

(3)体温调节障碍:脑干损伤可引起交感神经系统功能障碍,可导致伤者高热或虚脱。

6.脑干各平面损伤的特点

(1)中脑平面损伤:主要表现为意识障碍较深、眼球位置异常和去皮质强直。伤者常双侧瞳孔大小不等,或时大时小交替变化,形态可不规则,早期伤侧瞳孔可明显散大且不规则,对光反射消失,眼球歪斜或凝视。四肢肌张力显著增高,呈角弓反张状,并阵发性发作,常因刺激而加重。严重时可出现双侧瞳孔散大固定,四肢松弛性瘫痪,深浅反射消失。

(2)脑桥平面损伤:多有持久性昏迷,双侧瞳孔常极度缩小,对光反射消失,双眼球多向健侧凝视,虽然锥体束征较少见,但面神经、展神经核性麻痹多见。可出现较为突出的呼吸、脉搏节律的紊乱,呈现呼吸节律不规则、陈-施呼吸或抽泣样呼吸。

(3)延髓平面损伤:突出表现为呼吸抑制和循环功能紊乱。伤者呼吸慢而不规则,常出现潮式呼吸,甚至呼吸停止。脉搏往往细弱和增快,血压下降,心眼反射消失。

7.合并伤和并发症

原发性脑干损伤多同时伴有弥散性轴索损伤，或合并有较严重的弥漫性脑损伤，以及脑挫裂伤和下丘脑损伤。下丘脑损伤后可出现体温调节障碍、尿崩症、糖尿病、消化道出血、顽固性呃逆及内分泌功能障碍等。

8.预后过程

临床所见多在伤后最初的1～2个月呈深昏迷，对强痛刺激仅有肢体伸直反应，其后1～2个月痛刺激时，逐渐出现睁眼动作。晚期可出现本能的自发睁眼，或无目的眼球游动，对语言毫无反应，无遵嘱活动。随时间推移，原有的去皮层状态或去大脑强直逐渐减弱或消失，对痛刺激出现缓慢的肢体回缩反应，但肌张力仍较强，并常有强握、吸吮、磨牙和咀嚼等动作出现。

(三)辅助检查

1.CT 扫描

由于颅后窝伪影，一般 CT 平扫很难显示脑干损伤征象，高分辨 CT 平扫可提示脑干内小灶出血。

2.磁共振成像(MRI)

在脑损伤早期，T_2加权像可见脑干内呈现类圆形或条状高信号，常见于脑干背外侧，T_1加权像则为低信号；伤后3～4天，T_1加权像可显示高信号小出血灶；脑干损伤后期，T_2加权像可见局灶性低信号。

脑干损伤后40天复查：脑桥左半挫伤后软化灶，伴左小脑深部挫裂出血灶

3.脑电图检查

脑干损伤患者脑电图多有异常，多呈弥漫性高慢波活动，或呈低波幅8～9 Hz的α波，以前额和中央区明显。

4.脑干听觉诱发电位检查

脑干听觉诱发电位(BAEP)能较准确地反映脑干损伤的平面及程度，并能进行动态的监测，以了解脑干损伤的情况。严重脑干损伤患者，对声、光、疼痛等刺激均无反应。

(四)诊断与鉴别诊断

如患者伤后立即出现昏迷、去大脑强直、瞳孔变化、眼球位置异常、双侧锥体束征及呼吸循环功能障碍者，应考虑为原发性脑干损伤可能。头颅 CT 或 MRI 检查可进一步明确是原发性脑干损伤还是继发性脑干损害，尤其是 MRI 检查，对脑干损伤具有独特的临床诊断价值。脑干听觉诱发电位(BAEP)与体感诱发电位(SEP)可比较正确地反映脑干损伤的平面和程度。通常损伤平面以下的各波正常，而损伤水平及其以上的各波则显示异常或消失。

(五)治疗原则

1.ICU 监护

进入 ICU 进行严格的监护，严密观察意识状态、生命体征，颅内压、血氧饱和度、眼征、锥体束征及其他神经系统症状和体征的改变，注意水、电解质及酸碱平衡的监测，血糖的监测，出入量的平衡，必要时行脑干诱发电位和影像学的动态观察等。

2.颅内压监护

颅内压(ICP)监护原理：是采用传感器和监护仪连续监测颅内压以观察颅内压动态变化的方法。可以了解颅脑伤后 ICP 的状态，在颅脑损伤的诊断、治疗和预后判断方面都有较大的参考价值。除了解 ICP 外，还可以借此监测脑灌注压(CPP)。

3.呼吸道管理

应定时叩击胸部、翻身拍背，协助排痰，有气管切开的指征者，应尽早行气管切开术，以保证呼吸道通畅，防止脑缺氧。同时，在保持呼吸道通畅的前提下应充分给氧，以面罩给氧较为有效，氧流量可为 3～5 L/min，以维持血氧饱和度在 95%～100%，并定期抽动脉血查血气分析。呼吸不稳定者，用呼吸机维持和辅助呼吸，血氧饱和度（SaO_2）进行性下降者，可果断行气管切开术。

4.减轻脑水肿、降低颅内压

(1)高渗性脱水剂的应用：常用的脱水剂有甘露醇、呋塞米等，可单独或两者合用，与肾上腺皮质激素合用效果更佳。甘露醇的用量依伤情而定，使用期间应注意肾功和血清电解质的变化。另外，适当应用血浆和（或）人血清蛋白以提高胶体渗透压可增强渗透性脱水剂的脱水、减轻脑水肿的功效，并可减少渗透性脱水剂的“反跳现象”。

(2)亚低温治疗：目前国际上将低温划分为轻度低温（33～35 ℃）、中度低温（28～32 ℃）、深度低温（17～27 ℃）和超深低温（2～16 ℃）。

(3)巴比妥昏迷疗法：应在连续监测各项生理指标和颅内压监护的情况下进行。临床上一般用硫喷妥钠，按 10～20 mg/kg 缓慢静脉滴注，若能配合亚低温治疗，则对脑干损伤的脑保护作用更佳。

(4)开颅减压手术：原发性脑干损伤常伴有严重脑挫裂伤或颅内血肿等。可出现进行性的颅内压增高，若非手术疗法不能缓解高颅压时，应积极考虑开颅减压手术，清除挫碎糜烂的脑组织、颅内血肿及散在的血肿块，或行侧脑室外引流术、基底池引流术、小脑幕切开术等，必要时可切除部分非功能区脑组织、去除骨瓣等减压措施，以达到切实有效的减压效果。

5.维持水、电解质及酸碱平衡

该类伤者在临床上多出现高钠血症、低钠血症、低钾血症、代谢性或呼吸性酸中毒等。因此，应常规记 24 小时出入量，每天抽血查电解质、血糖、肝肾功能、血气分析等，一旦出现电解质紊乱或酸碱平衡失调，应及时予以纠正。

6.并发症防治

(1)消化道出血：上消化道出血是原发性脑干损伤最为常见的并发症之一，若脑干损伤合并下丘脑损伤则更易发生消化道出血。

(2)肺部感染：应提早预防肺部感染，加强呼吸道的护理工作。对有意识障碍、排痰困难者，应及早行气管切开，以利于排痰和吸痰。

(3)其他：感染、癫痫、失水、便秘、尿潴留及压疮等并发症的预防和处理也不容忽视。

7.营养支持

为维持营养，除口服和鼻饲饮食之外，尚需静脉给予乳化脂肪、氨基酸、水解蛋白、维生素、微量元素、血浆、清蛋白、球蛋白等，也可深静脉给予高能量复合营养液，定期输以少量新鲜血液；为防止关节强直和肌肉萎缩，可隔数天肌内注射丙酸睾酮等雄性激素，促进蛋白合成。

8.神经营养、活血化瘀西药和中药

患者度过急性期以后，可尽早选用促进脑细胞代谢和脑功能复活的药物，同时应用催醒的药物。给予神经营养（吡拉西坦、吡硫醇、脑蛋白水解液、脑活素、神经生长因子、神经节苷脂等）和代谢活化药物（三磷腺苷、辅酶 A、细胞色素 C、谷氨酸、谷酰胺、γ-氨酪酸、维生素 B_6、琥珀酸平醛、胞磷胆碱）。呼吸微弱或不稳定者，辅以呼吸兴奋剂（洛贝林、尼可刹米）、催醒药物（中药麝香、安宫牛黄丸）及活血化瘀药物（尼莫地平、中药丹参）等。

9.高压氧治疗

为改善脑血供应和提高血氧含量，可行高压氧舱和充氧血输入等措施；提倡早期进行高压氧治疗，以促进患者的康复。但应注意伴有癫痫发作或阵发性去皮质强直发作的患者不宜施行高压氧治疗。

四、弥漫性轴索损伤

弥漫性轴索损伤（DAI）为严重的脑白质损伤，是在特殊的生物力学机制作用下，脑内发生以神经轴索肿胀、断裂、轴缩球形成为特征的一系列病理生理变化，临床以意识障碍为特点的综合征，占重型颅脑损伤的28%～42%，死亡率高达50%，恢复良好者不及25%。常见于交通事故，另见于坠落、打击等，诊断与治疗都较为困难。弥漫性轴索损伤伤后最初期光镜下难以发现损伤性病理变化，伤后中晚期光镜下可以见到轴突变性、轴缩球或称回缩球，微胶质星状物，脑白质萎缩等病理改变。轴索损伤易发生在以脑干为轴的中线结构、脑灰、白质交界处和胼胝体等部位。严重损伤时可以出现在整个脑区。随着人们对DAI病理生理概念认识的不断深化，近年来有倾向将脑震荡及原发脑干伤纳入DAI中，认为脑震荡是最轻的DAI，原发脑干伤为最重的DAI。

（一）DAI生物力学机制

动物和尸颅实验研究证实，DAI是在特殊的外力机制作用下，脑内发生的以神经轴索断裂为特征的系列病理生理变化，意识障碍是其典型临床表现，诊断和治疗困难，预后极差。目前，已有可靠的头颅瞬间旋转加速脑损伤动物模型，用于研究DAI的病理生物学特征及临床行为学特点。DAI动物模型对于研究人类DAI更有其广阔的应用前景。头颅旋转加速伤模型被认为是研究DAI的良好模型。

头颅瞬时旋转，使脑在惯性驱导下作非线性加速运动，此间脑冠状面产生的与脑长轴垂直的剪力，是DAI发病的始动因素。一般认为，脑质量越小，惯性越小，头颅侧向旋转越难引发颅脑加速伤。目前，头颅瞬间旋转加速伤动物模型多限于上述狒狒、幼猪等大动物，至今尚无小动物头颅旋转加速颅脑损伤模型。20世纪末，国内学者贺晓生经过反复探索和尝试，研制出适于小动物头颅的旋转加速致伤装置，并成功地建立了大鼠头颅绕脑中心侧向旋转的DAI动物模型。

大鼠头颅瞬间旋转后均表现有原发昏迷，时间2～25分钟，组织切片嗜银染色光镜下见延髓、中脑被盖等部位广泛神经轴索迂曲、增粗、肿胀，部分轴索断裂后轴浆溢出形成轴缩球，脑干多处见点状出血性改变。NF68免疫组织化学染色更清楚地显示了本模型中脑内，尤其是脑干区，存在着大量的神经轴索迂曲、增粗、肿胀，以及轴缩球形成。以上表明本动物模型符合DAI的临床及病理特征，而脑干损伤最重是该旋转加速损伤模型的突出点。

（二）DAI病理学变化

1.损害部位

DAI好发于轴索集聚区，如胼胝体、脑干上端背外侧、脑白质、小脑、内囊、基底核区。DAI越重，损伤越趋于脑深部或中线结构。尸检示DAI典型征密度顺序为胼胝体＞脑干＞白质＞基底核。

2.大体改变

组织间裂隙及血管撕裂性出血灶，与显微镜下DAI征在分布和密度上一致，是DAI区域能被肉眼所识的病理改变。尸检病例大体见，严重DAI数小时或数天内胼胝体区及脑干上端背外侧常有限局性出血灶。尽管严重DAI者偶伴矢状窦旁白质局限性挫伤及深部小血肿，但和非

DAI 相比，其一般不伴明显脑挫裂伤及颅内血肿等引起颅内压显著增高的病灶。

3.显微及超微结构异常

轴缩球是 DAI 光镜下诊断依据。

(三)临床表现

(1)意识障碍：以脑干为轴的中线结构、脑灰、白质交界处和胼胝体等部位是上行传导激活系统的重要组成部分。该部位的受损，会导致即刻昏迷，昏迷程度深，持续时间较长，极少有清醒期，此为 DAI 的典型临床特点。

(2)生命体征变化：弥漫性轴索损伤后可表现为血压偏高或偏低，脉搏增快或减慢，但以血压降低、脉搏增快多见，且波动较大。呼吸功能的紊乱可表现为减慢，甚至呼吸停止。可出现非脑疝性的一侧或双侧瞳孔散大。

(3)双侧病理反射、去脑强直。

(4)其余临床表现似脑干损伤及重型脑挫裂伤。

(四)辅助检查

DAI 概念的形成是基于病理学发现，因而临床上 DAI 的诊断实际上属于间接诊断。如果 CT 或 MRI 未发现明显的脑挫裂伤病灶或颅内继发性血肿，但患者意识障碍发生早，程度深，时间长，大多考虑为 DAI。CT 和 MRI 在 DAI 诊断中起重要辅助作用。

1.CT 扫描

(1)早期可见弥漫性脑水肿或脑肿胀，脑室变小，脑池消失。大片密度减低区或出现双侧对称密度降低，CT 值＜20 Hu。

(2)多在伤后 24 小时之内，大脑灰、白质交界处常可以出现单发或多发散在不对称高密度小出血灶(直径＜2 mm)，多伴有蛛网膜下腔出血。

(3)可出现胼胝出血、脑室内出血或第三腔室周围小出血灶(直径＜2 mm)。

2.MRI 检查

(1)MRI 的诊断敏感性明显优于 CT，T_2加权像优于 T_1加权图像。T_2像在脑白质、脑灰白质交界处和胼胝体等部位出现散在、不对称分布的 5～15 mm 圆形或椭圆形异常高信号，在 T_1像可见上述病灶为低信号或等信号。

(2)T_2加权像的高信号水肿区中，可见低信号出血灶；T_1像则为等信号，常无占位效应。损伤后期出血灶在 T_1像变为高信号。

CT 及 MRI 不能显示受损伤轴索，常以 DAI 中组织撕裂性出血变化作为诊断间接证据。DAI 愈重，其影像学诊断就愈可靠。CT 或 MRI 示脑干出血，则确诊 DAI 的把握性最大。目前国外推崇的 DAI 诊断标准如下：①创伤后持续昏迷(＞6 小时)；②CT 示组织撕裂出血或正常；③颅内压正常但临床状况差；④无明确结构异常的创伤后持续植物状态；⑤创伤后弥漫性脑萎缩；⑥尸检可见 DAI 病理征象。

(五)诊断与鉴别诊断

DAI 的临床诊断较为困难，多发于交通事故、坠落伤后，此后长时间深度昏迷(6 小时以上)，其诊断更依赖于影像学检查。CT、MRI 示好发区域组织撕裂出血的影像学特点，另外无颅脑明确结构异常的伤后持续植物生存状态，创伤后弥漫性脑萎缩都需考虑此诊断，确诊需病理检查。DAI 需与原发性脑干损伤、广泛性脑挫裂伤相鉴别。原发性脑干损伤应属于 DAI 的较重的一类；广泛脑挫裂伤有时亦出现长时间昏迷、植物生存状态，但 DAI 的脑水肿、颅内压增高不明显，而且 CT 上无明显占位效应，是散在小出血灶。

根据临床昏迷时间和程度，可将 DAI 分为 3 种类型。

1.轻型 DAI

轻型 DAI 占闭合性颅脑损伤 8%，占 DAI 11%。伤后昏迷时间一般在 6～24 小时清醒，后伴有记忆力减退，逆行性健忘，无肢体运动障碍，少数患者有去脑皮质状态，但这些体征可很快消失。

2.中型 DAI

中型 DAI 最为常见，占闭合性颅脑外伤 20%，占 DAI 患者的 45%。伤后昏迷时间可在数天至数周，常伴有颅底骨折，伤后偶有脑干体征和去脑皮质状态，可有躁动，清醒后可有明显记忆力减退，逆行性健忘和轻度肢体运动障碍。

3.重型 DAI

重型 DAI 是 DAI 最严重的一种类型，占闭合性颅脑外伤 26%，占 DAI 患者的 1/3 以上。伤后昏迷时间可在几周或更长时间，有明显的脑干体征、去脑皮质状态或去大脑强直，这类患者常包括临床诊断的原发性脑干伤。

(六)治疗原则

DAI 患者病情重，恢复时间长。恢复过程中极易伴发各种并发症或多器官功能衰竭，也是最常见的导致伤者死亡的原因。因而重症监护(ICU)十分必要。在 ICU 治疗期间，一般可采用过度换气、吸氧、脱水、巴比妥类药物治疗，冬眠、亚低湿治疗措施亦可应用。还可应用脑细胞功能恢复药物系统治疗，但应早期应用。现临床中已开始应用尼莫地平、自由基清除剂、兴奋性氨基酸阻滞剂等，但目前疗效仍难以确定。此外需加强并发症治疗，防治感染。对明显脑肿胀、非手术疗法难以控制的颅内压渐进性增高的患者，可行减压手术。

1.密切观察病情

对生命体征及神经系统体征进行动态观察。持续颅内压监护及血氧饱和度监测。入院初期每天记出入量，查血生化、肾功能。如病情无好转，或病情逐渐加重，应及时复查头颅 CT。

2.呼吸功能监护和管理

保持呼吸道通畅，一旦出现呼吸困难及低氧血症，应立即气管切开，早期应用呼吸机。

(1)呼吸机监测：呼吸监测主要是对呼吸频率、幅度、呼吸状态、血氧饱和度与血气分析的监测。使用呼吸机机械通气辅助呼吸时，要在使用之前调整潮气量、气道压力、吸入气氧分压等，确认呼吸机的工作状态正常时，才能用于患者。临床定时观察患者的呼吸频率、呼吸深度、缺氧体征(鼻翼翕动、发绀)，以及肺部听诊等，均是估价呼吸功能简单有效的敏感指标之一，但它不能真正反映其呼吸功能。而呼吸机监护可以准确反映呼吸功能。

(2)机械辅助通气：DAI 如伴发下丘脑、脑桥和延髓损伤，更可能引起中枢性呼吸衰竭。如同时继发支气管黏膜下出血、神经源性肺水肿及肺部感染等周围性呼吸不利因素，使用呼吸机辅助呼吸更为重要。通常呼吸频率为 10～30 次/分，呼吸频率超过 30 次/分即为呼吸过快；呼吸频率少于 10 次/分为呼吸过慢。病理性呼吸有潮式呼吸、窒息性呼吸等。如出现呼吸频率、幅度异常及病理性呼吸，应多方面从脑损伤和全身因素分析病因，以及时处理。

(3)动脉血气分析：动脉血气分析在呼吸监测中有十分重要的价值，用于直接测定 PaO_2 和 $PaCO_2$。其中 $PaCO_2$ 直接反映肺泡通气状态，正常参考值 4.7～6.0 kPa(35～45 mmHg)，低于 4.0 kPa(30 mmHg)为过度换气；而高于 6.0 kPa(45 mmHg)为二氧化碳潴留，说明肺通气功能不良，应及时处理。PaO_2指示动脉血气氧分压，正常参考值 11.3～13.3 kPa(85～100 mmHg)。重型颅脑损伤患者，要求维持氧分压在 11.3 kPa(85 mmHg)以上。低于 10.7 kPa(80 mmHg)为低氧血症，应及时处理；低于 8.0 kPa(60 mmHg)为严重低氧血症，属呼吸衰竭，应予支持呼吸等处理。同时监测血酸碱度(pH)、碱剩余(BE)、碳酸氢根(HCO_3^-)等项目，可了解体内是否有酸碱失衡。参照吸气氧浓度(FIO_2)、血红蛋白(Hb)、血酸碱度(pH)、氧饱和度(SaO_2)等，还可计算出一系列呼吸监护指标。这些指标提示了多个量间的相互关系，因此有时比单纯直观指标更有指导意义。

(4)血氧饱和度监护：血氧饱和度监测方法包括间歇性血气分析测定动脉血氧饱和度(SaO_2)法和持续性脉搏血氧饱和度(SpO_2)监测法。SpO_2是通过脉搏血氧饱和度仪来持续监测的，它可以较敏感地反映 SaO_2，并可同时计数脉搏。SpO_2持续监测法已普遍应用于危重症监护及手术麻醉过程中。当 SaO_2＜70％时，其 95％可信限的精度为 4％，可见 SpO_2是准确可靠反映动脉血氧合状态的指标。根据氧离解曲线的固有特性，当动脉氧分压(PaO_2)＞13.3 kPa(100 mmHg)时，SpO_2为 99％～100％，PaO_2降到 10.7 kPa(80 mmHg)时，SaO_2为 94.5％～95.0％，PaO_2低至8.0 kPa(60 mmHg)时，SaO_2仍＞90％。DAI 患者，经常引起呼吸循环障碍，代偿能力降低，易导致缺氧，所以应常规地检测氧饱和度，重视血气分析。SpO_2应保持在 95％～100％[PaO_2＞10.7 kPa(80 mmHg)]水平，若 SpO_2＜95％[PaO_2＜10.7 kPa(80 mmHg)]，提示低氧血症，SpO_2＜90％[PaO_2＜8.0 kPa(60 mmHg)]，提示严重低氧血症。在 SpO_2持续监测过程中，一旦发现患者低氧血症等动脉血氧饱和度低下的变化，应予以相应的处理。一方面从伤情变化上考虑，解除引起伤情加重的原因，另一方面调整体位，改善呼吸，适时地应用机械通气辅助呼吸，以纠正缺氧状态。定期监测血气分析，维持脑组织氧浓度，以免使脑组织发生继发性损害。

3.药物治疗

常规应用止血剂、抗生素及神经细胞代谢药物。适当补充水和电解质，防止水、电解质紊乱。静脉应用胰岛素，降低高血糖。

4.脱水降颅压

降低颅内压控制脑水肿根据颅内压增高程度给予脱水药物，如甘露醇、呋塞米和人体清蛋白。伤后早期可应用大剂量地塞米松。

5.脑保护治疗

(1)静脉应用尼莫地平，减轻轴索钙超载引起的轴索肿胀；

(2)应用镇静、冬眠及抗癫药物，对不能控制的脑干发作和癫痫发作患者，应在呼吸机控制下静脉应用肌松剂；

(3)亚低温(32～35 ℃)治疗，应激期基础代谢率高，亚低温降低基础代谢率，减少机体能量消耗。

6.亚低温治疗

亚低温治疗可减轻脑损伤后的继发性病理损害程度，促进神经功能的恢复。一般说来，对脑干损伤患者行亚低温治疗开始越早，效果越好。

7.手术治疗

一般而言，DAI 不伴有明显占位的伤后继发性病理改变，尽管脑室因脑肿胀而变小或消失，但中线不发生偏移，故通常无须手术减压。但部分患者，伤后继发颅内不对称性脑水肿和(或)血肿，使得开颅减压成为必须。及时采取手术，有重要意义。对伤后无脑干功能衰竭的患者，出现一侧瞳孔散大、昏迷加深,CT 提示一侧大脑半球肿胀或水肿,中线结构明显移位的患者,必须立即采取手术,去除骨瓣以达到充分减压目的,从而缓解颅内高压所引起的脑继发性损害。若发现继发颅内血肿,应急诊行血肿清除术。伤后即呈深昏迷,短时间内出现脑干功能损害或脑疝者,多属不可逆性脑损害,病情很难控制;即使有薄层硬膜下血肿或脑实质内挫伤,积极手术清除血肿或去骨瓣减压,也常预后凶险。

8.并发症防治

并发症主要有肺部、尿路、颅内及全身感染,包括细菌和真菌感染;呼吸衰竭,包括中枢性和周围性呼吸衰竭;急性肾衰竭;应激性溃疡等。

(七)预后

DAI 预后与入院时 GCS 评分、瞳孔表现、年龄及脑出血灶部位等明显相关。Cordobes 等报道重型 DAI 患者痊愈率为 5%,重残率为 49%,植物生存率 15%,死亡率为 49%。

(相丰朋)

第四节 颅内压增高与脑疝

一、颅内压增高

颅内压增高是神经外科临床上最常见的重要问题,尤其是颅内占位性病变的患者,往往会出现颅内压增高症状和体征。颅内压增高会引发脑疝危象,可使患者因呼吸循环衰竭而死亡,因此对颅内压增高及时诊断和正确处理,十分重要。

(一)颅内压增高的类型

根据病因不同,颅内压增高可分为两类。①弥散性颅内压增高:由颅腔狭小或脑实质的体积增大而引起,其特点是颅腔内各部位及各分腔之间压力均匀升高,不存在明显的压力差,因此脑组织无明显移位。临床所见的弥散性脑膜脑炎、弥散性脑水肿、交通性脑积水等所引起的颅内压增高均属于这一类型。②局灶性颅内压增高:因颅内有局限的扩张性病变,病变部位压力首先增高,使附近的脑组织受到挤压而发生移位,并把压力传向远处,造成颅内各腔隙间的压力差,这种压力差导致脑室、脑干及中线结构移位。患者对这种颅内压增高的耐受力较低,压力解除后神经功能的恢复较慢且不完全,这可能与脑移位和脑局部受压引起的脑血管自动调节功能损害有关。由于脑局部受压较久,该部位的血管长期处于张力消失状态,管壁肌层失去了正常的舒缩能力,因此血管管腔被动地随颅内压的降低而扩张,管壁的通透性增加并有渗出,甚至发生脑实质内出血性水肿。

根据病变发展的快慢不同,颅内压增高可分为急性、亚急性和慢性三类。①急性颅内压增高:见于急性颅脑损伤引起的颅内血肿、高血压性脑出血等。其病情发展快,颅内压增高所引起的症状和体征严重,生命体征(血压、呼吸、脉搏、体温)变化剧烈。②亚急性颅内压增高:病情发展较快,但没有急性颅内压增高那么紧急,颅内压增高的反应较轻或不明显。多见于发展较快的颅内恶性肿瘤、转移瘤及各种颅内炎症等。③慢性颅内压增高:病情发展较慢,可长期无颅内压增高的症状和体征,病情发展时好时坏。多见于生长缓慢的良性肿瘤、慢性硬脑膜下血肿及其他破坏性或浸润性病变。

急性或慢性颅内压增高均可导致脑疝发生。脑疝发生后，移位脑组织被挤进小脑幕裂孔、硬脑膜裂隙或枕骨大孔中，压迫脑干，产生一系列紧急症状。脑疝发生又可加重脑脊液和血液循环障碍，使颅内压力进一步增高，从而使脑疝更加严重。

（二）引起颅内压增高的疾病

能引起颅内压增高的常见中枢神经系统疾病如下。

1.颅脑损伤

由于颅内血管损伤而发生的颅内血肿，脑挫裂伤伴有的脑水肿是外伤性颅内压增高常见原因。外伤性蛛网膜下腔出血，血块沉积在颅底脑池而引起的脑脊液循环障碍，以及红细胞阻塞蛛网膜颗粒所引起的脑脊液吸收障碍等，也是颅内压增高的常见原因。其他如外伤性蛛网膜炎及静脉窦血栓形成或脂肪栓塞亦可致颅内压增高，但较少见。

2.颅内肿瘤

颅内肿瘤出现颅内压增高者占 80％以上。一般肿瘤体积愈大，颅内压增高愈明显。但肿瘤大小并非是引起颅内压增高的程度的唯一因素，肿瘤的部位、性质和生长速度也有重要影响。例如，位于脑室或中线部位的肿瘤，虽然体积不大，但由于堵塞室间孔、中脑导水管和第四脑室脑脊液循环通路，易产生梗阻性脑积水，因而颅内压增高症状可早期出现而且显著。位于颅前窝和颅中窝底部或位于大脑半球凸面的肿瘤，有时瘤体较大但颅内压增高症状出现较晚；而一些恶性胶质瘤或脑转移癌，由于肿瘤生长迅速，且肿瘤周围伴有严重的脑水肿，故多在短期内即出现较明显的颅内压增高。

3.颅内感染

脑脓肿患者多数有明显的颅内压增高。化脓性脑膜炎亦多引起颅内压增高，并随着炎症的好转，颅内压力亦逐渐恢复。结核性脑膜炎晚期，因脑底部炎症性物质沉积，使脑脊液循环通路受阻，往往出现严重的脑积水和颅内压增高。

4.脑血管疾病

由多种原因引起的脑出血都可造成明显的颅内压增高。颅内动脉瘤和脑动静脉畸形发生蛛网膜下腔出血后，由于脑脊液循环和吸收障碍形成脑积水，而发生颅内压增高。颈内动脉血栓形成和脑血栓，脑软化区周围水肿，也可引起颅内压增高。如软化灶内出血，则可引起急剧的颅内压增高，甚至可危及患者生命。

5.脑寄生虫病

脑囊虫病引起的颅内压增高其原因有：①脑内多发性囊虫结节可引起弥散性脑水肿。②单个或数个囊虫在脑室系统内阻塞导水管或第四脑室，产生梗阻性脑积水。③葡萄状囊虫体分布在颅底脑池时引起粘连性蛛网膜炎，使脑脊液循环受阻。脑棘球蚴病或脑血吸虫性肉芽肿，均在颅内占有一定体积，由于病变较大，因而产生颅内压增高。

6.颅脑先天性疾病

婴幼儿先天性脑积水多由于导水管的发育畸形，形成梗阻性脑积水；颅底凹陷和先天性小脑扁桃体下疝畸形，脑脊液循环通路在第四脑室正中孔或枕大孔区受阻；狭颅症，由于颅缝过早闭合，颅腔狭小，限制脑的正常发育，引起颅内压增高。

7.良性颅内压增高

良性颅内压增高又称假脑瘤综合征，以脑蛛网膜炎比较多见，其中发生于颅后窝者颅内压增高最为显著。颅内静脉窦(上矢状窦或横窦)血栓形成,由于静脉回流障碍引起颅内压增高。其他代谢性疾病、维生素A摄入过多、药物过敏和病毒感染所引起的中毒性脑病等均可引起颅内压增高。但多数颅内压增高症状可随原发疾病好转而逐渐恢复正常。

8.脑缺氧

心搏骤停或昏迷患者呼吸道梗阻,在麻醉过程中出现喉痉挛或呼吸停止等均可发生严重脑缺氧。另外,癫痫持续状态和喘息状态(肺性脑病)亦可导致严重脑缺氧和继发性脑水肿,从而出现颅内压增高。

(三)颅内压增高的临床表现

颅内压增高的主要症状和体征如下。

1.头痛

这是颅内压增高最常见的症状之一,程度不同,以早晨或晚间较重,部位多在额部及两颞,可从颈枕部向前方放射至眼眶。头痛程度随颅内压的增高而进行性加重。当用力、咳嗽、弯腰或低头活动时常使头痛加重。头痛性质以胀痛和撕裂痛为多见。

2.呕吐

当头痛剧烈时,可伴有恶心和呕吐。呕吐呈喷射性,易发生于饭后,有时可导致水、电解质紊乱和体重减轻。

3.视盘水肿

视盘水肿是颅内压增高的重要客观体征之一。表现为视神经盘充血,边缘模糊不清,中央凹陷消失,视盘隆起,静脉怒张,动脉曲张扭曲。若视盘水肿较长期存在,则视盘颜色苍白,视力减退,视野向心缩小,称为视神经继发性萎缩。此时如果颅内压增高得以解除,往往视力的恢复并不理想,甚至继续恶化和失明。

以上三者是颅内压增高的典型表现,称之为颅内压增高"三主征"。颅内压增高的三主征各自出现的时间并不一致,可以其中一项为首发症状。颅内压增高还可引起一侧或双侧外展神经麻痹和复视。

4.意识障碍及生命体征变化

疾病初期意识障碍可出现嗜睡,反应迟钝。严重病例,可出现昏睡、昏迷、伴有瞳孔散大、对光反应消失、发生脑疝,去脑强直。生命体征变化为血压升高,脉搏徐缓,呼吸不规则,体温升高等病危状态甚至呼吸停止,终因呼吸循环衰竭而死亡。

5.其他症状和体征

头晕、猝倒。头皮静脉怒张、血压升高、脉搏徐缓。在小儿患者可有头颅增大、颅缝增宽或分裂、前囟饱满隆起。头颅叩诊时呈破罐声及头皮和额眶部浅静脉扩张。

(四)颅内压增高的诊断

通过全面而详细地询问病史和认真地神经系统检查,可发现许多颅内疾病在引起颅内压增高之前已有一些局灶性症状与体征,由此可做出初步诊断。如小儿的反复呕吐及头围迅速增大,成人的进行性剧烈的头痛、癫痫发作,进行性瘫痪及各种年龄患者的视力进行性减退等,都应考虑到有颅内占位性病变的可能。应注意鉴别神经功能性头痛与颅内压增高所引起的头痛的区别。当发现有视盘水肿及头痛、呕吐三主征时,颅内压增高的诊断大致可以肯定。但由于患者的自觉症状常比视盘水肿出现得早,应及时地做以下辅助检查,以尽早诊断和治疗。

1.CT 扫描

CT 是诊断颅内占位性病变的首选辅助检查措施。它不仅能对绝大多数占位性病变做出定位诊断，而且还有助于定性诊断。CT 具有无创伤性特点，易于被患者接受。

2.MRI

在 CT 不能确诊的情况下，可进一步行 MRI 检查，以利于确诊。

3.脑血管造影

脑血管造影主要用于疑有脑血管畸形或动脉瘤等疾病的病例。数字减影血管造影(DSA)不仅使脑血管造影术的安全性大大提高，而且图像清晰，使疾病的检出率提高。

4.头颅 X 线片

颅内压增高时，可见颅骨骨缝分离，指状压迹增多，鞍背骨质稀疏及蝶鞍扩大等。对于诊断颅骨骨折、垂体瘤所致蝶鞍扩大以及听神经瘤引起内听道孔扩大等，具有重要价值。但单独作为诊断颅内占位性病变的辅助手段现已较少用。

5.腰椎穿刺

腰穿测压对颅内占位性病变患者有一定的危险性，有时引发脑疝，故应当慎重进行。

(五)治疗原则

1.一般处理

凡有颅内压增高的患者，应留院观察。密切观察神志、瞳孔、血压、呼吸、脉搏及体温的变化，以掌握病情发展的动态。有条件时可做颅内压监护，根据监护中所获得压力信息来指导治疗。频繁呕吐者应暂禁食，以防吸入性肺炎。不能进食的患者应予补液，补液量应以维持出入液量的平衡为度，补液过多可促使颅内压增高恶化。注意补充电解质并调整酸碱平衡。用轻泻剂来疏通大便，不能让患者用力排便，不可做高位灌肠，以免颅内压骤然增高。对意识不清的患者及咳痰困难者要考虑做气管切开术，并保持呼吸道通畅，防止因呼吸不畅而使颅内压更加增高。给予氧气吸入有助于降低颅内压。病情稳定者需尽早查明病因，以明确诊断，尽早进行去除病因的治疗。

2.病因治疗

颅内占位性病变，首先应考虑做病变切除术。位于手术易达到部位的良性病变，应争取做根治性切除；不能根治的病变可做大部切除、部分切除或减压术；有脑积水者可行脑脊液分流术，将脑室内液体通过特制导管分流入蛛网膜下腔、腹腔或心房。颅内压增高已引起急性脑疝时，应分秒必争进行紧急抢救或手术处理。

3.降低颅内压治疗

适用于颅内压增高但暂时尚未查明原因或虽已查明原因但仍需要非手术治疗的病例。高渗利尿剂选择应用的原则是：意识清楚，颅内压增高程度较轻的病例，先选用口服药物。有意识障碍或颅内压增高症状较重的病例，则宜选用静脉或肌内注射药物。

常用口服的药物有：①氢氯噻嗪 25～50 mg，每天 3 次。②乙酰唑胺 250 mg，每天 3 次。③氨苯蝶啶 50 mg，每天 3 次。④呋塞米 20～40 mg，每天 3 次。⑤50%甘油盐水溶液 60 mL，每天2～4 次。

常用的可供注射的制剂有：①20%甘露醇 250 mL，快速静脉滴注，每天 2～4 次。②20%尿素转化糖或尿素山梨醇溶液 200 mL，静脉滴注，每天 2～4 次。③呋塞米 20～40 mg，肌内或静脉注射，每天 1～2 次。此外，也可采用浓缩 2 倍的血浆 100～200 mL 静脉注射；20%人血清蛋白 20～40 mL 静脉注射，对减轻脑水肿、降低颅内压有效。

4.激素应用

地塞米松 5～10 mg 静脉或肌内注射，每天 2～3 次；氢化可的松 100 mg 静脉注射，每天 1～2 次；泼尼松 5～10 mg 口服，每天 1～3 次，可减轻脑水肿，有助于缓解颅内压增高。

5.冬眠低温疗法或亚低温疗法

有利于降低脑的新陈代谢率，减少脑组织的氧耗量，防止脑水肿的发生与发展，对降低颅内压亦起一定作用。

6.脑脊液体外引流

有颅内压监护装置的病例，可经脑室缓慢放出脑脊液少许，以缓解颅内压增高。

7.巴比妥治疗

大剂量戊巴比妥钠或硫喷妥钠注射可降低脑的代谢，减少氧耗及增加脑对缺氧的耐受力，使颅内压降低。但需在有经验的专家指导下应用。在给药期间，应做血药物浓度监测。

8.辅助过度换气

目的是使体内 CO_2 排出。当动脉血的 CO_2 分压每下降 0.1 kPa(1 mmHg)时，可使脑血流量递减 2%，从而使颅内压相应下降。

9.抗生素治疗

控制颅内感染及防止感染，可根据致病菌药物敏感试验选用适当的抗生素。预防用药应选择广谱抗霉素，术前和术后应用为宜。

10.对症治疗

对患者的主要症状进行治疗，疼痛者可给予镇痛剂，但应忌用吗啡和哌替啶等类药物，以防止对呼吸中枢的抑制作用，而导致患者死亡。有抽搐发作的病例，应给予抗癫痫药物治疗。烦躁患者给予镇静剂。

二、脑疝

(一)概念

颅内某分腔占位性病变或弥散性脑肿胀，使颅内局部或整体压力增高，形成压强差，造成脑组织移位、嵌顿，导致脑组织、血管及脑神经受压，产生一系列危急的临床综合征，称为脑疝。简而言之，脑组织被挤压突入异常部位谓之脑疝。

(二)脑疝的分类及命名

颅内硬脑膜间隙及孔道较多，因而脑疝可以发生的部位也较多，目前尚无统一命名。按照颅脑的解剖部位，临床工作中较多见的脑疝有四类。

1.小脑幕孔疝

(1)小脑幕孔下降疝：最常见，小脑幕上压力高于幕下压力时所引起。多见于幕上占位性病变。但幕下病变引起梗阻性脑积水，导致脑室系统幕上部位(侧脑室及第三脑室)明显扩张时，亦可出现小脑幕上压力高于幕下。靠近幕孔区的幕上结构(海马回、沟回等)随大脑、脑干下移而被挤入小脑幕孔。

由于幕孔区发生疝的部位不同，受累的脑池和突入的脑组织也不同，故此类脑疝又分为三种：①脚间池疝(颞叶沟回疝)。②环池疝(海马回疝)。③四叠体池(大脑大静脉池)疝；以上几种脑疝以脚间池疝较多见。

(2)小脑幕孔上升疝:此病为颅后凹占位性病变引起,并多与枕骨大孔疝同时存在。其症状和预后较沟回疝更为严重。

2.枕骨大孔疝

枕骨大孔疝是由于小脑扁桃体被挤入枕骨大孔及椎管内,故又称为小脑扁桃体疝。

3.大脑镰下疝

大脑镰下疝疝出脑组织为扣带回,它被挤入大脑镰下的间隙,故又称为扣带回疝。

4.蝶骨嵴疝

蝶骨嵴疝是额叶后下部被推挤进入颅中窝,甚至挤入眶上裂、突入眶内。

(三)脑疝形成机制及病理改变

1.小脑幕孔疝

(1)局部解剖学特点:小脑幕是一个横铺于颅腔后部的硬脑膜组织,它将颅腔分为幕上幕下两个空间,其间有幕孔相通。幕孔呈卵圆形,纵径长于横径,其前缘游离。幕孔及邻近结构造成脑疝病变的解剖学基础是:①颞叶内侧的海马沟及海马回正常情况下即位于小脑幕切迹游离缘的上方,其内侧跨过小脑幕孔游离缘。因此当外侧有占位性病变向内下挤压时,海马沟或海马回易于挤入幕孔之内造成脑疝。②脑干中脑部分,动眼神经及血管等重要结构均由幕孔通过。③基底动脉的分支小脑上动脉和大脑后动脉,分别走行于小脑幕切迹下方和上方,两动脉之间有动眼神经向前伴行。④中脑与幕孔之间有脑池,是脑脊液循环由幕下通向幕上的重要通道。此处前方为脚间池,两侧为环池,后方是四叠体池。

(2)脑疝形成机制:小脑幕孔疝多因一侧幕上占位性病变或脑水肿较为严重,从而造成颅内压力不平衡,特别是颞部压力的推动,使病变一侧的脑组织向压力较低的对侧及小脑幕下移位。因颅骨不具有弹性,小脑幕也较坚硬,这时位于小脑幕切迹上内方的海马沟或海马回即被挤入小脑幕孔的间隙内,从而形成了脑疝。脑疝形成后阻塞了脚间池、环池或四叠体池,并且压迫中脑和动眼神经及重要血管。这样就会发展成为如下的恶性循环。

小脑幕孔疝形成后,由于疝出的脑组织挤压中脑及动眼神经、大脑后动脉,并阻塞环池和导水管的脑脊液循环,从而促使颅压不断增高,脑缺氧、缺血严重,如未及时抢救阻止这一恶性循环,即会使局部性的病变引起全局性病变,从而导致整个中枢神经系统的功能衰竭而死亡。

一般说来,广泛性的脑水肿,脑脊液梗阻性脑积水,及颅内两侧对称的占位病变,由于是弥散性颅压增高,脑疝多发生于中线部位,即使形成海马沟或海马回疝,也往往为双侧疝。凡是足以引起脑组织侧移位的占位病变,脑疝常发生在病变同侧的小脑幕切迹处。颅内前方如有占位性病变,脑疝即发生在病变的后方。颅内幕上后方如有占位病变,脑疝即发生在病变前方。

接近小脑幕孔区的占位性病变,如颞叶及内囊部位的病变,最易形成颞叶沟回疝(前位疝)。顶枕部的占位性病变,易于形成海马回疝(后位疝)。幕孔周围质地坚韧的病变,如蝶骨嵴内侧脑膜瘤,由于病变本身的覆盖阻挡了小脑幕孔间隙,所以反而可以妨碍脑疝的形成。

(3)小脑幕孔疝的病理改变:①疝入的脑组织早期常有轻度水肿和淤血,晚期则发生出血、梗死或软化,因此体积膨大,从而对中脑的压迫更加严重。以上改变主要是由于疝入的脑组织嵌顿于小脑幕切迹游离缘与中脑之间,使血管受压,局部发生血液循环障碍所引起的。②中脑本身的变化:脑疝时中脑出现变形、移位、出血和水肿。严重者,脑疝压及中脑,使中脑水肿加剧,甚至引起导水管闭锁。中脑变形和移位随脑疝的发生方向和体积而改变,一般由于脑疝从一侧挤压,致脑干前后径因挤压而拉长,横径因挤压而变短,故同时脑干可有侧移位,而使中脑脚底挤压于小脑幕游离缘上，造成压迹。小脑幕上升疝或下降疝方向不同，脑干可以分别出现向上或向下移位，甚至使之扭曲。脑疝所致中脑出血和水肿是由于中脑局部受压损伤，以及弥散性脑组织缺血缺氧造成的。因为中脑和脑桥旁正中穿通动脉随脑干变形和移位，在脑干内容易被牵拉损伤，可导致脑干出血，出血还常常会向上下两个方向蔓延，向上会影响到大脑中线部位结构如视丘下部，向下则会累及延髓。导水管闭锁是中脑受压、变形、水肿、出血的结果。导水管闭锁绞窄引起脑脊液循环通路梗阻，造成梗阻性脑积水，从而使颅压增高加重。③脑神经的损伤：动眼神经从脚间窝发出到海绵窦的走行过程中，易受损害。受伤机制如下：脑干向下移位时，大脑后动脉也向下移位，从而压迫动眼神经。岩床内侧韧带、小脑幕切迹缘、斜坡嵴等处均为坚韧结缔组织或骨性组织，可在以上部位受累而损伤动眼神经。动眼神经损害者可无病理改变，重者可使受压处发生压痕，局部有点状出血，甚至坏死。滑车神经因位置低，且在幕下，很少受累。但上升疝时则可损伤。④血管的改变：脑疝时血管位置及本身发生的改变。脚间池疝（沟回疝）：海马沟可将后交通动脉呈现弓形拉向内侧，大脑后动脉的起始段伴随脑干向下向内移位。环池疝：大脑后动脉后部向下向内移位。由于中脑和脑桥上部向下移位，基底动脉上端也向下移位。基底静脉后部则向后下及内侧移位。四叠体池疝：如脑疝偏重一侧，大脑后动脉的后方及其分支颞枕动脉和枕内动脉常被推向内下方，甚至超过中线。上升性小脑幕切迹疝：大脑后动脉，小脑上动脉，基底静脉及大脑内静脉均向上移位。由于血管移位和血管受损甚至梗死或出血，往往会导致枕叶梗死和脑软化。大脑大静脉的及基底静脉的损伤或阻塞会引起深部脑组织淤血水肿。以上严重的病理改变，就会造成致命的严重后果。脑脊液循环障碍：由于小脑幕孔周围的脑池阻塞及导水管受压闭锁，使脑脊液既不能流向第四脑室，也不能使脑脊液由幕下通过脑池流向幕上蛛网膜下腔。结果形成梗阻性脑积水，使颅内压力增高。

除上述变化外，由于脑干向下移位，使视丘下部被牵拉压迫于后床突及附近韧带上，致垂体柄折叠，加以血管受损，梗阻性脑积水、脑组织缺血缺氧等病理变化，从而导致自主神经功能紊乱、代谢和内分泌障碍等，使病变更加复杂，更加严重。以上病理改变，错综复杂，形成恶性病理循环，局部病变累及为全脑性病变，全脑性病变又加重了局部病理变化，当脑干遭到严重损害，患者往往因生命中枢衰竭而死亡。

2.枕骨大孔疝

(1)解剖特点：枕大孔为卵圆形，其前后径约为 3.5 cm，横径约为 3 cm。其下缘相当于延髓与脊髓相连接处。枕骨大孔的上缘相邻为延髓，下缘为颈髓，后上邻近小脑扁桃体及小脑延髓池。除脑干外还有副神经、椎动脉、脊前和脊后动脉通过此孔。

(2)发生机制：颅后窝容量较小，对颅压增高缓冲力有限。当颅压增高传导至颅后窝占位病变时，由于周围为颅骨，上方为坚实的小脑幕，因此可发生两种脑疝。其一，邻近枕骨大孔后上方的小脑扁桃体被推挤入小脑延髓池，进而推入枕大孔突入椎管内。压迫延髓和上颈髓即形成小脑扁桃体疝。与此同时小脑延髓往往下降移位。其二，幕下压力增高，为求得空间代偿，邻近小脑幕孔区的小脑上蚓部及小脑前叶向上移动，严重者即可发生上升性小脑幕切迹疝。如小脑扁桃体疝急性发生，可由于疝出组织对延髓压迫导致延髓水肿、淤血、出血、软化等病理改变，加以脑脊液循环障碍和血管改变，致迅速出现延髓功能（生命中枢）衰竭。如系颅后窝原发病灶，因病程发展缓慢，颅压缓慢增高，则可出现慢性小脑扁桃体疝。随后是小脑扁桃体缓缓地坠入椎管内，并无明显脑疝症状。但在这种病变基础上，如有用力咳嗽、挣扎、外伤、施行腰椎穿刺并快速大量放出脑脊液等诱因，即可引起脑脊液动力改变，使枕骨大孔疝骤然恶化，出现延髓危象，甚至突然呼吸停止。

综上所述，小脑幕上的病变容易引起小脑幕孔下降疝，小脑幕下病变易引起枕骨大孔疝。但从脑疝发生机制考虑，小脑幕上病变有可能引起以下两类脑疝：即小幕孔下降疝（其中包括种类型与一侧完全疝或双侧疝）及枕骨大孔疝。幕下占位性病变有可能引起以下三类脑疝：即枕骨大孔疝，小脑幕孔上升疝及小脑幕孔下降疝。

颅内占位性病变，有时还可并发其他部位的脑疝，成为多发性脑疝。这种情况多见于晚期脑疝病例。如小脑幕孔疝常合并有大脑镰下疝及蝶骨嵴疝等，往往使病情更加错综复杂。

3.大脑镰下疝（扣带回疝）

当一侧大脑半球有占位病变，除海马沟回小脑幕孔疝入外，病变侧的大脑内侧面扣带回也在大脑镰下前 2/3 部位向对侧疝入，因大脑镰后 1/3 与胼胝体接近，而其前 2/3 则与胼胝体有一段距离。一般扣带回疝不引起特殊症状，但有时由于扣带回疝可使大脑前动脉较窄，使本侧额叶内侧面或旁中央小叶出现血液循环障碍，甚至软化，出现对侧下肢运动和深感觉障碍以及排尿障碍等。但此种并发症并不常见。

（四）脑疝的分期

根据脑疝病程发展规律，在临床上可分为以下三期。

1.脑疝前驱期（初期）

该期指脑疝即将形成前的阶段。主要症状是患者突然发生或逐渐发生意识障碍。剧烈头痛，烦躁不安，频繁呕吐以及轻度呼吸深而快脉搏增快，血压增高，体温上升等。以上症状是由于颅压增高使脑缺氧程度突然加重所致。

2.脑疝代偿期（中期）

该期指脑疝已经形成，脑干受压迫，但机体尚能通过一系列调节作用代偿，勉强维持生命的阶段。此期全脑损害引起症状为昏迷加深，呼吸深而慢，缓脉，血压、体温升高等。另外由于脑干受压，局灶性体征可有一侧瞳孔散大，偏瘫或锥体束征出现等。

3.脑疝衰竭期（晚期）

由于脑疝压迫，脑干衰竭，代偿功能耗尽。主要表现深度昏迷，呼吸不规律，血压急速波动并逐渐下降，瞳孔两侧散大而固定，体温下降，四肢肌张力消失。如不积极抢救，终因脑干衰竭死亡。

脑疝各期持续时间长短和临床表现的特点，取决于导致脑疝的原发病灶性质、部位和脑疝发生类型等因素。例如，急性颅脑损伤后所致脑疝，病程短促，多数一天之内即结束全部病程。而某些诱因（如腰穿）造成的急性枕骨大孔疝，往往呼吸突然停止而死亡，就无法对病程进行分期。

（五）脑疝的临床表现

1.小脑幕孔疝的临床表现

（1）意识障碍：患者在颅压增高的基础上，突然出现脑疝前驱期症状（即烦躁不安，呕吐，剧烈头痛，呼吸深快，血压升高等），以后意识模糊，逐渐昏迷。但也可昏迷突然出现。昏迷往往逐渐加深，至脑疝衰竭期进入深昏迷。因此颅压增高病变患者突然发生昏迷或昏迷逐渐加重，应当认为是脑疝的危险信号。脑疝出现昏迷的原因，一般认为是由于颅压增高时脑缺氧，加以位于中脑部位的网状结构受脑疝的压迫，尤其中脑背盖部缺氧、出血，使中脑-间脑上升性网状结构受到损害所致。

从解剖关系来看，小脑幕孔疝较早出现意识障碍，是因为易影响网状结构上行激活系统所致。相反，枕骨大孔疝尤其是慢性枕骨大孔疝发生意识障碍往往不明显或出现较晚。

(2)生命体征的改变：①脑疝前驱期：呼吸深快，脉搏频数，血压升高。②脑疝代偿期：呼吸深慢，脉搏缓慢，血压高。③脑疝衰竭期：呼吸抑制，不规则，脉搏细弱，血压急速波动至衰竭。

以上表现是由于脑疝初期因颅压增高，脑血循环障碍，脑缺氧，血中二氧化碳蓄积，兴奋呼吸中枢，呼吸变深变快。血压升高，从而代偿脑组织对血液和氧气需要量。至脑疝代偿期，颅压增高及脑缺氧严重，使呼吸和心血管中枢再加强其调节作用来克服脑缺氧，血压更加增高，甚至收缩压可超过 26.7 kPa(200 mmHg)以上，同时脉搏缓慢有力。这种缓脉的出现是由于血压骤然升高，通过心跳抑制中枢反射作用使心搏变慢的结果。也有人认为这是由于迷走神经受到刺激所致。脑疝衰竭，因呼吸和心血管中枢受到严重损害，失去调节作用，从而使呼吸变慢，血压下降，脉搏细弱和不规则；甚至呼吸停止，循环衰竭。一般为呼吸首先停止，而心跳和血压仍可维持一段时间。呼吸首先停止的原因，是因为呼吸中枢较心血管中枢敏感，易于衰竭，或因为延髓内呼吸中枢位置低于心血管中枢，枕骨大孔疝时呼吸中枢易先受压，所以呼吸最先停止。呼吸停止而心跳继续维持的原因可能与心脏的自动节律有关，因为此时有试验证明心血管中枢调节作用已经完全丧失。

脑疝时体温升高主要是由于位于视丘下部的体温调节中枢受损害，交感神经麻痹，汗腺停止排汗，小血管麻痹；使体内热量不能发散，加上脑疝时肌肉痉挛和去脑强直产热过多，使体温升高。

(3)眼部症状：脑疝时首先是脑疝侧瞳孔缩小，但时间不长，易被忽略；以后病变侧瞳孔逐渐散大，光反射减弱，而出现两侧瞳孔不等大现象；最后脑疝衰竭期双侧瞳孔全部散大，直接和间接光反应消失。在病变瞳孔出现变化的前后，可出现眼肌麻痹，最后眼球固定。

小脑幕孔下降疝时眼部症状主要是由于同侧动眼神经的损害所致。动眼神经是一种混合神经，其中包含有两种不同作用的神经纤维，一种是副交感神经纤维支配缩瞳肌和睫状肌；另一种是运动神经纤维，支配除上斜肌及外直肌以外的其余眼外肌。沟回疝时，瞳孔首先发生改变的原因有人认为副交感神经纤维分布在动眼神经的上部，当脑干向内向下移位时，使大脑后动脉压迫动眼神经，最初仅仅是副交感神经受到刺激，所以瞳孔缩小(刺激现象)，以后因神经麻痹而致瞳孔散大，支配眼外肌的运动神经纤维直径细并且对损伤敏感，所以脑疝发生首先出现瞳孔改变。但以上仍然难以解释临床上各种复杂现象，其原理有待于进一步研究。

(4)对侧肢体瘫痪或锥体束损伤：由于颞叶沟回疝压迫同侧大脑脚，损伤平面在延髓锥体束交叉以上，使支配对侧肢体的锥体束受到损伤。依据压迫程度不同可以出现不同程度对侧肢体偏瘫或轻偏瘫或锥体束征阳性。

少数病例也有出现同侧肢体偏瘫及锥体束征者，这可能是由于海马回及沟回疝入小脑幕孔内将脑干挤向对侧，使对侧大脑脚在小脑幕切迹游离缘上挤压较重所致。极个别情况，属于解剖变异，锥体束纤维可能未行交叉而下降。小脑幕疝时出现的病变同侧动眼神经麻痹及对侧肢体偏瘫，即形成交叉性瘫痪。这是中脑受损的典型定位体征(Weber 综合征)。

(5)去大脑强直：脑疝衰竭期，患者表现为双侧肢体瘫痪或间歇性或持续性四肢伸直性强直。往往同时伴有深昏迷，瞳孔两侧极度散大，呼吸不规则，高热等生命体征危重变化。去大脑强直这是由于脑疝挤压，在脑干红核及前庭核之间形成横贯性损伤，破坏了脑干网状结构下行抑制系统的结果。其四肢伸直性强直与去大脑皮质后上肢屈曲，下肢伸直性强直不同，后者的损伤部位是两侧大脑皮质或两侧内囊损害。

去大脑强直是病情危重，预后不良的表现之一。持续时间越长，预后越差。至脑疝晚期肌张力完全丧失，常为临近死亡征兆。

2.枕骨大孔疝的临床症状

(1)枕颈部疼痛及颈肌强直：慢性枕骨大孔疝时，除有颅压增高症状外，常因小脑扁桃体下疝至颈椎管内，上颈脊神经根受到压迫和刺激，引起枕颈部疼痛及颈肌强直以至强迫头位。慢性枕骨大孔疝，有时因某一诱因(如用力咳嗽，腰穿放出大量脑脊液或过度搬运头部等)而引起脑疝急剧恶化，出现延髓危象甚至死亡。

(2)呼吸受抑制现象：由于小脑扁桃体对延髓呼吸中枢的压迫，表现为呼吸抑制，呼吸缓慢或不规则，患者此时往往神志清楚但烦躁不安。脑疝晚期，呼吸首先停止。

(3)瞳孔：由于枕大孔疝不直接影响动眼神经，所以不出现动眼神经受压症状。但这种脑疝发生时，初期常为对称性瞳孔缩小，继而散大，光反射由迟钝变成消失。这是由于急性脑缺氧损害动眼神经核的结果。

(4)锥体束征：枕骨大孔疝时，由于延髓受压，可以出现双侧锥体束征。一般由于小脑同时受累，故肌张力和深反射一并消失，锥体束征也可以不出现。而常表现为四肢肌张力减低。

(5)生命体征改变及急性颅压增高：表现同小脑幕孔疝。

(六)诊断

1.病史及临床体征

注意询问是否有颅压增高症的病史或由慢性脑疝转为急性脑疝的诱因。颅压增高症患者神志突然昏迷或出现瞳孔不等大，应考虑为脑疝。颅压增高患者呼吸突然停止或腰穿后出现危象，应考虑可能为枕骨大孔疝。诊断小脑幕孔疝的瞳孔改变应注意下列各种情况。

(1)患者是否应用过散瞳或缩瞳剂，是否有白内障等疾病。

(2)脑疝患者如两侧瞳孔均已散大，不仅检查瞳孔，尚可以检查两眼睑提肌肌张力是否有差异，肌张力降低的一侧，往往提示为动眼神经首先受累的一侧，常为病变侧。当然也可对照检查肢体肌张力，锥体束征及偏瘫情况以确定定位体征。

(3)脑疝患者两侧瞳孔散大，如经脱水剂治疗和改善脑缺氧后，瞳孔改变为一侧缩小，一侧仍散大，则散大侧常为动眼神经受损侧，可提示为病变侧。

(4)脑疝患者，如瞳孔不等大，假使瞳孔较大侧光反应灵敏，眼外肌无麻痹现象，而瞳孔较小侧睑提肌张力低，这种情况往往提示瞳孔较小侧为病侧。这是由于病侧动眼神经的副交感神经纤维受刺激而引起的改变。

体检时如仅凭瞳孔散大一侧定为病变侧，而忽略眼外肌改变及其他有关体征即进行手术检查，则有时会发生定侧错误，因此应当提高警惕。

脑外伤后即刻发生一侧瞳孔散大，应考虑到是原发性动眼神经损伤。应鉴别为眶尖或眼球损伤所致。

2.腰椎穿刺

脑疝患者应禁止腰穿。即使有时腰穿所测椎管内压力不高，也并不能代表颅内压力，由于小脑扁桃体疝可以梗阻颅内及椎管内的脑脊液循环。

3.X线检查

颅骨平片(正侧位)。注意观察松果体钙化斑有无侧移位，及压低或抬高征象。

4.头颅超声检查

了解是否有脑中线波移位或侧脑室扩大。以确定幕上占位性病变侧别。个别病例可见肿瘤或血肿之病理波。

5.脑血管造影术

颞叶沟回部时除表现有幕上大脑半球占位性病变的特点之外，还可见大脑后动脉及脉络膜前动脉向内移位。小脑幕孔上升疝时相反。慢性小脑扁桃体疝时，气脑造影往往气体不能进入第四脑室内而积存在椎管中，有时可显示出扁桃体的阴影。

6.CT 扫描检查

小脑幕孔疝时可见基底池(鞍上池)、环池、四叠体池变形或消失。下疝时可见中线明显不对称和移位。

7.MRI 检查

可观察脑疝时脑池变形、消失情况，清晰度高的 MRI 可直接观察到脑内结构如钩回、海马回、间脑、脑干及小脑扁桃体。

(七)预防

(1)对于颅压增高症患者应早期诊断，早期治疗，以预防病变突然恶化，引起脑疝发生。

(2)颅压增高症患者补液原则:①每天输液总量要少:一般成人患者总量为 1 500～2 000 mL。②输液速度要慢:以预防颅压骤然升高。③静脉输入的液体，宜采用高渗葡萄糖溶液:一般采用10%葡萄糖溶液为主。

(3)运送和搬运患者应尽量防止震动，检查患者时也应注意防止用力过大，如过猛地搬动患者的头颈部等。

(4)体位:颅内压增高症患者宜采用头高位，一般采用头高位 5°～15°，以利于颅内静脉血回流。

(5)腰椎穿刺不要快速大量放出脑脊液。颅压增高症患者腰椎穿刺时，应当谨慎，最好采用细针并密闭测量颅压。

(八)治疗

1.急救措施

脑疝发生后患者病情突然恶化，医务人员必须正确、迅速、果断地奋力抢救。其急救措施，首先应当降低颅内压力。

(1)脱水降颅压疗法:由于脑水肿是构成脑疝恶性病理循环的一个重要环节，因此控制脑水肿发生和发展是降低颅压的关键之一。颅内占位性病变所导致的脑疝，也需要首先应用脱水药物降低颅压，为手术治疗争得一定时间，为开颅手术创造有利条件。因此在脑疝紧急情况下，应首先选用强力脱水剂由静脉快速推入或滴入。

脱水药物降低颅内压力其原理可分为两类。一是高渗透性脱水药物，二是全身利尿性药物。

高渗透性脱水药物是由于静脉快速大量注射高渗药物溶液，使血液内渗透压增高，由于血-脑屏障作用，该种大分子药物不易进入脑及脑脊液内，在一定时间内，血液与脑组织之间形成渗透压差，从而使脑组织及脑脊液的水分被吸收入血液内，这部分水分再经肾脏排出体外，因而使脑组织脱水。同时因血液渗透压增高及血管反射功能，抑制脉络丛的滤过和分泌功能，脑脊液量减少，使颅内压力降低。此类药物如高渗尿素溶液、甘露醇、高渗葡萄糖溶液等。

利尿性药物的作用是通过增加肾小球的过滤和抑制肾小管的再吸收，尿量排出增加，使全身组织脱水,从而降低颅压。此类药物如依他尼酸钠、呋塞米、乙酰唑胺、氢氯噻嗪等。

脱水降颅压疗法的并发症:长时间应用强力脱水药物,可引起机体水和电解质的紊乱,如低钾和酸中毒等现象。颅脑损伤和颅内血肿患者,脱水降颅压疗法可以使这类患者病情延误或使颅内出血加剧。因此在颅脑损伤患者无紧急病情时,一般伤后12小时内不用脱水药物而严密观察。脱水疗法可能导致肾功能损害。心血管功能不全者,可能引起心力衰竭。

应用脱水降颅压疗法的注意事项:①高渗溶液的剂量和注入的速度直接影响脱水降颅压的效果:一般用量越大,颅压下降越明显,持续时间越长;注入速度越快,降颅压效果越好。②高渗溶液内加入氨茶碱250 mg或激素(氢化可的松100～200 mg)可增强降颅压效果。③在严重脑水肿和颅压增高发生脑疝的紧急情况下,应当把20%甘露醇作为首选药物,足量快速静脉推入或滴入,为进一步检查和治疗做好准备,但应注意纠正水、电解质的紊乱。

(2)快速细孔钻颅脑室体外持续引流术:颅内占位性病变尤其是颅后窝或中线部位肿瘤,室间孔或导水管梗阻时,即出现脑室扩大。在引起脑疝危象时,可以迅速行快速细孔钻颅,穿刺脑室放液以达到减压抢救目的。应用脱水药未达到治疗效果者行脑室穿刺放液,脑室体外引流常常可以奏效。婴幼儿患者,也可以行前囟穿刺脑室放液。对于幕上大脑半球占位性病变所致小脑幕孔疝时不适宜行脑室引流,这类引流可加重脑移位。

2.去除病因的治疗

对已形成脑疝的病例,及时清除原发病灶是最根本的治疗方法。一般在脑疝代偿期或前驱期,清除原发病灶后,脑疝大多可以自行复位。但在脑疝衰竭期,清除原发病灶外,对某些病例还需要处理脑疝局部病变。处理脑疝局部的方法为以下几种。

(1)小脑幕孔疝:切开小脑幕游离缘,使幕孔扩大,以解除"绞窄",或直接将疝出脑组织还纳复位。有时在清除原发病灶颅压降低情况下,刺激患者的气管,引起咳嗽,以帮助脑疝还纳。

(2)枕骨大孔疝:清除原发病灶外,还应将枕骨大孔后缘,第一颈椎后弓椎板切除,并剪开寰枕筋膜,以充分减压,解除绞窄并使疝下的脑组织易于复位或者直接将疝出的小脑扁桃体予以切除以解除压迫。

由巨大脑脓肿、慢性硬脑膜下血肿引起的脑疝,可以先行体外引流以降低颅压,待患者情况稳定后再考虑开颅手术。

3.减压手术

原发病灶清除后,为了进一步减低颅压,防止术后脑水肿,或者原发病灶无法清除,则常常需要进行减压手术。减压术的目的,是为了减低颅压和减轻脑疝对脑干的压迫。例如:囊虫病、脑肿胀、脑水肿、广泛蛛网膜炎症粘连等疾病,原发病变不可能一举清除,也可行减压术。常做的减压术为:①颞肌下减压术。②枕肌下减压术。③内减压术。

前两者减压时,切除之骨窗应够大,硬脑膜切开要充分,以达到减压之目的,后者应切除"哑区"之脑组织。对于颅内压很高的颅脑损伤合并血肿者,还可以考虑大骨片减压或双额叶切除减压等。

4.椎管内加压注射脑疝还纳术

当颅后窝或中线部位占位性病变,突然发生脑疝以致呼吸停止的紧急情况下,一方面行人工呼吸及快速细孔钻颅,脑室体外引流并应用脱水降颅压疗法。一方面注射呼吸兴奋药物,若此时患者呼吸仍不恢复,为使疝出之小脑扁桃体复位还纳至颅内,减少对延髓的压迫和牵拉,在颅压降低的前提下,作腰椎穿刺椎管内快速注射生理盐水50～100 mL,使椎管压力升高,将疝出之小脑扁桃体推回颅内。推入液体同时，可见到脑室体外引流管的液体快速流出，有时可收到一定效果。

5.其他治疗

脑疝形成的患者，无论其原发疾病性质如何，均处于十分紧急危险状态。因此在以上治疗或手术前后均应注意其他各方面的治疗。其中包括支持疗法；氧气吸入及保持呼吸道通畅，如气管切开术；促进中枢神经系统代谢药物治疗，如应用三磷腺苷、辅酶A、细胞色素C、核苷酸等以促进细胞代谢消除脑肿胀。其他药物如激素治疗及促进中枢神经系统兴奋和清醒的药物，如甲氯芬酯、乙胺硫脲等亦可应用。

在抢救脑疝过程中，无论是否手术，或手术前后，应注意纠正水、电解质紊乱，合理应用降颅压、抗感染、解除脑缺氧(如吸氧及高压氧舱等)等各项措施，从而对脑疝患者进行积极正确有效的抢救。

(徐　坤)

第五节 颅内血肿

一、概述

颅内血肿属颅脑损伤严重的继发性病变，约占闭合性颅脑损伤10%，占重型颅脑损伤的40%～50%。颅内血肿极易致有生命危险的脑疝形成。因此，其早期诊断和及时手术治疗非常重要。一般而言，急性颅内血肿量幕上超过20 mL，幕下10 mL即可引起颅内压增高症状。

(一)按血肿在颅内结构的解剖层次分类

(1)硬脑膜外血肿：指血肿形成于颅骨与硬脑膜之间者。

(2)硬脑膜下血肿：指血肿形成于硬脑膜与蛛网膜之间者。

(3)脑内(包括脑室内)血肿：指血肿形成于脑实质内或脑室内者。

(4)多发血肿。

(二)按血肿的症状出现时间分类

(1)急性型：伤后3天内出现者，大多数发生在24小时以内。

(2)亚急性型：伤后4～21天出现者。

(3)慢性型：伤后3周以后出现者。

(三)特殊部位和类型的血肿

如颅后窝血肿、多发性血肿等。因其各有临床特点而与一般血肿有所区别。

二、硬膜外血肿

(一)病因与病理

硬脑膜外血肿是位于颅骨内板与硬脑膜之间的血肿，占颅脑损伤的1%～3%，外伤性颅内血肿的25%～30%，其中，急性85%，亚急性12%，慢性3%。可发生于任何年龄，但以15～30岁的青年多见，小儿则少见，可能因小儿的脑膜中动脉与颅骨尚未紧密靠拢有关。硬膜外血肿多发生在头部直接损伤部位，是因为颅骨骨折（约 90%）或颅骨局部暂时变形致血管破裂，血液聚积于硬脑膜和颅骨之间而形成血肿。出血来源为硬脑膜中动脉（70%）和静脉、板障导血管、静脉窦和脑膜前动脉和筛动脉等损伤，除原出血点外，由于血肿的体积效应可使硬脑膜与颅骨分离，撕破另外一些小血管可使血肿不断增大。血肿多位于颞部、额顶部和颞顶部。

典型的急性硬脑膜外血肿常见于青壮年男性颅骨线形骨折患者，以额颞部和顶颞部最多，这与颞部含有脑膜中动、静脉，又易为骨折所撕破有关。特别是发展急速的硬脑膜外血肿，其出血来源多属动脉损伤所致，血肿迅猛增大，可在数小时内引起脑疝，威胁患者生命。若出血源于静脉，如硬脑膜静脉、板障静脉或静脉窦，则病情发展稍缓，可呈亚急性或慢性病程。急性硬脑膜外血肿在枕部较少，因该处硬膜与枕骨贴附较紧，且常属静脉性出血。据研究，血肿要将硬膜自颅骨上剥离，至少需要 35 g 的力量。但有时由于骨折线穿越上矢状窦或横窦，亦可引起骑跨于窦上的巨大硬膜外血肿，这类血肿的不断扩张，多为硬脑膜与骨内板剥离后，因新的再出血所致，而非仅由静脉压造成继续出血。血肿的大小与病情的轻重关系密切，越大越重。不过出血速度更为突出，往往小而急的血肿早期即出现脑压迫症状，而出血慢的血肿，则于数天甚至数周，始表现出颅内压增高。位于半球凸面的急性血肿，常向内向下推压脑组织，使颞叶内侧的海马及钩回突向小脑幕切迹缘以下，压迫大脑脚、动眼神经、大脑后动脉，并影响脑桥静脉及岩上窦的回流，称为小脑幕切迹疝。为时较久的硬膜外血肿，一般于 6～9 天即有机化现象，由硬膜长入纤维细胞并有薄层肉芽包裹且与硬膜及颅骨粘连。小血肿可以完全机化，大血肿则囊性变内贮褐色血性液体。

（二）临床表现

硬脑膜外血肿可同时存在多种类型的颅脑损伤，血肿又可以出现在不同部位，故其临床表现各有差异，出血速度及年龄的差异也使其临床表现有所不同，但从临床特征看，仍有一定规律及共性，即昏迷-清醒-再昏迷。以单纯的颞部硬脑膜外血肿为例，具有下列特征。

1.有急性颅脑损伤病史

颞部可有伤痕、可有骨折线跨过脑膜中动脉沟，伤后神经系统可无阳性体征。

2.意识障碍

由于原发性脑损伤程度不一，这类患者的意识变化，有 3 种不同情况：如果没有原发脑损伤，可无原发昏迷，而是随着颅内出血、血肿形成颅内压升高逐渐进入昏迷状态。若原发性脑损伤略重，伤后曾一度昏迷，受伤时可能有短暂意识障碍，意识好转后，因颅内出血使颅内压迅速上升，出现急性颅内压增高症状，同时再次转入昏迷状态，两次昏迷之间的时间称为“中间清醒期”。如果原发脑损伤较重，原发昏迷较深、持续时间较长，伤后可出现昏迷程度变浅，而随着颅内出血、血肿形成颅内压升高再次出现昏迷程度加深，这段时间称为“意识好转期”。“中间清醒期”或“意识好转期”短者为 2～3 小时或更短，大多为 6～12 小时或稍长，24 小时或更长者则少见。“中间清醒期”或“意识好转期”短，表明血肿形成迅速，反之则缓慢。

3.颅内压增高

随着颅内压增高，患者常有头疼、呕吐加剧，躁动不安和四曲线的典型变化，即 Cushing 反应，出现血压升高、脉压增大、体温上升、脉率及呼吸缓慢等代偿性反应，等到衰竭时，则血压下降、脉搏细弱及呼吸抑制。

4.神经系统体征

单纯的硬膜外血肿，早期较少出现神经受损体征，仅在血肿形成压迫脑功能区时，才有相应的阳性体征，如果患者伤后立即出现面瘫、偏瘫或失语等症状和体征时，应归咎于原发性脑损伤。当血肿不断增大引起颞叶钩回疝时，患者则不仅有意识障碍加深，生命体征紊乱，同时将相继出现患侧瞳孔散大，对侧肢体偏瘫等典型征象。偶尔，因为血肿发展急速，造成早期脑干扭曲、移位并嵌压在对侧小脑幕切迹缘上，则可引起不典型体征：对侧瞳孔散大、对侧偏瘫；同侧瞳孔散大、同侧偏瘫；或对侧瞳孔散大、同侧偏瘫：应立即借助辅助检查定位。

(三)诊断

具有上述典型表现的病例占小脑幕上硬脑膜外血肿的1/3左右，诊断较容易。辅助检查：X线片可有骨折线；CT扫描绝大多数(84%)表现为颅骨内板与脑表面之间的双凸镜影或梭形高密度影，据此可确定诊断，11%表现为颅骨侧球面外凸形，而脑组织侧平直，5%表现类似硬膜下血肿的新月形。急性一般为高密度影，含不凝血时可有低密度影，边界清楚，亚急性和慢性可等密度，需增强才能显示，有时血肿内含气体。CT扫描可以明确血肿定位、计算血肿量、了解脑受压及中线结构移位情况，以及脑挫裂伤、脑水肿、多个或者多种血肿并存的情况，CT骨窗可了解有无骨折及骨折情况。MRI表现为颅骨内板梭形病灶，T_1WI呈高信号，T_2WI为低信号。

(四)治疗与预后

急性硬膜外血肿的治疗，原则上一经诊断即应施行手术，排除血肿以缓解颅内高压，术后根据病情给予适当的非手术治疗。一般若无其他严重并发症且脑原发损伤较轻者，预后均良好。死亡率介于5%～25%，不同地区或单位悬殊较大。实际上这类患者死亡的主要原因并非血肿本身，而是因脑疝形成后所引起的脑干继发性损害所致，因此，必须做到早期诊断、及时处理，才能有效地降低死亡率。国外有人提出单纯硬膜外血肿患者应该争取无死亡。

1.手术技术

按常规行皮瓣、肌骨瓣或游离骨瓣开颅，部分患者可行骨窗开颅，开瓣大小要充分，以能全部或大部暴露血肿范围为宜。翻开骨瓣见到血肿后，可用剥离子或脑压板轻轻将血肿自硬脑膜上剥离下来，亦可用吸引器将其吸除。血肿清除后如遇到活动出血，应仔细寻找出血来源，探明损伤血管后，应将其电凝或用丝线贯穿结扎，彻底止血。位于骨管内段的脑膜中动脉破裂时，可采用骨蜡填塞骨管止血。如上矢状窦或横窦损伤，可覆盖吸收性明胶海绵压迫止血，出血停止后，可于静脉窦损伤处，用丝线缝合对吸收性明胶海绵加以固定。对硬脑膜表面的小血管渗血，应电凝彻底止血。沿骨瓣周围每隔2～3 cm，用丝线将硬脑膜与骨膜悬吊缝合。如仍存有渗血处，须在硬脑膜与颅骨内板之间放置吸收性明胶海绵止血。对骨瓣较大者，应根据骨瓣大小，于骨瓣上钻数小孔，做硬脑膜的悬吊，尽量消灭无效腔。如血肿清除后，发现硬脑膜张力很高，脑波动较弱，硬脑膜下方呈蓝色，说明硬脑膜下可能留有血肿，应切开硬脑膜进行探查，如发现有血肿，则按硬脑膜下血肿继续处理。如未见硬脑膜下有血肿并排除邻近部位的脑内血肿时，提示可能在远隔部位存在血肿，应行CT复查或钻孔探查，以免遗漏。

2.非手术治疗

对于神志清楚、病情平稳、血肿量<15 mL的幕上急性硬膜外血肿可采取保守治疗。但必须动态观察患者神志、临床症状和动态CT扫描。一旦发现血肿增大，立即改为手术治疗。急性硬膜外血肿，无论施行手术与否，均须进行及时、合理的非手术治疗，特别是伴有严重脑原发性损伤和(或)继发性脑损害的患者，决不能掉以轻心。治疗措施应是在严密观察患者临床表现的前提下，采用脱水、激素、止血及活血化瘀药物治疗，如丹参、川芎等。

（五）迟发性硬膜外血肿及慢性硬脑膜外血肿

1.迟发性硬膜外血肿

迟发性血肿的意义是影像学检查的概念，即首次CT扫描时没有明显影像异常，而是在相隔几小时甚至十多天之后再次复查时，才发现的血肿，故谓之迟发，并不是指血肿的期龄或病程的急缓。迟发性硬膜外血肿占整个硬膜外血肿的5%～22%，男性青年较多。其发病机制，可能是由于患者头部外伤时存在硬脑膜的出血源，但因伤后脑组织水肿、其他先此形成的血肿及某些引起颅内压增高的因素，形成了填塞效应而对出血源有压迫作用。但继后若采用过度换气、强力脱水、脑脊液漏、清除颅内血肿及手术减压等措施，或因全身性低血压的影响使颅内高压迅速降低，突然失去了填塞效应，故而造成硬脑膜自颅骨剥离，遂引起迟发性硬膜外血肿。临床上，这类患者常有病情突然恶化或首次CT为阴性而病情却无好转，此时应立即复查CT，明确诊断。一旦诊断确立，应尽早手术清除。迟发性硬膜外血肿与慢性硬膜外血肿相比，预后明显较差。

对已有明显病情恶化的患者，应及时施行手术治疗。除少数血肿发生液化，而包膜尚未钙化者，可行钻孔冲洗引流之外，其余大多数患者都须行骨瓣开颅清除血肿。一则暴露充分，二则不残留颅骨缺损。同时对术中查寻出血点和施行止血操作均较方便。此类患者如果处理得当，不伴发严重并发症，预后均较好。对个别神志清楚、症状轻微、没有明显脑功能损害的患者，亦有人采用非手术治疗，在CT监护下任其自行吸收或机化。

2.慢性硬膜外血肿

在临床上慢性硬膜外血肿较少见，是指伤后3周以上发现者，占硬膜外血肿的3.5%～3.9%，自从CT应用以来发生率有所上升，这中间可能有部分属亚急性硬膜外血肿，甚至是迟发性血肿，况且诊断慢性硬膜外血肿的时间标准，也不像慢性硬膜下血肿那样明确。一般认为伤后13天以上，血肿即开始有钙化现象可作为慢性血肿的诊断依据。慢性硬膜外血肿的致伤因素与急性者并无特殊之处，其不同者乃是患者伤后能较长时间地耐受血肿，且临床症状表现十分迟缓。这可能与血肿的大小、形成速度、所在部位和患者颅腔容积的代偿能力有关。故有出血源于静脉的说法，虽然静脉压力较低不易剥离硬脑膜，但若受伤的瞬间硬膜与颅骨已被分离，或因伴发脑脊液漏致使颅压偏低时，均有造成慢性血肿的可能。此外，亦有人认为是因外伤后引起的脑膜中动脉假性动脉瘤破裂所致。慢性硬膜外血肿的转归与硬膜下血肿不同，早期呈凝血块状，后期在局部硬膜上形成一层肉芽组织并能由CT所显示。仅有少数慢性血肿形成包膜及中心液化，但为时较久，需5周左右。

本病以青年男性为多，可能是因为硬脑膜在颅骨上的附着没有妇女、儿童及老人紧密，而易于剥离之故。好发部位与急性硬膜外血肿正好相悖，即位于额、顶、枕等处为多，而颞部较少，究其原因，多系颞部血肿易致脑疝，故而病程发展较速。临床特点主要是头疼、呕吐及视乳突水肿。患者可以较长时间处于慢性颅内高压状态，如果不认真检查，往往误诊为脑外伤后综合征，直到因颅内高压引起神经系统阳性体征，如意识障碍、偏瘫、瞳孔异常或眼部体征时，才引起重视。

慢性硬膜外血肿的诊断有赖于影像学检查。绝大多数患者均有颅骨骨折，而且骨折往往穿越硬膜血管压迹或静脉窦。CT扫描的典型表现，是位于脑表面的梭形高密度影，周界光滑，边缘可被增强，偶见钙化。MRI于T_1和T_2加权图像上均呈边界锐利的梭形高信号区。

三、硬膜下血肿

硬脑膜下血肿是颅脑损伤常见的继发损害，是颅内血肿中最常见的一类，发生率为5%～

6%，占颅内血肿的50%～60%。由于出血来源的不同又分为复合型硬脑膜下血肿与单纯型硬脑膜下血肿。前者系因脑挫裂伤、脑皮质动静脉出血，血液集聚在硬脑膜与脑皮层之间，病情发展较快，可呈急性或亚急性表现。有时硬膜下血肿与脑内血肿相融合，颅内压急剧增高，数小时内即形成脑疝，多呈特急性表现，预后极差；单纯型硬脑膜下血肿系桥静脉断裂所致，出血较缓，血液集聚在硬脑膜与蛛网膜之间，病程发展常呈慢性，脑原发伤较轻，预后亦较好。

急性硬脑膜下血肿发生率最高达70%，亚急性硬脑膜下血肿约占5%。两者致伤因素与出血来源基本相同，均好发于额颞顶区。临床病程发展的快慢，则据脑原发损伤的轻重、出血量及个体代偿能力的不同而异。慢性硬脑膜下血肿约占25%，多是单纯型硬脑膜下血肿。

(一)急性硬脑膜下血肿

1.伤因与病理

急性硬脑膜下血肿大都是由脑挫裂伤皮质血管破裂引起出血，基本上均属复合型硬膜下血肿。如果加速性损伤所致脑挫裂伤，血肿多在同侧；而减速性损伤所引起的对冲性脑挫裂伤出血常在对侧；一侧枕部着力的患者，在对侧额、颞部前份发生复合型硬膜下血肿，甚至同时并发脑内血肿；枕部中线着力易致双侧额极、颞尖部血肿；当头颅侧方受到打击时，伤侧可引起复合型硬膜下血肿，即硬膜下及脑内血肿；头颅侧方碰撞或跌伤时，同侧多为复合性硬膜下血肿或硬膜外血肿，对侧可致单纯性和(或)复合型硬膜下血肿；另外，前额部遭受暴力，不论是打击还是碰撞，血肿往往都在额部，很少发生在枕部，而老年人则常引起单侧或双侧单纯性硬膜下血肿。

2.临床表现

复合性硬脑膜下血肿发生后首先使原来的神经症状加重，进而出现急性颅内压增高及脑疝征象。患者伤后意识障碍严重，常无典型的中间清醒期或只表现意识短暂好转，继而迅速恶化，一般表现为持续性昏迷或意识障碍程度进行性加重。由于病情进展迅速，多很快出现血肿侧瞳孔散大，不久对侧瞳孔亦散大，肌张力增高，呈去脑强直状态。而单纯性硬脑膜下血肿伴有的原发性脑损伤多较轻，似硬膜外血肿，常有中间清醒期，出血量一般较复合型者为多，如及时将血肿清除，多可获得良好的效果。

局灶性体征：伤后早期可因脑挫裂伤累及某些脑功能区，伤后即有相应的体征，如偏瘫、失语、癫痫等；若是在观察过程中有新体征出现，系伤后早期所没有的或是原有的阳性体征明显加重等，均应考虑颅内继发血肿的可能。

3.诊断与鉴别诊断

颅脑损伤后，原发昏迷时间较长或原发昏迷与继发性意识障碍互相重叠，表现为昏迷程度不断加深，并随之出现脑受压及颅内压增高的征象，特别是伴有局灶体征者，即应高度怀疑急性硬脑膜下血肿；行辅助检查诊断，切勿观望，不要等到瞳孔散大、对侧偏瘫、昏迷加深及生命征紊乱等典型脑疝综合征出现，以致延误病情，应该及早进行CT检查。另外，对小儿及老人急性硬脑膜下血肿的诊断，应注意其临床表现各具特点；小儿脑受压症状出现较早、较重，有时脑挫裂伤不重但脑水肿或肿胀却很明显，易有神经功能缺损，癫痫较多，预后较成人差；老年人因血管硬化、脑萎缩，脑的活动度大，故轻微头伤也可造成严重损害，故急性硬脑膜下血肿多属对冲性复合型血肿，常伴有脑内血肿，虽然脑水肿反应没有青年人重，但组织修复能力差，恢复慢，并发症多，死亡率亦高。

辅助检查首选CT扫描，既可了解脑挫裂伤情况，又可明确有无硬脑膜下血肿；颅骨X线片检查，约有半数患者可出现骨折，但定位意义没有硬膜外血肿重要，只能用作分析损伤机制的参考;头 CT 显示:颅骨内板与脑表面之间新月形高密度影,也可为混杂密度或等密度。

4.治疗与预后

(1)非手术治疗:急性硬脑膜下血肿无论手术与否,均须进行及时、合理的非手术治疗,特别是急性血肿术后,尤为重要。虽有个别急性硬脑膜下血肿可以自动消散,但为数甚少,不可存侥幸心理,事实上仅有少数病情发展缓慢的急性硬脑膜下血肿患者,如果原发脑损伤较轻,病情发展迟缓,才可采用非手术治疗。适应证为:神志清楚、病情稳定、生命征基本正常,症状逐渐减轻;无局限性脑压迫致神经功能受损表现;CT 扫描脑室、脑池无显著受压,血肿在 40 mL 以下,中线移位不超过 10 mm;颅内压监护压力在 3.3~4.0 kPa(25~30 mmHg)。

(2)手术治疗:大多数急性硬脑膜下血肿病情发展快,伤情重,尤其是特急性病例,死亡率高达 50%~80%,一经诊断,刻不容缓,应争分夺秒,尽早施行手术治疗。手术方法的选择须依病情而定,根据血肿是液体状(多为单纯性硬脑膜下血肿和亚急性硬脑膜下血肿)或固体凝血块(多为复合性硬脑膜下血肿),分别采用不同的手术方法。常用的手术方法包括:钻孔冲洗引流术、颞肌下减压术、骨瓣开颅血肿清除术+去骨瓣减压术和标准外伤大骨瓣开颅术。

钻孔冲洗引流术:只适合术前没有条件行 CT 检查或病情进展太快,来不及 CT 定位的紧急钻孔探查,则应按致伤机制及着力点,结合患者临床表现作出定位,然后按序钻孔。若属对冲性损伤,应首先在颞前部钻孔,其次是额部,然后顶部;若系直接冲击伤,则先在着力部,继而于对冲部位钻孔探查。发现血肿后,应将钻孔稍加扩大,以方便冲洗和清除血肿。如为液状血肿,又无活动性出血时,可于血肿较厚的部位再多作 1~2 个钻孔,然后经各孔间插管冲洗常可将血肿大部排出。此时,若颅内高压得以缓解,脑搏动良好,即可终止手术。于低位留置引流管一根,持续引流 24~48 小时,分层缝合头皮。小儿急性硬膜下血肿囟门未闭者可经前囟侧角穿刺反复抽吸逐渐排出,若属固态血肿则需钻孔引流或开颅清除血肿。

常规手术入路与操作:急性硬脑膜下血肿往往与脑挫裂伤和脑内血肿并存,且多位于对冲部位的额叶底区和颞极区,易发生于两侧,故多需采用开颅手术清除血肿及去骨瓣减压术。①骨瓣开颅切口:按血肿部位不同,分别采取相应骨瓣开颅。因额叶底和额极的对冲伤最为多见,常采用额颞区骨瓣或双侧前额区冠状瓣开颅,具有手术野显露广泛和便于大范围减压的优点,但其缺点为不能充分显露额极区与颞极区及脑的底面,难以彻底清除上述部位坏死的脑组织及对出血源止血。对损伤严重者可采用标准外伤大骨瓣开颅术。如血肿为双侧,对侧亦可采用相同切口。②钻孔减压:对于脑受压明显,估计颅内压显著升高者,可先在设计的颞区切口线上做小的切开,颅骨钻孔后,切开硬脑膜,清除部分血肿,迅速减轻脑受压。如系两侧血肿,也用同法将对侧血肿放出后再继续扩大开颅完成手术全过程。这样可以避免加重脑移位,防止脑膨出和脑皮质裂伤及损伤脑的重要结构。③清除血肿:翻开硬脑膜瓣后,先用生理盐水冲洗术野及冲洗出骨瓣下较远部位脑表面的血液,吸除术野内的血块和已挫裂失活的脑组织。对脑皮质出血用双极电凝耐心细致地加以止血。然后分别从颅前窝底和颅中窝底将额叶和颞叶轻轻抬起,探查脑底面挫裂伤灶。用吸引器清除失活的脑组织,并彻底止血。最后用大量生理盐水冲洗术野。④减压:应视情况而定。如损伤以出血为主,脑挫裂伤不重,血肿清除后见脑组织已自行塌陷、变软、波动良好者,只需将颞极区做适当切除,行颞肌下减压即可;如血肿量不太多,脑挫裂伤较重,血肿清除后仍有明显脑肿胀或出现急性脑膨出,并确已证明无其他部位血肿时,在应用脱水药物的同时将额极区和颞极区做适当切除,并弃去骨瓣,行颅内外减压术。

注意事项:在翻开骨瓣切开硬脑膜时,要特别注意观察,如果硬脑膜很紧张,脑压很高,最好

用宽的脑压板经硬脑膜的小切口伸入硬脑膜下将脑皮质轻轻下压，然后迅速将硬脑膜切口全部剪开，或者先经硬脑膜小切口(可多处)清除部分血肿减压后再扩大硬脑膜切口，这样可以在切开硬脑膜的过程中，避免严重肿胀的脑组织由切口中膨出，造成脑皮质裂伤。

标准外伤大骨瓣开颅术：主要用于治疗单侧急性幕上颅内血肿和脑挫裂伤，特别是伴有脑疝者更适合。因为标准外伤大骨瓣开颅术能达到下列手术要求：①清除额颞顶硬脑膜外、硬脑膜下及脑内血肿；②清除额叶、颞前及眶回等挫裂伤区坏死脑组织；③控制矢状窦桥静脉、横窦及岩窦撕裂出血；④控制颅前窝、颅中窝颅底出血；⑤修补撕裂硬脑膜，防止脑脊液漏等。大量临床应用证明标准外伤大骨瓣开颅术[(10～12)cm×(12～15)cm]比经典骨瓣[(6～8)cm×(8～10)cm]疗效好，而且改良后用于双侧硬脑膜下血肿脑挫裂伤患者。目前已在国外广泛推广应用，取得肯定的疗效。临床证明标准外伤大骨瓣开颅术能清除约95%单侧幕上颅内血肿，另外5%幕上顶后叶、枕叶和颅后窝血肿则需行其他相应部位骨瓣开颅术。例如，顶后和枕部颅内血肿应该采用顶枕瓣、颅后窝血肿则需要行颅后窝直切口或倒钩切口、双额部颅内血肿应该采用冠状瓣切口等。

标准外伤大骨瓣开颅手术方法：①手术切口开始于颧弓上耳屏前1 cm，于耳郭上方向后上方延伸至顶骨正中线，然后沿正中线向前至前额部发际下。若颅脑伤患者术前病情急剧恶化，出现脑疝症状时，应首先采取紧急颞下减压术。在颞部耳郭上方迅速切开头皮，分离颞肌，颅骨钻孔，用咬骨钳扩大骨窗，迅速切开硬脑膜，放出并吸除部分血肿。紧急颞下减压术能暂时有效地降低颅内高压，缓解病情。然后应该继续行标准外伤大骨瓣开颅术。②采用游离骨瓣或带颞肌骨瓣，顶部骨瓣必须旁开正中线矢状窦2～3 cm。③对于已采取紧急颞下减压术的患者，从原来颞部硬脑膜切开处开始做T字弧形硬脑膜切开。若未曾采取紧急颞下减压术的患者，应从颞前部开始切开硬脑膜，再做T字弧形切开硬脑膜。硬脑膜切开后可以暴露额叶、颞叶、顶叶、颅前窝和颅中窝。④脑膜切开后，采用冲洗、吸引和杯状钳等轻柔去除硬脑膜下血肿。血肿清除后，仔细寻找出血来源。对于脑表面动静脉破裂出血者采用双极电凝止血；对于矢状窦静脉出血双极电凝止血无效时，宜采用吸收性明胶海绵止血或肌片填塞止血。脑挫裂伤通常发生在额叶前部、额叶底部和颞叶。对于肉眼所见的挫裂伤坏死脑组织应彻底吸除；对于颞上回后部、中央沟附近、顶叶或枕叶等重要功能区挫裂伤组织应慎重处理。若这些功能区挫裂伤组织确实坏死，则应吸除。脑内血肿最常见的部位是额叶和颞叶。脑内血肿可发生于脑浅表组织同脑挫裂伤并存，也可单独发生于脑深部组织。对于直径>1 cm浅表脑内血肿应予以手术清除。对于脑深部血肿应慎重处理，若深部脑内血肿造成颅内高压、脑移位或神经功能障碍时，则应小心分开脑组织，暴露和清除深部脑内血肿；对于未引起颅内高压和神经功能障碍的较小脑深部血肿，则不必采用外科手术清除，血肿可自行吸收。硬脑膜切开后，有时会出现急性脑肿胀和脑膨出。手术过程中急性脑肿胀、脑膨出的原因主要包括脑血管张力自主调节能力丧失，当硬脑膜切开或血肿清除减压后，脑血管被动性扩张，脑充血脑肿胀形成；手术同侧或对侧术前已存在的颅内血肿或手术过程中形成的新血肿。对于其他颅内血肿应该给予手术清除；对于脑血管张力自主调节能力丧失所致的脑肿胀患者，目前最有效的治疗措施是控制性低血压，收缩压控制在8.0～12.0 kPa，时程2～4分钟，以减轻脑充血和脑肿胀。在实施控制性低血压时可同时给予甘露醇和过度通气。控制性低血压时程不宜过长，以免造成缺血性脑损害。目前通常使用的控制性低血压药物是硫喷妥钠。给药方法：成人先静脉注射500 mg，必要时加大剂量至75 mg/kg；另外，术前或术中给予降温处理，也能有效地减轻脑肿胀和脑充血，绝大多数患者经过上述治疗后能有效地控制脑肿胀和脑膨出，若经过上述治疗措施仍无效，可考虑实施部分额叶或颞叶切除术。⑤颅内手术完毕后，应尽一切可能缝合硬脑膜，若因脑张力大硬脑膜无法缝合时，应采用腱膜或其他组织修补缝合硬脑膜。缝合硬脑膜的理由：防止术后硬脑膜外渗血进入蛛网膜下腔；减少术后大脑皮层与皮下组织的粘连；减少术后脑脊液漏和脑脊液切口漏；减少术后硬脑膜下脑内感染；防止脑组织从切口膨出；减少术后外伤性癫痫发生率。硬脑膜缝合完毕，放回并固定骨瓣，缝合手术切口。在手术缝合过程中，手术区放置引流管，用于引流手术部位渗血和渗液。术后脑室放置引流管，用于监测颅内压，颅内压高时可用于放脑脊液以降低颅内压。

(二)亚急性硬脑膜下血肿

其形成机制、症状与急性型相似，不同的是进展较慢，常在脑挫裂伤的基础上，逐渐出现颅内压增高症状，出现新的神经体征或原有体征加重，甚至出现脑疝。若外伤后病情发展较缓已为期4～12天，曾有中间意识好转期，继而加重，并出现眼底水肿及颅内压增高症状，则往往伴有亚急性硬脑膜下血肿。这类血肿要与继发性脑水肿相鉴别。MRI不仅具有能直接显示损伤程度与范围的优点，同时对处于CT等密度期的血肿有独到的效果，因红细胞溶解后高铁血红蛋白释出，T_1、T_2像均显示高信号，故有其特殊优势。所以，磁共振成像对于亚急性硬脑膜下血肿的诊断优于CT扫描。亚急性硬脑膜下血肿中，有部分原发性脑损伤较轻，病情发展较缓的病例，亦可在严密的颅内压监护下或CT扫描动态观察下，采用非手术治疗获得成功。但治疗过程中如有病情恶化，即应改行手术治疗，任何观望、犹豫都是十分危险的。手术方法的选择须依病情而定，根据血肿是液体状或固体凝血块，分别采用钻孔冲洗引流术及骨瓣开颅血肿清除术。

(三)慢性硬脑膜下血肿

慢性硬脑膜下血肿是指头部伤后3周以上出现症状，血肿位于硬脑膜与蛛网膜之间，具有包膜的血肿。本病好发于小儿及老年人，占颅内血肿的10%，占硬脑膜下血肿的25%。起病隐匿，临床表现多不明显，容易误诊。从受伤到发病的时间，一般在1～3个月，文献中报告有长达34年之久者。

1.病因与病理

血肿形成和逐渐扩大的机制尚无统一认识。一般将慢性硬脑膜下血肿分为婴幼儿型及成人型。成人型绝大多数都有轻微头部外伤史，老年人额前或枕后着力时，脑组织在颅腔内的移动较大，易撕破脑桥静脉，其次静脉窦、蛛网膜粒等也可受损出血。一般血肿的包膜多在发病后5～7天开始出现，到2～3周基本形成，为黄褐色或灰色结缔组织包膜，靠蛛网膜一侧包膜较薄，血管很少，与蛛网膜粘连轻微，易于剥开，靠硬脑膜一侧包膜较厚，与硬脑膜紧密粘连，该层包膜有丰富的新生毛细血管，血浆不断渗出，有时见到毛细血管破裂的新鲜出血。非损伤性慢性硬脑膜下血肿十分少见，可能与动脉瘤、脑血管畸形或其他脑血管疾病有关。慢性硬脑膜下血肿扩大的原因，可能与患者脑萎缩、颅内压降低、静脉张力增高及凝血机制障碍等因素有关。

婴幼儿慢性硬脑膜下血肿以双侧居多，常因产伤引起，产后颅内损伤者较少，一般6个月以内的小儿发生率最高，此后则逐渐减少，不过外伤并非唯一的原因，除由产伤和一般外伤引起外，营养不良、维生素C缺乏病、颅内外炎症及有出血性体质的儿童，甚至严重脱水的婴幼儿，也可发生本病。出血来源多为大脑表面汇入上矢状窦的脑桥静脉破裂所致，非外伤性硬脑膜下血肿则可能由全身性疾病或颅内炎症所致的硬脑膜血管通透性改变引起。

慢性硬脑膜下血肿的致病机制主要在于占位效应引起颅内高压，局部脑受压，脑循环受阻、脑萎缩及变性，且癫痫发生率高达40%。为期较久的血肿，其包膜可因血管栓塞、坏死及结缔组织变性而发生钙化，以致长期压迫脑组织，促发癫痫，加重神经功能缺失。甚至有因再出血内膜破裂，形成皮质下血肿的报道。

2.症状与体征

一般把临床表现归纳为4类。

(1)颅内压增高症状，一般呈慢性颅内压增高表现，有头疼及眼底水肿等。

(2)智力、精神症状：如记忆力和理解力减退、智力迟钝、精神失常。

(3)局灶性症状：如偏瘫、失语、偏侧感觉障碍等，但均较轻。

(4)婴幼儿患者，前囟膨隆，头颅增大，可误诊为先天性脑积水。

国外有人将慢性硬脑膜下血肿的临床表现分为四级。Ⅰ级：意识清楚，轻微头疼，有轻度神经功能缺失或无；Ⅱ级：定向力差或意识模糊，有轻偏瘫等神经功能缺失；Ⅲ级：木僵，对痛刺激适当反应，有偏瘫等严重神经功能障碍；Ⅳ级：昏迷，对痛刺激无反应，去大脑强直或去皮质状态。

3.诊断与鉴别诊断

由于这类患者的头部损伤往往轻微，出血缓慢。加以老年人颅腔容积的代偿间隙较大，故常有短至数周、长至数月的中间缓解期，可以没有明显症状。当血肿增大引起脑压迫及颅内压升高症状时，患者早已忘记外伤的历史或因已有精神症状、痴呆或理解能力下降，不能提供可靠的病史，所以容易误诊。因此，在临床上怀疑此症时，应尽早施行辅助检查，明确诊断。以往多采用脑超声波、脑电图、核素脑扫描或脑血管造影等方法辅助诊断。近年来临床都采用CT扫描，不但能提供准确诊断，而且能从血肿的形态上估计其形成时间，而且能从密度上推测血肿的期龄。一般从新月形血肿演变到双凸形血肿，需3～8周，血肿的期龄平均在3.7周时呈高密度，6.3周时呈等密度，至8.2周时则为低密度。但对某些无占位效应或双侧慢性硬膜下血肿的患者，MRI更具优势，对呈等密度时的血肿或积液均有良好的图像鉴别。

慢性硬脑膜下积液，又称硬脑膜下水瘤，多数与外伤有关，与慢性硬膜下血肿极为相似，甚至有作者认为硬膜下水瘤就是引起慢性血肿的原因。鉴别本要靠CT或MRI，否则术前难以区别。

大脑半球占位病变：除血肿外其他尚有脑肿瘤、脑脓肿及肉芽肿等占位病变，均易与慢性硬膜下血肿发生混淆：区别主要在于无头部外伤史及较为明显的局限性神经功能缺损体征。确诊亦需借助于CT、MRI或脑血管造影。

正常颅压脑积水与脑萎缩：这两种病变彼此雷同又与慢性硬膜下血肿相似。均有智能下降和(或)精神障碍、不过上述两种病变均无颅内压增高表现，且影像学检查都有脑室扩大、脑池加宽及脑实质萎缩为其特征。

4.治疗与预后

目前，对慢性硬脑膜下血肿的治疗意见已基本一致，一旦出现颅内压增高症状，即应施行手术治疗，而且首选的方法是钻孔引流，疗效堪称满意，如无其他并发症，预后多较良好。因此，即使患者年老病笃，亦需尽力救治，甚至进行床旁锥颅引流，只要治疗及时，常能转危为安。现存的问题主要是术后血肿复发率仍较高，还有部分患者出现硬膜下积液，经久不愈，因此术后治疗不可忽视。

(1)钻孔冲洗引流术：根据血肿的部位和大小选择前后两孔(一高一低)。也有临床研究证明单孔钻孔冲洗引流术与双孔钻孔冲洗引流术的疗效基本相同，故不少临床医师采用单孔钻孔冲洗引流术。

于局麻下，先于前份行颅骨钻孔，进入血肿腔后即有陈旧血凝血块及棕褐色碎凝血块流出，然后用硅胶管或 8 号尿管小心放入囊腔，长度不能超过血肿腔半径，进一步引流液态血肿。同样方法于较低处(后份)再钻孔，放入导管，继而通过两个导管，用生理盐水轻轻反复冲洗，直至冲洗液变清为止。术毕，将两引流管分别另行头皮刺孔引出颅外，接灭菌密封引流袋。采用单孔钻孔冲洗引流术者，术中需注意排气。

(2)前囟侧角硬脑膜下穿刺术：小儿慢性硬脑膜下血肿，前囟未闭者，可经前囟行硬膜下穿刺抽吸积血，选用针尖斜面较短的肌肉针头，经前囟外侧角采用 45°角斜行穿向额或顶硬膜下，进针 0.5～1.0 cm 即有棕褐色液体抽出，每次抽出量以 15～20 mL 为宜。若为双侧应左右交替穿刺，抽出血液常逐日变淡，血肿体积亦随之减小，如有鲜血抽出和(或)血肿不见缩小，则需改行剖开术。

(3)骨瓣开颅慢性硬膜下血肿清除术：适用于包膜较肥厚或已有钙化的慢性硬膜下血肿。开颅方法已如前述，掀开骨瓣后，可见青紫增厚的硬脑膜，先切开一小孔，缓缓排出积血，待颅内压稍降后瓣状切开硬膜及紧贴其下的血肿外膜，一并翻开可以减少渗血。血肿内膜与蛛网膜多无愈着，易于分离，应予切除，但不能用力牵拉，以免撕破内外膜交界缘，该处容易出血，可在近缘 0.5 cm处剪断。术毕，妥善止血，分层缝合硬脑膜及头皮各层、血肿腔置管引流 3～5 天。对双侧血肿应分期、分侧手术。

(4)术后处理：除一般常规处理外，可将床脚垫高，早期补充大量液体(每天 3 500～4 000 mL)，避免低颅压，利于脑复位。记录每 24 小时血肿腔的引流量及引流液的颜色，如引流量逐渐减少且颜色变淡，表示脑已膨胀，血肿腔在缩小，3～5 天后即可将引流管拔除。如颜色为鲜红，多示血肿腔内又有出血，应及时处理。病情稳定好转并拔管后，可早期实施高压氧治疗，改善脑组织相对缺氧状态，以利于脑复张，减少血肿复发和慢性硬膜下积液发生。

5.外伤性硬膜下积液

外伤性硬膜下积液又称硬膜下水瘤，是外伤后硬膜下出现的脑脊液积聚，发病率占颅脑损伤的 0.5%～1.0%，以老年人多见。硬膜下积液的原因不清，多认为系外伤引起蛛网膜破裂形成活瓣，使脑脊液进入硬膜下腔不能回流，或液体进入硬膜下腔后，蛛网膜裂口处被血块或水肿阻塞而形成。有急、慢性之分，急性少见，无包膜，慢性形成晚，有完整的包膜。临床表现似硬膜下血肿。CT 表现为一侧或双侧颅骨内板下方新月形低密度区，以双侧额颞区多见，常深入到前纵裂池，呈 M 型，CT 值 7 Hu 左右。MRI 表现为 T_1WI 为低信号，T_2WI 为高信号。可演化为硬膜下血肿，也可自行吸收。治疗以保守治疗为主，不吸收者可钻孔冲洗引流术或分流术。

四、脑内血肿

头部外伤后在脑实质内形成血肿称为外伤性脑内血肿。可以发生在脑组织的任何部位，多数为急性血肿。在迟发性颅内血肿中脑内血肿最常见。一般认为，幕上出血量达 20 mL、幕下出血量达 10 mL 称为血肿，因为临床上患者达到这一出血量即可导致急性脑受压症状，否则称为出血。当然，颅内血肿是否引起脑受压状态，取决于血肿量、血肿部位、血肿形成速度，是否合并脑挫裂伤和脑水肿程度等诸多因素。在 CT 应用之前，文献报道脑内血肿在闭合性颅脑损伤中占 0.5%～1.2%。CT 应用之后其比例为 1.5%～8.3%。

(一)发病机制

脑内血肿多发生于脑挫裂伤较重的部位。浅部的出血系由于骨折后刺伤皮层小血管或挫裂伤区脑皮质血管破裂所致。对冲伤所造成血肿多位于额极及颞极处，而且血肿多接近脑表面，并多伴有硬膜下血肿，这是外力作用于脑组织时使脑组织在颅内快速移动额极、底部及颞极与顶骨及蝶骨嵴撞击摩擦所致，位于脑深部的血肿系外伤时脑组织受变形或剪应力作用造成深部血管的撕裂伤所致。位于基底核区、丘脑或脑室壁附近的血肿较大时，可破入脑室致脑室内出血。此类患者往往病情危重，预后不佳。

（二）病理改变

急性脑内血肿初期为凝血块，形状不规则，常与挫裂伤或坏死的脑组织相混杂。4～5 天后血肿开始液化，血肿颜色逐渐变为酱油样或棕褐色陈旧性血液，周围有胶质细胞增生，脑组织内水肿也较明显。随着时间的延长，血肿逐渐变为黄褐色液体，血肿周围包膜形成，包膜为增生的胶质纤维和神经胶质，至 2～3 周包膜也较完整，少数可出现钙化。血肿周围脑组织可见含铁血黄素沿着。脑沟变平、脑回变宽、变软，触之有波动感，此时周围脑水肿已减轻，多无明显颅内压增高。

（三）血肿部位

外伤性脑内血肿可发生于脑内任何部位，但其发生部位与受伤机制有直接关系。临床上最常见的部位为额颞叶前部，约占 80％，常为对冲性脑挫裂伤所致。其次为顶叶、枕叶约占 10％，其他则分布于基底核区、小脑、脑室内和脑干等处。在加速性损伤中，血肿多发生于外力直接作用的部位，而在减速性损伤中血肿多发生于外力作用的对冲的部位。了解受伤机制与血肿部位的关系，有助于对一些已经发生脑疝特别危重，没有时间进行 CT 扫描的患者手术时决定开颅手术部位。

（四）临床表现

脑内血肿的临床表现与血肿的部位、大小及所伴随的脑损伤程度等密切相关。脑内血肿较小、脑挫裂伤较局限者伤后意识障碍较轻、持续时间较短，多有中间清醒期；而脑挫裂伤广泛、血肿较大或深部血肿破入脑室者，伤后意识障碍多较深，且进行性加重，无中间清醒期，病情变化快，容易发生脑疝。如位于非功能区体积较小的血肿且伴随的脑挫裂伤较轻者，则可能无明显的神经缺失症状。而对于因对冲性脑挫裂伤较重的额、颞叶前部的血肿患者，则有明显颅内压增高症状，而无神经系统定位症状和体征。位于功能区附近血肿，除了颅内压增高症状外还会出现神经系统功能缺失症状、体征。如位于运动区及语言中枢及附近血肿可出现偏瘫、失语，并可出现局灶性癫痫。位于基底区者出现“三偏征”。位于小脑的血肿表现为肢体共济失调及平衡功能障碍。脑干血肿则病情凶险，意识障碍。并伴有高热和生命体征改变。

（五）辅助检查

CT 扫描是诊断颅内血肿最简便、最有效的辅助检查，对于急性出血应首选 CT 检查。主要表现脑内圆形或不规则形高密度影，急性期 CT 值为 50～90 Hu，周围有低密度的水肿带。占位效应明显者可见脑室、脑池受压变形和中线结构移位等。同时还可发现其所伴随的脑挫裂伤、蛛网膜下腔出血或其他部位血肿等情况。3 天后，血肿周围部分的血红蛋白开始溶解、破坏并被周围巨噬细胞吞噬，周围部分出血密度开始降低，中心部分仍为高密度，随着时间推移，血肿中心的高密度范围逐渐缩小，至出血后 1 个月时，通常整个血肿呈等密度或低密度。

颅内出血的 MRI 表现比较复杂，其信号强度随出血量不同而异。新鲜出血时，理论上 T_1 和 T_2 相应为等信号，但由于血肿初期蛋白含量较低，质子密度较高，或由于血肿内水分增加，可使血肿的 T_1 和 T_2 弛豫时间稍长于脑组织，所以 T_1 相常表现为稍低信号，T_2 相对稍高信号；但在高磁场 MR 机成像时 T_1 相则表现为等信号。出血数小时后，红细胞内的血红蛋白逐渐转变为脱氧血红蛋白，它可使 T_2 弛豫时间缩短，T_2 相上呈低信号，T_1 相依据急性血肿的不同时期可呈等信号、稍低信号、稍高信号或高信号。出血 3～6 天开始，T_1 相上常表现为高信号环，而血肿中心部分为低或等信号。而此期的 T_2 相表现较复杂，既可是高信号，也可是低信号。出血 2 周后，红细胞已溶解，出现含铁血红素沉积，并主要位于血肿壁，所以在 T_1 相上常表现为血肿周围一低信号环，呈慢性血肿的特点。因此，对诊断颅内血肿而言，急性期应首选 CT 扫描而非 MRI 扫描。

(六)诊断与鉴别诊断

根据病史，临床表现，结合头颅 CT 扫描辅助检查，发现脑内异常高密度影，周围低密度水肿带及合并脑挫裂伤或其他颅内血肿即可做出外伤性脑内血肿的诊断。在 CT 应用之前，其诊断有一定困难，CT 应用之后诊断就变得容易了。对于没有 CT 设备的医疗单位或病情危急来不及行头颅 CT 扫描者应根据受伤机制分析脑内血肿可能的发生部位进行钻孔探查，以发现血肿，以免遗漏。本病应注意与单纯脑挫裂伤、局限性脑水肿或其他类型颅内血肿相鉴别。

(七)治疗

1.非手术治疗

对于意识清楚、病情进展缓慢、临床症状较轻、无明显颅内压增高、幕上血肿＜30 mL，幕下血肿＜10 mL，中线结构无明显移位者，或年老体弱者并有其他脏器严重疾病者，可采取非手术治疗，给予脱水、利尿、止血、防治感染等手术治疗，但非手术治疗期间应严密观察病情变化，特别是位于颞叶的血肿，因容易发生颞叶钩回疝。如病情呈进行性加重，应及时复查头颅 CT，必要时改为手术治疗。少数慢性颅内血肿患者，由于血肿已囊变、颅内压不高，则无须特殊处理，除非有顽固性癫痫发作，否则也不需要手术治疗。

2.手术治疗

脑内血肿的手术指征与其他类型的外伤性颅内血肿一样，包括临床症状体征加重者、头颅 CT 扫描幕上血肿＞30 mL、颞叶血肿＞20 mL 或幕下血肿＞10 mL 并有急性颅内压增高和占位效应者。手术目的是清除血肿，控制颅内出血，降低颅内压，防止脑移位和脑疝形成。手术方法：一般采用骨瓣或骨窗开颅，清除硬膜下血肿及破碎坏死的脑组织后，采用脑针试行穿刺脑内血肿后予以清除，对血肿腔周围彻底止血。若血肿破入脑室应沿破口进入脑室系统，尽量清除其内的血肿块。术后行持续脑室外引流。清除血肿后若脑肿胀仍明显、颅内压高者应去除骨瓣减压。手术清除血肿时应注意：①打开骨瓣时如发现颅腔张力很高、触之较硬者，应采取脱水、利尿或过度换气等使压力下降后先在硬膜上切一小口吸除部分血肿及坏死脑组织再扩大硬膜切口，翻开硬膜。否则在颅压很高的情况下骤然打开硬膜会形成急性脑膨出，引起脑组织嵌顿，加重原有的脑损伤；②如果清除血肿后颅压仍未下降或降低后又出现颅压高甚至脑膨出应该查明原因，如是否其他部位还有血肿并做相应处理；③对于位于深部的血肿则不必勉强清除，血肿可自行吸收；④清除血肿时应注意保护功能区脑组织。

(八)预后

由于外伤性急性脑内血肿常伴有严重的脑挫裂伤，死亡率很高，文献报道约 45%。死亡的原因包括血肿本身的影响及脑挫裂伤、蛛网膜下腔血肿出血、脑水肿等合并伤所带来的一系列问题。本病术后遗留神经功能缺失和癫痫发生率较其他颅内血肿高。对于亚急性和慢性血肿，只要及时治疗，方法得当，则预后较好。

迟发性脑内血肿，是 1977 年 Frech 和 Dubin 根据 CT 扫描结果最早提出来的一个影像学概念，是指头部外伤后首次头颅 CT 扫描未发现的脑内血肿，经过一段时间重复 CT 扫描或手术、

尸检发现的血肿，或是清除血肿一段时间后又在脑内不同部位发现血肿者，其发生率为1%～10%，多见于年龄较大的颅脑损伤患者，发病高峰常在脑挫裂伤后3天内或清除其他脑内血肿突然减压之后。低血压、低氧血症、全身凝血功能障碍及手术减压早期应用脱水剂、过度通气降颅压等对迟发性脑内血肿的发生起到促进作用。本病的临床特点是：中老年人减速性暴力所致的中重型颅脑损伤，伤后3～6天临床症状和体征逐渐加重，或出现局限性癫痫，意识进行性恶化，特别是有低血压、脑脊液外引流或过度换气或强力脱水的病例，应及时复查CT，以便尽早诊断及治疗。提高本病的诊疗水平关键是加强病情观察，尽早复查CT，以及时诊断迅速清除血肿。本病预后较差，死亡率为25%～55%。

五、脑室出血

外伤性脑室出血临床上相对少见，多数患者伴有严重的颅脑外伤。其特点是伤情重，预后差，死亡率较高。临床上单纯脑室内出血较少见，大部分患者常合并有弥漫性轴索损伤、脑挫裂伤，颅内血肿及颅骨骨折等其他脑损伤。

(一)发病机制

原发性脑室出血由脑室壁及脑室内血管如脉络丛血管破裂出血引起，而继发性脑室内出血则是外伤时致脑实质内出血形成血肿并破入脑室所致。外伤性原发性脑室内出血的机制尚不完全明确，有部分学者认为是沿矢状方向的外伤作用于头部，在脑室壁受伤的瞬间，突然发生向前向后移动、变形，使脑室壁上的室管膜受到负压吸引，同时受到脑脊液的强力作用，也促使中线部位的胼胝体、室管膜及脉络丛结构受到重力的作用致血管破裂，血液淤积于脑室。也有学者认为有些病例是脑室壁上的隐匿性血管畸形在外伤时由于外力作用使其破裂出血所致。总之，脑室受伤瞬间脑室变形，负压形成及剪应力作用使脑室壁破裂致室管膜下血管及脉络丛血管损伤出血，可能是外伤性原发性脑室内出血主要原因。

(二)临床表现

外伤性脑出血病情较复杂，由于常常伴有其他严重的颅脑损伤，所以其临床表现与一般的颅脑损伤并无太大区别和特异性，根据患者的出血部位、出血量的多少及累及脑室的多少、是否伤及中线结构而有不同。临床上患者可表现为意识障碍，伤后持续昏迷或昏迷持续加重，如出血量多累及全脑室系统同时脑损伤严重如伴有下丘脑、脑干损伤者，除了严重意识障碍外常有消化道出血、高热、抽搐、呼吸节律改变等；也有部分单纯性脑室内出血，其他脑伤较轻者仅有较轻意识障碍，仅表现头痛、烦躁或淡漠，无明显定位体征。生命体征不同程度的变化，临床上发热患者较多，这与脑室内出血后对视丘下部的刺激有关。神经系统检查可见脑膜刺激征、脑干损伤体征及神经系统定位体征，这与伴发的脑损伤有关。有部分患者早期症状较轻，但可突然出现昏迷、抽搐、去皮质强直发作、呼吸停止等，应予高度重视。

(三)辅助检查

头颅CT扫描见脑室系统不同程度高密度影，可表现为单侧或双侧脑室出血，有些表现为全脑室系统积血，脑室铸型。部分患者伴有蛛网膜下腔出血，有脑挫伤、颅内血肿。少数脑室内出血可以由脑室内病变引起，最常见为脑血管畸形。血管畸形可完全位于脑室内，也可以部分位于脑室旁，以侧脑室最为常见。出血可以局限在脑血管畸形部位，也可以充满脑室。若CT扫描不易鉴别，可行头颅MR检查。血管畸形在MR图像上容易显示，表现为血管流空、低信号或出血灶内信号不均质。血管畸形病灶小而出血量多时，血管畸形本身可能被掩盖。脑室旁血管畸形引起的脑室内出血，血管畸形部位脑实质内常可见到少量出血。

(四)诊断与鉴别诊断

外伤性脑室内出血由于缺乏特征性临床表现，仅凭临床症状体征难以诊断，进一步结合头颅CT扫描和患者外伤史，则诊断较容易。

在鉴别诊断方面，应注意与外伤性继发性脑室内出血相鉴别。特别是那些先有脑室内出血，后因意识丧失而跌倒致伤头部的病例。如前所述，原发性脑室出血与脑的解剖有密切关系，多是由于侧脑室侧壁脉络丛组织和室管膜血管破裂出血流入脑室所致。脑室周围1.5 cm区是由脉络膜前后动脉末梢分支组成的离心血管和一组由脑表面向脑室周围深入向心性血管所供血，两组动脉都是终末动脉分支不吻合，这些部位容易缺血、软化、梗死并出血破入脑室。原发性脑室出血的患者多数为高血压脑动脉粥样硬化的老年患者。这些病例多有高血压病史，常常伴有跌伤，除了脑室出血外，其他的脑伤往往比较轻，甚至不伴其他脑伤。总之，通过详细询问病史，结合影像学改变几乎都能做出鉴别诊断。

(五)治疗

外伤性脑室内出血的治疗应采取个体化治疗方案，除了考虑脑室积血处理，还应考虑其伴随颅脑损伤的处理，原则是引流清除脑室内积血、积液，降低颅内压。

持续脑室外引流适用于各种脑室内出血患者，通过持续脑室外引流可以清除脑室内积血，减少或防止梗阻性脑积水的发生，降低颅内压。根据头颅CT显示的脑室积血情况采取单侧或双侧脑室外引流。置管成功后对积血较多、引流不畅的患者，可以从引流管内注入尿激酶，每次2×10^4 U，夹管2～3小时后开放继续引流，每天1次，一般3～4天后脑室内积血多能清除。脑室引流期间应特别注意防止引流管脱落，注射尿激酶时应严格无菌操作防止继发感染。此外，应注意观察每天的引流量，引流管的高度应适当，过高引流不畅，过低易造成过度引流。拔管前应先夹闭引流管观察24小时，同时复查CT了解积血引流情况及脑室大小，依据具体病情决定是否拔管。

对于合并颅内血肿有明显占位效应或脑疝形成者应积极开颅手术清除血肿，术中尽量清除脑室内积血，术毕时行脑室引流，必要时也可从引流管内注入尿激酶。

对单纯脑室内积血、病情较轻、颅内压不高的病例也可采用多次腰穿或持续腰大池引流血性脑脊液，有助于缓解临床症状，减少脑积水的发生。

(六)预后

外伤性脑室内出血死亡率较高，文献报道高达31.6％(18/45)和35.4％～61.7％。国内两组病例报告分别为40％(18/45)和35.4％(17/48)。死亡原因与合并其他颅脑损伤、脑室内积血致脑脊液循环通路受限，脑室急剧膨胀，颅内压骤升及脑深部结构破坏有关。

六、创伤性颅后窝血肿

(一)流行病学

外伤性颅后窝血肿是一种特殊类型的颅内血肿，占颅内血肿的2.6％～6.3％。因颅后窝容量较小，为脑脊液经第四脑室流入蛛网膜下腔的孔道所在，并有重要生命中枢延髓位于此，较易引起急性梗阻性脑积水及枕骨大孔疝，导致中枢性呼吸、循环衰竭，死亡率高达15.6％～24.3％。随着CT的普及，大大提高了颅后窝血肿的早期检出率，使病死率明显降低。

(二)发生机制及病理生理

外伤性颅后窝血肿大多由于枕部直接暴力损伤所引起，暴力以减速伤多见，以枕部为着力点的跌倒伤和低高度坠落伤为主。按其发生的部位可分为硬膜外、硬膜下、小脑内及混合性血肿等，以硬膜外血肿占绝大多数，这与多数患者有枕骨骨折有关。不同于幕上外伤性血肿，单纯的外伤性颅后窝硬膜下血肿非常少见，这是因为颅后窝颅骨内表面较光滑且呈弧形，导致小脑挫伤和小脑血肿很少发生。血肿范围以单侧多见，双侧者少见。血肿往往位于骨折线处，有些可以超过中线累及双侧，少数可以向幕上发展形成骑跨横窦的血肿。出血主要来源：①静脉窦撕裂出血；②板障静脉出血；③硬脑膜血管出血；④小脑皮层表面血管或桥静脉出血；⑤小脑半球挫裂伤等。此外，枕部受力除易发生颅后窝血肿外，常并发额颞部对冲损伤，如脑挫裂伤伴硬膜下血肿、脑内血肿，文献报道约 20%的患者伴有幕上血肿。因此在早期重视颅后窝血肿可能诱发枕大孔疝的同时还须正确估价幕上脑组织损伤的程度和颅内压的情况，以便及时、全面、正确、有效地抢救患者。由于颅后窝代偿空间狭小，一旦发生颅内空间失代偿，患者的临床病情恶化进展就相当迅速，而且往往是致命的。

(三)临床表现

外伤性颅后窝血肿的临床表现缺乏典型特征，一般以进行性颅内压增高为主要表现。除非患者伴有原发性脑干损伤或伴有严重的幕上脑挫裂伤并血肿，单纯的幕下颅内血肿患者在伤后多不表现为持续的意识障碍。外伤早期意识障碍常较轻，可有中间清醒期，这种意识状态可能与硬膜外血肿多见有关。伤后烦躁往往是颅压增高的早期表现，剧烈头痛及频繁呕吐往往是血肿形成的早期症状之一。若血肿扩大，可发生进行性意识障碍，血肿增大到一定程度则可突然出现枕大孔疝导致脑干受压功能衰竭，如呼吸骤停、去大脑强直、双侧锥体束征等，甚至死亡，不容忽视。呼吸节律改变、小脑体征、颈部抵抗虽被认为是颅后窝血肿的特征性表现，但近年临床上这种特征性改变已较少见，一旦出现则预示病情凶险。患者较轻的临床表现和潜在的致命性后果之间的不一致性是外伤性颅后窝血肿的重要临床特征之一。

(四)影像学检查

1.X 线片

头颅侧位及汤氏位 X 线片，可显示枕骨骨折和邻近骨缝分离。

2.CT

头颅 CT 扫描最为方便、迅速，诊断准确率高，易于随诊复查，不仅可精确地显示血肿部位、血肿量及血肿与横窦、乙状窦、脑干等重要结构的关系，而且能提示第四脑室、环池的形态及颅内是否并发其他病变，是确诊和制订治疗方案的关键。CT 扫描时应注意充分显示后颅层面，要求扫描基线不可过高，同时扫描层面与枕鳞部夹角不可偏小，否则可漏诊颅后窝血肿，这在对有枕部着力致伤机制的颅脑损伤进行检查时尤应重视。此外，为获得良好图像，对躁动者可给予地西泮等镇静药后行 CT 扫描。

(五)诊断

颅后窝血肿的治疗关键在于早期诊断，而其诊断在很大程度上依赖于头颅 CT 检查。X 线片可提示枕骨骨折，但没有骨折不能排除血肿的存在。文献报道头部外伤后存在枕部软组织肿胀和枕骨骨折是发生颅后窝血肿的重要线索，对这些患者即使没有明显的临床症状也建议进行头颅 CT 检查，是避免漏诊的关键。故要高度重视枕部外伤史，对凡有枕部着力的外伤史，有/无枕骨骨折而出现头痛、呕吐症状进行性加重者，即应考虑有颅后窝血肿的可能，应尽早做 CT 扫描，以便早期发现颅后窝血肿，同时明确幕上伴随病变。临床查体时格外注意检查有无枕部头皮挫伤、头皮裂伤和头皮血肿，对枕部或乳突可见局部损伤者应警惕颅后窝血肿的可能。此外，需强调颅脑创伤早期动态观察患者病情变化的重要性。对已明确存在颅后窝小血肿、小脑挫伤的患者，在强调创伤早期密切注意患者病情变化的同时，即使在观察中患者的症状、体征没有明显变化，也应重视常规 CT 检查随访，以避免颅后窝血肿增大而延迟诊治；对于伤后首次头颅 CT 扫描阴性并不能除外迟发性颅内血肿的发生，必要时行 CT 复查，警惕颅后窝迟发血肿的可能。若病情危重而又无特殊检查条件者，必要时可直接施行手术探查，而不应为了强调某种检查而延误诊治。此外，对枕部伤合并幕上损害，当清除幕上血肿后，脑压仍明显高者应再探查颅后窝，对此应引起重视。总之，凡有以下体征者均提示有颅后窝血肿的存在：①向后跌倒或枕部受打击的病史；②枕部有伤痕；③枕骨骨折；④颅内高压症状、小脑症状或小脑与脑干结合性损伤症状，特别当这些症状呈进行性发展趋势者。最后，应重视横窦沟微型硬膜外血肿的诊断，即血肿在 3 mL左右的横窦沟处的小血肿，压迫横窦引发静脉回流受阻，致患侧脑组织弥漫性肿胀，颅内压升高，最终可发生颞叶沟回疝致使病情恶化，尤其当主侧横窦受累者。临床特征为伤后渐出现颅内压增高症状及体征，在 1 周左右达高峰，脱水治疗难以奏效，部分患者病情可急骤恶化，导致严重后果。

（六）治疗

外伤性颅后窝血肿的早期诊断与及时准确的治疗是降低死亡率，提高抢救成功率的关键。颅后窝容积较小，对占位性病变代偿差，脑内血肿又伴有挫伤水肿，血肿又邻近脑干，故外伤性颅后窝血肿一经确诊，应积极治疗，但是否手术应根据临床症状、体征和 CT 征象而决定。

1.保守治疗

若有下列表现可作为非手术治疗的参考指征：①出血量＜10 mL；②GCS 评分＞12 分；③CT提示第四脑室形态、大小和位置良好，且无环池受压、梗阻性脑积水征象；④颅内高压症状如头痛、呕吐、颈阻等不明显；⑤动态观察生命体征平稳者。治疗包括以脱水降低颅压及颅内压监测为主，期间应强调密切临床观察及头部 CT 动态复查，一旦病情有加重趋势，应调整方案，积极手术。

2.手术治疗

若患者有下列表现应及时手术治疗：①出血量≥10 mL；②CT 提示第四脑室、环池明显受压和（或）合并有阻塞性脑积水；③头痛、呕吐等颅内高压症状进行性加重，甚至出现意识状态突然变化；④开放性颅后窝损伤合并血肿；⑤保守治疗失败者；⑥横窦沟微型硬膜外血肿：部分横窦沟微小型硬膜外血肿经脱水降颅压等对症治疗，临床症状渐趋缓解，尤其是左侧非主侧横窦受压多能代偿，但保守治疗过程中，出现颅内高压症状进行性加重，应积极手术治疗，同时应警惕脱水治疗后由于颅内压暂时性下降，可因压力填塞止血作用减弱，致部分硬膜外血肿进一步扩大，甚至演变为较大的颅后窝硬膜外血肿。

3.手术策略

（1）幕上和幕下血肿共存时，根据其危害性决定手术先后顺序。

（2）就颅后窝硬膜外血肿而言，单纯的硬膜外血肿一般只需行血肿清除术，即使患者伴有梗阻性脑积水，术后也能很快缓解，而无须行脑室外引流术；但小脑挫伤伴小脑血肿患者同时伴有急性梗阻性脑积水，除了行小脑血肿清除、颅后窝减压术外还需要行侧脑室外引流术，待术后脑水肿消退后拔除外引流管。为预防小脑扁桃体上疝，脑脊液引流压力应保持在 Monro 孔水平线上 1.5～2.0 kPa(15～20 cmH_2O)。

(3)对于硬膜下血肿，骨窗应暴露横窦下缘，以利于发现和控制小脑天幕面汇入横窦-窦汇的桥静脉，检查发现小脑组织挫裂伤，应仔细止血，若水肿明显，可用筋膜或人工硬脑膜行颅后窝扩容，必要时咬除枕大孔后缘和寰椎后弓。

(4)对于小脑内血肿，应清除血肿周围的挫裂伤组织，尽量保留小脑蚓部回流静脉，控制好操作界面避免损伤脑干，若小脑组织肿胀明显者，可切除部分小脑半球，并行寰枕减压术，咬除枕大孔后缘及寰椎后弓，充分解除对脑干的压迫。

(5)对术前呼吸骤停的患者时应快速气管插管，人工呼吸，快速静脉滴注 20%甘露醇，迅速行侧脑室外引流，进而紧急开颅清除颅后窝血肿，解除脑干压迫，仍可挽救部分脑干功能障碍的患者。

(6)对颅后窝血肿病情紧急者，在不能及时进行 CT 检查时，可在枕骨部位、枕骨骨折线上，实行正中及旁正中钻孔探查。若发现血肿，应作枕骨鳞部和寰椎椎弓部分切除，以保证充分的颅后窝减压。

(七)预后

外伤性颅后窝血肿病情恶化进展主要是压迫脑干，发生急性脑积水和枕大孔疝而导致死亡，因此及时、正确的手术清除血肿有利于解除脑干受压及缓解脑积水，这样不仅能终止病情的恶化，而且有利于改善脑神经功能。术前 GCS 评分是评价患者预后的最重要指标。Sripairojkul 等报道的 22 例颅后窝血肿 GCS 13～15 分恢复良好占 90%，而 GCS 低于 9 分的恢复良好占 30%；d'Avella 等报道 24 例急性外伤性颅后窝硬膜下血肿，其中 GCS 评分≥8 分 12 例，GCS 评分<8 分 12 例，前者 75%预后良好，后者 91.6%预后不佳。同时，血肿部位与手术预后也有密切关系。文献报道硬膜下血肿及小脑挫裂伤伴小脑血肿患者的预后较差，与常伴有小脑、脑干损伤有关。此外，受伤后距离手术时间的长短对患者的预后亦有较大的影响。因此，早期诊断、早期手术至为关键。对于颅后窝血肿，尤其是单纯硬膜外血肿，一旦诊断明确，又具备手术指征，必须争分夺秒，有效地清除血肿或挫伤灶，充分颅后窝减压，这也是抢救的关键。对凡有枕部外伤后头痛，呕吐或发现枕骨骨折者，应及时进行头颅 CT 检查，一旦确诊又具备手术指征者，尽快手术清除血肿和减压。只要诊断及时、治疗方案选择得当，绝大多数外伤性颅后窝血肿预后是较好的。最后，外伤性颅后窝血肿预后除了取决于颅后窝创伤本身外，患者伴有的幕上创伤性病变也是影响预后的关键。即使合并幕上血肿，只要治疗及时，也能收到满意效果。只有合并广泛而严重的脑挫裂伤或严重原发性脑干伤者预后不良。

七、外伤性迟发性颅内血肿

1977 年 Frech 和 Oubin 根据 CT 扫描，最早论及外伤性迟发性颅内血肿(DTICH)的概念。DTICH 实际上是一个影像学上的概念，是一个颅内从无血肿到有血肿的病理过程。它指头外伤之后，首次 CT 扫描“颅内未见异常”，病情加重时迅速行 CT 复查，在颅内发现了血肿；也指首次CT 扫描仅仅表现为蛛网膜下腔出血，或者脑组织灰白质交界不清，或者局部的占位效应，或者为脑挫裂伤，颅骨骨折，或者薄层血肿，颅内出血，而经反复的 CT 扫描复查发现了颅内血肿；还可指手术清除了首次 CT 扫描所发现的血肿，术后 CT 复查在原无血肿的部位新发现了血肿；而首次 CT 扫描“颅脑未见异常”，死后尸检时在原无血肿的部位发现了颅内血肿也可称作迟发性血肿。当迟发性血肿清除之后，而经常规的 CT 扫描复查在原无血肿的部位发现了新的颅内血肿，可称为多发性迟发性颅内血肿。DTICH 的发病率国内外报道不一，临床统计表明其发生率占全部颅脑损伤患者的 4%～15%，甚至高达 30%。迟发性颅内血肿可发生于中枢任何部位：硬膜外、硬膜下、脑内、脑室内。可为单发血肿，也可为多发性血肿，但以迟发性脑内血肿和迟发性硬膜外血肿多见，而硬膜下血肿较少见。此病可见于任何年龄，起病方式可为急性、亚急性或慢性，但仍以外伤后急性期多见。患者受伤机制为减速伤，年龄在 50 岁以上，外伤后首次头颅 CT 检查有脑挫伤、蛛网膜下腔出血、颅骨骨折等原发性颅脑损伤，是发生外伤性迟发性颅内血肿的高危因素。

(一)病理与病理生理

外伤性迟发性颅内血肿的发病机制目前尚不明确。多数学者认为脑挫裂伤是外伤后迟发性颅内血肿的重要基础。脑挫裂伤区血管舒缩功能障碍，导致血管坏死、破裂出血形成血肿，而低血压、低氧血症及全身凝血功能障碍、手术减压或过度使用脱水剂等治疗之后均可促使脑挫裂伤灶出血，从而形成迟发性血肿。具体而言，其发生机制有以下几个方面。

1.保护性机制学说

颅脑损伤后，由于脑水肿、脑肿胀及颅内血肿等引起颅内压增高或其他填塞效应的保护机制存在，对撕裂的血管起压迫止血作用，未形成或仅形成少量血肿，当使用强力脱水、手术清除血肿、去骨瓣减压后，颅内压迅速降低，消除了脑保护机制对出血源的填塞作用，原已破裂的血管和板障迅速出血，丧失自主调节功能的小血管也可因血管内外压力差增高破裂出血，从而形成迟发性血肿，非手术区脑组织压力及已损伤血管的血管外压力也降低，引起远隔手术区及手术区对侧硬脑膜与颅骨分离，从而牵拉和扯断硬脑膜血管、硬脑膜静脉窦，更易出血形成迟发性血肿。

2.血管舒缩机制障碍

脑挫裂伤可直接损伤血管壁，造成局部脑组织代谢紊乱，释放血管活性物质，导致血管舒缩功能障碍，颅内压增高亦可使脑血管调节功能下降，引起局部脑组织缺血缺氧，血管壁软化破裂，同时形成高碳酸血症，毛细血管和小静脉扩张、充血、血流停滞，促进血细胞外渗，形成血肿。而治疗后脑血管内外压力差突然增大可能是术后脑出血的重要诱发因素。脑外伤致血管舒缩功能障碍，使脑血管渗透性增加，血管壁坏死、破裂和出血，最后融合成血肿。

3.凝血机制障碍

颅脑损伤后，受损的脑组织释放大量组织因子(凝血活酶)进入血液循环，激活Ⅶ因子从而触发外源性凝血途径。颅脑损伤患者在合并缺氧、酸中毒、细菌感染或休克时，由于血管内皮细胞受损，又可触发内源性凝血途径和血小板聚集。这种血液高凝状态，在重型颅脑损伤患者伤后 6 小时内即可发生。纤溶酶原与纤维蛋白结合后，提高了对纤溶酶原激活物的敏感性，或因组织纤溶酶原被激活，引起纤溶亢进。*D*-二聚体是凝血酶及因子Ⅷ作用下的交联纤维蛋白经纤溶酶降解作用后的终末产物，血浆中 *D*-二聚体含量增高表明体内有血栓形成及溶解发生，并出现在继发性纤溶中。全身性凝血机制障碍或脑损伤区释放组织凝血激酶引起局灶性凝血异常，从而导致外伤性迟发性颅内血肿。

(二)临床表现

外伤性迟发性颅内血肿多发生于颅脑损伤后 3 天以内，以 24 小时为发病高峰。根据其发病特点可分为以下几类。

1.中老年外伤性迟发性颅内血肿

中老年人由于生理性脑萎缩，颅与脑间隙增大，脑血管硬化脆性增强，外伤后容易引起脑挫伤，导致迟发性颅内血肿。

(1)多为减速伤。

(2)由于脑萎缩，临床症状较轻，而复查CT时发现的迟发性颅内血肿已较大。

(3)老年人的神经反应差，当出现迟发性颅内血肿时已到了晚期。

(4)外伤性迟发性颅内血肿以中、老年人多见。

(5)中、老年患者常有高血压病史，伤后全身系统血压升高，外伤灶内血管进一步扩张、破裂出血而形成迟发性血肿。

(6)老年人多有动脉硬化、血管壁脆性大，经猛烈撞击后较年轻人更容易出血而形成血肿。

2.小儿迟发性颅内血肿

有如下临床特点：①受伤史有的不清楚，有的甚至在首次CT扫描正常之后仍然隐瞒病史；②临床上表现为烦躁不安、拒食、哭闹；③头痛、恶心、呕吐，以喷射状呕吐为主，多为晨吐；④重时嗜睡，甚至昏迷；⑤贫血貌，年龄越小越明显，面色苍白或是土灰色；⑥前囟张力高，搏动下明显；⑦有的逐渐地出现单瘫或者偏瘫、失语等症状；⑧实验室检查见红细胞及血红蛋白较低。

3.术中迟发性颅内血肿

颅脑损伤之后比较重，首次CT扫描或者复查CT扫描发现了需要急诊手术的巨大血肿，血肿清除之后术中发现：①术中急性脑膨出者；②术前双瞳等大，术中对侧瞳孔散大者；③手术同侧肢体活动差或者不活动者；④血肿清除之后，脑压迅速增高者(除麻醉浅之外)；⑤血肿清除之后延髓受压的症状未缓解者；⑥术中因脑肿胀而探查原无血肿的部位发现了血肿；⑦术中脑膨出，探查其他部位未发现血肿，可缝合伤口之后带气管插管急行CT扫描，以排除术中的迟发性血肿；⑧术前双瞳散大，清除血肿之后双瞳不见回缩者，特别是血肿对侧的瞳孔。

4.术后迟发性血肿

一般来说，伤后手术的时间越早，发生迟发性血肿的可能性越大，不论是血肿清除术还是内外减压术。在临床上主要表现：①术后意识障碍进行性加重，GCS逐渐地降低者；②术后回缩的瞳孔又散大者；③逐渐地出现新的脑受压的症状者，如偏瘫、失语等；④术后发生癫痫者，特别是局限性癫痫或者癫痫持续状态；⑤骨窗的张力逐渐增高者；⑥颅内压监护：颅压超过3.3 kPa (25 mmHg)者；⑦逐渐地又出现延髓受压的症状：血压高、呼吸慢、脉搏慢者；⑧术前神志清醒，术后出现精神症状或者意识障碍不能以脑挫裂伤及全身疾病所解释者；⑨术后经降颅压，止血等对症治疗之后，病情仍未见好转者；⑩术后麻醉未醒者。

5.颅后窝迟发性血肿

临床上比较少见，多为硬膜外血肿。临床症状隐匿，一旦发生迟发性血肿，病情进展迅速，失去了抢救机会。早期主要表现：①有枕部头皮下血肿或者颅骨骨折；②颅内压增高的症状较明显，头痛、恶心、呕吐、视盘水肿；③伤后逐渐地出现小脑的症状；④枕部着力，可见皮下淤血、瘀斑；⑤颈项强直或强迫头位，克氏征阴性或阳性；⑥骨折线横跨横窦者；⑦首次CT扫描颅后窝有出血者。

(三)辅助检查

连续性CT扫描是诊断外伤性迟发性颅内血肿最重要的方法之一，它可早期发现以前没有发现的迟发性血肿。严密的临床观察是CT复查的前奏，反复地CT复查确定诊断的最终目标。

对首次CT检查发现以下征象者应视为外伤性迟发性颅内血肿的高危因素。

(1)脑挫裂伤可能是迟发性血肿发生的基础。多数迟发性脑内及硬膜下血肿在此基础上形成,以减速性损伤多见。减速性损伤不但可致冲击点局部挫伤,而且由于对冲部位的脑皮质与粗糙的前、中颅底及蝶骨嵴冲撞造成脑组织挫伤出血,故部位多为受伤部位及额底和颞极等对冲部位。脑挫裂伤伴点片状出血,同时引起局部脑血管调节机制障碍,毛细血管、小静脉扩张充血,血流停滞,血细胞外渗,形成点状出血,最后融合形成血肿。文献报道48%~80%的外伤性迟发性颅内血肿发生于脑挫裂伤出。

(2)蛛网膜下腔出血是脑挫裂伤的重要间接征象,只有当血肿局部血红蛋白>70 g/L 时,CT 检查才能发现脑组织密度的差异从而诊断脑挫裂伤。首次 CT 检查过早,局部组织虽有出血,但血红蛋白浓度尚未达到 70 g/L,CT 不能发现,只能发现蛛网膜下腔出血这一间接征象。复查 CT 可发现脑挫裂伤灶,并在此基础上出现迟发性脑内血肿。因此检查如发现脑沟变浅、灰白质界限模糊等早期表现时不可忽视。尤其是在外侧裂、前纵裂及脚间池积血者,更应注意。同时蛛网膜下腔出血尤其侧裂及脑沟的积血,可引起脑血管的痉挛导致血管壁各层组织缺血、坏死,也可导致外伤性迟发性颅内血肿。

(3)颅骨线样骨折是迟发性颅内血肿最多见的早期 CT 征象,尤其当骨折线跨脑膜中动脉或静脉窦时,常发生硬膜外血肿。骨折容易造成脑膜中动脉或其分支静脉窦的破裂出血及板障出血。早期因压力填塞等原因出血缓慢,为颅腔的适应提供了时间,因此症状隐蔽,不易发现。脱水治疗后颅压降低,硬膜外血肿会在短时间内出现,造成硬脑膜从内板剥离,使出血不易止。且发病突然,出血量大,极易发生小脑幕切迹疝。

(4)首次 CT 检查阴性的患者亦要警惕迟发性颅内血肿的发生。

(四)诊断

目前认为颅脑损伤后及时复查 CT 是诊断迟发性颅内血肿的有效办法。临床上对于轻微颅脑损伤症状、体征不严重者应严密观察病情(不能依赖首次 CT 检查结果),一旦出现头痛、呕吐加剧,意识障碍进行性加深,出现新的神经定位体征,或术后病情好转后又加重,或原无脑肿胀,术中发生急性脑组织膨出等,均应立即复查 CT,尤其是中、老年患者,由于脑萎缩的存在,更易形成迟发性颅内血肿。一般认为 CT 复查的最佳时间为伤后 24 小时,虽然 24 小时内及 24 小时后发现血肿较少,但不也可忽视,应高度重视,因仍有迟发性颅内血肿发生的可能。

(五)治疗

外伤性迟发性血肿的治疗,原则上应积极手术治疗,特别是病情进行性加重,经对症治疗未见好转的病例。

1.手术治疗

(1)适应证:①意识进行性加重者;②一侧或者双侧瞳孔散大者;③幕下血肿超过 10 mL 并伴有梗阻性脑积水者;④有癫痫发作者,特别是局限性癫痫;⑤幕上血肿量超过 30 mL 者,特别是硬膜外血肿和颞叶血肿;⑥有血肿所致的神经系统症状和体征者;⑦昏迷的患者,CT 复查发现了迟发性颅内血肿;⑧迟发性颅内血肿合并脑挫裂伤或者复合血肿量加起来超过 30 mL 者;⑨有明显的颅内压增高症状和体征如头痛、恶心、呕吐、视盘水肿,经对症治疗不见好转者;⑩颅内压监护超过 3.3 kPa(25 mmHg),并呈进行性升高者;⑪脑室、环池明显受压,显示不清楚者;⑫中线结构移位超过 1 cm 者;⑬幕上血肿最大直径>4 cm 者。

(2)手术方法:①骨瓣开颅血肿清除术,适用于各种类型的绝大多数的迟发性颅内血肿,特别是需要内外减压术的患者。②钻孔冲洗引流术,适用于神志清楚的中老年的急性、亚急性硬膜下血肿。③血肿穿刺引流术,适用于无脑疝的症状和体征、年龄较大、因各种原因不能耐受全麻手术的急性、亚急性、慢性硬膜下血肿。多次穿刺，每 3～5 天 1 次，直至血肿量减少，病情逐渐好转，中线结构复位，脑压下降时为止。剩余的血肿保守治疗，动态观察，复查 CT 见血肿完全消失为痊愈。④血肿穿刺、尿激酶溶解引流术，因患者高龄，不适合全麻手术，无脑疝症状及体征，血肿位于硬膜外或者硬膜下，椎颅血肿穿刺不易抽出较多的血肿，可注入小于穿刺血肿量的尿激酶液，夹闭引流管 4～6 小时后放开引流管，行持续性外引流术，根据患者的情况，使用适当量的甘露醇，常规 CT 复查动态观察血肿的变化。夹管后病情加重时可提前开放引流管。

不论哪种手术方式，术后都要在 24 小时内行 CT 复查，以观察血肿量及脑复位的程度，以便确定下一步的最佳处理方案。术后仍然要严密观察神志的变化，若意识明显好转，可延期行 CT 复查，但离院前一定要复查 CT。

非手术治疗：因伤后常规的反复地 CT 扫描动态观察，发现了不少的迟发性血肿，这些患者在临床上少数症状轻，一般情况好，GCS 13～15 分，不一定需要手术治疗，但要严密观察。

2.非手术治疗

非手术治疗的指征：①幕上单个血肿量少于 30 mL；②神志清楚或者意识障碍不明显，GCS ≥13 分者；③没有颅内压增高的症状及体征者；④环池无明显受压或正常者；⑤持续的颅内压监护≤3.3 kPa(25 mmHg)者；⑥无脑受压的症状及体征，如：偏瘫、失语、偏盲等；⑦经脱水、止血等治疗后病情逐渐地好转者；⑧幕下血肿不超过 10 mL，无梗阻性脑积水者；⑨硬膜外血肿的最大厚度低于 4 cm 者；⑩中线结构的移位低于 0.5 cm 者；⑪血肿位于颞叶以外的硬膜下及脑内者。

(六)预后与展望

外伤性迟发性颅内血肿因病情变化急剧，病死率高，诊治较困难易被忽视。早期文献报道预后极差，病死率为 42%～71%。因此，只有做到早期诊断、早期治疗，才能降低死亡率。

(刘东阳)

第六节　外伤性硬膜下积液

外伤性硬膜下积液(TSE)是颅脑损伤时各种原因导致的硬脑膜下间隙脑脊液聚集。发生率因各家报道不同，占颅脑损伤的 1.16%～10.00%。儿童发病率较高，约 19.5%。常发生于一侧或两侧额颞部，双侧额部亦多见。

一、病理与病理生理

外伤性硬膜下积液的形成机制较为复杂，主要有以下相关机制。

(1)单向活瓣学：说软脑膜与蛛网膜之间充满脑脊液，有许多蛛网膜小梁相连，而蛛网膜与硬脑膜之间为一潜在间隙，它们之间有桥静脉、少量的蛛网膜颗粒及病理性粘连。头部创伤时，暴力可造成脑表面、视交叉池、外侧裂池等处的蛛网膜撕裂，破口可呈单向活瓣样，脑脊液可随脑搏动不断从破口流入硬膜下腔，却不能返回蛛网膜下腔而逐渐聚集形成硬膜下积液。

(2)血-脑屏障破坏学说：颅脑损伤后，血-脑屏障受到破坏，毛细血管通透性增加，血浆成分大量渗出聚积在硬膜下腔而形成。

(3)脑外伤后，由于硬膜下腔出血，积聚的血液中红细胞逐渐破坏后，积液内蛋白含量升高，或由于炎性反应致硬脑膜胶原合成增加及高蛋白渗出物增多等原因，局部积液的渗透压增高，周围组织水分不断渗入硬膜下腔积聚形成硬膜下积液。损伤出血可能是其主要原因，手术也证实在小儿颅脑创伤早期硬膜下积液都呈血性，慢性期积液呈橘黄色高蛋白液体。

(4)颅内压平衡失调，同时伴蛛网膜撕裂，脑脊液向压力减低区聚积。

(5)婴幼儿蛛网膜颗粒发育不良，易出现各种原因所致的脑脊液吸收不良。外伤及出血引起蛛网膜颗粒损伤或蛛网膜绒毛闭塞，蛛网膜颗粒对脑脊液重吸收减少也是硬膜下积液形成的可能原因。

(6)过度脱水、脑萎缩及颅内压减低使硬脑膜与蛛网膜间隙增大，促进硬膜下积液的形成。

(7)小儿脑组织含水量较成人高，脑组织脱水后体积萎缩明显，扩大的硬膜下腔易形成局部积液；小儿脑蛛网膜菲薄，易被撕破致脑脊液流至硬膜下腔。因此小儿创伤后硬膜下积液的发病率更高。对不同年龄、不同类型的颅脑损伤患儿，硬膜下积液的发生往往是多种病理生理因素综合影响形成的。

二、临床表现

小儿外伤性硬膜下积液无明显特异性的临床表现，多合并于中、重型脑损伤、硬膜下出血等的临床表现过程中。若继发于轻型脑损伤，伤后早期可无明显的临床症状，随着硬膜下积液的发生逐渐出现头痛、呕吐等高颅压表现，常见因血性积液所致的烦躁不安、易激惹等脑膜刺激症状，同时伴有神萎、嗜睡、食欲减退等表现。部分患儿可出现局灶性抽搐发作，肢体偏瘫或锥体束征阳性。婴幼儿可表现为前囟饱满、张力增高、搏动消失，颅骨骨缝增宽，头围增大，头皮静脉扩张。由于婴幼儿对高颅压代偿能力较强，极少出现瞳孔散大、光反射消失及昏迷等严重的表现。前囟穿刺或引流可见创伤急性期积液为血性，数周之后逐渐演变为橘黄色清亮积液，细胞数正常而蛋白含量增高。

根据病情演变转归情况可分为 4 个不同时期。

(一)进展期

发生在伤后早期(1～2 周)，表现多合并急性脑损伤的临床症状和体征中。积液的产生使颅内压进行性增高，意识障碍加重，婴幼儿前囟膨隆，可有烦躁、偏瘫、失语等表现。头颅 CT 动态观察积液逐渐增多，脑受压逐渐加重。

(二)稳定期

急性期后脑水肿逐渐消退，硬膜下积液量多不再增加，高颅压趋于缓解，临床症状改善，病情逐渐稳定。CT 动态观察(2～4 周)硬膜下积液量无明显变化，部分病例可形成包裹性硬膜下积液。

(三)消退期

稳定期病例经 1 至数月后硬膜下积液逐渐吸收，受压的脑组织逐渐复张，临床症状好转。CT 动态观察硬膜下积液减少或消失。

(四)演变期

部分病例由于脑萎缩严重及形成包裹性硬膜下积液，积液可长期存在。包膜的形成常发生在积液后 22～100 天，积液即转变为“水瘤”，包膜形成后若合并包膜内缓慢出血而导致慢性血肿。由于占位效应为慢性过程，即使积液演变为血肿，多数患儿亦无明显临床症状，仅可表现为脑的功能发育延迟或倒退。复查头颅 CT 可以确诊。

三、辅助检查

头颅创伤后择期多次的头颅 CT 扫描是常规的确诊手段，阳性率达 100%。典型的头颅 CT 表现为颅骨内板下方新月形或弧形低密度影，脑皮层有明显受压表现，脑回变平、脑沟变浅或消失。积液区 CT 值(7～28 Hu)稍高于脑室内正常脑脊液 CT 值，边界清晰，增强扫描无强化表现，额、颞、顶部常见，以脑损伤较重一侧明显，可为单侧或双侧。当积液演变为包裹性积液或慢性硬膜下血肿时，CT 显示密度增高，增强扫描包膜强化。

头颅 MRI 表现：T_1 加权像、T_2 加权像、质子加权像信号一般稍高于脑脊液信号或基本接近脑脊液信号，同时可以更加清晰显示局部脑损伤情况。MRI 还可以显示积液有无包膜形成。

四、诊断与鉴别诊断

(一)外伤性硬膜下积液诊断标准

(1)有明确的头部外伤病史，但需考虑到可能被家长忽略的小儿隐匿性头部创伤史。

(2)临床表现主要为原有的脑损伤症状加重或恢复延迟。部分轻型脑损伤患儿可能没有明显的症状。

(3)硬膜下积液多出现在外伤后 20 天之内，头颅 CT 显示硬膜下腔有低密度的均匀的新月形或弧形低密度影。

(4)MRI 显示硬膜下腔有稍高于脑脊液信号或接近脑脊液信号的新月形或弧形区域，病变区及周边硬膜组织强化不明显。

外伤性硬膜下积液可演变为慢性硬膜下血肿，其诊断标准：外伤后 CT 扫描发现硬膜下积液，复查 CT 发现硬膜下积液演变为高 CT 值的硬膜下血肿。

(二)鉴别诊断

1.脑外间隙增宽(外部性脑积水)

脑外间隙增宽多无明显症状，部分患儿有头颅异常增大、前囟宽大的体征。少数患儿因头颅创伤后行头颅 CT 检查时偶然发现。脑外间隙增宽的积液部位位于蛛网膜下腔，硬膜下积液位于硬脑膜和蛛网膜之间。脑外间隙增宽 CT 表现鉴别：①为双侧额颞顶部左右对称分布，其下方脑组织沟回无任何受压表现，CT 值与正常脑脊液相同，为 0～10 Hu。②多伴纵裂池、侧颞池扩大。③脑室前角稍钝，脑室系统稍扩大，无脑室受压表现。④脑沟加深脑回变窄，有轻度对称性脑萎缩表现。

值得注意的是外部性脑积水可以合并硬膜下积液，在头颅 CT 上难以区分，而头颅 MRI 可显示两者的分界。

2.慢性硬膜下血肿

外伤可导致急性硬膜下血肿，若急性期后发现则已演变为慢性硬膜下血肿。外伤性硬膜下积液亦可演变为慢性硬膜下血肿。若有早期头颅影像资料对比即可鉴别。若无早期资料对比则通过以下影像特征鉴别：①硬膜下积液 CT 值明显低于慢性硬膜下血肿。②增强 CT 扫描硬膜下积液无强化，而慢性硬膜下血肿有边缘强化。③MRI 显示 T_1 加权像、T_2 加权像、质子加权像信号一般稍高于脑脊液信号或基本接近脑脊液信号，而慢性硬膜下血肿信号明显较强。增强 MRI 也可见到血肿有明显的边缘强化。

需注意的是，急性期单侧小儿硬膜下积液和慢性硬膜下血肿都可引起明显的占位效应导致相应的神经系统症状。

五、治疗

小儿硬膜下积液应根据有无高颅压或神经功能障碍、硬膜下积液量、积液性状、脑创伤急、慢性期等因素综合判断，选择不同的治疗方式。

(一)非手术治疗

对于无明显临床表现，病情相对稳定的病例，积液量多少仅作为手术相对指针。以下情况可考虑保守治疗：①处于稳定或消退期的无症状硬膜下积液，即使积液量大也暂不行手术治疗，因为部分病例是由于重型脑损伤继发严重脑萎缩使硬膜下腔明显增宽，从而导致积液量多，此时即使手术效果不佳，且增加继发出血及感染的风险；②头颅影像表现无中线偏移及脑室脑池受压，无明显脑结构改变的病例。

非手术治疗方法：①一般治疗，卧床头高位，避免哭闹、烦躁不安、屏气等导致颅内压增高的因素；②对症治疗，如惊厥发作需充分止惊，加强呼吸道管理，保持呼吸道通畅；③注意补液治疗，避免电解质紊乱，合理使用脱水剂，加强神经营养、扩张脑血管、改善脑微循环。适当输注清蛋白维持血浆胶体渗透压，促进积液吸收；④高压氧治疗有利于脑结构修复及脑功能恢复，促进积液吸收。

(二)手术治疗

非手术治疗效果不佳，处于进展期的病例往往需手术治疗。以下情况需考虑手术：①临床症状明显或进行性加重；②出现与积液部位明确相关的神经系统定位症状及体征，包括局灶性抽搐发作，精神智能障碍，肢体瘫痪等；③复查 CT 提示硬膜下积液进行性增多，积液厚度大于 0.6 cm，脑受压明显；④积液量虽未增加但持续存在且占位效应明显，非手术治疗无效；⑤头颅 CT 动态观察提示积液向慢性硬膜下血肿转化。

常用手术方式：前囟穿刺引流、钻孔外引流、包裹性硬膜下积液包膜切除、颞肌瓣硬膜下转移填塞术、硬膜下腔-腹腔分流术。

1.前囟穿刺持续引流术

对前囟未闭，积液位于前囟区域者，可行前囟侧角穿刺硬脑膜下持续引流。患儿镇静后仰卧或侧卧位，于前囟外侧角头皮局麻后，用静脉 7 号套管针于前囟右外侧角垂直或稍向前外方成 30°刺入，当穿透硬脑膜时阻力消失，即达硬膜下腔(深度在 1 cm 左右)，拔出针芯即见有血性或橘黄色液体流出，接肝素帽，无菌敷片固定引流针，外接引流袋。持续引流 1～3 天，最长不超过 1 周。术后可采用向患侧头低位，注意脱水及补液治疗，促进脑组织膨起消除积液。

2.颅骨钻孔硬膜下腔外引流术

于积液量较厚部位、低位、发际内做切口颅骨钻孔，硬脑膜电灼成孔后立即置入引流管，深度 1 cm 左右，切忌置入过深致引流管插入脑实质内。亦可采用硬脑膜切开，此法置入引流管深度及方向易控制，但造成脑脊液漏、皮下积液的风险较大。拔管指征：临床症状及体征好转或消失；引流液由血性转为较清亮无色或淡黄色；复查 CT 积液量明显减少；引流量<10 mL/d。引流时间不超过 1 周。可不必夹管而直接拔管，拔管后局部头皮缝合并采用头高位防止脑脊液漏，以减少感染的风险。

3.包裹性硬膜下积液包膜切除术

硬膜下积液时间超过 3 周，多形成囊膜包裹，囊壁由纤维组织构成，囊膜附着于大脑表面及硬脑膜，压迫脑组织，限制脑的发育。此时引流效果差，脑组织再膨起困难，须开颅切除囊膜。术中主要切除脏层囊膜(贴附脑表面侧)，应尽量广泛剥离，切除困难处可放射状剪开解除对脑组织的压迫。需注意的是附着于硬脑膜内侧的壁层包膜予以保留，因剥离后易发生硬脑膜广泛渗血且止血困难，是造成术后硬膜下积血、积液的主要原因。

4.颞肌瓣硬膜下转移填塞术

对于积液形成时间短，尚未包裹，积液量多但高颅压及脑组织受压不明显者，可采用蛛网膜造瘘及硬膜下腔颞肌转移填塞术。其机制在于：①颞肌填入硬膜下腔，缩小了积液存留的空间；②带血管的颞肌有持续吸收积液的作用；③利用脑、肌血管共生作用可进一步改善脑组织功能。手术方法：于颞部取带蒂颞肌宽约 3.0 cm×1.5 cm，颅骨磨开约 1.5 cm×0.5 cm，切开硬脑膜后将颞肌瓣置入硬膜下腔，肌瓣与硬脑膜缝合固定。

5.硬膜下腔-腹腔分流术：

手术方法与脑室-腹腔分流术相同。有学者对硬膜下积液的患儿行脑池造影检查发现硬膜下积液在 2～3 周已经孤立，囊肿形成，并推荐行硬膜下分流。分流后硬膜下积液逐渐消失，分流作用停止后可以拔出分流管。但对于硬膜下腔与蛛网膜下腔相通者，手术效果不佳。

六、预后及转归

硬脑膜下积液患儿的预后主要取决于原发脑损伤的严重程度。若脑损伤较轻，硬膜下积液一般预后良好。而脑损伤严重者多有继发性脑萎缩等病理改变，硬膜下积液治疗效果往往不佳。仅从积液来说有两种转归：①大多数硬膜下积液治疗后吸收或手术后消失；②硬膜下积液长期持续存在。因脑损伤后继发脑软化、脑萎缩等导致脑复张困难而持续存在积液，手术治疗效果不佳，可以临床观察随访。

(王行桥)

第七节 外伤性脑水肿

一、概述

外伤性脑水肿是脑组织承受暴力打击后引起的一种病理生理反应，其病理改变主要表现为过多的水分积聚在脑细胞内或细胞外间隙，引起脑体积增大和重量增加。临床上，不论是局限性还是广泛性脑损伤均可引起不同程度的脑水肿。外伤性脑水肿的主要危害是引起和加重高颅内压，甚至引起脑移位和脑疝，是致死或致残的主要原因之一。近年来，颅脑损伤研究取得了许多重要突破，对于外伤性脑水肿的发生机制有了较为深入的认识，也提出了一些防治的新观点、新方法，但关于外伤性脑水肿的发生机制和临床救治仍有很多问题尚待解决。

1967 年，Klatzo 首先将脑水肿分为血管源性即细胞外水肿和细胞毒性即细胞内水肿两大类。后续研究发现，在外伤性脑水肿病理过程中往往是两类水肿并存，只是在不同病理阶段上，血管源性脑水肿和细胞毒性脑水肿的表现程度不同而已。现已发现，颅脑损伤亚急性期，可合并低渗性脑水肿；而在慢性期，可发生脑积水合并间质性脑水肿。故近年来，多数学者主张在血管源性脑水肿和细胞毒性脑水肿的基础上，增加渗透压性和间质性脑水肿。

(一)血管源性脑水肿

血管源性脑水肿主要因血-脑屏障受损，毛细血管通透性增加，水分渗出增多，积存于血管周围及细胞间隙所致。此外，由于部分蛋白质也渗透到细胞外液中，使细胞外液渗透压升高，脑水肿继续发展。脑损伤所致的脑水肿早期主要为血管源性脑水肿。

(二)细胞毒性脑水肿

细胞毒性脑水肿是不同致病因素使脑细胞内外环境改变，细胞膜系统功能障碍，Na^+-K^+-ATP 酶、Ca^{2+}-Mg^{2+}-ATP 酶活性减低，细胞内外钠、钾、钙、镁离子交换障碍所致。钠离子由胞外向胞内转移，钾离子由胞内向胞外转移，形成了胞内高钠、细胞间隙高钾的反常现象。此外，细胞钙离子通道也受到影响，发生钙超载，这些因素均可导致细胞内水肿，出现神经细胞肿胀，髓鞘内液体积聚。此类水肿时，血-脑屏障可不受影响，血管周围间隙及细胞外间隙无明显扩大。

(三)渗透压性脑水肿

渗透压性脑水肿是由于细胞内、外液及血液中电解质与渗透压改变引起的细胞内水肿。正常情况下，细胞内、外电解质和渗透压保持平衡和稳定状态，受下丘脑与垂体调节和制约。腺垂体分泌促肾上腺皮质激素，促进醛固酮分泌，血浆渗透压增高，胞内水分外流。神经垂体释放抗利尿激素(ADH)，致水潴留、血容量增加、血液稀释、血浆渗透压降低，水分由胞外流入胞内。脑损伤后，下丘脑-垂体轴功能受影响，ACTH 分泌减少，ADH 释放增多，血浆渗透压降低，引起渗透压性脑水肿。

(四)脑积水性脑水肿

脑积水性脑水肿又称间质性脑水肿，常见于梗阻性脑积水。不同病因引起梗阻性脑积水，致使脑室内压力显著高于脑组织内压力，产生脑室-脑组织压力梯度，脑室内液体可透过室管膜渗透至脑室周围组织中，形成间质性脑水肿。

二、病理与病理生理

(一)病理

1.肉眼观察

大体标本与手术中可见硬脑膜紧张度增加，脑部张力增高，脑表面静脉淤血，脑组织膨隆呈黄白色，脑回增宽变平，脑沟变浅。以细胞外水肿为主者，脑组织较软且湿润；细胞内水肿为主者，脑组织较实密。

2.光镜检查

血管和细胞周围间隙扩大，有时在血管周围间隙可见絮状物，为水肿液中蛋白物质凝固、染色所致。也可见星形或少突胶质细胞肿胀、变形。神经细胞水肿表现为胞体肿胀，核固缩，胞间边界不清，有时可见格子细胞和神经轴索解离、退变、弯曲、呈念珠状，最后破碎。

3.电镜检查

毛细血管周围间隙明显扩大，星形胶质细胞突起肿胀，内质网肿大，线粒体改变，胞核、胞膜破坏，髓鞘排列紊乱。

(二)病理生理

外伤性脑水肿的病理生理机制复杂，至今仍未完全阐明，存在多种学说。

1.血-脑屏障学说

血-脑屏障结构与功能损害是血管源性脑水肿的病理基础，主要特点是毛细血管内皮细胞微绒毛形成、胞饮小泡增多、紧密连接开放，通透性增加，血中大分子物质及水分从血管内进入脑组织，积聚于胞外间隙，形成血管源性脑水肿。既往认为脑损伤后血-脑屏障破坏在伤后6小时出现，伤后24小时明显。1990年，徐如祥等发现伤后30分钟就已有血-脑屏障通透性改变，伤后6小时达高峰。

2.钙通道学说

钙对于神经细胞损害和凋亡起决定性作用。脑损伤后钙超载的原因：①缺血缺氧致神经细胞能量供应障碍，Ca^{2+}-Mg^{2+}-ATP酶的排钙功能受损；②内质网、线粒体的储钙作用减弱；③细胞膜结构受损，Ca^{2+}通道开放，细胞外Ca^{2+}进入细胞内。神经细胞内钙超载产生下列危害：激活细胞内中性蛋白酶及磷脂酶，促进细胞蛋白质及脂质分解代谢增加，破坏细胞膜完整性，胞外钠、氯及水进入细胞内致细胞内水肿。Ca^{2+}沉积于线粒体内，无氧代谢增强，大量氢离子释放，细胞内pH降低，造成细胞内酸中毒，Na^+-H^-交换使Na^+进入细胞内增多，发生细胞内水肿。Ca^{2+}进入微血管壁，通过钙调蛋白或直接作用于微血管内皮细胞，使紧密连接开放，血-脑屏障通透性增加，导致血管源性脑水肿。血管平滑肌细胞内Ca^{2+}浓度升高，肌细胞收缩致血管痉挛，加重脑缺血缺氧，破坏血-脑屏障，诱导血管源性脑水肿。

3.自由基学说

氧自由基是指一类具有高度化学反应活性的含氧基团，主要有超氧阴离子(O_2^-)，羟自由基(OH^-)和过氧化氢(H_2O_2)。氧自由基主要产生于神经细胞和脑微血管内皮细胞。脑损伤后上述部位氧自由基产生增多的原因：①缺血缺氧使线粒体呼吸链电子传递中断，发生单价泄露现象，氧分子被还原为O_2^-；②细胞内能量合成减少，分解增多，大量ATP降解为次黄嘌呤，后者在被还原为尿酸过程中生成大量O_2^-；③细胞内Ca^{2+}超载激活磷脂酶A_2，花生四烯酸产生增加，后者在代谢过程中产生O_2^-；④单胺类神经递质，肾上腺素、去甲肾上腺素和5-羟色胺大量释放，自身氧化生成O_2^-、OH^-和H_2O_2；⑤脑挫裂伤及蛛网膜下腔出血，大量氧合血红蛋白自身氧化成氧自由基。

氧自由基对生物膜的损害广泛和严重。神经细胞和脑微血管内皮细胞既是自由基的产生部位，又是受自由基损害最为严重的部位，细胞膜遭受氧自由基攻击后，产生下列病理损害：①Na^+-K^+-ATP酶、Ca^{2+}-Mg^{2+}-ATP酶、腺苷酸环化酶、细胞色素氧化酶等重要的脂质依赖酶失活，膜流动性和通透性增加，细胞内Na^+、Ca^{2+}增多；线粒体膜破坏，细胞能量合成障碍；溶酶体膜破裂，溶酶体内大量水解酶释放，导致细胞内环境紊乱，细胞肿胀发生细胞毒性脑水肿。②氧自由基破坏脑微血管内皮细胞的透明质酸、胶原和基底膜，使血-脑屏障通透性增加，血浆成分漏出至细胞外间隙，导致血管源性脑水肿。③氧自由基攻击脑血管平滑肌及其周围的结缔组织，导致血管平滑肌松弛，血管扩张，微循环障碍加重，加剧脑水肿。

4.脑微循环学说

脑微循环障碍包括血管反应性降低、血管自动调节紊乱和血流动力学改变。脑血管反应性降低是指对CO_2的收缩反应能力低下，当血中CO_2降低时管壁并不收缩。研究证实严重脑损伤后数小时内脑血流量下降，随后脑血流量增加，24小时达高峰。脑血管扩张可能是脑组织缺血、缺氧和血管活性物质堆积的继发性反应，由于毛细血管后括约肌、微静脉等阻力血管麻痹扩张，而细静脉、小静脉因耐受缺氧的能力较强，对CO_2和乳酸反应性低，仍处于收缩状态，损伤组织呈过度灌注，加剧血-脑屏障损伤，血浆成分漏出增多，发生和加剧血管源性脑水肿，严重者发展为弥漫性脑肿胀。

5.能量匮乏学说

细胞能量代谢障碍与细胞毒性脑水肿和血管源性脑水肿的发生和加剧密切相关。脑损伤后脑组织呈不完全性缺血缺氧，葡萄糖进行无氧酵解，ATP 产生不足，乳酸产生增多，细胞内 pH 下降，Na^+-H^+ 交换，使 Na^+ 进入细胞内。同时细胞膜 Na^+-K^+-ATP 酶活性受抑制，排 Na^+ 作用减弱，Na^+ 大量储存于细胞内，大量水分被动内流，发生细胞内水肿。在不完全性缺血的同时，毛细血管内血流处于淤积状态，水分从血管内向外移动，脑组织含水量增加，致血管源性脑水肿。临床上采用能量合剂、亚低温和高压氧等治疗脑损伤均能使脑水肿减轻，也证实能量代谢障碍是导致并加重创伤性脑水肿的重要因素。

6.兴奋性氨基酸学说

研究表明，大鼠弥漫性脑损伤后脑组织谷氨酸(Glu)含量迅速升高且与脑损伤程度呈正相关。Glu 是中枢神经系统含量最丰富的兴奋性氨基酸，在生理及病理状态下发挥不同的作用。生理状态下，Glu 释放对维持神经细胞间的突触传递、调节神经功能具有重要作用；病理状态下，Glu 过度释放或重吸收障碍致 Glu 堆积或 Glu 受体敏感性上调，通过多种途径产生神经毒性作用；离子型谷氨酸受体(iGluR)活化导致 Ca^{2+} 内流，神经元细胞内钙超载；代谢性谷氨酸受体(mGluR)则通过第二信使系统如 PI、DAG、cAM 等改变，引起细胞内 Ca^{2+} 释放与钙超载，造成神经损害。

三、临床表现

外伤性脑水肿是颅脑外伤后常见的继发性病理过程，往往会引起或加剧颅内压增高，其临床表现往往与原发伤所致的症状重叠，并使其加重。

局限性脑水肿多发生在局部脑挫裂伤伤灶或脑瘤等占位病变及血管病的周围。较轻微的脑水肿，一般不致增加脑损害症状；较重的脑水肿，可以使原有症状恶化。常见症状为癫痫与瘫痪症状加重，或因水肿范围扩大，波及语言运动中枢引起运动性失语。脑损伤后，如症状逐渐恶化，应多考虑脑水肿所致。如症状急剧恶化，应考虑继发颅内血肿。脑水肿可使原有症状加重，经治疗数天后，脑水肿消退，症状又逐渐减轻。

弥漫性脑水肿可因局限性脑水肿未能控制，继续扩展为全脑性，或一开始即为弥漫性脑水肿，例如弥漫性轴索损伤，主要表现为以下两点。

(一)颅内压增高症状

脑水肿使脑体积增大，增加颅内容物的总体积，引起颅内压增高或加剧颅内压增高症状。表现为头痛、呕吐加重，躁动不安，嗜睡甚至昏迷。眼底检查有视盘水肿。早期出现生命体征变化，脉搏与呼吸减慢，血压升高，如脑水肿与颅内压升高继续恶化则会导致脑疝发生。

(二)其他症状

脑水肿影响到额叶、颞叶、丘脑前部，可以引起精神障碍，严重者神志不清、昏迷；累及下丘脑，可引起相应的下丘脑损害症状；累及顶叶，引起肢体运动、感觉障碍等。

四、辅助检查

(一)CT

CT 显示外伤性脑水肿均出现在血肿周围。开始表现为较薄的一层，以血肿近脑室侧较为明显，与血肿或挫伤的形状较一致，呈不规则形或者圆形。随后，近脑室侧的水肿加重明显，向脑室方向发展；近皮层处水肿加重不明显，沿皮层向两侧发展，逐渐形成三角形，顶点指向脑室，底边为水肿的皮层，类似圆锥形。近皮层处的水肿比近脑室处轻，如血肿或挫伤不在皮层表面，皮层可无水肿。脑水肿高峰过后，水肿面积逐渐减少，近皮层的水肿吸收得较近脑室侧的快，但仍保持三角形的特点。

（二）MRI

脑水肿时细胞内和（或）细胞外水分增加，致使脑组织纵向弛豫和横向弛豫时间均不同程度延长。所以 T_2WI 呈高信号，T_1WI 呈低信号，以前者表现更加明显，如有出血则可随时间推移而表现出不同的混杂信号。

五、诊断与鉴别诊断

脑水肿的诊断可以从几方面得到提示。

（一）临床表现与发病过程

脑水肿多是继发于原发疾病，如在短时间内，临床症状显著加重，应考虑存在局限性脑水肿，如果患者迅速出现严重的颅内压增高症状、昏迷，多为广泛性或全脑水肿。应用脱水治疗，如出现利尿效果，且病情亦随之改善，也表明存在脑水肿。

颅脑损伤时，分析临床表现特点有助于诊断脑挫裂伤、脑水肿与颅内血肿，脑挫裂伤、脑水肿患者，伤后病情发展与加重的过程，多是渐进性的，脉搏多数偏快、血压稍高或有波动。而颅内血肿，在伤后多有中间清醒或好转期，然后意识障碍又急剧加重。生命体征在脑受压时表现为两慢一高，即呼吸慢、脉搏慢、血压高。

（二）CT 或 MRI 检查

同辅助检查。

（三）颅内压监护

颅内压监护可以显示和记录颅内压的动态变化，如颅内压升高，从颅内压曲线结合临床过程分析，可以提示脑水肿的病情进展。

六、治疗

脑水肿治疗主要是病因治疗。可通过外科手术切除颅内病灶、减压术及各种分流术解除病因。药物治疗包括脱水剂和激素等，随着脑水肿研究机制的深入，也出现了一些新的治疗方式，但有待进一步临床验证。

（一）手术治疗

1.解除病因

解除病因包括清除脑挫裂伤和坏死脑组织，清除颅内血肿，摘除凹陷性骨折片等。病因去除有利于脑水肿消退。

2.去骨瓣减压

对于颅脑外伤引起的广泛性脑水肿，去骨瓣减压是有效治疗方式之一。

3.脑脊液引流

根据 Starling 假设，利用水肿区脑组织压力高于相对正常脑组织压力，使水肿液向压力低的区域移动最后流入脑室，可减轻脑水肿。行脑室持续引流，不仅可以引流脑室的脑脊液，而且有消除水肿作用。对于间质性脑水肿和严重脑外伤患者有一定效果。但同时需要注意,脑水肿患者脑室小,不易穿刺置管,故临床治疗中此法应慎用。

(二)非手术治疗

1.保持水、电解质平衡

液体摄入过多,特别是体内渗透压较低,如低钠血症时,会导致体液过多积聚于组织间隙加重水肿。入水量应稍少于失水量,一般控制在 1 500～2 000 mL/d,使脑组织保持轻度脱水状态。补液以糖为主,根据尿钠高低补盐。尿钠低于 20 mmol/24 h,提示机体已处于钠负平衡,可适量补盐。

2.脱水剂的应用

目前常用的脱水剂有以下 4 种。

(1)呋塞米:属非渗透性利尿剂,借细胞膜离子传递作用于肾脏,也能抑制脉络丛分泌脑脊液。常用剂量为 10～20 mg/6～12 h。呋塞米脱水效果一般,易于反弹,由于大量水分和电解质排出,应注意水电解质平衡。

(2)20%甘露醇:应用最普遍,属于大分子高渗溶液,不能透过正常的血-脑屏障,在机体内不被破坏,随尿排出时借渗透压作用而产生利尿作用。但甘露醇只有在血-脑屏障正常时起作用,对血-脑屏障受破坏的脑水肿区不起作用,甚至甘露醇分子可经开放的血-脑屏障聚集于脑组织细胞外液,形成局部高渗环境,加重脑水肿。脑组织对持续高渗透压可产生适应性,长期应用甘露醇脱水效果变差。甘露醇使用剂量每公斤体重 1～3 g,每 4～6 小时快速滴注 1 次,根据病情和颅内压监测调整。该药对肾功能有轻度损害,肾功能不全和休克患者慎用。

(3)血浆清蛋白:高渗透胶体溶剂,其降压效果差,可协同甘露醇作用。

(4)高渗盐水:以 7.5%NaCl 溶液为代表,其应用理论依据为,在大多数非中枢部位,内皮细胞的平均连接距离为 65A,在这种连接状态下,蛋白质不能通过,而钠则可以通过。但在脑组织内,内皮细胞连接距离为 7A,所有递质包括钠均不能通过。在脑组织内,决定水交换的因素是晶体压而不是胶体压。大量研究表明高渗盐水通过其渗透性作用,调节血流动力学、血管活性、神经递质及免疫特性等方式,有效提高氧分压、增加脑血流量、降低脑血管阻力使颅内压降低,其推荐用量为 4～6 mL/kg 体重。但是,在临床抢救工作中,绝对不能单纯依靠高渗液体。必须明确,高渗 NaCl 溶液的少量应用,只是抢救工作的一个补充,而不能代替任何一个已被实验证明是有效的复苏技术。

3.糖皮质激素

主要起保护细胞膜,稳定细胞膜钙离子通道,促使钙离子外流,对抗自由基,改善脑细胞代谢功能,减少毛细血管通透性,促使血-脑屏障正常化,从而加速脑水肿消除。有研究结果显示,脑外伤后使用激素不能降低脑水肿的发病率和死亡率,糖皮质激素对细胞性水肿疗效不肯定,需谨慎使用。

常用的糖皮质激素为地塞米松,每天分数次投药,起始用 10 mg,然后用 4 mg,每天 4 次。如在 48 小时内起效,则应维持此剂量至神经系统症状缓解后再减量。激素治疗最常见并发症是消化道出血,同时用酸抑制剂并尽量缩短激素用药时间可降低并发症发生率。

4.钙通道阻滞剂

目前不少人认为钙离子阻断剂是治疗外伤性脑水肿的有效药物,钙离子拮抗剂尼莫地平等可以阻止钙离子通过血-脑屏障进入细胞内,有效防治细胞毒性和血管源性脑水肿。其他钙离子阻断剂，如 N-甲基-D-天冬氨酸受体拮抗剂如苄哌酚醇等也可以减轻脑损伤后脑水肿，对神经细胞有保护作用。

5.高压氧治疗

高压氧能够增强有氧代谢，降低血浆内皮素水平，减少氧自由基的产生，抑制脂质过氧化反应，减轻脑水肿；高压氧还可增强吞噬细胞吞噬和消化坏死组织细胞的能力，加速病灶清除和血肿吸收；加速组织修复，促进胶原纤维产生，加速侧支循环形成，可减少脑损伤的后遗症，降低致死率。

6.亚低温治疗

亚低温（32～35 ℃）能够显著减轻颅脑外伤后脑水肿的发生，其作用机制可能与降低氧耗量，减少脑组织乳酸堆积，维护血-脑屏障，抑制乙酰胆碱、儿茶酚胺及兴奋性氨基酸等内源性毒性物质对脑细胞的损害，抑制神经元凋亡，减少钙离子内流，阻断钙对神经元的毒性作用，减少脑细胞结构蛋白破坏，促进脑细胞结构和功能恢复，减轻弥漫性轴索损伤等因素有关。

7.自由基清除剂

治疗外伤性脑水肿的许多药物如甘露醇、巴比妥盐、维生素 C、维生素 E、氯丙嗪、辅酶 Q10 等均有清除自由基的作用。大剂量维生素 C 治疗创伤性脑水肿的作用明显，优于常规剂量维生素 C。外源性超氧化物歧化酶（SOD）可清除脑内氧自由基，而对继发性脑水肿有防治作用，但因其半衰期较短，难以通过血-脑屏障，其效果并不理想。有研究报道，用脂质体包埋的 SOD 静脉注射 10 000 U/ mL，可使脑内 SOD 水平增加并持续 2 小时以上，且其增加的程度与脑损伤后脑水肿改善程度一致。

8.巴比妥类

近年来发现巴比妥类药物有减轻脑水肿和脑保护作用，其作用机制是能降低脑代谢率，使脑血管收缩，脑血容量减少并能增加血管阻力，使脑血流转向缺血区。此外，还具有清除自由基和抗氧化作用；在脑供氧障碍时可稳定细胞膜，干扰脂肪酸释放，减少缺血时脑细胞内钙含量，减少神经介质释放等。常用的巴比妥类药物有巴比妥钠、硫苯妥钠、戊巴比妥。巴比妥类药最好能在颅内压监测、心脏和血压监护及血药浓度监测下使用，其血药浓度的安全值为 20～40 mg/L，如超过此值时应停药。本疗法常与人工冬眠、类固醇、脱水剂合用。

随着现代医学科学技术的不断发展，相信在不久的将来，人类必将研究出疗效更确切的药物和更完善的治疗方法，从而大大提高外伤性脑水肿的治愈率，有效降低其致死和致残率。

（王行桥）

第七章

颅内肿瘤

第一节　颅内动脉瘤

颅内动脉瘤系颅内动脉壁瘤样异常突起，尸检发现率为0.2%～7.9%，因动脉瘤破裂所致SAH约占70%，年发生率为6/10万～35.3/10万。脑血管意外中，动脉瘤破裂出血仅次于脑血栓和高血压脑出血，居第3位。本病破裂出血的患者约1/3在就诊以前死亡，1/3死于医院内，1/3经过治疗得以生存。

本病高发年龄为40～60岁，儿童动脉瘤约占2%，最小年龄仅5岁，最大年龄为70岁，男女差别不大。

一、病因学

获得性内弹力层的破坏是囊性脑动脉瘤形成的必要条件。与颅外血管比较，脑血管中膜层和外膜缺乏弹力纤维，中层肌纤维少、外膜薄、内弹力层更加发达隆凸，在蛛网膜下腔内支撑结缔组织少，及血流动力学改变，均可促使进动脉瘤形成。动脉粥样硬化、炎性反应和蛋白水解酶活性增加促使内弹力层退变。动脉粥样硬化是大多数囊性动脉瘤可疑病因，可能参与上述先天因素相互作用。高血压并非主要致病因素，但能促进囊性动脉瘤形成和发展。

国内研究发现，所有脑动脉瘤内弹力层处都有大量的92 000Ⅵ型胶原酶存在，且与ICAM-1诱导的炎性细胞浸润相一致，认为脑动脉瘤的形成与炎性细胞介导的弹力蛋白酶表达增多，破坏局部血管壁结构有关。

囊性动脉瘤也称浆果样动脉瘤，通常趋向生长在Willis环的分叉处，为血流动力冲击最大部位。

动脉瘤病因还包括栓塞性（如心房黏液瘤）、感染性（所谓“真菌性动脉瘤”）、外伤性与其他因素。

大多数周围性动脉瘤趋向于合并感染（真菌性动脉瘤）或外伤。梭形动脉瘤在椎-基底动脉系统更常见。

二、病理学

囊性动脉瘤呈球形或浆果状，外观紫红色，瘤壁极薄，术中可见瘤内的血流漩涡。瘤顶部最为薄弱，98%动脉瘤出血位于瘤顶。巨大动脉瘤内常有血栓形成，甚至钙化，血栓分层呈“洋葱”状。直径小的动脉瘤出血机会较多。颅内多发性动脉瘤约占 20%，以两个多见，亦有 3 个以上的动脉瘤。经光镜和电镜检查发现：①动脉瘤内皮细胞坏死剥脱或空泡变性，甚至内皮细胞完全消失，基膜裸露、瘤腔内可见大小不等的血栓；②脉瘤壁内很少见弹力板及平滑肌细胞成分，靠近腔侧的内膜层部位可见大量的吞噬细胞、胞质内充满脂滴或空泡；③动脉瘤外膜较薄，主要为纤维细胞及胶原、瘤壁的全层，均可见少量炎性细胞浸润，主要为淋巴细胞。

有的动脉瘤患者合并常染色体显性遗传多囊性肾病，肌纤维肌肉发育不良(fibromuscular dysplasia，FMD)，动静脉畸形、烟雾病。有的动脉瘤患者合并结缔组织病：Ehlers-DanlosⅣ型，胶原蛋白Ⅲ型缺乏，Marfan 综合征，Osler-Weber-Rendu 综合征。

三、动脉瘤的分类

(一)按位置分类

(1)颈内动脉系统动脉瘤，约占颅内动脉瘤 90%，分为：①颈内动脉动脉瘤；②大脑前动脉-前交通动脉动脉瘤；③大脑中动脉动脉瘤。

(2)椎-基底动脉系统动脉瘤，约占 10%，分为：①椎动脉动脉瘤；②基底动脉干动脉瘤；③大脑后动脉动脉瘤；④小脑上动脉瘤；⑤小脑前下动脉动脉瘤；⑥小脑后下动脉动脉瘤；⑦基底动脉瘤分叉部动脉动脉瘤。文献报道，20%～30%动脉瘤患者有多发动脉瘤。

(二)按大小分类

分为小型动脉瘤(直径≤0.5 cm)；一般动脉瘤(直径 0.5～1.5 cm)；大型动脉瘤(直径 1.5～2.5 cm)；巨型动脉瘤(直径≥2.5 cm)。

(三)按病因分类

可分为囊性动脉瘤(占颅内动脉瘤的绝大多数)、感染性动脉瘤和外伤性动脉瘤。

1.感染性动脉瘤

因细菌或真菌感染形成，免疫低下患者如艾滋病或吸毒者发生率高。常见于大脑中动脉分支远端，可多发。若疑为感染性动脉瘤，应行心脏超声检查确定有无心内膜炎。感染性动脉瘤通常为梭形、质地脆，手术困难且危险，急性期抗生素感染治疗 4～6 周，有些动脉瘤可萎缩，延迟夹闭可能更容易。手术指征，有蛛网膜下腔出血，抗感染治疗 4～6 周后动脉瘤未见减小。

2.外伤性动脉瘤

占颅内动脉瘤不足 1%，大多为假性动脉瘤。闭合性脑损伤见于大脑前动脉远端动脉瘤，颅底骨折累及岩骨和海绵窦段颈内动脉形成动脉瘤，可引起海绵窦综合征，动脉瘤破裂后形成颈内动脉海绵窦漏，伴蝶窦骨折时可造成鼻腔大出血。颅脑穿通性损伤如枪击伤或经蝶入路等颅底手术后发生动脉瘤。颅底颈内动脉动脉瘤应用球囊孤立或栓塞。外周围性动脉瘤可手术夹闭动脉瘤颈。

(四)按形态分类

分为囊状动脉瘤、梭形动脉瘤、夹层动脉瘤。

四、临床表现

(一)出血症状

因动脉瘤增大、血栓形成或动脉瘤急性出血造成头痛,严重像“霹雳样”,有人描述为“此一生中最严重的头痛”。

大约半数为单侧,常位于眼眶后或眼眶周,可能由于动脉瘤覆盖的硬脑膜受刺激所致。由于巨大动脉瘤占位效应导致颅内压升高,表现为弥散性或双侧头痛。

无症状未破动脉瘤蛛网膜下腔出血的年概率为1%~2%,有症状未破裂动脉瘤出血的年概率约为6%。出血倾向与动脉瘤的直径、大小、类型有关。小而未破的动脉瘤无症状。直径4 mm以下的动脉瘤颈和瘤壁均较厚,不易出血。90%的出血发生在动脉瘤直径大于4 mm的患者。巨型动脉瘤内容易在腔内形成血栓,瘤壁增厚,出血倾向反而下降。

多数动脉瘤破口会被凝血封闭而出血停止,病情逐渐稳定。未治的破裂动脉瘤中,24小时内再出血的概率为4%,第1个月里再出血的概率为每天1%~2%;3个月后,每年再出血的概率为2%。死于再出血者约占本病的1/3,多在6周内。也可在数个月甚至数十年后,动脉瘤再出血。

蛛网膜下腔出血伴有脑内出血占20%~40%(多见于MCA动脉瘤),脑室内出血占13%~28%,硬脑膜下出血占2%~5%。

动脉瘤破裂发生脑室内出血预后更差,常见的有,前交通动脉动脉瘤破裂出血通过终板进入第三脑室前部或侧脑室;基底动脉顶端动脉瘤出血进入第三脑室底;小脑后下动脉(PICA)远端动脉瘤破裂通过Luschka孔进入第四脑室。

部分患者SAH可沿视神经鞘延伸,引起玻璃体膜下和视网膜出血。出血量过大时,血液可进入玻璃体内引起视力障碍,死亡率高。出血可在6~12个月吸收。10%~20%患者还可见视盘水肿。

(二)占位效应

直径>7 mm的动脉瘤可出现压迫症状。巨型动脉瘤有时容易与颅内肿瘤混淆,如将动脉瘤当作肿瘤手术则是非常危险的。动眼神经最常受累,其次为展神经和视神经,偶尔也有滑车、三叉和面神经受累。

动眼神经麻痹常见于颈内动脉-后交通动脉瘤和大脑后动脉动脉瘤,动眼神经位于颈内动脉(C_1~C_2)的外后方,颈内-后交通动脉瘤中,30%~53%出现病侧动眼神经麻痹。动眼神经麻痹首先出现提睑无力,几小时到几天达到完全的地步,表现为单侧眼睑下垂、瞳孔散大,内收、上下视不能,直接、间接光反应消失。海绵窦段和床突上动脉瘤可出现视力、视野障碍和三叉神经痛。

颈内动脉巨型动脉瘤有时被误诊为垂体腺瘤;中动脉动脉瘤出血形成颞叶血肿;或因脑血管痉挛脑梗死,患者可出现偏瘫和语言功能障碍。前交通动脉动脉瘤一般无定位症状,但如果累及下丘脑或边缘系统,则可出现精神症状、高热、尿崩等情况。鞍内或鞍上动脉瘤压迫垂体腺和垂体柄产生内分泌紊乱。

基底动脉分叉部、小脑上动脉及大脑后动脉近端动脉瘤位于脚间窝前方,常出现第Ⅲ、第Ⅳ、第Ⅵ对脑神经麻痹及大脑脚、脑桥的压迫,如Weber综合征、两眼同向凝视麻痹和交叉性偏瘫等。基底动脉和小脑前下动脉瘤表现为不同水平的脑桥压迫症状,如Millard-Gubler综合征(一侧展神经、面神经麻痹伴对侧锥体束征)和Foville综合征(除Millard-Gubler综合征外,还有同向偏视障碍)、凝视麻痹、眼球震颤等。罕见的内听动脉瘤可同时出现面瘫、味觉及听力障碍。椎动脉瘤、小脑后下动脉瘤、脊髓前后动脉瘤可引起典型或不完全的桥小脑角综合征、枕骨大孔综合征及小脑体征、后组脑神经损害体征、延髓上颈髓压迫体征。

巨型动脉瘤压迫第Ⅲ脑室后部和导水管,出现梗阻性脑积水症状。

(三)癫痫发作

因蛛网膜下腔出血相邻区域脑软化,有的患者可发生抽搐,多为大发作。

(四)迟发性脑缺血(delayed ischemic deficits,DID)

发生率为35%,致死率为10%~15%。脑血管造影或TCD显示有脑血管痉挛者不一定有临床症状,只有伴有脑血管侧支循环不良,rCBF每分钟<18 mL/100 g时才引起DID。DID多出现于3~6天,7~10天为高峰,表现:①前驱症状,蛛网膜下腔出血的症状经过治疗或休息而好转后,又出现或进行性加重,外周血白细胞计数持续升高、持续发热;②意识由清醒转为嗜睡或昏迷;③局灶神经体征出现。上述症状多发展缓慢,经过数小时或数天到达高峰,持续1~2周后逐渐缓解。

(五)脑积水

动脉瘤出血后,因凝血块阻塞室间孔或大脑导水管,引起急性脑积水,导致意识障碍;合并急性脑积水者占15%,如有症状应行脑室引流术。由于基底池粘连也会引起慢性脑积水,需行侧脑室-腹腔分流术,但可能仅对部分病例有效。

(六)偶尔发现

由于其他原因做CT、MRI或血管造影发现。

五、影像学检查

(一)蛛网膜下腔出血诊断步骤

非强化高分辨率CT扫描,如果CT阴性,对可疑患者腰椎穿刺,确诊或高度怀疑蛛网膜下腔出血患者行脑血管造影。

(二)CT检查

可以确定蛛网膜下腔出血、血肿部位大小、脑积水和脑梗死,多发动脉瘤中的破裂出血的动脉瘤。如纵裂出血常提示前动脉或前交通动脉瘤,侧裂出血常提示后交通或中动脉动脉瘤,第四脑室出血常提示椎或小脑后下动脉瘤。巨大动脉瘤周围水肿呈低密度,瘤内层状血栓呈高密度,瘤腔中心的流动血液呈低密度。故在CT上呈现特有的“靶环征”——密度不同的同心环形图像。直径<1.0 cm动脉瘤,CT不易查出。直径>1.0 cm动脉瘤,注射对比剂后CT扫描可检出。计算机断层扫描血管造影(CTA)可通过3D-CT从不同角度了解动脉瘤与载瘤动脉,尤其是与相邻骨性结构的关系,为手术决策提供更多资料。

(三)MRI检查

颅内动脉瘤多位于颅底Willis环。MRI优于CT,动脉瘤内可见流空影。MRA和CTA检查可提示不同部位动脉瘤,常用于颅内动脉瘤筛查,有助于从不同角度了解动脉瘤与载瘤动脉关系。磁共振造影(MRA)不需要注射造影剂,可显示不同部位的动脉瘤,旋转血管影像以观察动脉瘤颈、动脉瘤内血流情况,还可以显示整个脑静脉系统,发现静脉和静脉窦的病变。

(四)数字减影血管造影(DSA)

此为确诊颅内动脉瘤金标准,对判明动脉瘤的位置、数目、形态、内径、瘤蒂宽窄、有无血管痉挛、痉挛的范围及程度和确定手术方案十分重要。经股动脉插管全脑 4 血管造影，多方位投照，可避免遗漏多发动脉瘤。Ⅰ、Ⅱ级患者脑血管造影应及早进行，Ⅲ、Ⅳ级患者待病情稳定后，再行造影检查。Ⅴ级患者只行 CT 扫描除外血肿和脑积水。首次造影阴性，合并脑动脉痉挛或高度怀疑动脉瘤者，1 个月后应重复造影，如仍阴性，可能是小动脉瘤破裂后消失，或内有血栓形成。

(五)经颅多普勒超声(TCD)

在血容量一定的情况下，血流速度与血管的横截面积成反比，故用 TCD 技术测量血管的血流速度可以间接地测定血管痉挛的程度。

六、治疗

(一)非手术治疗

主要目的在于防止再出血和防治脑血管痉挛，用于以下情况：①患者全身情况不能耐受开颅手术者；②诊断不明确、需进一步检查者；③患者拒绝手术或手术失败者。

(1)绝对卧床休息 14～21 天、适当抬高头部。镇痛、抗癫痫治疗。便秘者给缓泻剂。保持患者安静，尽量减少不良的声、光刺激，避免情绪激动。为预防动脉瘤再次出血，患者应在 ICU 监护。

(2)预防和治疗脑动脉痉挛，有条件者经颅多普勒超声(TCD)监测脑血流变化，及时发现脑血管痉挛。早期可试用钙离子拮抗剂改善微循环。

(3)根据病情退热、防感染、加强营养、维持水电解质平衡、心电监测，严密观察生命体征及神经功能变化。

(4)降低血压是减少再出血的重要措施之一，但由于动脉瘤出血后多伴有动脉痉挛，脑供血已经减少，如血压降得过多可能引起脑供血不足，通常降低 10%即可，密切观察病情，如有头晕、意识障碍等缺血症状，应给予适当的回升。

(5)降低颅内压能增加脑血流量、推迟血-脑屏障的损害、减轻脑水肿，还能加强脑保护。

(二)外科治疗方法

1.孤立术

中断动脉瘤近端和远端载瘤动脉，可通过直接手术用动脉瘤夹结扎、放置可脱性球囊或两者联合。动脉瘤孤立术是在动脉瘤的两端夹闭载瘤动脉，但在未证实脑的侧支供应良好的情况下应慎用。有些可能需要联合颈外颈内动脉(EC-IC)搭桥保持孤立节段远端血流。

2.近端结扎(Hunterian 结扎)

多用于巨大动脉瘤，通过闭塞 CCA 而不是 ICA 可能会减少危险，可能增加形成对侧动脉瘤危险。

3.动脉瘤壁加固术

疗效不肯定。

4.栓塞动脉瘤

临床不适宜手术，可选弹簧圈栓塞的介入治疗。通过介入技术在动脉瘤内放置 Guglielmi 可脱性弹簧圈或球囊。

(三)手术治疗

开颅夹闭动脉瘤颈仍是首选治疗方法。目前，动脉瘤显微手术总的死亡率已降至 2%以下，而保守治疗 70%患者会迟早死于动脉瘤再出血。

1.手术时机

近年来趋向于对破裂动脉瘤实施早期手术，理由：①动脉瘤再破裂出血的高峰期在初次出血后1周内，早期手术可减少动脉瘤再破裂危险；②术中可清除血凝块等引起血管痉挛的有害物质。但是出血早期，脑组织肿胀，生命体征不平稳，手术难度大，手术死亡率和致残率高。

提倡晚期手术的理由：①早期手术牵拉脑组织，加重脑水肿；②术中动脉瘤破裂概率较高；③手术易造成血管损伤，加重术后的血管痉挛。

为便于判断动脉瘤病情，选择造影和手术时机，评价疗效，根据 Hunt 和 Hess 分级法，病情在Ⅰ、Ⅱ级的患者应尽早进行血管造影和手术治疗。Ⅲ级以上提示出血严重，可能伴发血管痉挛和脑积水，手术危险较大，待数天病情好转后再行手术治疗。Ⅲ级以下患者，出血后3～4天内手术夹闭动脉瘤，可以防止动脉瘤再次出血，减少血管痉挛发生。椎-基底或巨大动脉瘤，病情Ⅲ级以上，提示出血严重，或存在血管痉挛和脑积水，手术危险性较大，应待病情好转后手术。动脉瘤破裂出血后48～96小时内为早期手术；出血后10～14天后的手术为晚期手术。

2.手术方法

手术的目的是阻断动脉瘤的血液供应、避免发生再出血，保持载瘤及供血动脉通畅，维持脑组织的正常血运。

动脉瘤瘤颈夹闭术的操作步骤：①腰椎穿刺置管，剪开硬脑膜前打开留置管，引流脑脊液30～50 mL，降低脑压，增加手术暴露的空间，便于分离操作。②翼点微骨窗入路创伤小、有利于保护面神经额支，可以夹闭前循环和基底动脉顶端动脉瘤。手术切口应尽量不影响外观，小范围剃头，做微骨窗。术中应用手术显微镜，术后缝合硬脑膜，保留骨瓣，皮内缝合，体现微创理念。前(交通)动脉瘤还可经额部纵裂入路。椎动脉、小脑后下动脉动脉瘤采用远外侧入路。椎-基底交界动脉瘤经枕下入路或经口腔入路。③分离动脉瘤时先确定载瘤动脉、暴露动脉瘤颈，分清动脉瘤与载瘤动脉的关系，并确定用何种类型动脉瘤夹。分离困难时可借助神经内镜。动脉瘤体积大、粘连紧或有破裂可以控制血压。④罂粟碱，平滑肌松弛剂，可能通过阻断钙离子通道起作用。局部应用于表面人为操作引起的血管收缩。30 mg 罂粟碱加入9 mL 生理盐水，用棉片蘸此溶液敷在血管约2分钟，也可通过注射器直接冲洗血管。

3.术中血管造影

动脉瘤术后应该常规复查 DSA，了解动脉瘤夹闭情况。动脉瘤夹闭术后血管造影发现19%患者有动脉瘤残留或大血管闭塞等问题，所以推荐术中荧光血管造影(ICG)，有助于及时发现问题予以纠正。

(四)术中动脉瘤破裂处理

文献报道，术中动脉瘤破裂发生率为18%～40%。术中发生动脉瘤破裂，患者病残率和死亡率明显增高。

1.术中动脉瘤破裂预防

(1)预防疼痛引起高血压。

(2)装头架及切皮时保证深度麻醉。

(3)头架钉子放置部位及皮肤切口局部麻醉(不用肾上腺素)。

(4)开硬脑膜前可将平均动脉压降至稍低水平。

(5)最大限度减少分离时动脉瘤脑牵拉：利尿剂脱水；术前腰椎穿刺切开硬脑膜时放出脑脊液；过度换气。

(6)减少动脉瘤顶或颈部撕裂危险:暴露动脉瘤时采取锐性分离,清除动脉瘤周围血块;夹闭动脉瘤前,完全游离动脉瘤。

2.动脉瘤手术中破裂3个阶段

(1)开始暴露(分离前):少见,处理最困难,预后很差。虽然已打开蛛网膜下腔,但是出血仍可造成脑组织膨出。①可能原因:钻骨孔时震动,剪开硬脑膜时硬脑膜内外压力差增高,疼痛反应引起儿茶酚胺增加造成血压升高。②处理:降低血压,控制出血,前循环动脉瘤控制颈内动脉出海绵窦处临时阻断夹;无效可压迫患者颈部颈内动脉。若必要可切除部分额叶或颞叶。

(2)分离动脉瘤:是动脉瘤破裂最多见原因。①可能原因:钝性粗暴分离引起撕裂,多数在瘤颈近端损伤较大,控制困难。没有充分暴露即试图夹闭。②处理:显微吸引器放在载瘤动脉破裂孔附近,不要仓促夹闭,进一步暴露并将永久夹放置于合适位置。

锐性分离时引起撕裂常在动脉瘤顶端,一般较小,通常一个吸引器就可控制。用小棉片轻轻压迫可起效。重复用低电流双极电凝使其萎缩。

(3)放置动脉瘤夹破裂,通常有两个原因。①动脉瘤暴露欠佳:夹子叶片穿透未看见动脉瘤壁,类似钝性分离时引起撕裂。出血会由于夹子叶片靠近加重。尽量打开并去掉夹子,尤其是开始有出血迹象时,可减小撕裂程度。用两个吸引器判断最后夹子是否可放置确实夹闭,或者更常用放置临时阻断夹。②放置瘤夹技术差:当夹子叶片靠近时出血可能减轻;这时检查其尖端,确认其已跨越瘤颈的宽度。如果没有,通常可并行放置一个较长的夹子,会有所改善。确认夹子叶片足够靠近。如果没有足够靠近而仍出血,有必要放置两个夹子,有时需更多。

(五)术后治疗

动脉瘤术后患者应在ICU病房监护治疗,监测生命体征、氧饱和度等,并注意观察患者的意识状态、神经功能状态、肢体活动情况。术后常规给抗癫痫药,根据术中情况适当程度脱水,可给予激素、扩血管药等。如果手术时间不很长,术中临时使用一次抗生素,术后则不需再使用抗生素。

(六)治疗后动脉瘤复发

未完全夹闭动脉瘤可继续增大和(或)出血,包括动脉瘤夹闭或弹簧圈栓塞,仍有动脉瘤充盈或动脉瘤颈残留。

七、不同部位动脉瘤类型

(一)海绵窦段动脉瘤

海绵窦段动脉瘤占颅内动脉瘤3%～5%,多为大型和巨大的动脉瘤。海绵窦段动脉瘤分为自发性和外伤性两种,后者多为假性动脉瘤。

(1)自发性海绵窦段动脉瘤一般无症状,直到发展为巨大动脉瘤,压迫海绵窦内有第Ⅲ、Ⅳ、Ⅴ、Ⅵ对脑神经产生眼部症状。

(2)外伤性海绵窦段动脉瘤多发生在青少年,头部外伤伴有前颅底骨折、单侧视力丧失和鼻出血,是典型的颈动脉海绵窦瘘三联征。外伤性动脉瘤破裂出血至蝶窦,可导致致命的动脉性鼻出血。

(3)无临床症状、放射学检查偶然发现、未进入蛛网膜下腔的海绵窦动脉瘤可定期观察,不需特殊治疗。

(4)严重的难治性面部疼痛、放射学提示动脉瘤已进入蛛网膜下腔、反复出现鼻出血应该积极手术治疗。直接手术夹闭海绵窦内动脉瘤困难，很难避免脑神经损伤，血管内治疗海绵窦内动脉瘤成为首选。

(二)床突上动脉瘤

颈内动脉在颈动脉环处出海绵窦，进入蛛网膜下腔。颈内动脉床突上部分可分为以下节段：①眼动脉段，床突上 ICA 最长部分。位于眼动脉与后交通动脉起始处之间，近端部分(包括眼动脉起始部)常被前床突遮掩。包括眼动脉和垂体上动脉 2 条分支。②后交通段，从后交通动脉起始部到脉络膜前动脉(AChA)起始部。③脉络膜段，从脉络膜前动脉(AChA)起始部到颈内动脉最后分叉。

约 45%眼动脉段动脉瘤表现为蛛网膜下腔出血，45%表现为视野缺损或(和)视力障碍。眼动脉动脉瘤常多发，夹闭对侧眼动脉动脉瘤技术并不困难，但是夹闭对侧垂体上动脉瘤不容易。

(三)后交通动脉动脉瘤

后交通动脉动脉瘤更多见于与颈内动脉连接处，或与大脑后动脉连接处，均可侵及第Ⅲ对脑神经，引起动眼神经麻痹。注意椎动脉造影，椎动脉是否参与动脉瘤供血，或通过增粗后交通动脉，向后循环供血。

(四)前交通动脉动脉瘤

前交通动脉动脉瘤出血在前纵裂，其中 63%伴脑内血肿，约 1/3 脑内血肿破入脑室。20%前交通动脉瘤破裂出血后引起血管痉挛，发生额叶脑梗死，表现为情感淡漠。

对侧颈内动脉造影，了解动脉瘤由双侧或单侧前动脉供血。

翼点入路为最常用入路。动脉瘤向上生长、额部有大量血块时可用额下入路，同时清除血肿。通常右侧翼点入路，左侧翼点入路适用：①动脉瘤指向右侧，左侧入路先暴露动脉瘤颈部，如动脉瘤出血便于控制；②动脉瘤仅由左侧前动脉供血，右侧前动脉未供血，可在动脉瘤近端控制；③合并其他左侧动脉瘤。

(五)大脑前动脉远端动脉瘤

通常位于额极动脉起始端，或在胼胝体膝部胼周动脉和胼缘动脉分叉部，经常合并脑内出血或半球间硬脑膜下血肿，因为此处蛛网膜下腔空间小，保守治疗效果较差。此处动脉瘤与脑组织粘连，术中易发生过早破裂。

自前交通动脉达到动脉瘤距离 1 cm 内可通过翼点入路，切除部分直回到达动脉瘤。

自前交通动脉达到胼胝体膝部动脉瘤距离大于 1 cm，包括胼周动脉和胼缘动脉分叉部动脉瘤，冠状切口，多从右额入路，骨瓣应该越过中线 2 cm，自额半球间暴露动脉瘤。如动脉瘤顶埋在右大脑半球内可经左额入路，避免过度牵拉脑组织的危险。

半球间入路如长时间牵拉扣带回，手术后可能产生短暂运动性缄默症。

(六)大脑中动脉动脉瘤

翼点开颅后通过侧裂入路最为常用。颞上回入路可减少脑牵拉和近端血管操作时引起血管痉挛，缺点是骨瓣稍大、控制中动脉近端困难、可能增加癫痫发作危险性。

(七)后循环动脉瘤

后循环蛛网膜下腔出血可能引起呼吸暂停及神经源性肺水肿，发生血管痉挛更易引起中脑症状。

1.大脑后动脉动脉瘤

大脑后动脉是基底动脉的终支，大脑后动脉动脉瘤临床比较少见，占颅内动脉瘤的 0.7%～2.2%。

大脑后动脉动脉瘤临床主要表现为蛛网膜下腔出血，占位效应所引起渐进性轻度偏瘫或同向性偏盲，脑神经的麻痹等少见，少数患者为神经放射学检查时偶然发现。

一般采用额颞(翼点)经侧裂入路或颞下入路夹闭大脑后动脉动脉瘤。

2.椎动脉动脉瘤

多数椎动脉动脉瘤起自椎动脉-小脑后下动脉连接处，或椎动脉-小脑前下动脉，椎动脉-基底动脉。

血管造影需要评价对侧椎动脉，因孤立动脉瘤时对侧椎动脉粗大有代偿能力。

直接夹闭动脉瘤为更好治疗方法。血管内弹簧圈栓塞不能减轻动脉瘤压迫脑干或脑神经引起的症状。

3.基底动脉分叉处动脉瘤

也称基底动脉分叉动脉瘤，约占颅内动脉瘤 5%。大多表现为蛛网膜下腔出血，动脉瘤增大可能引起视交叉受压和双颞侧偏盲(与垂体瘤相似)，或压迫动眼神经引起动眼神经麻痹。大多数基底动脉顶端动脉瘤可通过翼点入路、颞下入路和眶颧入路。

八、特殊类型动脉瘤的治疗

(一)巨大动脉瘤

颅内巨大动脉瘤是指直径≥2.5 cm(约 1 英寸)的动脉瘤，占颅内动脉瘤的 3%～5%，多见于颈内动脉海绵窦段及其末端分叉部、大脑中动脉主干分叉部、基底动脉及椎基底动脉连接部。有囊形状和梭形动脉瘤两种类型。高峰年龄为 30～60 岁，女性∶男性＝3∶1。

临床表现为自发性蛛网膜下腔出血和占位效应。

血管造影：常因动脉瘤血栓形成，造影剂不能完全充盈而低估动脉瘤大小。需做 MRI 或 CT 检查以显示血栓形成部分。

CT 扫描：通常动脉瘤周有明显水肿。动脉瘤周脑组织增强后可增强，可能是由于脑组织对动脉瘤的炎症反应引起血流增多引起继发性血管形成。

MRI 扫描：动脉瘤内存在湍流 T_1 像混杂信号。MRI 人工脉冲式成像有助于鉴别巨大动脉瘤与其他实质性或囊性病变。

手术治疗除防止动脉瘤再破裂出血外，还应解除其占位效应。手术是巨大动脉瘤首选的治疗方法。约 1/3 可以夹闭动脉瘤瘤颈。巨大动脉瘤手术难点：①暴露巨大动脉瘤颈；②保持载瘤动脉通畅；③切除巨大动脉瘤的占位效应。

巨大动脉瘤的 3 种直接手术方法：①切除巨大动脉瘤后再造载瘤动脉，适用于瘤蒂可以辨认者；②窗式成角动脉瘤夹再造载瘤动脉，适用于无蒂、动脉瘤内无血栓者；③巨大颈内动脉瘤或大脑中动脉瘤实施夹闭和切除手术，需要行颞浅动脉-大脑中动脉搭桥或颈动脉-大隐静脉-大脑中动脉搭桥手术，补充脑血流不足；④颈内动脉分期结扎，二期手术动脉瘤孤立减压术，适用于颈内动脉海绵窦段巨大动脉瘤，瘤壁与海绵窦硬脑膜合二为一，无法分离直接夹闭者。

(二)多发性动脉瘤

好发生于两侧对称的部位，特别是颈内动脉及大脑中动脉，出血机会较单发者多。最好一次手术能夹闭全部动脉瘤，若无法做到可分期手术，但应首先处理出血的或者有出血倾向的动脉瘤。根据临床症状和影像学特征的综合分析，判断出血责任动脉瘤：①CT 或 MRI 血液集中点；②血管造影血管痉挛区域；③动脉瘤形状不规则；④以上没有帮助，怀疑最大的动脉瘤。

(三)未破裂动脉瘤(unruptured aneurysm,UIA)

随着医疗水平不断提高,未破裂和无症状的动脉瘤病例逐渐增多,其中15%~50%病例继续变大和出血。部分学者主张保守治疗,定期检查。但多数人提倡尽早手术治疗。

未破裂颅内动脉瘤包括偶然发现动脉瘤(无任何症状偶然发现)及非出血引起症状的动脉瘤(如第Ⅲ脑神经受压瞳孔扩大)。

有人建议对直径≥10 mm未破裂动脉瘤尽量治疗,小的动脉瘤应血管造影连续随访。

(四)动脉圆锥

动脉起始节段漏斗状结构,开口最宽<3 mm,需与动脉瘤区分,正常血管造影中有7%~13%,多发性或家族性动脉瘤中发生率更高,25%为双侧性。大多数发现于后交通动脉起始部。尽管也可能出血,其破裂危险性低于囊性动脉瘤。然而,动脉圆锥可发展为出血动脉瘤。治疗建议:因为其他原因手术同时,包裹或放置环形动脉瘤夹处理动脉圆锥。

九、预后

影响动脉瘤预后因素有患病年龄、动脉瘤的大小、部位、临床分级、术前有无其他疾病、就诊时间、手术时机的选择等有关,尤其是动脉瘤患者SAH后,是否伴有血管痉挛和颅内血肿对预后有重要影响。其他如手术者经验、技巧,有无脑积水等均对预后有影响。

据国外文献报告,动脉瘤破裂出血后10%~15%患者在获得医疗救治前死亡,最初几天内死亡率为10%,30天死亡率46%,总死亡率≈45%。首次出血未经手术治疗而存活的患者中,再出血是致死和致残的主要原因,2周内危险性为15%~20%。早期手术目的可降低再出血危险性。

(程卫平)

第二节 少突胶质细胞瘤

少突胶质细胞瘤(oligodendroglioma)占脑胶质瘤的4.0%~12.4%,占颅内肿瘤的2.6%,由少突胶质细胞形成,平均年龄40岁。男性占60%。90%位于幕上,其中10%左右由丘脑长出,突入侧脑室或第三脑室;其余位于大脑白质内,半数位于额叶。肿瘤生长缓慢,病程较长。有时可见肿瘤钙化。肿瘤虽呈浸润性生长,但肉眼边界清楚,有利于手术切除。切除后复发较慢。复发后再切除仍可获较好效果。

一、病理

肿瘤多位于皮质下,侵犯皮质和邻近的软脑膜;部位较深的可侵及脑室壁。亦可通过胼胝体侵至对侧。肿瘤多实质性,边界光整,可与正常脑组织分开,但无包膜,质地脆软,切面灰红色,常有钙化。有些肿瘤有黏液样变,质地如胶冻样。较大的肿瘤中心常有囊腔形成,也可有坏死,但多不显著。肿瘤钙化是少突胶质瘤的形态特点之一,钙盐多沉积在肿瘤的周边部分,比较均匀,不太致密。周围脑水肿较轻。

镜检下,肿瘤与四周脑组织分界不清,呈浸润性生长。细胞极丰富,形状均匀一致。胞核圆形，染色深。胞质少而透亮或染浅伊红色，胞膜清楚，故胞核似置于空盒之内。银染色能见少而短的细胞突起。细胞排列成条索状或片状。其中可杂有星形细胞或室管膜细胞。血管较多，可有内膜增生和血管周围结缔组织增生。血管壁可有钙化。典型少突胶质细胞瘤的组织学特点：①细胞密集，大小一致，细胞质呈空泡状，肿瘤细胞呈“蜂房”状排列在一起。②细胞核位于空泡状细胞质的中央，大小一致，分化良好，细胞核内染色质丰富，故胞核染色极浓。③常可见到肿瘤细胞之间有球形或不规则形钙化物沉着，甚至可以形成大病灶状钙化。④肿瘤血管丰富，但均为细小的毛细血管，分支穿插于肿瘤细胞之间，瘤组织内很少见到粗大血管分布。⑤有时肿瘤细胞围绕血管生长而形成酷似假菊花团形态，注意同室管膜瘤相鉴别。

有的肿瘤分化不良，细胞及核形状不规则，核分裂较常见，称为间变性或恶性少突胶质细胞瘤，或称少突胶质母细胞瘤(oligodendroblastoma)。少突胶质细胞瘤和少突胶质母细胞瘤的不同之处在于，后者的组成细胞是少突胶质母细胞，与少突胶质细胞比较，少突胶质母细胞分化程度低，形状较圆，核较大而染色较浅，胞质较多，核分裂象常见。有时有巨细胞形成，血管内皮细胞增生及大片组织坏死。这类肿瘤并不少见，约占少突胶质细胞系肿瘤的1/4。少突胶质细胞瘤是否恶性变，形成胶质母细胞瘤，意见尚不一致。也许后者起源于混在少突胶质细胞瘤内的星形细胞。

二、临床表现

少突胶质瘤生长很慢，病程较长。症状取决于病变部位。自出现症状至就诊时间平均2～3年，侵入脑室阻塞脑脊液循环者则病程较短。

(一)癫痫发作

癫痫发作为最常见的症状，见于52%～79%的病例，并常以此为首发症状。

(二)精神症状

精神症状亦较常见。精神症状常见于额叶患者，尤其是广泛浸润，沿胼胝体向对侧额叶扩展者，以情感异常和痴呆为主。

(三)偏瘫和偏侧感觉障碍

偏瘫和偏侧感觉障碍较常见，占1/3，是由于肿瘤侵犯运动和感觉区所引起。

(四)颅内压增高症状

颅内压增高症状一般出现较晚，见于55%的患者除头痛、呕吐外，视力障碍和视盘水肿者约占1/3。间变型肿瘤生长较快，临床特征与胶质母细胞瘤相似。

三、辅助检查

(一)头颅X线平片

头颅X线平片约半数可见钙化，有的报告高达69%，呈絮状、片状或索条状。

(二)气脑、脑室和脑血管造影

造影检查一般只能定位，显示的影像与其他胶质细胞瘤相似。但血管造影几乎看不到肿瘤血管影。

(三)CT扫描

CT扫描多显示为低密度影，70%可见钙化，50%有周围脑水肿，但不广泛，注射造影剂后多数有不规则的影像增强。

(四)MRI

MRI 示长 T_1 长 T_2 信号，周围水肿易与肿瘤区分，若肿瘤内有较大的钙化，呈低信号。发生间变或恶性少突神经胶质瘤可有异常对比增强。在显示多灶性少突胶质瘤方面，MRI 优于 CT。

四、治疗

以外科手术切除为主，手术方法和原则与其他脑胶质瘤相同。术后进行放疗和化学治疗（简称化疗）。由于肿瘤呈浸润性生长，术后几乎都要复发，但间隔时间较长。复发后再手术，仍能获得较满意的效果。

（李　喆）

第三节　多形性胶质母细胞瘤

多形性胶质母细胞瘤(glioblastoma multiforme)过去称为多形性成胶质细胞瘤。由于这种肿瘤的细胞形态复杂，并非单独含有成胶质细胞，为了避免与极性成胶质细胞瘤混淆，目前广泛使用多形性胶质母细胞瘤这个名称（简称胶母细胞瘤），需要注意的是，在胚胎发育中，并无胶质母细胞这种细胞。所谓胶母细胞瘤，只是这种肿瘤的称谓。按 Kernohan 的分类，属胶质细胞瘤Ⅳ级。其起源细胞可能是各种胶质细胞，但在肿瘤内已不再能找到起源细胞的原型。

胶母细胞瘤是最常见的脑胶质瘤之一，占脑胶质瘤的 25%～50%，也是最恶性的一种。患者的年龄多较大，85%介于 40～70 岁；男性较多见，占 55%～65%。成人胶母细胞瘤多位于额、顶、颞叶，枕叶少见，儿童多位于脑干。病程较短，肿瘤呈浸润性生长，生长迅速，手术切除肿瘤后复发较快。其预后是脑胶质瘤中最差的一种，是颅内肿瘤治疗上的一个重要研究课题。

一、病理

胶母细胞瘤体积常较大，多起源于脑白质中，大脑的前半部是好发部位，特别常见于额叶，颞叶次之，枕叶少见。肿瘤常沿神经纤维或血管方向呈浸润性生长，常侵犯几个脑叶。可侵犯大脑皮质，并可与硬脑膜粘连，或侵及深部结构，胼胝体常成为肿瘤跨越中线的桥梁。当额、顶、枕叶的胶母细胞瘤经胼胝体侵犯到对侧大脑半球时，冠状切面内肿瘤具有蝴蝶形的分布范围。或侵及脑室壁，并可突入脑室内。突出脑表面或突入脑室者，瘤细胞可随脑脊液播散，个别的可向颅外转移至肺、肝、骨或淋巴结。颞叶胶母细胞瘤常侵犯基底核。基底核和丘脑的胶母细胞瘤常经中间块侵入对侧丘脑，或经底丘脑和大脑脚侵入中脑。小脑的胶母细胞瘤较少见。

肉眼所见肿瘤边界常较光整，但实际瘤细胞浸润的区域远远超过这一边界。较表浅的胶母细胞瘤常侵犯和穿过大脑皮质并与硬脑膜黏着，手术易被误认为脑膜瘤。深在者常穿过室管膜突入脑室中。瘤的切面形状多不规则；有酱红色的肿瘤区、灰黄色的坏死区和暗红色的出血区，并可有囊肿形成（个数和大小不一），有的瘤腔中含有乳白色黏稠液体，易误认为脓液，但在镜检下没有脓细胞，仅为粉末状坏死物质。瘤组织柔软易碎，血供丰富，易出血，分化较好的区域质地较韧。周围脑组织明显水肿和肿胀，边界不清。

镜检见组成细胞有多种。①多角形细胞：不同大小和形状，聚集成堆而无特殊排列。分裂象多而不正常。②梭形细胞：有细长突起，状如成胶质细胞，交织成束，有时排列成假栅栏样，放射形指向中央坏死区，细胞内有胶质纤维。③星形母细胞：常围绕血管呈假菊花样。④多核巨细胞：常与多角形细胞混杂，大概是异常核分裂的产物。⑤星形细胞：常位于肿瘤的周边部分，可能是肿瘤周围正常脑组织中的星形细胞发展而成。

胶母细胞瘤的一个形态特点是瘤内血管改变：①主要影响小血管，特别是微血管。②血管增多扭曲，状如肾小球，称肾小球化。③血管内膜显著增生，突入管腔形成小堆，并可见核分裂象，有些血管甚至被增生内膜所阻塞。这种病态血管易于形成血栓，造成肿瘤的部分坏死。

生长特性：①胶母细胞瘤有沿白质中的神经束生长到远处的倾向，例如沿额顶束自额叶长到同侧顶叶，沿胼胝体长到对侧大脑半球，沿钩束自额叶长到颞叶等。②肿瘤侵入脑室后，可经脑脊液转移接种于远处脑室壁上和蛛网膜下腔。这种转移灶并不多见。③多中心性生长，有4.9%～20.0%的胶母细胞瘤，由几个独立的瘤中心组成。个别瘤中心常聚集在一处，有些在肿瘤主体邻近有卫星灶形成。肿瘤中心相互远离(在不同脑叶或两个大脑半球)的病例较少见，仅占全部肿瘤的2.5%。

二、临床表现

胶母细胞瘤恶性程度很高。患者就医前的病程常在1年以内，其中1个月内者占30%，3个月内者占60%，6个月内者占70%，偶尔也有病程较长者，超过2年者仅占7%。这可能是由于肿瘤以较良性的类型开始，后演变为胶母细胞瘤。

在临床方面，除病程较短，症状发展较快外，并无特异的症状群。①颅内压增高：由于肿瘤增长迅速并有广泛脑水肿，颅内压增高症状明显。几均有头痛，大多有呕吐及视盘水肿，并多有视力减退。②癫痫：25%～30%患者有癫痫发作。③精神症状：肿瘤多位于额叶，故常有精神症状，表现为淡漠、迟钝、智力减退、甚至痴呆等。④脑局灶症状：依肿瘤所在部位产生相应的症状，约一半患者有不同程度的偏瘫，亦常有偏侧感觉障碍、失语、偏盲等。儿童的胶母细胞瘤常发生在脑干，早期症状为脑神经麻痹(常为多发性)和长束征症状，由导水管阻塞引起的颅内压增高症状出现于晚期。个别由于瘤内出血可表现为卒中样发病。

三、辅助检查

(一)脑脊液检查

除压力增高外可有蛋白量及白细胞数增多。特殊染色有时可见瘤细胞。

(二)放射性核素

局部放射性核素浓集较明显，见于90%以上病例。

(三)头颅平片

头颅平片多显示颅内压增高征，少数由于病程短无颅内压增高表现。有的可见松果体钙化移位。

(四)脑室造影

脑室造影可显示脑室有明显受压移位，有的可见充盈缺损。额叶肿瘤有的可压迫阻塞室间孔，致两侧脑室不通。

(五)脑血管造影

脑血管造影可见脑血管受压移位。约50%显示肿瘤病理血管，粗细不匀，形式扭曲不整，呈细小点状或丝状，或扩张呈窦样，或有动静脉瘘早期静脉充盈。

(六)CT 扫描

CT 扫描显示为形状不规则、边缘不整齐影像，多数为混杂密度，少数为高密度。瘤内有囊腔者显示有低密度区。周围脑水肿广泛，脑室移位显著。注射对比剂后影像增强，呈结节状或环状增强。

(七)MRI

由于肿瘤发生间变，细胞密度及多形性增加，肿瘤血管增多，瘤内大片坏死并出血，T_1 加权图像上呈混杂信号，以低信号为主，间以更低信号或高信号，反映了瘤内坏死或出血；T_2 加权图像上呈高信号，强度不均匀，间有许多曲线状或圆点状低信号区，代表肿瘤血管；在长 TR 短 TE (质子密度加权)图像上，肿瘤信号低于周围水肿信号，但肿瘤内部坏死区信号高于周围水肿信号；在 T_2 加权图像上，肿瘤内部坏死区其信号强度近乎周围水肿信号强度，瘤体信号强度相对减低。

四、治疗与预后

以手术治疗为主，切除肿瘤方法与星形细胞瘤相似，但无法做到全部切除，可尽量切除肿瘤，或同时做内或外减压术。肿瘤约 1/3 边界比较清楚，手术可做到肉眼全切除，另外 2/3 呈明显浸润性，如位于额叶前部、颞叶前部、枕叶者，可将肿瘤连同脑叶一并切除，这样效果较好。位于脑干，基底神经节及丘脑的肿瘤可在显微镜下切除，手术同时可做外减压术。术后给予放疗及化疗。术后症状复发时间一般不超过 8 个月，生存时间大多不过一年。术后同步放射化疗可延长生存期。

(李　喆)

第四节　星形细胞瘤

星形细胞瘤(astrocytoma)是最常见的脑胶质瘤之一，占全部脑胶质瘤的 17.0%～39.1%。根据病理及临床特点的不同，又可将此类肿瘤分为分化良好型及分化不良型两类，前者较多。在成年人中，星形细胞瘤多见于、顶、颞叶，少见于枕叶；儿童则常发生于小脑半球，也可见于蚓部、脑干、丘脑、视神经、脑室旁等部位。这种肿瘤主要由成熟的星形细胞构成。可浸润性生长，也可边界完整。临床上病程较长。浸润性生长的星形细胞瘤难用手术完全切除，但术后复发较慢。边界完整的星形细胞瘤手术可完全切除，全切除后能获痊愈。

一、病理

根据病理形态，星形细胞瘤可分为三种类型，即原浆型、纤维型(又分为弥漫型和局灶型两种)和肥胖细胞型。原浆型和纤维型常混合存在，不易截然分开。

(一)原浆型星形细胞瘤

原浆型星形细胞瘤是最少见的一种类型。属分化良好型星形细胞瘤。多位于颞叶。部位表浅，侵犯大脑皮质，使受累脑回增宽、变平。肉眼观察：肿瘤呈灰红色质软易碎。切面呈半透明均匀胶冻样。深部侵入白质,边界不清。肿瘤内部常因缺血及水肿而发生变性,形成单个或多个囊肿,囊肿的大小和数目不定,其四周是瘤组织也可一大的囊肿壁内有一小的瘤结节。

在镜检下,肿瘤由原浆型星形细胞构成,胞质丰富呈均匀一致的粉红色,可以见到胞质突起。核圆形,大小一致,位于肿瘤细胞中心或偏一侧,有时可以见到核小体,核分裂少见。细胞形态和分布都很均匀,填充于嗜伊红间质中。后者状如蛛网,无胶质纤维。很少见到肿瘤血管增生现象,较纤维型星形细胞瘤生长活跃。

(二)纤维型星形细胞瘤

纤维型星形细胞瘤是常见类型,属于分化良好型星形细胞瘤,见于中枢神经系统的任何部位,以及各种年龄的患者。在儿童和青年中,较多见于小脑、脑干和下丘脑,在成人中多见于大脑半球。肿瘤中有神经胶质纤维,这是与原浆型的主要区别,并使肿瘤质韧且稍具弹性,有橡皮感。弥漫纤维型星形细胞瘤的切面呈白色,与周围脑白质不易区别,邻近皮质常被肿瘤浸润;色泽变灰变深,与白质的分界模糊。肿瘤中心可有囊肿形成,大小数目不定。局灶纤维型的边界光整,主要见于小脑,常有囊肿形成。有时囊肿巨大,使肿瘤偏于囊肿一侧,成为囊壁上的一个结节。这时囊肿实际不属于肿瘤。手术时只要将瘤结节切除,就已将瘤组织全部去除。有些囊肿位于肿瘤内,囊肿四周是肿瘤组织。

在镜检下,肿瘤细胞分化良好,如正常的星形细胞,形状、大小和分布都不均匀。细胞质很少或看不到,散在分布,细胞核大小相差不大,圆或椭圆形,核膜清楚,核内染色质中等。肿瘤内血管内皮细胞和外膜细胞增生,有时可以见到点状分布的钙化灶。间质中有丰富的神经胶质纤维,交叉分布于瘤细胞之间。

(三)肥胖细胞型星形细胞瘤

这类肿瘤生长较快。属分化不良型星形细胞瘤。比较少见,占脑星形细胞瘤的 1/4,多发生在大脑半球。肿瘤呈灰红色,切面均匀,质软。呈浸润性生长,但肉眼能见肿瘤边界。瘤内可有小囊肿形成。

镜检下见典型的肥胖细胞,体积肥大,呈类圆形或多角形,突起短而粗。分布致密,有时排列在血管周围,形成假菊花状。胞质均匀透明,略染伊红。细胞核卵圆形较小往往被挤到细胞的一侧,染色较浓。神经胶质纤维局限于细胞体周围。间质很少。

为便于临床掌握星形细胞瘤分化程度,Kernohan 建议将星形细胞瘤按其组织细胞学分化程度分为四级。这种分级方法,尽管有一定的缺点,但有利于病理及临床的联系。

Ⅰ级:分化良好的瘤细胞。排列疏散均匀,细胞大小较一致,有的甚至与正常的组织细胞相似。

Ⅱ级:细胞较多,排列较密,部分细胞大小不等,形状不整,无核分裂象。

Ⅲ~Ⅳ级:明显恶性,细胞密集,分化程度低,核分裂象较多或细胞大小不等,形状不整,呈多形性胶质母细胞瘤的改变,有的可见瘤巨细胞。

二、临床表现

高分化星形细胞瘤恶性度不高,生长缓慢。开始时症状很轻,进展亦缓慢,自出现症状至就诊时间较长,平均两年左右,有的可长达 10 年,可因囊肿形成而使病情发展加快,病程缩短,个别的可在一个月以内。一般位于幕下者出现颅内压增高较早,病程较短。症状取决于病变部位和肿瘤的病理类型和生物学特性。

各部位星形细胞瘤的症状表现有所不同。

(一)大脑半球星形细胞瘤

1.分类

(1)局灶原纤维型星形细胞瘤:占大脑星形细胞瘤的半数。性别分布相等。住院时平均年龄约35岁,以21～50岁为多见,占全数的70%。病变部位以额叶为多见(40%),其次是颞叶(10%)。病程2～4年。

(2)浸润性纤维型星形细胞瘤:占大脑星形细胞瘤的20%。性别分布相等。以31～40岁为多见(占60%)。病变分布在颞、额、额顶诸叶的各占40%、30%、20%。平均病程3.5年。

(3)肥胖细胞型星形细胞瘤:占大脑星形细胞瘤的25%。男性占60%。住院时年龄大致平均分布于21～50岁间(共占全数的75%)。病变在额叶最多(40%),其次是颞叶(20%)。病程平均2年。

2.临床症状

(1)癫痫:约60%有癫痫发作,较生长快的其他神经胶质瘤为多见,肿瘤接近脑表面者易出现癫痫发作,一部分患者以癫痫发作为主要症状,可于数年后才出现颅内压增高症状及局部症状。癫痫发作形式与肿瘤部位有关,额叶肿瘤多为大发作,中央区及顶叶肿瘤多为局限性发作,颞叶肿瘤可出现沟回发作或精神运动性发作。

(2)精神症状:额叶范围较广泛的肿瘤或累及胼胝体侵及对侧者,常有精神症状,表现为淡漠、迟钝、注意力不集中、记忆力减退、性格改变,不知整洁、欣快感等。少数颞叶、顶叶肿瘤亦可有精神症状。

(3)神经系统局灶性症状:依肿瘤所在部位可出现相应的局部症状,在额叶后部前中央回附近者,常有不同程度的对侧偏瘫。在优势半球运动性或感觉性言语区者,可出现运动性或感觉性失语症。在顶叶者可有感觉障碍,特别是皮质感觉障碍。在顶叶下部角回及缘上回者,可有失读、失算、失用及命名障碍等。在颞枕叶累及视传导通路者可有幻视或视野缺损和偏盲。约1/5患者无局部症状,大多为肿瘤位于额叶前部颞叶前部“静区”者。

(4)颅内压增高症状:一般出现较晚。位于大脑半球非重要功能区的肿瘤,颅内压增高可为首发症状。少数患者可因肿瘤内囊肿形成或出血而急性发病,且颅内压增高症状较严重。

(5)其他:个别患者因肿瘤出血可表现为蛛网膜下腔出血症状。

(二)丘脑星形细胞瘤

1.丘脑性“三偏”症状

常有对侧感觉障碍,深感觉较浅感觉明显;丘脑性自发性疼痛并不常见;累及内囊时常伴有对侧轻偏瘫。丘脑枕部肿瘤可出现病变对侧同向偏盲。

2.共济失调

小脑红核丘脑系统受损者,可出现患侧肢体共济失调。

3.精神症状及癫痫发作

丘脑肿瘤时常出现精神症状(约占60%),表现为淡漠、注意力不集中、幼稚、欣快、激动或谵妄等,少见强迫性哭笑。约1/3患者可出现癫痫。

4.颅内压增高症状

约2/3患者出现,多在早期出现,为肿瘤侵犯第三脑室影响脑脊液循环所致。

5.其他症状

肿瘤向下丘脑发展时内分泌障碍较为突出，如影响到四叠体可出现瞳孔不等大，眼球上视障碍，听力障碍或耳鸣等症状。侵及基底核可有不自主运动。

（三）小脑星形细胞瘤

小脑星形细胞瘤占星形细胞瘤的1/4。3/5位于小脑蚓部和第四脑室，2/5位于小脑半球。儿童或青少年多见，平均年龄14岁，男女之比为2∶1。病程取决于病变部位：蚓部和第四脑室者引起脑积水，平均病程7个月；小脑半球者平均病程1.5年。

1.颅内压增高

为最常见的症状，出现较早，头痛、呕吐、视盘水肿。

2.后颅窝和小脑症状

位于小脑半球者表现患侧肢体共济运动失调，以上肢较明显，并有眼球震颤，肌张力降低、腱反射减弱等，位于蚓部者主要表现身体平衡障碍，走路及站立不稳。小脑肿瘤可有构音障碍及暴发性语言。亦常有颈部抵抗及强迫头位。晚期可出现强直性发作。常因急性严重颅内压增高引起，表现为发作性的去皮质强直，发作时意识短暂丧失，全身肌肉紧张，四肢伸直，呼吸缓慢，面色苍白，冷汗，一般数秒或数十秒即缓解。其发生原因可由于肿瘤直接压迫或刺激脑干，或小脑上蚓部通过小脑幕切迹向幕上疝出，引起脑干暂时性缺氧所致。

（四）脑干星形细胞瘤

脑干星形细胞瘤占星形细胞瘤的2%。70%的患者年龄在20岁以下。男女之比为3∶2。病变多位于脑桥，常侵及两侧脑干。早期出现患侧脑神经麻痹，如位于中脑可有动眼及滑车神经麻痹，在脑桥可有外展及面神经麻痹，在延髓可有面部感觉障碍及后组脑神经麻痹。同时出现对侧肢体运动及感觉障碍。肿瘤发展累及两侧时，则出现双侧体征。颅内压增高症状在中脑肿瘤出现较早，脑桥肿瘤出现较晚且较轻。

（五）视神经星形细胞瘤

视神经星形细胞瘤多见于儿童，亦见于成人。视神经呈梭形肿大，可发生于眶内或颅内，亦可同时受累，肿瘤呈哑铃形。发生于颅内者可累及视交叉，甚至累及对侧视神经及同侧视束。如继续增长可向第三脑室前部或向鞍旁发展。主要表现为患侧眼球突出，大多向外向下，视力减退。一般无眼球运动障碍。发生于颅内者可有不规则的视野缺损及偏盲。多产生原发性视神经萎缩，有的亦可出现视盘水肿。晚期可出现垂体下丘脑功能障碍。

三、辅助检查

（一）腰椎穿刺

多数脑脊液压力增高，白细胞计数多在正常范围，部分病例蛋白定量增高。

（二）头颅X线平片

约80%患者显示颅内压增高征，15%～20%可见肿瘤钙化。视神经肿瘤可见视神经孔扩大，并可致前床突及鞍结节变形。

（三）脑室造影

幕上肿瘤显示脑室移位或并有充盈缺损。小脑肿瘤表现第三脑室以上对称扩大，导水管下段前曲，第四脑室受压移位。脑干肿瘤表现导水管及第四脑室上部向背侧移位。

(四)脑血管造影

显示血管受压移位,肿瘤病理血管少见。

(五)CT 扫描

大多显示为低密度影像,少数为等密度或高密度影像,边缘不规则,如有囊肿形成则瘤内有低密度区,周围常有脑水肿带,但较轻,脑室受压移位,亦多较轻,注射对比剂后肿瘤影像多增强。一般Ⅰ级星形细胞瘤为低密度病灶,与脑组织分界清楚,占位效应常显著;Ⅱ～Ⅲ级星形细胞瘤多表现为略高密度、混杂密度病灶或囊性肿块,可有点状钙化或肿瘤内出血。Ⅳ级星形细胞瘤显示略高或混杂密度病灶,病灶周围水肿相当明显,境界不清。增强扫描,Ⅰ级星形细胞瘤无或轻度强化,Ⅱ～Ⅳ级星形细胞瘤明显强化,呈形态密度不一的不规则或环状强化。

(六)放射性核素扫描

可显示肿瘤区放射性核素浓集,但浓度常较低,影像欠清晰。

(七)MRI

MRI 呈长 T_1、长 T_2 信号,信号强度均匀,由于血-脑脊液屏障受损不明显,周围水肿较轻,占位效应相对轻,肿瘤边界不清,不易与周围水肿鉴别。在 T_2 加权像甚至不易区别肿瘤的结构,但对肿瘤出血较 CT 显示为佳,同时由于蛋白渗出有时可见肿瘤在 T_1 加权像呈稍高斑片样信号异常。若做 Gd-DTPA 增强扫描,肿瘤多无对比增强。星形细胞瘤在 T_1 加权像呈混杂信号,以低信号为主,有时呈高信号表现,体现了瘤体内坏死或出血。T_2 加权像表现为高信号,信号强度一般不均匀。

四、治疗及预后

治疗以手术切除为主。幕上者根据肿瘤所在部位及范围,作肿瘤切除术、脑叶切除或减压术。大脑半球表浅部位的星形细胞瘤手术切除范围要适度,以不产生偏瘫、失语、昏迷,而又能达到减压目的为限。大脑半球深部星形细胞瘤可作颞肌下减压术。视神经肿瘤经前额开颅,打开眶顶及视神经管,切除肿瘤。视神经交叉和第三脑室星形细胞瘤做手术切除时,要避免损伤下丘脑。脑干肿瘤小的结节性或囊性者可在显微技术下做切除术。脑干星形细胞瘤引起阻塞性脑积水者,可做脑脊液分流手术,解除颅内压增高。多数学者认为脑干外生性肿瘤或位于延颈髓交界处的肿瘤可行手术治疗。国内王忠诚提出脑干内局限性的星形细胞瘤应争取切除。浸润性的实质性小脑星形细胞瘤的手术原则与大脑半球表浅部肿瘤相似。小脑肿瘤一般做后颅窝中线切口,切除肿瘤。局灶性囊性的小脑星形细胞瘤如有巨大囊腔和偏于一侧的瘤结节,只要将瘤结节切除即可,囊壁不必切除。

多数星形细胞瘤难以做到全部切除,术后可给予化疗及放疗,以延长生存及复发时间。对大脑半球Ⅰ～Ⅱ级星形细胞瘤是否行术后放疗有争议。Leibel 分析发现对未能全切除的Ⅰ～Ⅱ级星形细胞瘤手术加放疗的 5 年存活率为 46%,而单纯手术者仅 19%。但也有学者认为对Ⅰ～Ⅱ级星形细胞瘤术后放疗不能改善预后。对良性星形细胞瘤主张放疗的人认为可单纯行瘤床放疗,剂量 30～45 Gy,疗程为6 周。一般不主张预防性脊髓放疗。化疗的作用和治疗方案的选择目前尚处于摸索阶段,应用价值还有争议。

平均复发时间为 2 年半,复发者如一般情况良好,可再次手术。但肿瘤生长常加快,有的肿瘤逐渐发生恶性变,再次复发时间亦缩短。

术后平均生存 3 年左右。5 年生存率为 14%～31%,幕下者较幕上者疗效为好,5 年生存率达50%～57%。如能完全切除肿瘤,可恢复劳动能力并长期生存,有报告术后生存已达 18 年者。经手术与放射综合治疗的患者,五年生存率为 35%～54%。

影响其预后相关因素包括年龄、肿瘤大小、部位、组织学类型、病史长短及治疗等多个方面,而以肿瘤组织学性质、治疗情况等尤为重要。影响儿童Ⅰ～Ⅱ级半球星形细胞瘤预后的主要因素是年龄,婴幼儿就诊时肿瘤一般较大,患儿的一般情况不好,因而手术耐受性差,手术危险性相对较大龄儿童高,预后也不如大龄儿童。巨大的肿瘤手术难于切除,而且手术损伤较大,预后不能令人满意。Mercuri 随访 29 例儿童星形细胞瘤 5～27 年,发现囊性星形细胞瘤预后最好。此外,病史较长,有癫痫发作及肿瘤有钙化者预后相对较好,因为这类肿瘤生长缓慢,瘤细胞分化较好,复发率较低。手术切除程度和术后是否放疗也是影响预后的主要原因之一。不论良、恶性星形细胞瘤只要能够达到全切除或近全切除,其术后生存期均明显长于部分切除肿瘤者。

（王行桥）

第五节　大脑凸面脑膜瘤

大脑凸面脑膜瘤(convexity meningioma)是指大脑半球外侧面上的脑膜瘤,主要包括大脑半球额、顶、枕、颞各叶的脑膜瘤和外侧裂部位脑膜瘤,在肿瘤和矢状窦之间有正常脑组织。肿瘤多呈球形,与硬脑膜有广泛的粘连,并可向外发展侵犯颅骨,使骨质发生增生、吸收和破坏等改变。

一、发病率

大脑凸面脑膜瘤在各部位脑膜瘤中发病率最高,占全部脑膜瘤的 1/3(25.8%～38.4%)。大脑前半部的发病率比后半部高。

二、临床表现

因肿瘤所在的部位不同而异,主要包括以下几个方面。

(一)颅内压增高症状

颅内压增高症状见于 80%的患者,由于肿瘤生长缓慢,颅内压增高症状一般出现较晚。肿瘤若位于大脑“非功能区”,如额极,较长时间内患者可只有间歇性头痛,头痛多位于额部和眶部,呈进行性加重,随之出现恶心、呕吐和视盘水肿,也可继发视神经萎缩。

(二)癫痫发作

额顶叶及中央沟区的凸面脑膜瘤可致局限性癫痫,或由局限性转为癫痫大发作。癫痫的发作多发生于病程的早期和中期,以癫痫为首发症状者较多。

(三)运动和感觉障碍

运动和感觉障碍多见于病程中晚期,随着肿瘤的不断生长,患者常出现对侧肢体麻木和无力,上肢常较下肢重,中枢性面瘫较为明显。颞叶的凸面脑膜瘤可出现以上肢为主的中枢性瘫痪。肿瘤位于优势半球者尚有运动性和感觉性失语。肿瘤位于枕叶可有同向偏盲。

(四)头部骨性包块

因肿瘤位置表浅,易侵犯颅骨,患者头部常出现骨性包块,同时伴有头皮血管扩张。

三、诊断

颅骨 X 线平片常显示颅骨局限性骨质增生或破坏,脑膜中动脉沟增宽,颅底片可见棘孔也扩大。

(一)脑血管造影

脑血管造影可显示肿瘤由颈内、颈外动脉双重供血,动脉期可见颅内肿瘤区病理性血管,由于肿瘤血运丰富,静脉期肿瘤染色清楚,呈较浓的片状影,具有定位及定性诊断的意义。

(二)CT 和 MRI 检查

CT 可见肿瘤区高密度影,因肿瘤血运丰富,强化后影像更加清楚,可做定位及定性诊断。MRI 图像上,肿瘤信号与脑灰质相似。T_1 加权像为低到等信号,T_2 加权像为等或高信号,肿瘤边界清楚,常可见到包膜和引流静脉,亦可见到颅骨改变。

四、鉴别诊断

大脑凸面各不同部位的胶质瘤,一般生长速度较脑膜瘤为快。根据其所处大脑凸面部位的不同,症状各异,但其相应症状的出现,都早于而且严重于同部位的脑膜瘤。额极部的胶质瘤在早期很难与同部位的脑膜瘤相区别,但是一旦其临床症状出现,则进展速度快。颅骨平片检查颅骨一般无增生破坏情况,也无血管沟纹增多或变宽。脑血管造影显示相应部位的血管位移。

五、治疗与预后

大脑凸面脑膜瘤一般都能手术完全切除,且效果较好。与肿瘤附着的硬脑膜及受侵犯的颅骨亦应切除,以防复发。但位于功能区的脑膜瘤,术后可能残留神经功能障碍。

(李　喆)

第六节　矢状窦旁脑膜瘤

矢状窦旁脑膜瘤(parasagittal sinusmeningioma)是指基底位于上矢状窦壁的脑膜瘤。其瘤体常突向一侧大脑半球,肿瘤以一侧多见,也可以向两侧发展。临床上常见的肿瘤生长方式有以下几种:①肿瘤基底位于一侧矢状窦壁,向大脑凸面生长,肿瘤主体嵌入大脑半球内侧。②肿瘤同时累及大脑镰,基底沿大脑镰延伸,肿瘤主体位于一侧纵裂池内。③肿瘤由矢状窦旁向两侧生长,跨过上矢状窦并包绕之。矢状窦旁脑膜瘤常能部分或全阻塞上矢状窦腔,肿瘤常侵蚀相邻部位的硬脑膜及颅骨,使颅骨显著增生,向外隆起。

一、发病率

矢状窦旁脑膜瘤是临床上最常见的脑膜瘤类型之一,占颅内脑膜瘤的 17%～20%。国内外不同研究机构报道的矢状窦旁脑膜瘤的发生率相差较多,原因是有些学者将靠近上矢状窦的一部分大脑镰旁和大脑凸面脑膜瘤也归于矢状窦旁脑膜瘤。矢状窦旁脑膜瘤在窦的不同部位发生率也不尽相同，以矢状窦的前1/3和中1/3最为多见。国内的报道中，位于上矢状窦前1/3的肿瘤占46.6％，中1/3占35.4％，后1/3占18.0％。发病高峰年龄在31～50岁，男性患者略多于女性。

二、临床表现

矢状窦旁脑膜瘤生长缓慢，早期肿瘤体积很小时常不表现出任何症状或体征，只是偶然影像学检查时发现，或仅在尸检中发现。随着肿瘤体积增大，占位效应明显增强，并逐渐压迫邻近脑组织或上矢状窦，影响静脉回流，逐渐出现颅内压增高、癫痫和某些定位症状或体征。

癫痫是本病的最常见症状，临床上有半数以上的患者以此为首发症状。肿瘤的位置不同，癫痫发作的方式也略有不同。位于矢状窦前1/3的肿瘤患者常表现为癫痫大发作，中1/3的肿瘤患者常表现为局灶性发作，或先局灶性发作后全身性发作；后1/3的肿瘤患者癫痫发生率较低，可有视觉先兆后发作。

颅内压增高症状也很常见，多因肿瘤的占位效应及阻塞上矢状窦和回流静脉引发静脉血回流障碍造成的，尤其是肿瘤发生囊变或伴有瘤周脑组织水肿时。表现为头痛、恶心、呕吐、精神不振，甚至出现视力下降，临床检查可见视盘水肿。

患者的局部症状虽然比较少见，但有一定的定位意义。位于矢状窦前1/3的肿瘤患者，常可表现为精神症状，如欣快、不拘礼节、淡漠不语、甚至痴呆、性格改变等。矢状窦中1/3的肿瘤患者可出现对侧肢体无力，感觉障碍等，多以足部及下肢为重，上肢及面部较轻。若肿瘤呈双侧生长，可出现典型的双下肢痉挛性瘫痪，肢体内收呈剪状，应与脊髓病变引发的双下肢痉挛性瘫痪相鉴别。后1/3的肿瘤患者常因累及枕叶距状裂，造成视野缺损或对侧同向偏盲。双侧发展后期可致失明。

有些患者还可见肿瘤部位颅骨突起。

三、诊断

头颅X线平片在本病的诊断上有一定意义，在CT/MRI应用以前，颅骨平片可确定约60％的上矢状窦旁脑膜瘤。表现有局部骨质增生或内板变薄腐蚀，甚至虫蚀样破坏；血管变化可见患侧脑膜中动脉沟增深迂曲，板障静脉扩张，一些肿瘤可见钙化斑。

CT或MRI扫描是本病诊断的主要手段。CT扫描可显示出上矢状窦旁圆形、等密度或高密度影，增强扫描时可见密度均匀增高，基底与矢状窦相连。有些患者可见瘤周弧形低密度水肿带。另外，CT扫描骨窗像可显示颅骨改变情况。MRI与CT相比，在肿瘤定位和定性方面均有提高。肿瘤在T_1加权像上多为等信号，少数为低信号；在T_2加权像上则呈高信号、等信号或低信号；肿瘤内部信号可不均一；注射Gd-DTPA后，可见肿瘤明显强化。MRI扫描还可清楚地反映肿瘤与矢状窦的关系。

脑血管造影可见特征性肿瘤染色和抱球状供血动脉影像。在CT/MRI广泛应用的今天，脑血管造影则更多地被用来显示肿瘤的供血情况。在造影的动脉期可见肿瘤的供血动脉，位于矢状窦前1/3和中1/3的肿瘤主要由大脑前动脉供血，后1/3肿瘤主要由大脑后动脉供血，还可见脑膜中动脉及颅外血管供血。在造影的静脉期和窦期，可见相关静脉移位，有时可见上矢状窦受阻塞变细或中断，这对于术前准备及术中如何处理矢状窦有很大帮助。

四、手术治疗

矢状窦旁脑膜瘤的生长情况比较复杂，因此术前准备需要更加充分。术前行脑血管造影，了解肿瘤的供血情况及上矢状窦、回流静脉的通畅与否对手术有一定的指导作用。有些患者需同时行肿瘤主要供血动脉栓塞术，再手术切除肿瘤，以减少术中出血。另外，术前需详细了解肿瘤所在部位的解剖关系，了解肿瘤与上矢状窦，大脑镰和颅骨的关系。

一侧生长的矢状窦旁脑膜瘤可采用一侧开颅，切口及骨窗内缘均抵达中线。为避免锯开骨瓣或掀起骨瓣时矢状窦及周围血管撕裂引起大出血，尤其是肿瘤侵透硬脑膜和侵蚀颅骨并与之粘连紧密时，可在矢状窦一侧多钻数孔，用咬骨钳咬开骨槽的办法代替线锯锯开，并轻轻分离与颅骨的粘连，可以减少血管及矢状窦撕裂的机会。矢状窦旁脑膜瘤血供丰富，术中止血和补充血容量是手术成功的关键因素之一。除了术前可行供血动脉栓塞外，术中还可采取控制性低血压的方法。矢状窦表面出血可用明胶海绵压迫止血，硬脑膜上的出血可以用电凝或压迫的方法，也可开颅后先缝扎脑膜中动脉通向肿瘤的分支。双侧生长的肿瘤可采用以肿瘤较大一侧为主开颅，切口及骨瓣均过中线。肿瘤与硬脑膜无粘连或粘连比较疏松时，可将硬脑膜剪开翻向中线，如粘连紧密则要沿肿瘤周边剪开硬脑膜。对于体积较小的肿瘤，可仔细分离肿瘤与周围脑组织的粘连，在显微镜下沿肿瘤包膜和蛛网膜层面分离瘤体，由浅入深，逐一电凝渗入肿瘤供血的血管，并向内向上牵拉瘤体，找到肿瘤基底，予以分离切断，常可将肿瘤较完整地取出。

对于体积较大的肿瘤，尤其是将中央沟静脉包绕在内的肿瘤，为避免损伤中央沟静脉及邻近的大脑皮质功能区，可沿中央沟静脉两侧切开肿瘤并将之游离后，再分块切除肿瘤。术中应尽量保护中央沟静脉及其他回流静脉，只有在确实完全闭塞时方可切除。

对残存于矢状窦侧壁上的肿瘤组织有效而又简单易行的方法就是电灼，电灼可以破坏残留的肿瘤细胞，防止复发，但要注意电灼时不断用生理盐水冲洗，防止矢状窦内血栓形成。若肿瘤已浸透或包绕矢状窦，前 1/3 的上矢状窦一般可以结扎并切除，中、后 1/3 矢状窦则要根据其通畅与否决定如何处理。只有在术前造影证实矢状窦确已闭塞，或术中夹闭矢状窦 15 分钟不出现静脉淤血，才可考虑切除矢状窦，否则不能结扎或切除。也可以将受累及的窦壁切除后用大隐静脉或人工血管修补。也有学者认为窦旁脑膜瘤次全切除术后肿瘤复发率较低，尤其在老年患者中，肿瘤生长缓慢，即使复发后，肿瘤会将矢状窦慢慢闭塞，建立起有效的侧支循环，再行二次手术全切肿瘤的危险性要比第一次手术小得多。

肿瘤受累及的硬脑膜切除后需做修补，颅骨缺损可根据情况行一期或延期手术修补。

五、预后

矢状窦旁脑膜瘤手术效果较好。术中大出血和术后严重的脑水肿是死亡的主要原因。只要术中避免大出血，保护重要脑皮质功能区及附近皮质静脉，就能降低手术死亡率和致残率。肿瘤全切后复发者很少，但累及上矢状窦又未能全切肿瘤的患者仍可能复发，复发率随时间延长而升高，术后辅以放疗可以减少肿瘤复发的机会。

近年来，采用显微外科技术，有效地防止了上矢状窦、中央沟静脉及其他重要脑结构的损伤，减少了手术死亡率和致残率，提高了肿瘤全切率。

（李　喆）

第七节 室管膜瘤

室管膜瘤和恶性室管膜瘤占颅内肿瘤的2%～9%，占神经上皮性肿瘤的18.2%，男性多于女性，多见儿童和青年，肿瘤3/4位于幕下，1/4位于幕上，在儿童幕下占大多数。肿瘤多位脑室内，少数肿瘤主体位于脑组织内。

一、诊断

(一)临床表现

1.第四脑室室管膜瘤

(1)颅内压增高症状，其特点为间歇性，与头位变化有关，晚期呈强迫头位。

(2)脑干症状与脑神经损害症状，当肿瘤压迫或向第四脑室底浸润时可产生此症状。

(3)小脑症状，多表现为走路不稳，常可见眼球震颤，部分有共济失调。

2.侧脑室室管膜瘤

(1)颅内压增高症状。

(2)肿瘤局部症状：尤其当肿瘤向内囊、丘脑侵犯时，表现为对侧肢体轻瘫、偏身感觉障碍和中枢性面瘫。

3.第三脑室室管膜瘤

第三脑室室管膜瘤极为少见，由于第三脑室腔隙狭小，极易阻塞脑脊液循环道路，造成梗阻性脑积水。位于第三脑室前部可出现视神经压迫症状。

4.脑内室管膜痛

其组织来源为胚胎异位室管膜细胞，幕上多见于额叶和顶叶内，临床表现与脑各部占位症状相似，术前确诊困难。

5.复发和转移

室管膜指复发率较高，易发生椎管内播散性种植，颅外转移甚为少见。

(二)辅助检查

1.腰椎穿刺

绝大多数患者腰穿压力增高，约半数蛋白增高，可行脱落细胞检查。

2.颅骨X线片检查

多数患者有颅内压增高征象，肿瘤钙化亦多见于室管膜瘤。

3.头颅CT检查

位于侧脑室内的肿瘤一般显示不均匀的等密度或略高密度影，第四脑室多数体积较大，有梗阻性脑积水，增强扫描呈不均匀强化。

4.头颅MRI检查

T_1加权上多呈低信号或等信号，T_2加权呈明显高信号，肿瘤具有明显异常对比增强。

二、治疗

(一)手术治疗

手术治疗是肿瘤治疗主要手段。

(二)放疗

室管膜瘤为放疗中度敏感肿瘤之一，术后放疗有助于改善预后，对于放疗范围尚有争议。

(三)化疗

化疗是肿瘤治疗辅助手段之一。

三、预后

影响室管膜瘤预后因素包括肿瘤部位、组织学类型、复发速度和年龄。术后平均复发在20个月之内，5年生存率为30%以上。

（韩晓正）

第八节 血管网状细胞瘤

血管网状细胞瘤的组织来源，多数认为是血管源性，起自血管母细胞系的干细胞。也有认为起自血管内皮细胞，2000年WHO分类将其归于组织来源未定的肿瘤。单独发生(57%)和作为von Hippel-Lindau病的一部分(43%)发生。为好发于小脑的成人脑肿瘤，35～45岁为发病高峰。但因为von Hippel-Lindau病是遗传性疾病，多从20岁前后即开始发病。占全脑肿瘤的1.0%～1.5%，每100万人口约有50人发病。在成人颅后窝肿瘤中占7.3%～12.0%。男女比例约2∶1。约6%的视网膜血管瘤患者伴发小脑的血管网状细胞瘤，而小脑血管网状细胞瘤患者中约有20%伴发视网膜血管瘤。

一、病理

(一)大体所见

小脑发生的血管网状细胞瘤多以巨大的囊泡和壁在结节的形式出现(70%～80%)。小脑表面常有异常扩张的血管。囊液多为黄色，抽出后放置于体外可凝固成胶冻状。肿瘤结节多为粉红色，在囊壁靠近脑膜面生长。脑干、脊髓、大脑半球发生的肿瘤多为实质性，和周围组织界限不清，肿瘤多呈紫红色，血运丰富，质地柔软富有弹性。

(二)镜下所见

由密织网状排列的毛细血管或巨大的海绵状血管组成。肿瘤细胞为含有脂肪的细胞质明亮的多形性细胞，多不含有作为内皮细胞标志的第Ⅷ因子(factor Ⅷ)抗原。肿瘤细胞与毛细血管密接，缓慢生长，很少见到核分裂。肿瘤沿毛细血管走行向周围脑组织浸润性生长。

二、临床表现

多数以颅内压增高引起的头痛发病，以小脑症状发病的却很少。平均病程6～12个月，入院时的体征有视盘水肿、小脑症状、眼震等。症状缓慢发生，一部分病例伴有红细胞增多症(polycythemia，红细胞在5×10^{12}/L以上)，是由于肿瘤细胞产生红细胞生成素(erythropoietin)所引起。12%～20%的病例有家族遗传倾向。

三、影像学检查

(一)头颅X线

只有部分患者可见颅内压增高征象。常无其他异常征象。

(二)脑血管造影

椎动脉造影可见肿瘤结节的异常血管网或血管染色。

(三)CT检查

幕下小脑半球的囊性占位病变，少数为实体性肿块，囊性型平扫为较均匀的低密度灶，较脑脊液密度略高。增强扫描可见强化的壁结节，囊壁无强化，有轻度水肿，第四脑室可见受压移位，伴幕上梗阻性脑积水，但很少见到明显的脑积水。实质型呈略高或等密度，分叶状，脑水肿及幕上脑积水更明显。增强扫描瘤体明显强化，少有钙化。

(四)MRI检查

因不受颅后窝骨伪影的影响，检出率明显高于CT，且对肿瘤结构显示清晰。囊性肿瘤T_1WI囊部为低信号，壁结节为等信号，T_2WI均为高信号，壁结节不易发现。周围可见迂曲走行的肿瘤血管流空影。MRI增强后的T_1加权像上肿瘤结节明显地被强化。实性肿瘤T_1WI为等信号，T_2WI为高信号，增强扫描明显均匀强化。MRI对囊性血管网状细胞瘤诊断有特异性，对实质型无特异性。

四、诊断

成人小脑占位病，CT或MRI上呈圆形囊性，囊壁上有均匀一致的强化瘤结节，诊断不难确立。结合家族史、红细胞计数、眼底及其他脏器改变等，有利于诊断和鉴别诊断。

五、治疗

血管网织细胞瘤是一种良性肿瘤，手术切除肿瘤可以治愈。囊性肿瘤经探查穿刺证实后，先切开囊腔吸出囊液，将自囊壁突入囊内的瘤结节沿其周围剥离，全部切除。

(1)对瘤结节无明显突出而隐蔽在囊壁内者，应仔细寻找，发现颜色厚度异常处，探查寻找瘤结节，予以切除。对多发肿瘤结节尤应仔细寻找，一一切除。单纯引流囊液，只能获得一时的症状缓解，常于数年内症状复发。

(2)一般囊性肿瘤，切除瘤结节可以治愈，囊壁不必切除。

(3)实质性血管网织细胞瘤，手术切除有一定的难度，手术的危险性也大。暴露肿瘤切瘤时，首先自瘤周分离，寻找肿瘤供血动脉，电凝离断，再沿肿瘤包膜逐步分离，电凝使其皱缩，再次进行完全控制肿瘤供血后，力争完整切除肿瘤。在未完全控制肿瘤供血时，勿分块切瘤，以免出血妨碍肿瘤切除。

(李　军)

第八章

神经外科疾病的护理

第一节　神经外科常用护理技术

一、气管插管

气管插管术是解除上呼吸道梗阻、保证呼吸道通畅、抽吸下呼吸道分泌物和进行辅助呼吸的有效方法。危重患者发生重症呼吸衰竭、痰多、排痰困难、呼吸表浅、有肺泡通气障碍等情况时均可应用。通常在进行人工呼吸的紧急情况下行气管插管，以保证气道通畅，减少无效腔，增加通气量；便于吸痰及气管内给药；昏迷患者可避免呕吐物吸入气管。

(一)护理措施

1.术前护理

(1)准备好喉镜、带充气囊的气囊导管、衔接管、导管管芯、牙垫、喷雾器、吸引装置、正压通气的麻醉机或呼吸机及氧气。

(2)向患者及家属解释气管插管的过程、意义、注意事项和可能出现的问题等，以取得合作。

2.术后护理

(1)密切观察病情变化，如意识、体温、脉搏、呼吸及血压的波动情况，并准确记录。

(2)插管后应检查并记录气管插管放置的深度，必要时听诊双肺的呼吸音是否对称，并正确固定好插管。经口气管插管时应使用牙垫，以免患者咬闭插管引起通气障碍。每天更换固定插管的胶布，并将插管从一侧口角移向另一侧，以免长期压迫引起口角溃疡、糜烂。

(3)注意病室内温度、相对湿度的变化及气道的湿化，防止气管内分泌物黏稠结痂，影响呼吸道通畅。

(4)插管刺激气道分泌物增多，应及时吸痰。

(5)严格执行无菌操作，注意保护性隔离，操作前后清洗双手，防止交叉感染的发生。

(6)必要时加床挡，约束患者双手，避免患者清醒后因不能耐受而将插管拔除。

(7)留管时间不宜过长，一般不超过 3 天，经鼻插管可留置 7～14 天。可根据患者的耐受情况适当延长，留置时间以不引起喉头损伤或水肿为宜。痰液黏稠，位置较深不易吸出时，应考虑气管切开。

(8)插管后患者无法说话,烦躁不安,护士应多安慰关心患者,了解患者所需,也可使用纸笔或事先写好的便条进行护患沟通,取得患者的理解与合作。

(二)主要护理问题

1.有黏膜完整性受损的危险

危险与气管插管及留置气管插管有关。

2.清理呼吸道无效

清理呼吸道无效与痰液黏稠不易咳出及气管插管有关。

3.知识缺乏

不了解气管插管的相关注意事项。

二、气管切开

气管切开术系切开颈段气管前壁,使患者经过新建立的通道进行呼吸的一种手术。通过气管切开,可以防止或迅速解除呼吸道梗阻或取出不能经喉取出的较大的气管内异物,增加有效通气量,也便于吸痰、气管内滴药、加压给氧等。

(一)护理措施

1.术前护理

(1)准备好气管切开器械包、吸引器、吸痰管、吸氧装置、无菌刀片、局麻药(利多卡因)、注射器、聚维酮碘、缝针、缝线、小枕头(毛巾垫)、地灯,气管插管、气管镜,以及各种抢救药品。

(2)向患者及家属解释气管切开的过程、意义、注意事项和可能出现的问题等,以取得合作。

2.术后护理

(1)密切观察病情变化,如意识、体温、脉搏、呼吸及血压的波动情况,并准确记录。

(2)观察伤口情况,防止出血。

(3)保持套管通畅:有专人护理,及时清理分泌物,内套管应定时清洗消毒以防分泌物堵塞、逆行感染。内套管清洗的方法:用清洁小毛刷充分刷净内外管壁后,再用聚维酮碘原液完全浸泡30分钟,也可备好同一型号内套管,刷洗干净后送供应室灭菌处理。在取出污染套管时即刻放入已灭菌的内套管,次数应视分泌物的多少而定。如套管不配套,外管过长时,则外套管管口容易被分泌物或干痂堵塞,此时应重新调换合适的套管。

(4)保持下呼吸道通畅:术后再度出现呼吸困难,应考虑下呼吸道堵塞的可能,多因分泌物过多、过稠不易咳出或由于过分干燥,使分泌物在气管内结成痂皮引起。应及时吸出痂皮,必要时可经支气管镜钳取痂皮。严格执行无菌操作,注意保护性隔离,操作前后清洗双手,防止交叉感染的发生。

(5)注意病室内温度、相对湿度的变化及气道的湿化,保持室内温度在18～20 ℃,相对湿度60%～70%,以防止气管内分泌物黏稠结痂,影响呼吸道通畅。

(6)防止伤口感染:由于分泌物的刺激,术后伤口易受感染,因此,术后应每天消毒伤口并更换喉垫。

(7)及时发现可能导致气管套管脱出的因素,防止脱出。如套管过短;气管切口过低或过长;颈部肿胀;固定带过松或松脱;剪口纱布过厚;换管时不慎,将外套管一并带出。

(8)气管切开后,患者无法说话,烦躁不安,护士应多安慰关心患者,了解患者所需,也可使用纸笔或事先写好的便条进行护患沟通,取得患者的理解与合作。

(9)喉阻塞及下呼吸道分泌物堵塞症状基本解除后,可以考虑拔管,在拔管的48小时内应密切注意呼吸,并准备一套同型气管套管和气管切开器械,备用。

(二)主要护理问题

1.有出血的危险

危险与气管切开手术伤口有关。

2.清理呼吸道无效

清理呼吸道无效与痰液黏稠不易咳出有关。

3.有感染的危险

危险与气管切开手术伤口有关。

4.知识缺乏

不了解气管切开的相关注意事项。

三、神经外科各种引流管的护理

神经外科引流管主要包括脑室引流管、蛛网膜下腔持续引流管、硬膜外引流管、瘤腔引流管、硬膜下引流管。目的是通过引流将血性脑脊液排出体外,减轻脑水肿、脑膜刺激症状,还可起到调节控制颅内压的作用。

(一)护理措施

1.一般护理

(1)减少探视和人员流动。

(2)置管部位的敷料保持清洁干燥,随时观察置管部位皮肤是否有发红、肿胀等异常现象。

(3)搬动患者时,先夹闭开关再搬动,防止引流液逆流。患者手术或检查返回室,第一时间检查引流管,与医师配合打开并调整引流管位置。

(4)保持引流管的通畅性:引流管不可受压、扭曲、打折。术后患者头部活动范围应适当限制,在进行翻身、治疗及护理操作时,动作要轻柔缓慢,夹闭并妥善固定好引流管,避免牵拉引流管,防止引流管脱落及气体进入。

(5)严格遵照无菌操作原则:在更换引流袋、监测颅内压、椎管内注射药物等时,按照无菌原则进行。每天定时倾倒引流液,准确记录引流量,在倾倒引流液前后要对引流袋口进行严格消毒。倾倒引流液时应夹闭引流管以免管内引流液逆流,禁止在引流管上穿刺以免造成污染。

2.病情观察

(1)严密监测意识、瞳孔及生命体征变化。

(2)引流管高度:引流管过高可引起引流不畅,不能降低颅内压;过低可造成引流过速,引起颅内压过低,易导致脑室内出血或小脑幕孔上疝等。

脑室引流管的开口需高出侧脑室平面(即外耳道水平)10～15 cm,以维持正常的颅内压(成人颅内压力0.7～2.0 kPa,儿童0.5～1.0 kPa),侧卧位时以正中矢状面为基线,高出15～18 cm。

蛛网膜下腔引流管很细,每分钟引流量较少。为保持引流畅通,引流袋应置于床下,低于脑脊髓平面。引流袋低于创口15～20 cm为宜,一般控制在40～350 mL/d。

(3)调节引流速度,控制引流液的量。

协助医师严格控制流速,切忌引流过快、过多,若患者出现低颅内压性头痛、恶心、呕吐,应抬高引流管位置或暂时夹闭引流管以控制引流量。脑脊液每天引流量不应超过500 mL。蛛网膜下腔引流时，严格控制流速≤10 滴/分，一般以 2～5 滴/分为宜。

防止气颅：若引流过多过快，可造成颅内压低，空气易从创口及引流管吸入，此时要立即夹闭引流管或抬高引流袋，补充适当的平衡液，使颅内压恢复。

(4)观察引流物性状：正常脑脊液无色透明，无沉淀。术后 1～2 天脑脊液可略带血性，以后转为淡血性。若术后脑脊液中有大量鲜血，或术后血性脑脊液的颜色逐渐加深，并出现血压波动，则提示有脑室出血，出血量过多时应急诊手术止血。

3.拔管时注意事项

拔管前，医师一般先试行夹管 24～48 小时，观察意识、瞳孔、生命体征的变化，颅内压是否升高，若无异常，则可拔除引流管。拔管后除注意意识、生命体征的观察外，还应注意置管处有无脑脊液漏。拔管后置管部位有脑脊液溢出，缝合 1 针加压包扎，严格卧床。

(1)蛛网膜下腔持续外引流中，随着脑脊液色泽的清亮、蛋白含量的下降、细胞计数的减少，脑脊液漏停止，脑脊液<50 mL/d，应协助医师及时拔除引流管。

(2)脑室引流：一般术后 3～4 天，脑水肿期将过，颅内压已逐渐降低，应协助医师及早拔除引流管，最长不超过 7 天。

(3)瘤腔引流要注意观察引流液的性质、量，一般术后 48 小时内拔管。

(4)硬膜外引流量要视术中缝合硬膜情况而定，当引流量<50 mL，术后 1～2 天可协助医师拔除硬膜外负压引流管。

(二)主要护理问题

1.潜在并发症

出血、感染与手术有关。

2.疼痛

疼痛与手术有关。

3.生活自理能力部分缺陷

生活自理能力部分缺陷与卧床有关。

4.躯体移动障碍

躯体移动障碍与术后患者头部活动范围受限有关。

5.知识缺乏

不了解引流管护理的相关注意事项。

(王　霞)

第二节　神经外科疾病常见症状的护理

一、高热

当体温调节中枢功能发生障碍导致体温升高达 39 ℃以上称为高热。可因感染性和非感染性疾病所致。中枢性高热是丘脑体温调节中枢受累引起中枢性体温调节异常所致高热，如丘脑部位的手术和重度脑伤、脑干损伤等容易导致中枢性高热。高热可加重脑缺氧及脑水肿。

(1)高热患者应卧床休息,以减少机体消耗。

(2)监测生命体征,每 4 小时准确测量并记录患者体温 1 次;必要时监测意识瞳孔出入水量。

(3)立即给予物理降温或药物降温。采取降温措施半小时后复查体温以观察降温效果。中枢性高热以物理降温为主,常用方法:控制室温,头部置冰帽或冰枕,乙醇或温水擦浴,降温毯使用,以及冬眠低温治疗。对于明确诊断的高热患者,可适当使用药物降温,但应注意防止大量出汗与虚脱。

(4)补充营养和水分,鼓励进食高蛋白质、高热量、高维生素易消化的流质或半流质饮食,多饮水。

(5)加强口腔护理,高热患者唾液分泌减少,加强口腔护理,每天 2 次。

(6)加强皮肤护理,及时更换汗湿衣服及床单,保持皮肤清洁、干燥。鼓励并协助患者翻身,防压疮发生。

(7)保持室内空气新鲜,定时开窗通风,应避免患者着凉。

(8)健康教育及心理护理。

二、意识障碍

颅脑损伤患者常有不同程度的意识障碍,对意识障碍或昏迷患者在护理时应注意以下几点。

1.严密观察意识、瞳孔、生命体征

重视有无意识障碍及意识障碍的程度和演变过程。意识障碍患者主要观察意识、瞳孔变化及脉搏、呼吸、血压等,0.5～1 小时观察一次,体温 4～6 小时测量 1 次。体温超过 39 ℃应物理降温。如患者突然出现病情变化应及时报告医师进一步治疗处理。

2.保持呼吸道通畅、防止窒息

(1)让患者平卧头偏向一侧或侧卧位或半卧位,使口腔分泌物及呕吐物易于流出,以免误入呼吸道引起窒息。舌体后坠应托起下颌角,头微后仰。

(2)必要时可加用口咽通气管或行气管插管。

(3)昏迷患者,短期不能清醒者宜早期作气管切开。

(4)翻身拍背,每 2 小时 1 次,使痰易排出或吸出,预防肺炎发生。⑤按需吸痰。

3.补充营养和水分

因创伤后应激反应可产生严重分解代谢,使血糖升高,乳酸堆积而加重脑水肿。颅脑损伤患者早期采取肠外营养,24～48 小时肠蠕动恢复后,行肠内营养支持。定期评价患者营养状况,如体重、氮平衡、血浆蛋白、血糖、电解质等,以便调整营养供给量和配方。

4.预防并发症

意识障碍患者因长期卧床可造成多种并发症,应加强观察和护理。

(1)压疮:保持皮肤清洁干燥,定期翻身,尤其注意骶尾部、足跟、耳郭等骨隆突部位,亦不可忽视敷料包裹部位如枕部。消瘦者伤后初期及高热者常需要每小时翻身,长期昏迷、一般情况较好者可每 3～4 小时翻身 1 次。热水擦浴 2～4 次/天。

(2)尿路感染:昏迷患者常有排尿功能紊乱,长期留置尿管是引起尿路感染的主要原因。应严格执行无菌操作。留置尿管过程中,加强会阴部护理,每天用 1:20 碘伏消毒尿道口 2 次,定时放尿以训练膀胱贮尿功能。

(3)肺部感染:加强呼吸道护理,定时翻身拍背,保持呼吸道通畅,防止呕吐物误吸引起窒息和呼吸道感染。室内空气应流通。

(4)暴露性角膜炎:眼睑闭合不全者,给予眼药膏保护,可用纱布遮盖眼睑,保护角膜。

(5)关节挛缩、肌萎缩:保持肢体于功能位,防止足下垂。每天2～3次做四肢关节被动活动及肌肉按摩,防止肢体挛缩和畸形。

(6)深静脉血栓。

三、尿崩症

鞍区肿瘤或颅脑损伤,颅脑手术后患者出现尿多、尿密度下降,每天尿量超过4 000 mL,尿比重<1.005,称为尿崩症。观察护理要点如下。

(1)准确记录单位时间内的出入液量:记录尿量、饮入量,动态评估患者出入液量,保证出入液量的平衡。总结患者24小时出入液量。

(2)遵医嘱按时补充各种液体。

(3)监测血生化、尿常规:定时监测血电解质、血渗透压、尿电解质、尿渗透压、尿比重。

(4)区分不同类型的水电解质平衡紊乱:下丘脑-垂体型主要表现为脑性盐耗综合征与尿崩症即低钠血症+高钠尿症。脑性盐耗综合征多为反复使用降颅压药及利尿药所致,即高钠血症+低钠尿症。低钠患者应进食含钠高食物,如咸菜、盐开水;高钠患者多饮白开水,利于钠离子排出。

(5)观察皮肤弹性:判断皮肤有无失水及失水的程度。观察患者的意识、精神状况,有无抽搐、腹胀、腹泻、呕吐。如出现上述症状应考虑水电解质平衡紊乱的可能。患者出现头痛、恶心、呕吐、胸闷、虚脱、昏迷等脱水症状,一旦发现要及早补液。患者夜间多尿而失眠、疲劳以及精神焦虑等症状应给予护理。

(6)药物治疗及检查时,应注意观察药物疗效及不良反应,遵医嘱准确用药。

(7)禁止经胃肠道或静脉摄入糖类物质,以免血糖升高,产生渗透性利尿,加重尿崩症。

四、应激性溃疡

重型颅脑损伤、高血压脑出血等疾病常因下丘脑、脑干-迷走神经障碍、胃黏膜血管痉挛、胃内pH下降,细胞缺血缺氧,屏障作用受到严重损害,发生广泛胃黏膜糜烂和出血,尤其是应用大量激素后或曾有溃疡病史者更易发生。

(1)有胃肠道出血者立即禁食、禁饮,行胃肠减压,胃内注药。

(2)严密观察生命体征变化,观察患者有无腹胀、腹痛、恶心、呕吐,对呕吐物及大便,要观察其颜色、性状及量。

(3)对出血严重者应给以胃管内或静脉使用止血药。用去甲肾上腺素32～48 mg加入0.9%氯化钠溶液500 mL遵医嘱口服或胃管内注入,或用凝血酶1 000～2 000 U溶于5～10 mL蒸馏水中,每2～4小时一次胃管内注入;奥美拉唑镁40 mg+0.9%氯化钠溶液20 mL静脉推注,每12小时一次。

(4)出血停止24～48小时后可给少量无刺激、无渣温凉流质饮食,以中和胃酸,防止胃发生饥饿性萎缩,以后逐渐增加饮食量和次数。

(5)口腔护理:大量出血患者的口腔内有陈旧血液残留,有腥臭味,细菌易繁殖,做好口腔护理十分重要,每天3次。保持病室空气新鲜,整洁安静,防止交叉感染。

五、肺部感染

神经外科患者大多有意识障碍，咳嗽反射减弱，呼吸道分泌物清理无效，容易并发肺部感染，长期卧床患者易患坠积性肺炎，对排痰困难者宜尽早气管切开方便吸痰，配合胸部理疗，使患者尽快渡过肺部感染。

(1)积极病因治疗，促进呼吸功能恢复。应注意保暖，病室温度保持在 20～24 ℃。

(2)加强呼吸道管理：由于患者咳痰能力障碍或咳嗽无力，造成气道分泌物潴留结痂，持续行气道雾化、温湿化和按需吸痰是关键。按需吸痰：气管切开患者吸痰时先吸气管内，再吸口腔或鼻腔内的分泌物。避免导管在气管内反复上、下提插而损伤气道黏膜，每次吸痰不超过 15 秒，吸痰管一次一换。温湿化气道：根据患者痰液黏稠度采取不同的温湿化方式，痰液黏稠不易咳出的患者，可行持续气道雾化或行气道持续温湿化。主张采用 0.45%生理盐水气道雾化(加入适量抗生素、化痰及抗支气管痉挛药，起到抗感染、消炎、解痉、湿化气道黏膜、减轻呼吸道黏膜水肿、稀化痰液、促进排痰的作用。2～3 次/天。)

(3)改善营养状况。

(4)保持正确的体位：长期卧床、机械通气、实施肠内营养患者，一定要抬高床头 30°～40°休息；进食前吸尽痰液。进食后半小时，避免吸痰，保持床头 30°～40°休息。

(5)清洁空气：患者长期卧床及大、小便失禁是病房空气污染的重要原因。一般自然通风 2～3 次/天，20～30 分钟/次。用含氯消毒液擦地 2 次/天，每天含氯消毒液擦拭桌子，一桌一抹布。

六、功能障碍

(一)语言障碍的护理措施

语言障碍分为失语症和构音障碍。失语症是由于脑损害所致的语言交流能力障碍。构音障碍则是因为神经肌肉的器质性病变，造成发音器官的肌无力及运动不协调所致。

1.心理护理

患者常因不能表达自己的需要和感情而烦躁、自卑。护士应耐心解释不能说话或说话吐字不清的原因，关心体贴尊重患者，避免使用挫伤患者自尊心的言行；鼓励患者克服羞怯心理，大声说话；鼓励家属、朋友与患者交谈，并耐心清楚的解释每个问题，营造一种和谐、轻松的语言交流环境。

2.沟通方法指导

鼓励患者采取任何方式向医护人员或家属表达自己的需要，可借助卡片、笔、本、图片、表情或手势等提供简单而有效的双向沟通方式。

3.语言康复训练

构音障碍的康复以发音训练为主，遵循由易到难的原则。护士每天深入病房，接触患者的时间最多，可以在专业语言治疗师指导下，协助患者进行床旁训练。如发音训练、复述训练、命名训练、刺激法训练、肌群运动训练等。

(二)感觉障碍的护理措施

感觉障碍指机体对各种形式刺激(痛、温度、触、压、位置、震动等)无感知，感知减退或异常的一种综合征。

1.日常生活护理

保持床单整洁、干燥、无渣屑，防止感觉障碍的身体部位受压或机械性刺激；避免高温或过冷刺激，慎用热水袋或冰袋，防止烫伤或冻伤；肢体保暖需用热水袋水温不超过 50 ℃，应外包毛巾，每 30 分钟查看更换一次部位；对感觉过敏的患者应尽量避免不必要的刺激。

2.心理护理

感觉障碍常使患者缺乏正确的判断而产生紧张心理或烦躁情绪，严重影响患者的运动能力和兴趣。应关心体贴患者，主动协助日常生活活动，多与患者沟通，取得患者信任，使其正确面对，积极配合治疗训练。

3.感觉训练

感觉训练包括在运动训练中建立感觉-运动训练一体化的概念。可进行肢体的拍打、按摩、理疗、针灸、被动运动和各种冷、热、电的刺激。如：每天用温水擦洗感觉障碍的身体部位，以促进血液循环。

(三)运动障碍的护理措施

运动障碍可分为瘫痪、僵硬、不随意运动及共济失调等。肢体因肌力下降而出现运动障碍称为瘫痪。僵硬是指肌张力增高所引起的肌肉僵硬活动受限或不能活动的一种综合征。不随意运动是由椎体外系疾病引起的不随意志控制的无规律无目的的面、舌、肢体、躯干等骨骼肌的不自主活动。共济失调是由本体感觉、前庭迷路、小脑系统损害所引起的机体维持平衡和协调不良所产生的综合征。

1.生活护理

保持床单位整洁干燥，无渣屑，减少对皮肤的机械刺激；指导患者学会和配合使用便器，使用便盆时动作要轻柔，避免用力过猛损伤皮肤；帮助卧床患者建立舒适的卧位，协助翻身拍背，按摩关节和骨隆凸部位等。

2.安全护理

运动障碍的患者要防止跌倒，确保安全。床铺要有床栏；走廊厕所要装扶手，以方便患者起坐扶行；地面要保持平整干燥防滑，防湿，去除门槛；运动场所要宽敞明亮，没有障碍物阻挡等。

3.心理护理

给患者提供有关疾病，治疗及预后的可靠信息。关心尊重患者，鼓励患者表达自己的感受，克服悲观情绪适应患者角色转变。

4.康复护理

告知患者及家属早期康复的重要性，训练内容及康复时间。早期康复有助于抑制和减轻肢体痉挛的出现和发展，能预防并发症和提高生活质量。早期康复护理的内容如下。

(1)重视患侧刺激：所有护理工作如帮助患者洗漱、进食、测血压、脉搏等应在患侧进行，家属与患者交谈时也应握住患侧手，引导偏瘫患者头转向患侧，尽量不在患肢输液，慎用热水袋。

(2)正确变换体位：正确的体位摆放可以减轻患肢的痉挛、水肿、增加舒适感。患侧卧位是所有体位中最重要的体位，指导患者肩关节向前伸展并外旋，肘关节伸展，前臂旋前，手掌向上放在最高处，患腿伸展、膝关节轻度屈曲等。

(3)指导选择性运动：选择性运动有助于缓解痉挛和改善已形成的异常运动模式。如十指交叉握手的自我辅助运动(Bobath 握手)：教会患者放松上肢和肩胛的痉挛，保持关节的被动上举，可避免手的僵硬收缩，同时使躯干活动受到刺激，对称性运动和负重得到改善。

(王　霞)

第三节 颅内压增高的护理

颅内压增高是由于颅内任何一种主要内容物(血液、脑脊液、脑组织)容积增加或者有占位性病变时,其所增加的容积超过代偿限度所致。正常人侧卧位时,测定颅内压(ICP)为0.8～1.8 kPa(6.0～13.5 mmHg),＞2.0 kPa(15 mmHg)为颅内压增高,2.0～2.6 kPa(15～20 mmHg)为轻度增高,2.6～5.3 kPa(20～40 mmHg)为中度增高,＞5.3 kPa(40 mmHg)为重度增高。

一、病因与发病机制

引起颅内压增高的疾病很多,但发生颅内压增高的主要因素如下。

(一)脑脊液增多

(1)分泌过多,如脉络丛乳头状瘤。

(2)吸收减少:如交通性脑积水,蛛网膜下腔出血后引起蛛网膜粘连。

(3)循环交通受阻:如脑室及脑中线部位的肿瘤引起的梗阻性脑积水或先天性脑畸形。

(二)脑血液增多

(1)脑外伤后＜24小时的脑血管扩张、充血,以及呼吸道梗阻,呼吸中枢衰竭引起的二氧化碳蓄积,高碳酸血症和丘脑下部、鞍区或脑干部位手术,使自主神经中枢或血管运动中枢受刺激引起的脑血管扩张充血。

(2)颅内静脉回流受阻。

(3)出血。

(三)脑容积增加

正常情况下颅内容积除颅内容物体积外有8%～10%的缓冲体积即代偿容积。因此颅内容积很大,但代偿调节作用很小。常见脑水肿如下。①血管源性脑水肿:多见于颅脑损伤、脑肿瘤、脑手术后。②细胞毒性脑水肿:多见于低氧血症,高碳酸血症,脑缺血和缺氧。③渗透性脑水肿:常见于严重电解质紊乱(Na^+丢失)渗透压降低,水中毒。

(四)颅内占位病变

常见于颅内血肿,颅内肿瘤,脑脓肿和脑寄生虫等。

二、临床表现

(一)头痛

头痛是颅内压增高最常见的症状,有时是唯一的症状。可呈持续性或间歇性,当用力、咳嗽、负重,早晨清醒时和较剧烈活动时加重,其原因是颅内压增高使脑膜、血管或神经受挤压、牵扯或炎症变化的刺激所致。急性和重度的颅内压增高可引起剧烈的头痛并常伴喷射性呕吐。

(二)恶心呕吐

多数颅内压增高患者都伴有恶心、不思饮食,重度颅内压增高可引起喷射性呕吐,呕吐之后头痛随之缓解,小儿较成人多见,其原因是迷走神经中枢和神经受刺激所引起。

(三)视力障碍和眼底变化

长期颅内压增高,使视神经受压,眼底静脉回流受阻。引起视神经萎缩造成视力下降、模糊和复视,眼底视盘水肿,严重者出现失明和眼底出血。

头痛、恶心呕吐、视盘水肿为颅内压增高的三大主要症状。

(四)意识障碍

意识障碍是反映脑受压的可靠及敏感指标,当大脑皮质、脑干网状结构广泛受压和损害即可出现意识障碍。颅内压增高早期患者可出现烦躁、嗜睡和定向障碍等意识不清的表现,晚期则出现朦胧和昏迷。末期出现深昏迷。梗阻性脑积水所引起的颅内压增高一般无意识障碍。

(五)瞳孔变化

由于颅内压不断增高而引起脑移位,中脑和脑干移位压迫和牵拉动眼神经可引起瞳孔对光反射迟钝。瞳孔不圆,瞳孔忽大忽小,一侧瞳孔逐渐散大,光反射消失;末期出现双侧瞳孔散大、固定。

(六)生命体征变化

颅内压增高,早期一般不会出现生命体征变化,急性或重度的颅内压增高可引起血压增高,脉压增大,呼吸、脉搏减慢综合征。随时有呼吸骤停及生命危险。常见于急性脑损伤患者,而脑肿瘤患者则很少出现血压升高。

(七)癫痫发作

约有20%的颅内压增高患者发生癫痫,为局限性癫痫小发作,如口角、单侧上、下肢抽搐,或癫痫大发作,大发作时可引起呼吸道梗阻,加重脑缺氧、脑水肿而加剧颅内压增高。

(八)颅内高压危象(脑疝形成)

1.颞叶钩回疝

幕上肿瘤、水肿、血肿引起急剧的颅内压力增高,挤压颞叶向小脑幕裂孔或下方移位,同时压迫动眼神经、大脑后动脉和中脑,使脑干移位,产生剧烈的头痛、呕吐,血压升高,呼吸、脉搏减慢、不规则。很快进入昏迷,一侧瞳孔散大,光反射消失,对侧肢体偏瘫,去脑强直。此时如未进行及时的降颅压处理则会出现呼吸停止,双侧瞳孔散大、固定、血压下降、心跳停止。

2.枕骨大孔疝

枕骨大孔疝又称小脑扁桃体疝,主要是幕下肿瘤、血肿、水肿致颅内压力增高,挤压小脑扁桃体进入压力偏低的枕骨大孔,压迫延脑和$C_{1\sim2}$颈髓,患者出现剧烈头痛、呕吐、呼吸不规则、血压升高、心跳缓慢,随之很快出现昏迷、瞳孔缩小或散大、固定、呼吸停止。

三、护理

(一)护理目标

(1)了解引起颅内压增高的原因,以及时对症处理。

(2)通过监测及早发现病情变化,避免意识障碍发生。

(3)颅内压得到控制,脑疝危象得以解除。

(4)患者主诉头痛减轻,自觉舒适,头脑清醒,睡眠改善。

(5)体液恢复平衡,尿比重在正常范围,无脱水症状和体征。

(二)护理措施

(1)观察神志、瞳孔变化1次/小时。如出现神志不清及瞳孔改变,预示颅内压力增高,需及时报告医师进行降颅内压处理。

(2)观察头痛的程度,有无伴随呕吐对剧烈头痛应及时对症降颅压处理。

(3)监测血压、脉搏、呼吸 1 次/1～2 小时,观察有无呼吸、脉搏慢,血压高即“两慢一高”征。

(4)保持呼吸道通畅:呼吸道梗阻时,因患者呼吸困难,可致胸腔内压力增高、$PaCO_2$ 增高致脑血管扩张、脑血流量增多进而使颅内压增高。护理时应及时清除呼吸道分泌物和呕吐物。抬高床头 15°～30°,持续或间断吸氧,改善脑缺氧,减轻脑水肿。

(5)如脱水治疗的护理:应用高渗性脱水剂,使脑组织间的水分通过渗透作用进入血循环再由肾脏排出,可达到降低颅内压的目的。常用 20%甘露醇 250 mL,15～30 分钟内滴完,2～4 次/天;呋塞米20～40 mg,静脉或肌内注射,2～4 次/天。脱水治疗期间,应准确记录 24 小时出入液量,观察尿量、色,监测尿素氮和肌酐含量,注意有无水电解质紊乱和肝肾功能损害。脱水药物应严格按医嘱执行,并根据病情及时调整脱水药物的用量。

(6)激素治疗的护理:肾上腺皮质激素通过稳定血-脑屏障,预防和缓解脑水肿,改善患者症状。常用地塞米松 5～10 mg,静脉注射;或氢化可的松 100 mg 静脉注射,1～2 次/天;由于激素有引起消化道应激性溃疡出血、增加感染机会等不良反应,故用药的同时应加强观察,预防感染,避免发生并发症。

(7)颅内压监护。①监护方法:颅内压监护有植入法和导管法两种。植入法:将微型传感器植入颅内,传感器直接与颅内组织(硬脑膜外、硬脑膜下、蛛网膜下腔、脑实质等)接触而测压。导管法:以引流出的脑脊液或生理盐水充填导管,将传感器(体外传感器)与导管相连接,借导管内的液体与传感器接触而测压。两种方法的测压原理均是利用压力传感器将压力转换为与颅内压力大小成正比的电信号,再经信号处理装置将信号放大后记录下来。植入法中的硬脑膜外法及导管法中的脑室法优点较多,使用较广泛。②颅内压监护的注意事项:监护的零点参照点一般位于外耳道的位置,患者需平卧或头抬高 10°～15°;监护前注意记录仪与传感器的零点核正,并注意大气压改变而引起的“零点飘移”;脑室法时在脑脊液引流期间每 4～6 小时关闭引流管测压,了解颅内压真实情况;避免非颅内情况而引起的颅内压增高,如出现呼吸不畅、躁动、高热或体位不舒适、尿潴留时应及时对症处理;监护过程严格无菌操作,监护时间以 72～96 小时为宜,防止颅内感染。③颅内压监护的优点:颅内压增高早期,由于颅内容积代偿作用,患者无明显颅内压增高的临床表现,而颅内压监护时可发现颅内压提高和基线不平稳;较重的颅内压升高[ICP>5.3 kPa(40 mmHg)]时,颅内压监护基线水平与临床症状出现及其严重程度一致;有些患者临床症状好转,但颅内压逐渐上升,预示迟发性(继发性)颅内血肿的形成;根据颅内压监护使用脱水剂,可以避免盲目使用脱水剂及减少脱水剂的用量,减少急性肾衰竭及电解质紊乱等并发症的发生。

(8)降低耗氧量:对严重脑挫裂伤、轴索损伤、脑干损伤的患者进行头部降温,降低脑耗氧量。有条件者行冬眠低温治疗。①冬眠低温的目的:降低脑耗氧量,维持脑血流和脑细胞能量代谢,减轻乳酸堆积,降低颅内压;保护血-脑屏障功能,抑制白三烯 B_4 生成及内源性有害因子的生成,减轻脑水肿反应;调节脑损伤后钙调蛋白酶Ⅱ活性和蛋白激酶活力,保护脑功能;当体温降至 30 ℃,脑的耗氧量约为正常的 55%,颅内压力较降温前低 56%。②降温方法:根据医嘱首先给予足量冬眠药物,如冬眠Ⅰ号合剂(包括氯丙嗪、异丙嗪及哌替啶)或冬眠Ⅱ号合剂(哌替啶、异丙嗪、双氢麦角碱),待自主神经充分阻滞,御寒反应消失,进入昏睡状态后,方可加用物理降温措施。物理降温方法可采用头部戴冰帽,在颈动脉、腋动脉、肱动脉、股动脉等主干动脉表浅部放置冰袋,此外还可采用降低室温、减少被盖、体表覆盖冰毯等方法。降温速度以每小时下降 1 ℃为宜,体温降至肛温 33～34 ℃,腋温 31～33 ℃较为理想。体温过低易诱发心律失常、低血压、凝血障碍等并发症;体温＞35 ℃,则疗效不佳。③缓慢复温:冬眠低温治疗一般为 3～5 天,复温应先停物理降温,再逐步减少药物剂量或延长相同剂量的药物维持时间直至停用;加盖被毯,必要时用热水袋复温,严防烫伤;复温不可过快,以免出现颅内压"反跳"、体温过高或中毒等。④预防并发症:定时翻身拍背、吸痰,雾化吸入,防止肺部感染;低温使心排血量减少,冬眠药物使外周血管阻力降低,在搬动患者或为其翻身时,动作应轻稳,以防发生直立性低血压;观察皮肤及肢体末端,冰袋外加用布套,并定时更换部位,定时局部按摩,以防冻伤。

(9)防止颅内压骤然升高:对烦躁不安的患者查明原因,对症处理,必要时给予镇静剂,避免剧烈咳嗽和用力排便;控制液体摄入量,成人每天补液量＜2 000 mL,输液速度应控制在 30～40 滴/分;保持病室安静,避免情绪紧张,以免血压骤升而增加颅内压。

(王　霞)

第四节　脑脓肿的护理

一、疾病的基本概论

脑脓肿为颅内严重感染性疾病,是以化脓性细菌侵入颅内引起。常见的致病菌包括金黄色葡萄球菌、溶血性链球菌及厌氧链球菌,有时也可由产气荚膜杆菌的感染引起。外伤性脑脓肿早期表现为头疼、发热、颅内压增高及局限性神经功能障碍等症状,脓肿形成之后,临床表现为颅内高压,头痛、嗜睡等症状,或伴有癫痫发作外。如果脓肿位于重要脑功能区,则常伴有局部神经缺损体征,有助于脓肿位置定位。

脑脓肿是一种严重的颅内感染,会造成头痛、嗜睡、颅内高压等症状,同时伴有颅内压增高。

(一)发病机制

(1)外伤后,伤口处理不当,头皮污垢引起感染,通过导血管侵入颅内,引起脑脓肿发生。头皮缺损,颅骨外漏、骨膜下血肿感染等,若感染没有及时控制也会通过导血管侵入颅内或者直接侵入颅内造成感染。

(2)开放性损伤或火器性外伤后,清创不及时、不彻底,有异物或碎骨片存留与脑内,一段时间(多数为数周内,少数可达到几年甚至更长)后形成脓肿。

(3)颅腔与感染区或污染区(如鼻窦、中耳)沟通。

(4)脑膨出直接感染引起。

(二)临床病理生理

脑脓肿形成主要分为 3 个阶段。

1.急性脑膜炎阶段

细菌侵入脑实质后发生急性局限性炎症,病灶可存在炎性细胞浸润,局部脑组织产生液化坏死,引起大范围水肿等病理变化。持续 1 周左右。

2.化脓阶段

脑实质坏死灶液化形成脓液,继而扩大形成脓腔。根据病灶个数分为单发脓腔和多发脓腔。

3.脓肿包裹形成阶段

脓液周围纤维组织,网状内皮细胞,以及星形细胞构成脓肿包膜,包膜开始于感染后2～3周,包膜形成时间与细菌种类、对抗生素敏感程度、机体抵抗力等有关。一般包膜形成时间越长,包膜越厚。完整包膜分为三层,内层为化脓性渗出物、肉芽组织和增生的胶质细胞等,中层为纤维结缔组织,外层为病灶周围脑组织反应区。

(三)危险因素

脓肿侵犯脑组织,出现头痛、呕吐、颅内压增高等症状,常伴有局部神经缺损体征,严重时甚至出现脑疝及脓肿破裂。

二、临床表现

(一)全身感染症状

患者多有全身不适、发热、头痛、呕吐等急性脑炎或脑膜炎表现。表现一般在2～3周内症状减轻,少数可持续2～3月。当脓肿包膜形成后,患者体温大多正常或低热,但患者颅内压增高或脑功能缺损症状逐渐加重。脑脓肿进入局限阶段。临床上可出现一个潜伏期,潜伏期长短可由数天到数月甚至数年。在潜伏期内患者可有头痛、消瘦等症状。由于大剂量抗生素的使用,潜伏期往往比较长。

(二)颅内压增高症状

症状贯穿脑脓肿始终,患者常伴有不同程度的头痛,疼痛可为持续性并阵发性加剧,多清晨较重或用力时加重,可出现呕吐,尤其是小脑脓肿患者多呈喷射性呕吐。患者可伴有不同程度的精神和意识障碍,烦躁、嗜睡甚至昏迷,昏迷多见于危重患者。多数患者出现视盘水肿。颅内压增高常引起生命体征的改变,呈库欣反应。

(三)脑局灶定位症状和体征

常在外伤所致的脑功能障碍的基础上,使已有的症状逐渐加重或出现新的症状和体征。若为额叶脓肿时变现为精神症状和人格改变。幕上脓肿可表现为不同形式的癫痫发作。颞叶脓肿表现为中枢性面瘫,同向偏盲。左侧表现为感觉性失语,顶叶脓肿可有深浅感觉等。顶枕区和左颞顶脓肿可出现命令性失语。颅后窝脓肿可出现眼球震颤、吞咽困难等。

(四)脑疝形成或脓肿破溃

脑疝形成或脓肿破溃是脑脓肿患者两大危象。颅压增高导致脑疝形成,与其他颅内占位性病变(如颅内血肿)所致的脑疝相似,脓肿溃破为脓肿内压力骤然升高导致,脓液流入蛛网膜下腔或脑室内引起急性化脓性脑膜炎或脑室炎,患者突然出现高热、昏迷、抽搐、外周血白细胞剧增,脑脊液常呈脓汁样,若抢救不及时,会常致患者死亡。

三、相关检查

(一)实验室检查

1.腰椎穿刺与脑脊液检查

脓肿时腰椎穿刺表现为脑脊液压力增高。脑脓肿早期的颅内压常稍高,脑脊液中白细胞数增多,一般在(5～10)×10^8/L范围。脑脊液蛋白含量大多增加至2～4 g/L或更高。糖和氯化物含量大致正常。腰椎穿刺术一般认为,腰椎穿刺对脑脓肿的诊断价值不大,同时腰椎穿刺可能诱发脑疝和脑脓肿破裂的危险,因此必要进行腰椎穿刺鉴别诊断时才可使用,但必须谨慎进行。

2.脓液检查和细菌培养

脓液的检查和培养可以了解感染的类型,药敏试验对选择抗生素有指导作用。

3.外周血象

70%～90%脑脓肿患者红细胞沉降率加快。C反应蛋白增加,可凭此与脑肿瘤相鉴别。

(二)影像学检查

1.X线片检查

急性颅骨改变不明显,慢性脑脓肿可显示颅内压增高的骨质改变或松果体向对侧移位。X线片可显示颅内是否存在碎骨片和金属异物。

2.颅脑CT扫描

脑脓肿的CT表现依脓肿发展阶段而异。急性脑膜脑炎阶段病灶表现为低密度区或混合密度区。脓肿形成后初期仍表现为低密度或混合密度占位性病灶,但增强扫描在低密度周围可呈轻度强化,表现为完整的不规则的浅淡环状强化。脓肿壁形成后,其低密度边缘密度较高,少数可显示脓肿壁,增强扫描可见完整、厚度均一的环状强化,周围有明显不规则的脑水肿和占位效应,低密度区为坏死脑组织和脓液,如产气杆菌感染,可呈现气体与液平面,如为多房性,低密度区内可呈现一个或多个间隔。CT不仅可以确定脓肿的存在、位置、大小、数目、形状和周围脑组织水肿情况而且可帮助确定治疗手段。

3.头颅MRI检查

急性脑炎期,T_1加权像上表现信号不清的低信号区,T_2加权像上为片状高信号影,有占位征,此期须与胶质瘤和转移瘤相鉴别。增强扫描比CT扫描更能早期显示脑炎期。当包膜形成完整后,T_1显示高信号影,有时尚可见到圆形点状血管流空影。通常注射Gd-DTPA后5～15分钟即可出现异常对比增强。延迟扫描增强度可向外进一步扩大,为脓肿周围血-脑脊液屏障的破坏。头颅MRI比CT对脑组织水含量变化更敏感,因此对坏死、液化和水肿的分辨率更强,能够更好地诊断脑脓肿。

四、基本诊断

(一)诊断

根据患者病史及体征结合CT、MRI、X线等检查手段,通过比对检查结果做出判断。

(二)鉴别诊断

1.化脓性脑膜炎

化脓性脑膜炎多起病急剧,神经系统的局灶定位体征不明显,颅脑CT扫描有助于鉴别。

2.硬膜外和硬膜下脓肿

二者多合并发生,通过CT或MRI可鉴别。

3.脑肿瘤

需仔细询问病史,结合各种化验及影像学手段才能进一步鉴别。

五、治疗

(一)药物治疗

1.抗生素

主要根据抗生素对细菌的敏感程度,以及血-脑屏障通透性选择。首选对细菌的敏感程度高、血-脑屏障通透性强的药物。未能确定细菌时选择血-脑屏障通透性强的广谱性抗菌药物。常用药物包括青霉素、链霉素、庆大霉素、磺胺嘧啶及头孢菌素等。一般采用静脉给药,根据病情必要时亦可采用鞘内、脑室和脓腔内注射。

2.降颅压药物

脑脓肿伴有颅内高压症状,根据颅压选择方案降低颅内压,缓解颅内压增高的症状,预防发生脑疝,常用脱水药物有高渗性脱水剂如甘露醇、甘油溶液,利尿药物如呋塞米、依他尼酸等。用药同时应注意肾功能、酸碱和水及电解质平衡的检查。

(二)手术治疗

1.脑脓肿穿刺术

该法简单、安全,对脑组织损伤小,适用于老人、小孩等不能耐受开颅手术者;脑深部和重要功能区脓肿患者;多房性脑脓肿或有异物者不适用。

2.快速钻颅脑脓肿穿刺术

单房性脓肿常用方法,有时为了抢救或在紧急情况下,在床边即可操作,做好定位后,直接快速钻颅,钻颅完成后,穿刺针穿刺脓肿。吸出脓液后其他步骤同上。

3.脓肿切开导管引流术

脓肿切开导管引流术适用于脓肿位置过浅,并且与周围组织粘连紧密或者靠近功能区的患者;不适用于脓肿切除的患者、通过穿刺又无法取出异物的患者。

4.颅脑脓肿切除术

颅脑脓肿切除术适用于脑脓肿和多房性脓肿,以及含有异物的脓肿和多次穿刺无效的脓肿。也可用于时间较长,包膜较厚的脓肿。同时发生破溃或者脑疝的情况下应行急症手术。脓肿切除术需要注意避免损伤重要功能区。

(三)术后处理

(1)术后继续抗感染治疗,防止脓肿复发及感染扩散。

(2)注意纠正水、电解质和酸碱平衡。

(3)防治并发症。

六、术前护理常规

(1)执行外科术前护理常规。

(2)病情观察:观察体温、脉搏、呼吸、血压、意识的变化。早期感染侵入颅内,呈持续性高热,遵医嘱给予抗生素,体温过高者给予药物或物理降温。颅内压增高者出现脉搏、血压、意识的改变,应及时观察并记录,预防脑疝。

(3)颅内压增高者,执行颅内压增高护理常规。

(4)饮食护理:给予高维生素、高蛋白、易消化的饮食。

七、术后护理常规

(1)执行外科术后护理常规。

(2)执行全身麻醉后护理常规。

(3)执行术后疼痛护理常规。

(4)病情观察:密切观察患者意识、瞳孔、生命体征、肢体活动变化及有无展神经麻痹、脑病灶症状等,并记录。必要时通知医师,对症处理。

(5)遵医嘱给予抗生素,若出现高热,以及时给予药物或物理降温。

(6)脓腔引流护理:①根据切开部位取合理卧位,抬高床头 15°～30°,引流瓶(袋)应至少低于脓腔30 cm。②术后 24 小时、创口周围初步形成粘连后可进行囊内冲洗,先用生理盐水缓慢注入腔内,再轻轻抽出,注意不可过分加压,冲洗后注入抗菌药物,然后夹闭引流管 2～4 小时。③脓腔闭合时拔管。继续用脱水剂降低颅内压。患者长期高热,消耗热量明显,应注意加强营养,必要时给予支持疗法。

(王 霞)

第五节 脑出血的护理

脑出血是指原发于脑实质内的出血,主要发生于高血压和动脉硬化的患者。脑出血多发生于 55 岁以上的老年人,多数患者有高血压史。常在情绪激动或活动用力时突然发病,出现头痛、呕吐、偏瘫及不同程度昏迷等。

一、护理措施

(一)术前护理

(1)密切监测病情变化,包括意识、瞳孔、生命体征变化及肢体活动情况,定时监测呼吸、体温、脉搏、血压等,发现异常(瞳孔不等大、呼吸不规则、血压高、脉搏缓慢),以及时报告医师立即抢救。

(2)绝对卧床休息,取头高位,15°～30°,头置冰袋可控制脑水肿,降低颅内压,利于静脉回流。吸氧可改善脑缺氧,减轻脑水肿。翻身时动作要轻,尽量减少搬动,加床档以防坠床。

(3)神志清楚的患者谢绝探视,以免情绪激动。

(4)脑出血昏迷的患者 24～48 小时内禁食,以防止呕吐物反流至气管造成窒息或吸入性肺炎,以后按医嘱进行鼻饲。

(5)加强排泄护理:若患者有尿潴留或不能自行排尿,应进行导尿,并留置尿管,定时更换尿袋,注意无菌操作,每天会阴冲洗 1～2 次,便秘时定期给予通便药或食用一些粗纤维的食物,嘱患者排便时勿用力过猛,以防再出血。

(6)遵医嘱静脉快速输注脱水药物,降低颅内压,适当使用降压药,使血压保持在正常水平,防止高血压引起再出血。

(7)预防并发症:①加强皮肤护理,每天小擦澡 1～2 次,定时翻身,每 2 小时翻身 1 次,床铺干净平整，对骨隆突处的皮肤要经常检查和按摩，防止发生压力性损伤。②加强呼吸道管理，保持口腔清洁，口腔护理每天 1～2 次；患者有咳痰困难，要勤吸痰，保持呼吸道通畅；若患者呕吐，应使其头偏向一侧，以防发生误吸。③急性期应保持偏瘫肢体的生理功能位。恢复期应鼓励患者早期进行被动活动和按摩，每天2～3 次，防止瘫痪肢体的挛缩畸形和关节的强直疼痛，以促进神经功能的恢复，对失语的患者应进行语言方面的锻炼。

(二)术后护理

1.卧位

患者清醒后抬高床头 15°～30°，以利于静脉回流，减轻脑水肿，降低颅内压。

2.病情观察

严密监测生命体征，特别是意识及瞳孔的变化。术后 24 小时内易再次脑出血，如患者意识障碍继续加重、同时脉搏缓慢、血压升高，要考虑再次脑出血可能，应及时通知医师。

3.应用脱水剂的注意事项

临床常用的脱水剂一般是 20%甘露醇，滴注时注意速度，一般 20%甘露醇 250 mL 应在 20～30 分钟内输完，防止药液渗漏于血管外，以免造成皮下组织坏死；不可与其他药液混用；血压过低时禁止使用。

4.血肿腔引流的护理

注意引流液量的变化，若引流量突然增多，应考虑再次脑出血。

5.保持出入量平衡

术后注意补液速度不宜过快，根据出量补充入量，以免入量过多，加重脑水肿。

6.功能锻炼

术后患者常出现偏瘫和失语，加强患者的肢体功能锻炼和语言训练。协助患者进行肢体的被动活动，进行肌肉按摩，防止肌肉萎缩。

(三)健康指导

1.清醒患者

(1)应避免情绪激动，去除不安、恐惧、愤怒、忧虑等不利因素，保持心情舒畅。

(2)饮食清淡，多吃含水分、含纤维素多的食物；多食蔬菜、水果。忌烟、酒及辛辣、刺激性强的食物。

(3)定期测量血压，复查病情，以及时治疗可能并存的动脉粥样硬化、高脂血症、冠心病等。

(4)康复活动。

应规律生活，避免劳累、熬夜、暴饮暴食等不利因素，保持心情舒畅，注意劳逸结合。

坚持适当锻炼。康复训练过程艰苦而漫长(一般为 1～3 年，长者需终生训练)，需要信心、耐心、恒心，在康复医师指导下，循序渐进、持之以恒。

2.昏迷患者

(1)昏迷患者注意保持皮肤清洁、干燥，每天床上擦浴，定时翻身，防止压力性损伤形成。

(2)每天坚持被动活动，保持肢体功能位置。

(3)防止气管切开患者出现呼吸道感染。

(4)不能经口进食者，应注意营养液的温度、保质期及每天的出入量是否平衡。

(5)保持大小便通畅。

(6)定期高压氧治疗。

二、主要护理问题

(1)疼痛:与颅内血肿压迫有关。
(2)生活自理能力缺陷:与长期卧床有关。
(3)脑组织灌注异常:与术后脑水肿有关。
(4)有皮肤完整性受损的危险:与昏迷、术后长期卧床有关。
(5)躯体移动障碍:与出血所致脑损伤有关。
(6)清理呼吸道无效:与长期卧床所致的机体抵抗力下降有关。
(7)有受伤的危险:与术后癫痫发作有关。

(黄志红)

第六节 缺血性脑血管病的护理

脑血管病以缺血性疾病最多,引起脑血管狭窄和闭塞的原因有:脑动脉硬化、先天性畸形、外伤、炎症、肿瘤、动脉瘤和手术损伤等。以脑动脉狭窄为例,其临床表现为一过性脑缺血发作、神经功能障碍和脑卒中。

一、护理措施

(一)术前护理

1.控制血压

高血压常加速、加重动脉粥样硬化的发展,造成脑组织供血不足,引起局部脑组织坏死,导致一系列的临床症状。应保持血压平稳,勿忽高忽低。指导患者按时服用降压药,保持情绪稳定。

2.扩张血管及降低血液黏度

应用血管扩张剂、右旋糖酐-40。但应注意,如血压下降或原有症状加重,应及时停药。

3.抗凝治疗

血小板异常的患者可口服阿司匹林、双嘧达莫等药。同时注意有无出血倾向,定期查PT+A。

(二)术后护理

1.病情观察

术后24小时内要严密观察生命体征的变化和神经功能状态,尤其注意血压的变化。术后血压应控制在正常或稍偏高,根据血压变化及时调整药物和输液速度,要预防血压过高引起的脑出血或脑水肿。

2.手术区域的观察

保持伤口引流通畅,注意伤口处渗血情况及有无血肿,床旁备气管切开包。如有血肿压迫呼吸道,应立即拆线清除血肿,必要时行气管切开。不应给予过多镇痛剂,以免抑制呼吸。严密监测血氧饱和度,发现异常及时处理。

3.抗凝治疗和护理

为防止术后血栓形成,常于静脉或皮下给予抗凝药物,平稳后改为口服抗凝药物。应定期抽

血检测凝血酶原时间和活动度。注意观察患者皮肤、黏膜、牙龈有无出血点及瘀斑，穿刺部位有无出血，观察尿、便颜色并经常留取标本送检。观察意识、瞳孔及肢体活动情况，以了解有无脑出血的发生。备好鱼精蛋白锌，如肝素过量，可立即用药中和肝素。

4.心理护理

术后出现肢体瘫痪、活动障碍或生活不能自理的患者的顾虑多且思想负担重，护理人员应随时了解患者的心理活动，缓解患者的心理负担。让患者及家属了解肢体锻炼的重要性。指导患者做肢体活动，取得患者的配合，使疾病早日康复。

(三)健康指导

(1)遵医嘱按时服用抗凝药，定期复查凝血酶原时间和活动度。注意观察有无出血倾向。

(2)遵医嘱按时服用降压药，保持血压稳定，每天测量并记录。

(3)禁止饮酒、吸烟。

(4)养成良好的饮食习惯和生活规律，膳食摄入平衡，避免高脂肪食物的摄入。

(5)定期门诊复查，如有不适，及时到医院就诊。

二、主要护理问题

(一)出血

与手术伤口有关。

(二)疼痛

与手术伤口有关。

(三)生活自理能力缺陷

与术后卧床有关。

(黄志红)

第七节 颅脑损伤的护理

颅脑损伤是暴力直接或间接作用于头部引起颅骨及脑组织的损伤。可分为开放性颅脑损伤和闭合性颅脑损伤。颅底骨折可出现脑脊液耳漏、鼻漏。脑干损伤时可出现意识障碍、去大脑强直，严重时发生脑疝危及生命。颅脑损伤的临床表现为意识障碍、头痛、恶心、呕吐、癫痫发作、肢体瘫痪、感觉障碍、失语及偏盲等。重度颅脑损伤以紧急抢救、纠正休克、清创、抗感染及手术为主要治疗方法。

一、护理措施

(一)术前护理

(1)严密观察患者生命体征及意识、瞳孔、肢体活动情况，意识障碍时采用格拉斯哥评分评判意识，及时判断患者是否出现休克、脑疝。

(2)迅速建立静脉留置针通路，脑疝患者立即静脉快速输入脱水药，观察脱水后利尿效果及有无少尿、无尿等肾功能受损征象。

(3)积极做好手术前患者的各项工作，如剃头、清洁头部皮肤、禁食、禁水、配血等。

(4)保持呼吸道通畅：重度颅脑损伤患者伴有不同程度的意识障碍，应采取侧卧位或头高位，头偏向一侧，以利于呼吸道分泌物排出，防止呕吐物误吸引起窒息。舌后坠阻塞呼吸道时，应放置口咽通气管，必要时可行气管插管或气管切开。

(5)纠正休克：开放性颅脑损伤引起失血性休克时，应使患者保持平卧，注意保暖，补充血容量。

(6)有脑脊液耳漏者，头偏向患侧，以便引流，防止脑脊液逆流造成颅内感染。

(7)预防颅内感染：开放性颅脑损伤应及时清创和常规应用抗生素。有脑脊液耳、鼻漏者，要注意保持耳、鼻腔及口腔清洁，尽可能避免挖鼻孔、打喷嚏和咳嗽，严禁填塞或用水冲洗耳、鼻以及经鼻吸痰和置胃管，以免引起逆行感染。定时测体温，密切观察有无颅内感染征象。

(二)术后护理

1.卧位

术后均应抬高床头 15°～30°，以利于静脉回流，减轻脑水肿。

2.观察病情

定时监测意识、瞳孔、生命体征等，做好记录。

3.高热护理

感染或脑损伤易引起高热，应查明原因。体温高时应及时给予降温，保持体温在正常或接近正常范围内。可采用药物及物理降温。对中枢性高热多以物理降温为主，如酒精擦浴、冰袋物理降温或应用冰毯、冰帽；必要时行低温冬眠疗法。

4.预防并发症发生

加强基础护理。昏迷患者要注意保暖，每 2 小时叩背排痰 1 次，清理呼吸道，预防坠积性肺炎。每 2 小时翻身 1 次，保持床单清洁、干燥，翻身时按摩骨突部位，必要时外贴水胶体敷料予以保护，也可使用电动气垫床，做好皮肤护理，防止发生压疮。躁动患者谨慎使用镇静剂，应设专人守护，给予适当约束，防止坠床等意外发生。

5.冬眠疗法护理

冬眠疗法是采用冬眠药物和物理降温的方法使机体处于低温状态。广泛脑挫裂伤、脑干及下丘脑损伤伴有中枢高热者，采用此疗法，以达到镇静、安眠、减低脑组织新陈代谢、提高脑组织对缺氧的耐受力，进而保护受伤脑组织，减轻脑水肿的目的。常用药物有冬眠Ⅰ号、Ⅱ号、Ⅳ号合剂。护理时应注意以下几点。

(1)遵医嘱选用适当的冬眠合剂，待自主神经受到充分阻滞、机体御寒反应消除，患者进入昏睡状态后，再加用物理降温措施。因为没有冬眠药物的保护，36 ℃以下的体温可使机体产生寒战，增加机体耗氧，并消耗热能。降温以肛温 32～34 ℃为宜，冬眠时间一般为 3～5 天。

(2)患者房间应保持安静，光线较暗，室温在 18～20 ℃。有专人看护，并备好急救药品和物品。患者应平卧，搬动患者或翻身时，动作要轻柔、缓慢，以防止发生直立性低血压。

(3)治疗前观察并记录患者的生命体征、意识及瞳孔等，以比较治疗前后症状变化。治疗期间严密观察病情，特别是血压和体温的变化，发现异常及时采取措施。

(4)冬眠药物最好经静脉泵入，以便通过调节泵速控制冬眠的深度，使体温稳定在治疗要求的范围内。

(5)保持呼吸道通畅，定时翻身、叩背、雾化吸入，以防止肺炎发生；仔细观察皮肤及肢体末端的血液循环情况，并给予按摩以防止发生冻伤及压疮等并发症。

(6)停止冬眠治疗时，应首先停止物理降温，再停止冬眠药物。停止冬眠措施后，患者体温会自然升高，当药物蓄积致使复温困难时，可使用热水袋等方法复温。

(7)营养支持：颅脑外伤或术后采用静脉补充热量，每天补液总量不宜超过 1 500 mL，不建议静脉输入 5% 葡萄糖溶液，以防止加重脑水肿的发生或发展，以后可根据患者的意识状态和胃肠功能改为流食或鼻饲饮食。

(三)健康指导

1.清醒患者

(1)应规律生活，避免劳累、熬夜、暴饮暴食等不利因素，保持心情舒畅，注意劳逸结合。

(2)坚持适当锻炼。康复训练过程艰苦而漫长(一般为 1～3 年，长者需终生训练)，需要信心、耐心、恒心，在康复医师指导下，循序渐进、持之以恒。

2.昏迷患者

(1)不能经口进食者，应注意营养液的温度、保质期以及每天的出入量是否平衡。

(2)每天坚持被动活动，保持肢体功能位置。

(3)防止气管切开患者出现呼吸道感染。

(4)昏迷患者注意保持皮肤清洁、干燥，每天床上擦浴，定时翻身，防止压疮形成。

(5)保持大小便通畅。

(6)定期高压氧治疗。

(7)在康复医师指导下，循序渐进、持之以恒地进行锻炼。

二、主要护理问题

(一)有受伤的危险

与脑挫裂伤癫痫发作有关。

(二)脑组织灌注异常

与脑水肿有关。

(三)生活自理能力部分缺陷

与长期卧床、补液有关。

(四)潜在并发症：出血

与创伤或手术损伤有关。

(五)疼痛

与术后致痛物质刺激有关。

(六)躯体移动障碍

与外伤所致脑损伤有关。

(七)清理呼吸道无效

与长期卧床导致的机体抵抗力下降有关。

(八)有皮肤完整性受损的危险

与长期卧床有关。

(黄志红)

第八节　慢性硬膜下血肿的护理

一、疾病概述

慢性硬膜下血肿是指脑外伤后3周以上出现临床症状者，血肿位于硬脑膜和蛛网膜之间，具有包膜，是小儿和老年颅内血肿中最常见的一种，约占颅内血肿的10%，硬膜下血肿的25%。目前认为，慢性硬膜下血肿是因轻微颅脑外伤造成桥静脉撕裂，血液缓慢渗入硬脑膜下腔而成。血肿以单侧多见，双侧者占20%～25%。男性患者明显多于女性，男女之比为5∶1，当病程长、头颅外伤史不明确时，常被误诊为脑瘤、脑血管病、帕金森综合征等。如诊断不及时，治疗不当，可造成严重后果。临床表现以颅内高压为主的一组症状。

(一)病因及发病机制

头部外伤是慢性硬膜下血肿最常见的致病原因，50%～84%的患者有明确的头部外伤史。但如果头部外伤轻微，外伤距发病时间较长时，一般容易被患者和家属忽略，部分患者在被追问病史时才被发现。老年人由于脑组织萎缩，硬脑膜与皮质之间的空隙增大，当头部受到突然加速或减速运动时，可引起桥静脉的撕裂或造成皮质与硬脑膜间小交通静脉的损伤渗血。也可因静脉窦、蛛网膜颗粒或硬膜下水瘤受损出血引起。非损伤性硬膜下血肿非常少见，在慢性硬膜下血肿的患者中约有12.8%的患者伴有高血压。所以，高血压、动脉硬化可能是容易导致出血的原因之一。

此外，一些患有硬膜下血肿的老年患者，常有慢性乙醇中毒病史，因长期饮酒可造成肝功能损伤，导致凝血机制障碍，酗酒后又易造成颅脑损伤。还有12%～38%与应用抗凝治疗有关，如长期服用阿司匹林、双嘧达莫等。

慢性硬膜下血肿的出血来源多为桥静脉或皮质小静脉，血液流至硬脑膜下腔后逐渐凝固，两周左右血肿开始液化，蛋白分解。以后血肿腔逐渐增大，引起颅内压增高，进一步对脑组织造成压迫，使脑循环受阻、脑萎缩及变性。促使血肿不断扩大的原因有以下几种。①血肿被膜反复出血：手术时可见血肿有被膜形成，外壁较厚有时可达数毫米，并富于血管，与硬脑膜粘连紧密，内膜甚薄与蛛网膜易分离。血肿外壁上的小血管不断破裂出血，是造成血肿体积不断增大的原因。②血管活性物质的释放：近期研究表明，在血肿的外被膜(血肿被膜的硬脑膜层)不断释放出组织纤溶酶原激活物质到血肿腔内，作用于纤溶酶原使其转化为纤溶酶，促使纤溶活性增加，造成溶血和小血管的再出血，从而使血肿体积不断增大。

(二)病理

慢性硬膜下血肿，多位于顶部，一般较大，血肿可覆盖在大脑半球表面的大部分，即额、顶、颞叶的外侧面。血肿的包膜多在发病后5～7天初步形成，到2～3周基本完成，为一层黄褐色或灰色的结缔组织包膜，靠蛛网膜侧包膜较薄，血管少，与蛛网膜粘连，可轻易剥离；靠近硬脑膜一侧的包膜较厚与硬脑膜粘连较紧，该包膜在显微镜下有浆细胞、淋巴细胞和吞噬细胞，有丰富的新生毛细血管，亦有血浆渗出，有时见到毛细血管破裂的新鲜出血。血肿内容：早期为黑褐色半固体黏稠物，晚期为黄色或酱油色液体。已往多数学者认为，脑轻微损伤后出血缓慢，量少，血肿内血液分解渗透压较高，脑脊液和周围脑组织水分不断渗入到血肿壁，使血肿逐渐增大，但这种说法已被否定。目前大多认为，包膜外的外层有新生而粗大的毛细血管，血浆由管壁渗出，或毛细血管破裂出血到囊腔内，而使血肿体积不断增大。晚期逐渐出现颅内高压及局灶症状。

(三)临床表现

多数患者在外伤后较长时间内有轻微头痛、头昏等一般症状，亦有部分患者伤后长时间无症状，部分患者外伤史不详。多于2～3个月后逐渐出现恶心、呕吐、视物模糊、肢体无力、精神失常等全脑症状和局灶症状。症状大体可归纳为以下几类。

1.颅内高压症状

起初为轻微的头痛，当血肿逐渐增大时方出现明显的颅内压增高的症状如头痛、恶心、呕吐、复视、视盘水肿等。临床上常以颅内压增高为主要症状多见。老年人因为脑萎缩，颅内压增高症状出现较晚或不明显。婴幼儿患者，颅内压增高，则表现为前囟饱满，头颅增大，可被误诊为先天性脑积水。

2.精神症状

老年人以精神障碍较为突出，常表现为表情淡漠，反应迟钝，记忆力减退，寡言少语，理解力差，进行性痴呆，淡漠，嗜睡，精神失常。痴呆多见于年龄较大者。

3.局灶性症状

患者亦可出现脑神经受损症状，如动眼神经、展神经及面神经损伤的症状；可出现帕金森综合征，表现震颤、动作缓慢、肌力减退而肌张力增高，也可出现步态不稳及神经功能障碍，如偏瘫、失语、同向偏盲、偏身感觉障碍等，但均较轻。部分患者可出现局灶性癫痫。

(四)辅助检查

1.腰椎穿刺

除腰椎穿刺脑脊液压力增高外，常规检查可完全正常，病程越长，血肿包膜越厚，脑脊液化验变化越不明显。

2.颅骨平片

颅骨平片可显示脑回压迹，蝶鞍扩大，骨质吸收，患病多年患者局部骨板变薄、外突，血肿壁可有圆弧形钙化。婴幼儿可有前囟扩大、颅缝分离和头颅增大等。

3.头部CT扫描

头部CT扫描是目前诊断慢性硬膜下血肿的最有效方法，早期(伤后3周至1个月)血肿呈高、低混合密度，新月形或半月形肿块，高密度系点片状新鲜出血，部分可见液平面；中期(1～2个月)血肿双凸形低密度；后期(2个月以上)呈低密度区，主要表现颅骨内板与脑表之间出现新月形、双凸形、单凸形的低密度、高密度或混杂密度区，患侧脑室受压，中线移位，额角向下移位，枕角向内上移位。慢性硬膜下血肿有17%～25%表现为等密度，诊断较难。增强扫描更能清楚显示血肿内缘与脑组织交界面呈条状密度增高带，可见血肿包膜强化影，血肿区内无脑沟、脑回。

4.MRI检查

慢性硬膜下血肿有时在CT上因呈等密度而显影不清，但在MR上却相当清晰，既可定性，又可定位，对CT难以诊断的等密度慢性硬膜下血肿，其诊断准确率高达100%。早期在T_1、T_2加权像上均为高信号，后期血肿在T_1加权像上为高于脑脊液的低信号，T_2加权像上为高信号。例如，发病3周左右的硬膜下血肿，在CT上可能呈等密度，在T_1加权像上积血因T_1值短于脑脊液而呈高信号，在T_2加权像上因长T_2而呈高信号。冠状面在显示占位效应方面更明显优于 CT。

5.其他检查

ECT 扫描显示脑表现的新月形低密度区;脑电图显示局限性病灶;脑超声波检查可显示中线波移位。婴幼儿,可行前囟穿刺。

(五)诊断及鉴别诊断

1.诊断依据

(1)轻度头部外伤 3 周以后,逐渐出现头痛、头昏、视盘水肿、偏瘫、癫痫等症状。

(2)腰椎穿刺脑脊液压力高,常规变化不明显。

(3)脑血管造影可见颅内板下方新月形“无血管区”。

(4)CT 扫描可确定诊断。

(5)婴幼儿可在前囟外角进行穿刺,可明确诊断。

2.鉴别诊断

(1)外伤性硬膜下积液:外伤性硬膜下积液或称外伤性硬膜下水瘤,系外伤后大量脑脊液积聚硬脑膜下,临床表现与硬膜下血肿相似,半数病例位于双额区,常深入到纵裂前部,占位表现较硬膜下血肿轻。在 CT 上显示为新月形低密度影,CT 值在 7 Hu 左右,近脑脊液密度。无论急性或慢性硬膜下积液在 MR 上均成新月形长 T_1 与长 T_2。信号强度接近脑脊液。慢性硬膜下血肿在 CT 上:早期为高、低混合密度,部分可见液面;中、晚期呈低密度区。其在 MR 上可有明显信号变化。

(2)脑蛛网膜囊肿:本病变多位于颅中窝,外侧裂表面,临床表现与慢性硬膜下血肿相似,脑血管造影为脑底或脑表面无血管区,CT 扫描亦为密度减低区,但其形状呈方形或不规则,这点与慢性硬膜下血肿相区别。

(3)其他:脑肿瘤、先天性脑积水,往往与慢性硬膜下血肿在临床上有时难以区别,但行 CT 扫描及 MRI,多可明确诊断。

(六)治疗

1.非手术疗法

对个别轻度病例,或缓慢性进行性颅内高压,可试用中药或大量脱水药物治疗,但疗效尚需长期观察。未经治疗的慢性硬膜下血肿由于高颅压脑疝而死亡,自然吸收的慢性硬膜下血肿少见。

2.手术治疗

手术治疗是公认的最有效的治疗方法。大多数患者需要手术治疗,部分非手术治疗效果不满意,病情继续发展的可行手术治疗,手术治疗包括以下几种。

(1)血肿引流:为近年来盛行的方法,在血肿较厚部位钻孔引流并冲洗血肿后,置入一引流管与脑表面平行,行闭式引流 48～72 小时,此种方法多能顺利治愈,而且简单,损伤小,治愈率高,故多列为首选。近年来因 YL-1 型硬通道微刺针微创穿刺引流术简便易行在临床广泛应用,根据头部 CT 检查定位,选择最后层面中心作为穿刺点。对于 CT 显示血肿腔内有明显分隔者,可采用颅骨钻孔神经内镜辅助血肿清除术。

(2)血肿切除。适应证:①血肿引流不能治愈者;②血肿内容为大量凝血块;③血肿壁厚引流后脑不膨起者。此种方法损伤较大,采用骨瓣开颅、连同血肿囊壁一并切除。

(3)前囟穿刺:适用于婴幼儿血肿,可在两侧前囟外角反复多次穿刺,多数患者可治愈。

二、护理

(一)入院护理

1.急诊入院常规护理

(1)立即通知医师接诊,为患者测量体温、脉搏、呼吸、血压;观察患者的意识、瞳孔变化及肢体活动等情况,如有异常及时通知医师。

(2)了解患者既往史、有无家族史、过敏史、吸烟史等。

(3)根据医嘱正确采集标本,进行相关检查。了解相关化验、检查报告的情况,如有异常及时与医师沟通。

(4)了解患者的心理状态,向患者讲解疾病的相关知识,增强患者治疗信心,减轻焦虑、恐惧心理。

(5)待患者病情稳定后向患者介绍病房环境(医师办公室、护士站、卫生间、换药室、配餐室的位置)、护理用具的使用方法(床单位、呼叫器等)、物品的放置、作息时间及餐卡的办理等;介绍科主任、护士长、负责医师及责任护士。病房应保持安静、舒适,减少人员流动,避免外界刺激和情绪激动。

2.安全防护教育

常规安全防护教育。对于有癫痫发作史的患者,应保持病室内环境安静,减少人员探视,室内光线柔和,避免强光刺激。病室内的热水壶、锐器等危险物品应远离患者,避免癫痫发作时,伤及他人或患者自伤。若出现癫痫发作前兆时,立即卧床休息。癫痫发作时,在患者紧闭口唇之前,立即把缠有纱布的压舌板、勺子或牙刷把等垫在上下牙齿之间,防止患者咬伤自己的舌头。松开衣领,头偏向一侧,保持呼吸道通畅,通知医师。发作期间口中不可塞任何东西,不可强行灌药,防止窒息。不可暴力制动,防止肌肉拉伤、关节脱臼或骨折,并加床档保护,避免坠床摔伤。有癫痫病史的患者,必须长期坚持服药,不可增减、漏服和停服药物。癫痫发作后,要及时清除患者口腔分泌物,保持呼吸道通畅,并检查患者有无肢体损伤,保证患者良好的休息。

(二)术日护理

1.送手术前

(1)为患者测量体温、脉搏、呼吸、血压及体重;如有发热、血压过高、女性月经来潮等情况均应及时报告医师。

(2)告知患者手术的时间,术前禁食水等准备事项。

(3)修剪指(趾)甲、剃胡须,勿化妆及涂染指(趾)甲等。协助患者取下义齿,项链、耳钉、手链、发夹等物品,并交给家属妥善保管。

(4)根据医嘱正确行药物过敏试验、备血(复查血型)、术区皮肤准备(剃除全部头发及颈部毛发,保留眉毛)后,更换清洁病员服,术区皮肤异常及时通知医师。

(5)遵医嘱术前用药。

(6)携带病历、相关影像资料等物品,平车护送患者入手术室。

2.术后回病房

(1)每15～30分钟巡视患者,注意观察患者的生命体征、意识、瞳孔、肢体活动等,如异常及时通知医师。

(2)注意观察切口敷料有无渗血。

(3)密切观察引流液的颜色、性状、量等情况并记录,妥善固定引流管,引流袋置于头旁枕上或枕边,高度与头部创腔保持一致,保持引流管引流通畅;活动时注意引流管不要扭曲、受压,防止脱管。

(4)术后6小时内给予去枕平卧位,头偏向一侧,防止呕吐物误吸引起窒息;头部放置引流管的患者6小时后需平卧位,利于引流;麻醉清醒的患者可以协助床上活动,保证患者的舒适度。

(5)若患者出现不能耐受的头痛,以及时通知医师,遵医嘱给予止痛药物,并密切观察患者的生命体征、意识、瞳孔等变化。

(6)术后6小时如无恶心、呕吐等麻醉反应,可遵医嘱进食;对于意识障碍的患者可遵医嘱鼻饲管注入饮食。

(7)对于未留置导尿管的患者,指导床上大小便,24小时内每4～6小时嘱患者排尿1次。避免因手术、麻醉刺激、疼痛等原因造成术后的尿潴留。若术后8小时仍未排尿且有下腹胀痛感、隆起时,可行诱导排尿、针刺或导尿等方法。

(8)麻醉清醒可以语言沟通的患者,向其讲解疾病术后的相关知识,增强患者恢复健康的信心,利于早日康复。带有气管插管或语言障碍的患者,可进行肢体语言和书面卡片的沟通,疏导患者紧张、恐惧的情绪。

(9)结合患者的个体情况,每1～2小时协助患者翻身,保护受压部位皮肤;如局部皮肤有压红,可缩短翻身的间隔时间,受压部位应予软枕垫高减压。

(三)术后护理

1.术后第1天～第3天

(1)每1～2小时巡视患者,注意观察患者的生命体征、意识、瞳孔、肢体活动等,如发现有头痛、恶心、呕吐等颅内压增高症状及时通知医师。

(2)注意观察切口敷料有无渗血。

(3)密切观察引流液的颜色、性状、量等情况并记录,妥善固定引流管,并保持引流管引流通畅,勿打折、扭曲、受压,防止脱管,不可随意调整引流袋的高度。

(4)加强呼吸道的管理,鼓励深呼吸及有效咳嗽、咳痰,如痰液黏稠不易咳出可遵医嘱予雾化吸入,必要时吸痰。

(5)结合患者的个体情况,每1～2小时协助患者翻身,保护受压部位皮肤;如局部皮肤有压红,可缩短翻身的间隔时间,受压部位应予软枕垫高减压。

(6)指导肢体和语言功能锻炼。

2.术后第4天至出院日

(1)每1～2小时巡视患者,注意观察患者的生命体征、意识、瞳孔、肢体活动等,如发现异常及时通知医师。

(2)拔除引流管后注意观察切口敷料有无渗血、渗液及皮下积液等,如有异常及时通知医师。

(3)加强呼吸道的管理,鼓励深呼吸及有效咳嗽。

(4)指导患者注意休息,引流管拔除后指导患者床头摇高,逐渐坐起,再过渡到床边、病室、病区活动时以不疲劳为宜。

(5)指导患者进行肢体和语言功能锻炼。

(四)出院指导

(1)家属应陪伴在患者身边,减轻患者的恐惧心理。

(2)给予患者高热量、高蛋白、高维生素、易消化吸收的饮食。

(3)患者出院后定期复查血压,遵医嘱用药,保持情绪稳定,保持大便通畅,坚持功能锻炼。

(4)1 个月后门诊影像学复查。

(黄志红)

第九节 脑动静脉畸形的护理

脑动静脉畸形是指脑血管发育障碍引起的脑局部血管数量和结构异常,并对正常脑血流产生影响。动静脉畸形是一团异常的畸形血管,其间无毛细血管,常有一支或数支增粗的供血动脉,引流动脉明显增粗曲张,管壁增厚,内为鲜红动脉血,似动脉,故称之为静脉的动脉化。动静脉畸形引起的继发性病变有出血、盗血。手术为治疗脑动静脉畸形的根本方法,目的在于减少或消除脑动静脉畸形再出血的机会,减轻盗血现象。手术方法包括:血肿清除术、畸形血管切除术、供应动脉结扎术、介入栓塞术。

一、护理措施

(一)术前护理

(1)患者要绝对卧床,并避免情绪激动,防止畸形血管破裂出血。

(2)监测生命体征,注意瞳孔变化,若双侧瞳孔不等大,表明有血管破裂出血的可能。

(3)排泄的管理:向患者宣教合理饮食,嘱其多食富含纤维素的食物,如水果、蔬菜等,以防止便秘。观察患者每天粪便情况,必要时给予开塞露或缓泻剂。

(4)注意冷暖变化,以防感冒后用力打喷嚏或咳嗽诱发畸形血管破裂出血。

(5)注意安全,防止患者癫痫发作时受伤。

(6)危重患者应做好术前准备,如剃头。若有出血,应进行急诊手术。

(二)术后护理

(1)严密监测患者生命体征,尤其注意血压变化,如有异常立即通知医师。

(2)给予患者持续低流量氧气吸入,并观察肢体活动及感觉情况。

(3)按时予以脱水及抗癫痫药物,防止患者颅内压增高或癫痫发作。

(4)如有引流,应保持引流通畅,并观察引流量、颜色及性质变化。短时间内若引流出大量血性物质,应及时通知医师。

(5)如果患者癫痫发作,应保持呼吸道通畅,并予以吸痰、氧气吸入,防止坠床等意外伤害,用床档保护并约束四肢,口腔内置口咽通气导管,配合医师给予镇静及抗癫痫药物。

(6)长期卧床、活动量较少的患者,应注意其肺部情况,以及时给予拍背,促进有效咳痰,防止发生肺部感染,还须定期拍 X 线胸片,根据胸片有重点有选择性地进行拍背。

(7)术后应鼓励患者进食高蛋白食物,以增加组织的修复能力,保证机体的营养供给。

(8)清醒患者保持头高位(床头抬高 30°),以利血液回流,减轻脑水肿。

(9)准确记录出入量,保证出入量平衡。

(10)对有精神症状的患者,适当给予镇静剂,并注意患者有无自伤或伤害他人的行为。

(11)给予患者心理上的支持,使其对疾病的痊愈有信心,从而减轻患者的心理负担。

(三)健康指导

(1)定期测量血压,复查病情,以及时治疗可能并存的血管病变。

(2)保持大小便通畅。

二、主要护理问题

(1)脑出血:与手术伤口有关。

(2)脑组织灌注异常:与脑水肿有关。

(3)有受伤的危险:与癫痫发作有关。

(4)疼痛:与手术创伤有关。

(5)睡眠形态紊乱:与疾病产生的不适有关。

(6)便秘:与术后长期卧床有关。

(7)活动无耐力:与术后长期卧床有关。

(黄志红)

第十节　颅内动脉瘤的护理

颅内动脉瘤是颅内动脉壁的囊性膨出,是自发性蛛网膜下腔出血(subarachnoid hemorrhage,SAH)的首位病因。颅内动脉瘤破裂导致的蛛网膜下腔出血的发病率位于脑血管意外中的第3位,仅次于脑梗死和高血压脑出血,可以发生于任何年龄,但多在40～60岁,女性略多于男性。

一、病因与病理

(一)病因

颅内动脉瘤发病原因尚不十分清楚,动脉壁先天缺陷学说认为,颅内Willis环的动脉分叉处的动脉壁先天性平滑肌层缺乏;动脉壁后天退变性学说则认为,颅内动脉粥样硬化和高血压,造成动脉内弹力板破坏,渐渐形成囊性膨出,即动脉瘤。颅内动脉瘤发生在血管分叉处或Willis动脉环周围。颅内动脉瘤大致由瘤顶部、瘤体部及瘤颈部构成,其中瘤顶部最为薄弱,98%的动脉瘤出血部位为瘤顶部。

(二)病理

组织学检查发现动脉瘤壁仅存一层内膜,缺乏中层平滑肌组织,弹性纤维断裂或消失,巨大动脉瘤内常有血栓形成,甚至钙化。颅内动脉瘤为囊性,呈圆形或椭圆形,外观紫红色,瘤壁很薄,瘤内可见血流旋涡。

二、分类

(一)按动脉瘤位置

(1)颈内动脉系统动脉瘤,约占颅内动脉瘤90%,包括颈内动脉-后交通动脉瘤、前交通动脉瘤、大脑中动脉动脉瘤。

(2)椎基底动脉系统动脉瘤,约占颅内动脉瘤 10%,包括椎动脉瘤、基底动脉瘤和大脑后动脉瘤等。

(二)按动脉瘤大小

分为微型(直径≤0.5 cm)、一般型(0.5 cm<直径≤1.5 cm)、大型(1.5 cm<直径≤2.5 cm)、巨大型(直径>2.5 cm)。一般型动脉瘤出血概率大。

三、临床表现

(一)动脉瘤破裂出血症状

未破裂动脉瘤,临床可无任何症状。动脉瘤一旦破裂出血,表现为蛛网膜下腔出血,患者突然剧烈头痛、频繁呕吐、大汗淋漓、体温升高、颈项强直、克氏征阳性,重症者可出现意识障碍,甚至昏迷。部分患者出血前有劳累、情绪激动等诱因,亦有少部分患者无明显诱因或在睡眠中发病。约 1/3 的患者在动脉瘤破裂后病情进展迅速,且未及时恰当诊治导致呼吸循环衰竭而死亡。

多数动脉瘤破口周围会被凝血块封闭而暂时停止出血,病情逐渐稳定。随着动脉瘤破口周围血块溶解,动脉瘤可能再次破溃出血。再次出血多发生在第 1 次出血后 2 周内。血液破入蛛网膜下腔后,红细胞破坏分解可产生 5-羟色胺、儿茶酚胺等多种血管活性物质,这些物质作用于其周围的脑血管,导致血管痉挛发生,发生率为 21%~62%,多发生在出血后的 3~15 天。

(二)局灶症状

取决于颅内动脉瘤的部位、解剖结构、动脉瘤大小及破裂出血后形成较大血肿对周围脑组织的压迫。颈内动脉-后交通动脉瘤和大脑后动脉的动脉瘤常见动眼神经麻痹,表现为单侧眼睑下垂、瞳孔散大,内收、上视、下视不能,直接对光反应、间接对光反应消失。有时局灶症状出现在蛛网膜下腔出血之前,被视为动脉瘤出血的前兆症状,此时应警惕随之而来的蛛网膜下腔出血,如轻微偏头痛、眼眶痛,继之出现动眼神经麻痹等。大脑中动脉的动脉瘤出血如形成血肿,或其他部位动脉瘤出血后可发生脑血管痉挛,出现偏瘫、失语、视力视野障碍等症状。

(三)破裂动脉瘤患者的临床分级

为了便于判断病情、预后及有否手术适应证,国际常采用 Hunt 五级分类法。

Ⅰ级:无症状,或有轻微头痛和颈强直。

Ⅱ级:头痛较重,颈强直,除动眼神经等脑神经麻痹外,无其他神经症状。

Ⅲ级:轻度意识障碍,躁动不安和轻度脑症状。

Ⅳ级:半昏迷、偏瘫,早期去脑强直和自主神经障碍。

Ⅴ级:深昏迷、去脑强直,濒危状态。

四、辅助检查

(一)CT 扫描

CT 可辅助判断出血部位、明确血肿大小、有无脑积水和脑血管痉挛后导致的脑梗死灶。前纵裂出血提示前交通动脉瘤;外侧裂出血提示大脑中动脉瘤,鞍上池出血提示颈内动脉-后交通动脉瘤,第四脑室出血提示后循环动脉瘤。

(二)数字减影血管造影(DSA)

DSA 是确诊动脉瘤最为可靠的方法。能显示动脉瘤的位置、数目、形态、大小、瘤周正常穿支血管走行及有无血管痉挛，为手术方案提供依据。首次造影阴性，可能因脑血管痉挛而动脉瘤未能显影，高度怀疑者，3个月后应重复造影。

(三)MRI成像扫描

MRI优于CT，动脉瘤可见流空效应。MRI和CT脑血管造影(CTA)可提示不同部位动脉瘤，从不同角度了解动脉瘤与载瘤动脉关系。

(四)腰椎穿刺

怀疑蛛网膜下腔出血且CT扫描未见明显蛛网膜下腔出血时，可行腰椎穿刺检查，脑脊液多呈粉红色或血色。但腰椎穿刺可诱发动脉瘤破裂出血，不作为确诊SAH的首选检查法。

五、治疗要点

(一)治疗原则

颅内动脉瘤应进行手术治疗。采取保守治疗的患者约70%会死于动脉瘤二次出血。现代显微手术使颅内动脉瘤的手术死亡率已降至2%以下。

据Hunt五级分类法，病情在Ⅰ、Ⅱ级的患者应尽早进行造影和手术治疗。Ⅲ级以下患者出血后3～4天内手术夹闭动脉瘤，可以防止动脉瘤再次出血，减少血管痉挛发生。椎-基底或巨大动脉瘤，病情Ⅲ级以上，提示出血严重或存在血管痉挛和脑积水，手术危险性大，应待病情好转后手术。

(二)手术治疗

1.动脉瘤蒂夹闭术

开颅夹闭动脉瘤蒂是最理想的首选方法，它既不阻断载瘤动脉，又完全彻底清除动脉瘤，保持载瘤及供血动脉继续通畅，维持脑组织正常血运。

2.动脉瘤孤立术

动脉瘤孤立术则是把载瘤动脉在瘤的远端及近端同时夹闭，使动脉瘤孤立于血液循环之外。但在未能证明脑的侧支供血良好时应慎用。

3.动脉瘤包裹术

采用不同的材料加固动脉瘤壁，虽可减少破裂的机会，但疗效不肯定，应尽量少用。

4.血管内介入治疗

利用股动脉、颈动脉、桡动脉穿刺，将纤细的微导管放置于动脉瘤腔内或瘤颈部位，再经过微导管将柔软的钛合金弹簧圈送入动脉瘤腔内并将其充满，使得动脉瘤腔内血流消失，从而消除再次破裂出血的风险。

六、护理措施

(一)术前护理

目的在于防止再出血和预防血管痉挛。

1.卧床休息

绝对卧床休息，适当抬高头部，保持患者安静，对患者及其家属进行健康教育，为患者创造一个安静、清新、舒适的休养环境。

2.减轻焦虑

评估患者焦虑的程度，给患者提供适当的环境，让患者能够表达自己的焦虑，并且加强患者对疾病知识，尤其是疾病治疗方法及预后的了解。保持患者情绪稳定，避免不良刺激，任何负性情绪都可能导致瘤体破裂，危及患者生命。

3.控制血压

降低血压是减少再出血的重要措施之一。通常降低基础血压的10%～20%，高血压患者则可降低动脉收缩压的30%～50%。若出现头晕、意识障碍等缺血症状，应适当回升血压。

4.对症护理

严密观察患者血压、脉搏、体温、呼吸、瞳孔、意识状态及神经功能变化，预防再次破裂出血。遵医嘱正确应用降血压、降颅压、镇痛、镇静、抗纤维蛋白溶解剂及钙通道阻滞剂。

5.大小便管理

防止便秘，避免增加腹压而反射性增加颅内压导致的瘤体破裂。予营养丰富饮食，多食蔬菜和水果，避免辛辣食物，戒烟酒。遵医嘱应用缓泻剂。对不适应卧位小便者，予以指导进行排尿训练或留置导尿管。

6.预防和治疗脑血管痉挛

遵医嘱应用钙通道阻滞剂，改善微循环。

(二)术后护理

1.一般护理

全麻后取去枕平卧位，头偏向健侧，保持呼吸道通畅；患者清醒后，血压平稳者床头抬高15°～30°；持续低流量吸氧，床旁心电监护，密切观察意识、瞳孔、生命体征、四肢活动及血氧饱和度情况；特别注意血压变化，根据医嘱控制血压在适当范围，防止术后发生出血；若患者出现头晕、头痛、呕吐、失语、肌力下降等症状，应立即报告医师，尽快采取紧急处理措施。

2.平稳度过水肿期

由于手术创伤、牵拉致脑组织受刺激，术后2～4天可发生脑组织水肿，应准确记录液体出入量，控制入液量，正确应用脱水剂，维持水、电解质平衡。术后高热患者及时采取降温措施，如头部冰帽、间断乙醇擦浴、温水擦浴等，因高热易造成脑组织相对低氧、水肿，加重脑损害。

3.营养支持

营养治疗是临床治疗的重要组成部分，也是一种基本治疗手段。因此，必须及时有效地补充能量和蛋白质，以减轻机体损耗。评估患者营养状况，如体重、氮平衡、血浆蛋白、血糖、电解质等，以便及时调整营养素供给量和配方，做好饮食指导。便秘者应多食富含纤维素的食物和蔬菜，必要时服用缓泻剂。

4.用药护理

及时观察药物治疗效果及发现不良反应。常规用药应掌握用药的方法及注意事项如下。

(1)止血药物：用药期间注意肢体活动情况，抬高患肢，不在下肢静脉滴注此类药物，防止深静脉血栓形成。

(2)防治脑血管痉挛药物：尼莫地平能优先作用于脑部小血管，改善脑供血，但在治疗过程中可出现头晕、血压下降、头痛、胃肠不适、皮肤发红、多汗、心动过缓等症状，应注意密切观察，防止低血压的发生；应静脉微量泵注入，避光使用，以3～5 mL/h速度持续泵入，尼莫地平10 mg静脉滴注需要10～12小时，如为紧张造成血压升高，可适当增加流速，维持在术前平均血压水平；因尼莫地平制剂中含有一定浓度的乙醇，若患者出现心率增快、面色潮红、头疼、头晕及胸闷等不适症状，应适当减慢流速。

5.并发症的预防和护理

(1)脑血管痉挛:术后脑血管痉挛的发生率为41%~47%,由此引起的延迟性脑缺血及脑水肿,是颅内动脉瘤术后死亡或致残的主要原因。护理的重点是术后动态观察患者的意识状况,观察有无新增神经功能障碍表现或原有神经症状的恶化等。脑血管痉挛的预防措施:①应用特异性解痉剂尼莫地平或法舒地尔;②提高脑血流的灌注压,提高血压和扩容;③改善血流变学,降低血液黏滞度;④调节控制吸氧浓度。

(2)再出血:术后搬运患者时,应注意保护头部,防止外力作用引起出血,头部引流管一般于术后24~48小时拔除,在此期间,应密切观察并记录引流液的颜色、性质、量及切口渗血情况。避免一切引起颅内压升高的因素,如用力咳嗽、排便、情绪激动等。注意观察患者有无突发的头痛、呕吐、意识障碍、脑膜刺激征等再出血征象。

(3)脑积水:遵医嘱准确应用脱水剂,并严密观察患者意识、瞳孔、生命体征,以及时发现有无颅内压升高的症状。如果患者出现脑积水症状,如智力减退、记忆力减退、步态不稳及大小便失禁等,应及时通知医师,做好术前准备,配合医师尽早行"脑室-腹腔分流手术"治疗。

(4)颅内感染:保持伤口敷料清洁、干燥,无污染。观察患者体温、血象变化,有无脑膜刺激征。如果患者出现切口感染伴颅内感染,根据医嘱做皮下积液、脑脊液和血培养,根据培养结果选择有效抗生素,并按时、按量给药,保证血药浓度,同时观察疗效;高热患者给予物理降温;腰椎穿刺持续引流的患者,做好引流管的护理。

6.介入治疗术后护理

(1)预防出血:介入术后穿刺侧下肢应伸直并制动24小时,穿刺点用压迫止血器或消毒纱布卷及弹性绷带加压包扎固定24小时,密切观察穿刺部位局部有无渗血及血肿,观察术侧足背动脉搏动、足部皮肤色泽、肢体温度、痛觉及末梢循环等情况,并与对侧肢体比较,如有异常应及时报告医师处理。

(2)饮食护理:根据患者情况嘱患者多饮水,每天在1 500 mL以上,或遵医嘱给予利尿剂,促进造影剂的排出,术后6小时后嘱其进易消化饮食。

(3)过度灌注综合征:主要是由于颅内血管长期处于低血流灌注状态,一旦血管突然扩张,血流明显增多可发生脑过度灌注综合征。护理上需:观察患者有无头疼、头胀、恶心呕吐、癫痫和意识障碍等症状;监测血压、心率、呼吸、血氧饱和度的变化并记录;遵医嘱有效控制血压。

(4)急性脑梗死:栓塞术后脑梗死是严重的并发症之一,轻者发生偏瘫,重者导致死亡。其主要原因多由于导管在血管内停留时间过长,损伤内皮组织,还与球囊微导管弹簧圈过早脱离等因素有关。因此术后应严密观察患者的语言、运动、感觉功能的变化,病情有变化,以及时通知医师。

(5)剧烈头痛:栓塞后第1天发生剧烈头痛是颅脑介入栓塞治疗术后常见的并发症,一般反应轻者1~2天即痊愈,严重者可达1周以上。患者突发头痛并加重,应特别给予重视,以及时发现病情变化报告医师,正确遵医嘱应用20%甘露醇125~250 mL静脉滴注或泵入血管解痉剂。

七、健康指导

(一)服药

指导患者用药方法和注意事项,遵医嘱服用药物,若服用降压药、抗癫痫类及抗血管痉挛类药物,不可擅自减量。服抗凝药期间注意观察出血情况,定期复查凝血三项及肝肾功能。

(二)饮食

指导患者多吃富含维生素A、维生素C的绿色蔬菜和水果,如胡萝卜、菠菜、白菜、番茄、苹果、芒果;常吃瘦肉、鸡蛋、新鲜的奶制品及深海鱼类等;低盐低脂饮食,少食胆固醇较高的食物,如蛋黄、动物内脏、猪油等。防止动脉硬化。

(三)运动

出院后注意休息,3个月后可做些简单的家务活,避免重体力劳动。适当锻炼,在体力允许的情况下逐渐增加活动量。出院后注意休息,在身体尚未恢复前,少去公共场所,注意自我保护,防止感染其他疾病。

(四)良好的生活习惯

注意戒烟,适当饮酒,保证充足的睡眠,保持愉快的心情。

(五)复诊

出院后遵医嘱到门诊复查。出现以下症状,应立即就诊:①头痛逐渐加重、恶心、呕吐;②癫痫、失语及肢体功能障碍加重;③精神萎靡不振,意识障碍等。

(黄志红)

第十一节 脑膜瘤的护理

一、疾病概述

脑膜瘤占颅内肿瘤的19.2%,男∶女为1∶2。一般为单发,多发脑膜瘤偶尔可见,好发部位依次为矢状窦旁、大脑镰、大脑凸面,其次为蝶骨嵴、鞍结节、嗅沟、小脑脑桥角与小脑幕等部位,生长在脑室内者很少,也可见于硬膜外。其他部位偶见。依肿瘤组织学特征,将脑膜瘤分为五种类型,即内皮细胞型、成纤维细胞型、血管瘤型、化生型和恶性型。

(一)临床表现

1.慢性颅压增高症状

因肿瘤生长较慢,当肿瘤达到一定体积时才引起头痛、呕吐及视力减退等,少数呈急性发病。

2.局灶性体征

因肿瘤呈膨胀性生长,患者往往以头疼和癫痫为首发症状。根据肿瘤位置不同,还可以出现视力、视野、嗅觉或听觉障碍及肢体运动障碍等。老年患者尤以癫痫发作为首发症状多见,颅压增高症状多不明显。

(二)辅助检查

1.头颅CT扫描

典型的脑膜瘤CT扫描显示脑实质外圆形或类圆形高密度,或等密度肿块,边界清楚,含类脂细胞者呈低密度,周围水肿带较轻或中度,且有明显对比增强效应。瘤内可见钙化、出血或囊变,瘤基多较宽,并多与大脑镰、小脑幕或颅骨内板相连,其基底较宽,密度均匀一致,边缘清晰,瘤内可见钙化。增强后可见肿瘤明显增强,可见脑膜尾征。

2.MRI 扫描

同时进行 CT 和 MRI 的对比分析，方可得到较正确的定性诊断。

3.脑血管造影

脑血管造影可显示瘤周呈抱球状供应血管和肿瘤染色。同时造影技术也为术前栓塞供应动脉，减少术中出血提供了帮助。

(三)鉴别诊断

需同脑膜瘤鉴别的肿瘤因部位而异，幕上脑膜瘤应与胶质瘤、转移瘤鉴别，鞍区脑膜瘤应与垂体瘤鉴别，桥小脑角脑膜瘤应与听神经瘤鉴别。

(四)治疗

1.手术治疗

手术切除脑膜瘤是最有效的治疗手段，应力争全切除，对受肿瘤侵犯的脑膜和颅骨，亦应切除之，以求达到根治。

(1)手术原则:控制出血，保护脑功能，争取全切除。对无法全切除的患者，则可行肿瘤次全切除或分次手术，以免造成严重残疾或死亡。

(2)术前准备:①肿瘤血运极丰富者可术前行肿瘤供应血管栓塞以减少术中出血。②充分备血，手术开始时做好快速输血准备。③鞍区肿瘤和颅压增高明显者，术前数天酌用肾上腺皮质激素和脱水治疗。④有癫痫发作史者，需术前应用抗癫痫药物、预防癫痫发作。

(3)术后并发症。①术后再出血:术后密切观察神志瞳孔变化，定期复查头部 CT 早期处理。②术后脑水肿加重:对于影响静脉窦和粗大引流静脉的肿瘤切除后应用脱水药物和激素预防脑水肿加重。③术后肿瘤残余和复发:需定期复查并辅以立体定向放射外科治疗等防止肿瘤复发。

2.立体定向放射外科治疗

因其生长位置，有 17%～50%的脑膜瘤做不到全切，另外还有少数恶性脑膜瘤也无法全切。肿瘤位于脑深部重要结构难以全切除者，如斜坡、海绵窦区、视丘下部或小脑幕裂孔区脑膜瘤，应同时行减压性手术，以缓冲颅压力，剩余的瘤体可采用 γ 刀或 X 刀治疗，亦可达到很好效果。

3.放疗或化疗

恶性脑膜瘤在手术切除后，需辅以化疗或放疗，防止肿瘤复发。

4.其他治疗

其他治疗包括激素治疗、分子生物学治疗、中医治疗等。

二、护理

(一)入院护理

(1)入院常规护理;常规安全防护教育;常规健康指导。

(2)指导患者合理饮食，保持大便通畅。

(3)指导患者肢体功能锻炼;指导患者语言功能锻炼。

(4)结合患者的个体情况，每 1～2 小时协助患者翻身，保护受压部位皮肤;如局部皮肤有压红，可缩短翻身的间隔时间，受压部位应予软枕垫高减压。

(二)术前护理

(1)每 1～2 小时巡视患者，观察患者的生命体征、意识、瞳孔、肢体活动，如有异常及时通知医师。

(2)了解患者的心理状态,向患者讲解疾病的相关知识,介绍同种疾病手术成功的例子,增强患者治疗信心,减轻焦虑、恐惧心理。

(3)根据医嘱正确采集标本,进行相关检查。

(4)术前落实相关化验、检查报告的情况,如有异常立即通知医师。

(5)根据医嘱进行治疗、处置,注意观察用药后反应。

(6)注意并发症的观察和处理。

(7)指导患者练习深呼吸及有效咳嗽;指导患者练习床上大小便。

(8)指导患者修剪指(趾)甲、剃胡须,女性患者勿化妆及涂染指(趾)甲。

(9)指导患者戒烟、戒酒。

(10)根据医嘱正确备血(复查血型),行药物过敏试验。

(11)指导患者术前 12 小时禁食,8 小时禁饮水,防止术中呕吐导致窒息;术前晚进半流质饮食,如米粥、面条等。

(12)指导患者保证良好的睡眠,必要时遵医嘱使用镇静催眠药。

(三)手术当日护理

1.送手术前

(1)术晨为患者测量体温、脉搏、呼吸、血压;如有发热、血压过高、女性月经来潮等情况均应及时报告医师,以确定是否延期手术。

(2)协助患者取下义齿、项链、耳钉、手链、发夹等物品,并交给家属妥善保管。

(3)皮肤准备(剃除全部头发及颈部毛发、保留眉毛)后,更换清洁的病员服。

(4)遵医嘱术前用药,携带术中用物,平车护送患者入手术室。

2.术后回病房

(1)每 15～30 分钟巡视患者,注意观察患者的生命体征、意识、瞳孔、肢体活动等,如异常及时通知医师。

(2)注意观察切口敷料有无渗血。

(3)密切观察引流液的颜色、性状、量等情况并记录,妥善固定引流管,引流袋置于头旁枕上或枕边,高度与头部创腔保持一致,保持引流管引流通畅,活动时注意引流管不要扭曲、受压,防止脱管。

(4)观察留置导尿管患者尿液的颜色、性状、量,会阴护理每天 2 次。

(5)术后 6 小时内给予去枕平卧位,6 小时后可床头抬高,麻醉清醒的患者可以协助床上活动,保证患者舒适。

(6)保持呼吸道通畅。

(7)若患者出现不能耐受的头痛,以及时通知医师,遵医嘱给予止痛药物,并密切观察患者的生命体征、意识、瞳孔等变化。

(8)精神症状患者的护理:加强患者安全防护,上床档,需使用约束带的患者,应告知家属并取得同意,定时松解约束带,按摩受约束的部位,24 小时有家属陪护,预防自杀倾向,同时做好记录。

(9)术后 24 小时内禁食水,可行口腔护理,每天 2 次。清醒患者可口唇覆盖湿纱布,保持口腔湿润。

(10)结合患者的个体情况,每 1～2 小时协助患者翻身,保护受压部位皮肤;如局部皮肤有压红，可缩短翻身的间隔时间，受压部位应予软枕垫高减压。

（四）术后护理

1.术后第1天～第3天

（1）每1～2小时巡视患者，注意观察患者的生命体征、意识、瞳孔、肢体活动等，如发现有头痛、恶心、呕吐等颅内压增高症状及时通知医师。

（2）注意观察切口敷料有无渗血。

（3）密切观察引流液的颜色、性状、量等情况并记录，妥善固定引流管，并保持引流管引流通畅，不可随意放低引流袋，以保证创腔内有一定的液体压力。若引流袋放低，会导致创腔内液体引出过多，创腔内压力下降，脑组织迅速移位，撕破大脑上静脉，从而引发颅内血肿。医师根据每天引流液的量调节引流袋的高度。

（4）观察留置导尿管患者尿液的颜色、性状、量，会阴护理每天2次。

（5）术后引流管放置3～4天，引流液由血性脑脊液转为澄清脑脊液时，即可拔管，避免长时间带管形成脑脊液漏。拔除引流管后，注意观察患者的生命体征、意识、瞳孔等变化，切口敷料有无渗血、渗液及皮下积液等，如有异常及时通知医师。

（6）加强呼吸道的管理，鼓励深呼吸及有效咳嗽、咳痰，如痰液黏稠不易咳出可遵医嘱予雾化吸入，必要时吸痰。

（7）术后24小时如无恶心、呕吐等麻醉后反应，可遵医嘱进食，由流质饮食逐步过渡到普通饮食，积极预防便秘的发生。

（8）指导患者床上活动，床头摇高，逐渐坐起，逐渐过渡到床边活动（做好跌倒风险评估），家属陪同。活动时以不疲劳为宜。

（9）指导患者进行肢体功能锻炼；进行语言功能锻炼。

（10）做好生活护理，如洗脸、刷牙、喂饭、大小便等，定时协助患者翻身，保护受压部位皮肤，预防压疮的发生。

2.术后第4天～出院日

（1）每1～2小时巡视患者，注意观察患者的生命体征、意识、瞳孔、肢体活动等，如发现有头痛、恶心、呕吐等颅内压增高症状及时通知医师；注意观察切口敷料有无渗血。

（2）指导患者注意休息，病室内活动，活动时以不疲劳为宜。对高龄、活动不便、体质虚弱等可能发生跌倒的患者及时做好跌倒或坠床风险评估。

（五）出院指导

1.饮食指导

指导患者进食高热量、高蛋白、富含纤维素、维生素丰富、低脂肪、低胆固醇食物，如蛋、牛奶、瘦肉、新鲜鱼、蔬菜、水果等。

2.用药指导

有癫痫病史者遵医嘱按时、定量口服抗癫痫药物。不可突然停药、改药及增减药量，以避免加重病情。

3.康复指导

对肢体活动障碍者，户外活动须有专人陪护，防止意外发生，鼓励患者对功能障碍的肢体需经常做主动和被动运动，防止肌肉萎缩。

（黄志红）

第十二节 垂体瘤的护理

垂体瘤是一组从腺垂体和神经垂体及颅咽管上皮残余细胞发生的肿瘤。此组肿瘤以腺垂体的腺瘤占大多数，来自神经垂体者少见。垂体瘤约占颅内肿瘤的10%，大部分为良性腺瘤，极少数为恶性。

一、病因及分类

(一)病因

垂体瘤的发病机制是一个多种因素共同参与的复杂的多步骤过程，至今尚未明确。主要包括两种假说：一是下丘脑调控异常机制，二是垂体细胞自身缺陷机制。人们对下丘脑-垂体轴生理功能的不断研究，发现腺垂体可分泌如下激素：生长激素(growth hormone，GH)、催乳素(prolactin，PRL)、促肾上腺皮质激素(adrenocorticotropic hormone，ACTH)、促甲状腺素(thyroid stimulating hormone，TSH)、促卵泡激素(follicle stimulating hormone，FSH)、黄体生成素(luteinizing hormone，LH)。

(二)分类

1.根据肿瘤细胞染色的特性

分为嫌色性、嗜酸性、嗜碱性细胞腺瘤。

2.根据肿瘤内分泌功能

分为催乳素瘤(PRL 腺瘤)、生长激素瘤(GH 腺瘤)、促肾上腺皮质激素瘤(ACTH 腺瘤)、促甲状腺素瘤(TSH 腺瘤)、促性腺素瘤(FSH 和 LH 腺瘤)、混合性激素分泌瘤、无功能垂体腺瘤。

3.按肿瘤大小

分为微腺瘤(直径≤1 cm)，大腺瘤(1 cm＜直径≤3 cm)，巨腺瘤(直径＞3 cm)。

二、临床表现

垂体瘤可有一种或几种垂体激素分泌亢进的临床表现。除此之外，还可因肿瘤周围的正常垂体组织受压和破坏引起不同程度的腺垂体功能减退的表现；及肿瘤向鞍外扩展压迫邻近组织结构的表现。

(一)激素分泌过多综合征

1.PRL 腺瘤

女性多见，典型表现为闭经、溢乳、不育。男性则表现为性欲减退、阳痿、乳腺发育、不育等。

2.GH 腺瘤

未成年人可表现为生长过速、巨人症。成人表现为肢端肥大。

3.ACTH 腺瘤

临床表现为向心性肥胖、满月脸、水牛背、多血质、皮肤紫纹、毳毛增多等。重者闭经、性欲减退、全身乏力，有的患者伴有高血压、糖尿病、低血钾、骨质疏松等。

4.TSH 腺瘤

TSH 腺瘤少见，由于垂体促甲状腺激素分泌过盛，多引起甲状腺功能亢进症状。

5.FSH 和 LH 瘤

FSH 和 LH 瘤非常少见，有性功能减退、闭经、不育、精子数目减少等。

(二)激素分泌减少

某种激素分泌过多干扰了其他激素的分泌，或肿瘤压迫正常垂体组织而使激素分泌减少，表现为继发性性腺功能减退(最为常见)、甲状腺功能减退(次之)、肾上腺皮质功能减退。

(三)垂体周围组织压迫症

1.头痛

因为肿瘤造成鞍内压升高，垂体硬膜囊及鞍膈受压，多数患者出现头痛，主要位于前额、眶后和双颞部，程度轻重不同，间歇性发作。

2.视力减退、视野缺损

肿瘤向前上方发展压迫视交叉，多数为颞侧偏盲或双颞侧上方偏盲。

3.海绵窦综合征

肿瘤向侧方发展，压迫第Ⅲ、Ⅳ、Ⅵ对脑神经，引起上眼睑下垂、眼外肌麻痹和复视。

4.下丘脑综合征

肿瘤向上方发展，影响下丘脑可导致尿崩症、睡眠异常、体温调节障碍、饮食异常、性格改变。

5.脑脊液鼻漏

如肿瘤破坏鞍底可导致脑脊液鼻漏。

6.垂体卒中

由瘤体内出血、坏死导致。起病急骤，剧烈头痛、恶心、呕吐，并迅速出现不同程度的视力减退，严重者可在数小时内双目失明，常伴眼外肌麻痹，可出现神志模糊、定向力障碍、颈项强直甚至突然昏迷。

三、辅助检查

(一)激素测定

包括 PRL、GH、ACTH、TSH、FSH、LH、MSH、T_3、T_4等。

(二)影像学检查

1.MRI 检查

垂体瘤的影像学检查首选 MRI，因其敏感，能更好地显示肿瘤及其与周围组织的解剖关系，可以区分视交叉和蝶鞍隔膜，清楚显示脑血管及垂体肿瘤是否侵犯海绵窦和蝶窦、垂体柄是否受压等情况，MRI 比 CT 检查更容易发现小的病变。MRI 检查的不足是它不能像 CT 一样显示鞍底骨质破坏征象及软组织钙化影。

2.CT 检查

常规 5 mm 分层的 CT 扫描仅能发现较大的垂体占位病变。高分辨率多薄层(1.5 mm)冠状位重建 CT 在增强扫描检查时可发现较小的垂体瘤。

3.X 线平片检查

瘤体较大时平片可见蝶鞍扩大、鞍底呈双边，后床突及鞍背骨质吸收、变薄及向后竖起。

4.放射性核素检查

应用于鞍区疾病的放射性核素成像技术也发展迅速，如正电子断层扫描(PET)已开始用于临床垂体瘤的诊断。

(三)其他检查

垂体瘤的特殊检查主要指眼科检查。包括视野检查、视力检查和眼球活动度检查。肿瘤压迫视交叉或视束、视神经时可引起视野缺损，或伴有视力下降。

四、治疗要点

垂体瘤的治疗方法有手术治疗、放疗、药物治疗及激素替代治疗。

(一)手术治疗

瘤体微小限于鞍内者可经鼻蝶入路显微手术切除。有鼻部感染、鼻窦炎、鼻中隔手术史(相对)，巨大垂体瘤明显向侧方、向额叶底、向鞍背后方发展者(相对)，有凝血机制障碍或其他严重疾病的患者禁忌经鼻蝶手术方式，需经颅垂体瘤切除术。手术方法如下。

(1)经颅垂体瘤切除术：包括经额叶、经颞叶和经蝶骨嵴外侧入路。

(2)经蝶垂体瘤切除术：包括经口鼻蝶入路、经鼻(单侧或双侧)蝶窦入路，经筛窦蝶窦入路和上颌窦蝶窦入路。

(3)立体定向手术(经颅或经蝶)，垂体内植入同位素 180，^{90}Ir，放射外科(γ 刀和 X 刀)。

(二)放疗

放疗对无功能性垂体瘤有一定效果。适应证：①肿瘤体积较小，视力、视野未受影响。②患者全身情况差，年老体弱，有其他疾病，不能耐受手术者；③手术未能切除全部肿瘤，有残余肿瘤组织者，术后加放疗。

(三)药物治疗

常用药物为溴隐亭，可减少分泌性肿瘤过高的激素水平，改善临床症状及缩小肿瘤体积。

(四)激素替代治疗

有腺垂体功能减退者，应补充外源性激素，纠正内分泌紊乱。

五、护理措施

(一)术前护理

1.心理护理

垂体瘤由于病程长，常伴有头晕、头痛、视力减退、肢端肥大、性功能障碍、闭经、泌乳等症状，使患者思想负担重，精神压力大，常有恐惧、焦虑、自卑、抑郁等心理障碍。入院后护士应准确评估患者心理，加强沟通和交流，做好心理疏导。

2.术前准备

经蝶垂体瘤切除术准备如下。

(1)经口呼吸训练：术后患者由于鼻腔填塞碘仿纱条及手术创伤切口疼痛，需经口呼吸，因此术前应训练患者经口呼吸，让患者或他人将双鼻腔捏紧。

(2)鼻腔准备：因手术经鼻腔蝶窦暴露鞍底，经过鼻腔黏膜，因此需保持口、鼻腔清洁，用生理盐水棉签清洗鼻腔或眼药水滴鼻，注意保暖，防止感冒，术前剃鼻毛。

3.垂体卒中

应避免一切诱使颅内压升高的因素，防止感冒、咳嗽及保持排便通畅。如发生垂体卒中，应遵医嘱应用肾上腺皮质激素，并做好急诊手术的准备工作。

4.垂体功能低下

晚期由于肿瘤的压迫，垂体萎缩，腺体组织内分泌功能障碍，致垂体功能下降。表现为面色苍白、嗜睡、低体温、低血压、食欲缺乏。如出现上诉症状立即通知医师，遵医嘱应用激素替代治疗。

(二)术后护理

1.体位

麻醉完全清醒后取半卧位，床头抬高 30°～60°，除有利于呼吸和颅内静脉回流，减轻脑水肿外，对经蝶垂体瘤切除的患者，还可减少创腔渗液，利于切口愈合。

2.气道管理

经鼻蝶垂体手术术后早期易发生气道梗阻，危险因素与手术入路和患者的基础疾病有关。鼻腔、口腔积血和鼻腔填塞物均可造成堵塞。护理上需注意及时清除口腔及呼吸道内分泌物。由于鼻腔用凡士林纱布条或膨胀海绵填塞，吸氧管应放于口腔或行面罩吸氧，指导患者用口呼吸。对经蝶入路患者，禁忌经鼻腔安置气管插管、鼻胃管及经面罩无创正压通气。

3.视力、视野观察

密切观察患者视力、视野改变，若患者术后视力、视野同术前或较术前明显改善，但数小时后又出现视力、视野损害，甚至失明，应高度警惕继发鞍区血肿或水肿。

4.鼻部护理

鼻内镜下术后鼻腔伤口一般经过肿胀期、结痂期、恢复期。术后肿胀最为明显，患者术后鼻腔用高分子膨胀海绵填塞止血，由于手术和海绵的刺激，鼻腔常有少量液体渗出，术后应注意观察渗出液的颜色、性质及量，保持鼻前庭周围及敷料清洁，避免打喷嚏、擤鼻等动作，当咽部有异物感或窒息感时，立即通知医师处理，直至 48 小时后拔出纱条。

5.并发症的观察和护理

(1)出血：密切观察患者生命体征、意识状态，评估视力及视野变化及有无剧烈头痛，如有异常，立即通知医师。

(2)水钠平衡失调：尿崩症是垂体瘤术后最常见的并发症之一，由于垂体柄和神经垂体受损，引起抗利尿激素分泌减少所致。多发生在术后 48 小时内，可出现烦渴、多饮、多尿，每小时尿量大于 250 mL，或24 小时尿量在 4 000～10 000 mL。尿比重＜1.005。护理：①及时发现尿崩症状，根据医嘱应用垂体后叶素。②排除引起多尿的因素，如脱水剂的应用、大量饮水、大量及过快地补液等，准确记录尿量、尿比重，严格记录 24 小时出入液体量。③遵医嘱术后 3 天内每天 2～3 次检测血电解质，以及时纠正电解质紊乱。④评估患者脱水情况，指导患者饮水。⑤部分患者表现为低钠血症，需缓慢纠正，避免中枢脱髓鞘。

(3)脑脊液鼻漏：可出现拔出引流条后鼻腔有水样液体流出，患者坐起、低头时加重。

(4)消化道出血：由于下丘脑损伤使自主神经功能障碍所致。可出现呕吐或由胃管内抽出大量的咖啡色胃内容物，伴有呃逆、腹胀等症状。护理：①密切观察生命体征的变化。②保持静脉输液通畅。③出血期遵医嘱禁食，出血停止后给予温凉流质、半流质和易消化软食；④可遵医嘱给予预防消化道出血的药物。⑤出血后 3 天未排便者慎用泻药。

(5)高热:是由于下丘脑体温调节中枢受损所致。体温可高达 39～40 ℃,持续不降,肢体发凉。护理措施包括:①监测体温变化及观察周身情况。②给予物理降温,必要时应用药物降温。③及时更换潮湿的衣服、被褥、保持床单清洁干燥。④给予口腔护理,每天两次,鼓励患者多饮水。⑤给予清淡易消化的高热量、高蛋白流质或半流质饮食。

(6)垂体功能低下:护理同术前。

(7)激素替代治疗的护理:①用药时间。选择早晨静脉滴注或口服激素治疗,使激素水平的波动符合生理周期,减少不良反应。②预防应激性溃疡。应用抑酸剂预防应激性溃疡,增加优质蛋白的摄入,以减少激素的蛋白分解作用所致的营养不良。③监测生命体征。大剂量应用激素者需严格监测生命体征,激素在减量时注意观察患者的意识状态,若意识由清醒转为嗜睡、淡漠甚至昏迷需及时通知医师,同时监测血糖。

六、健康指导

(一)用药指导

指导患者用药方法和注意事项,自觉遵医嘱服用药物,若服用激素类药物,不可擅自减量,需经门诊检查后遵医嘱调整用量。

(二)活动指导

出院后注意休息,在体力允许的情况下逐渐增加活动量,避免劳累,少去公共场所,注意自我保护,防止感冒。视力、视野障碍未恢复时,尽量不外出,如需外出应有家人陪伴。

(三)饮食

进食清淡易消化饮食,勿食辛辣食物,戒烟酒;术后有尿崩者,需及时补充水分,以保证出入液量的平衡;口渴时喝水要慢,以延长水分在体内停留的时间;血钠过低的患者,可在水中加少许盐,饮食宜偏咸,以补充丢失的盐分。

(四)复诊

出院后 3 个月到门诊复查。出现以下症状,应立即就诊:①鼻腔流出无色透明液体;②头痛逐渐加重;③视力、视野障碍加重;④精神萎靡不振、食欲差、面色苍白、无力等。

(王 霞)

第十三节 椎管内肿瘤的护理

椎管内肿瘤也称脊髓肿瘤,是指生长于脊柱和脊髓本身及椎管内与脊髓相邻近的组织结构(如神经根、硬脊膜、脂肪组织及血管等)的原发性肿瘤及转移性肿瘤的统称。目前病因尚不明确,可能的致病因素有先天性及遗传因素、物理、化学、生物等因素单独或相互作用的结果。椎管内肿瘤可发生在任何年龄,以 20～40 岁最多见。

椎管内肿瘤的症状可称为脊髓压迫症,主要包括:疼痛、感觉障碍、运动障碍、大小便功能障碍。根据病程,可分为三期:刺激期、脊髓部分受压期和脊髓完全受压期。

按肿瘤与硬脊膜的关系,可分为髓内、髓外硬脊膜下和硬脊膜外肿瘤三类。髓内肿瘤常见为室管膜瘤和星形细胞瘤。髓外硬脊膜下肿瘤常见为神经鞘瘤和脊膜瘤。硬脊膜外肿瘤多为恶性，如转移瘤和淋巴细胞瘤，还有肉瘤、脂肪瘤、血管瘤、骨瘤、软骨瘤、神经鞘瘤和脊索瘤等。椎管内肿瘤可见于脊髓的任何节段和马尾神经，但以胸段最多(占 42%)，颈段次之(26%)，腰段与马尾又次之(各占 14%)，圆锥部最少见(4%)。本病可见于任何年龄，最多见于 20～40 岁的成人。男女之比约为 1.5∶1。

病变性质有良性恶性之分，以良性居多。肿瘤可起源于脊髓脊膜、脊神经根、脊髓供应血管及脊膜周围的脂肪、结缔组织，也可起源于脊柱及其他器官，如肺、乳房、前列腺等癌肿转移至椎管内。无论起源于何处，最终必然导致脊髓功能障碍。因此必须提高认识，以及早诊断，早期治疗。

一、髓外硬膜下肿瘤

髓外硬膜下肿瘤为最常见的椎管内肿瘤，以神经鞘瘤及脊膜瘤最多见，其次为血管瘤、脂肪瘤、神经胶质瘤、转移瘤等。

(一)诊断要点

1.病史与体检

起病与病程较缓慢。神经根性疼痛为早期较为突出的症状，神经根性疼痛出现早且常由一侧开始是其典型特点。

髓外硬膜下肿瘤引起的感觉障碍呈上行性发展，即从肢体的远端开始逐渐向近端发展到晚期近端的感觉平面才能固定下来。因此，早期检查到的感觉缺失平面不能代表病变的真实部位。

病程的后期出现脊髓横贯性损害，表现为病变水平以下的肢体痉挛性瘫痪，感觉障碍，自主神经功能紊乱及营养障碍，膀胱和直肠括约肌的功能障碍。

神经根性疼痛和棘突叩痛的部位感觉缺失水平、腱反射的减弱或消失、肌萎缩的分布往往提示肿瘤所在脊髓平面的部位。

2.辅助检查

(1)X 线片、CT、MRI 检查：脊髓 CT 扫描髓外硬膜下肿瘤可见椎管内偏侧性肿块，同侧远、近端蛛网膜下腔增宽，脊髓受压向对侧移位。神经鞘瘤增强 CT 特征为椎管内偏侧性肿块，均匀性强化，伸向椎间孔生长，或呈哑铃形，伴相应椎间孔扩大。脊膜瘤可见肿瘤钙化呈点状或斑片状，轻度均匀或非均匀性强化。

脊髓 MRI 扫描大多数髓外肿瘤的 T_1 加权像表现为等信号或略低信号。在 T_2 加权像上，神经鞘瘤与脊膜瘤的信号都比脊髓高，但前者更高。

(2)脑脊液检查：可使症状加重，较少采用。

(3)病理检查：对于局部软组织肿块形成，伴肿瘤生长延伸至椎管内的可采取 CT 引导下肿瘤穿刺活检明确肿瘤病理类型，指导后期手术。

3.鉴别诊断

(1)一般性腰背痛：椎管内肿瘤早期出现神经根性疼痛，与颈肩腰背痛相似。但椎管内肿瘤痛点固定，病程长，症状进行性加重。

(2)与硬膜外肿瘤鉴别(表 8-1)。

(3)蛛网膜炎：发病急，多有感染病史、高热等炎症表现。

(4)脊髓空洞症：多有家族史，起病缓慢，病程长，好发于脊髓下颈段及上胸段，有感觉分离现象。

表 8-1 髓外硬膜下肿瘤与硬膜外肿瘤鉴别要点

鉴别要点	髓外硬膜下肿瘤	硬膜外肿瘤
病程发展速度	较慢	较快
两侧体征	不对称，可引起脊髓半切综合征	常对称
脑脊液改变	较明显	不明显
DX 线检查改变	少见	多见

(5)运动神经元疾病：表现为进行性肌肉无力、肌肉挛缩、腱反射亢进等，肌肉活检呈典型的神经性肌萎缩性病理改变。

(6)脊柱结核：多具有结核病症状，低热、盗汗、食欲减退等，X 线片可见椎体及附件破坏，椎间隙狭窄或消失，椎旁脓肿等。

(二)治疗

1.手术治疗

手术治疗是髓外硬膜下肿瘤的最佳治疗方法。

(1)适应证：髓外硬膜下肿瘤大部分为良性，包膜完整，手术完整切除率高，疗效较好，一旦确诊，立即手术。

(2)禁忌证：年老体衰，心肺等重要脏器功能差，肢体完全瘫痪 3 个月以上，手术无希望恢复者。

(3)术前准备：①完善常规术前检查，备血，准备显微镜及显微器械，做好医患沟通等。②病变部位脊柱正侧位片、CT、MRI。

2.放疗与化疗

效果多不明确。

二、硬膜外肿瘤

椎管内硬脊膜外肿瘤占椎管内肿瘤 25%，硬脊膜外肿瘤分为良性肿瘤和恶性肿瘤。恶性肿瘤居多，也可为身体其他部位肿瘤转移到此。良性肿瘤常见于神经纤维瘤、脊膜瘤、脂肪瘤等。早期肿瘤生长较小，通常无临床症状。随着肿瘤逐渐生长可产生神经根刺激和脊髓压迫症状，脊髓压迫严重者可发生肢体瘫痪。硬脊膜外肿瘤的唯一有效的治疗方法是手术切除肿瘤。

(一)诊断要点

1.病史与体检

(1)发病较急，早期可有根痛症状，且很快出现瘫痪。

(2)体检常可发现病变部位脊椎棘突叩击痛。

(3)X 线片常有椎体破坏、椎旁阴影等明显变化。

2.辅助检查

(1)X 线片、CT、MRI 检查：脊髓 CT 扫描：肿块位于硬膜外腔，其同侧远近端硬膜外间隙增宽，硬膜囊和脊髓受压向对侧移位。硬膜外肿瘤恶性者居多，多为转移瘤，其次为淋巴瘤和肉瘤，增强肿块不规则，或围绕脊髓和神经根弥漫性生长伴有椎旁软组织侵犯和邻近椎骨破坏，病程发展快。硬膜外良性肿瘤以神经性肿瘤居多，肿块轮廓光整，椎管和椎间孔常有扩大，肿块呈哑铃状生长，与硬膜内、外生长的肿瘤的区别在于其同侧硬膜外间隙可见增宽。

脊髓MRI检查：硬膜外肿瘤以转移瘤常见。转移瘤多有原发灶，可来源于乳腺癌、肺癌、黑色素瘤等。转移瘤多为纵形分叶状，常合并椎体及附件骨质破坏，椎体轮廓消失，椎间盘不受累及。MRI呈等 T_1 长 T_2 信号，可见硬膜外征，即脊髓和肿瘤之间 T_1 加权像和 T_2 加权像的低信号带。

(2)脑脊液检查。

(3)病理检查。

3.鉴别诊断

与髓外硬膜下肿瘤鉴别，余如前所述。

(二)治疗

1.手术治疗

硬膜外肿瘤唯一有效的治疗方法是手术切除肿瘤。

(1)适应证：凡有脊髓或神经根压迫症状的患者经特殊检查后确诊者都应施行手术治疗。

(2)禁忌证：①年老体弱、心肺功能不佳，难以耐受手术者。②严重高血压糖尿病急需先行治疗者。③疑为恶性肿瘤有下列情况之一者：a.累及椎管的多发肿瘤；b.继发性椎管内肿瘤患者有全身其他处转移者；c.全身恶病质。

(3)术前准备：①完善常规术前检查，备血，做好医患沟通等。②病变部位脊柱正侧位片、CT、MRI。

2.放疗或化疗

硬膜外恶性肿瘤尽量做到全切除，术后辅以放疗或化疗。

三、髓内肿瘤

脊髓髓内肿瘤相对少见，绝大多数为神经胶质瘤，如室管膜瘤、星形细胞瘤，其他较少见的有血管瘤、脂肪瘤、转移瘤等。肿瘤可发生于颈、胸和腰骶段，胸段多见。腰骶段主要为圆锥部肿瘤。血管瘤大都按照各段长度成比例地分布。室管膜瘤好发于圆锥起源于中央管，可沿脊髓长轴发展到长达数个或十余个脊髓节段。肿瘤累及脊髓灰质，出现相应的结构损害之征象，如感觉障碍或感觉分离肌肉萎缩等。椎管梗阻较髓外肿瘤出现晚。

(一)诊断要点

1.病史与体检

疼痛为最早出现的症状，疼痛部位与肿瘤所在节段相关，很少向远处放射，但随着肿瘤的增大疼痛的范围也随之增大。

约1/3患者的首发症状是感觉或运动障碍，症状的分布和进展与肿瘤的生长部位有关。上肢出现症状提示颈部肿瘤，典型症状是单侧或不对称的，感觉迟钝比麻木感多见，检查时可发现中枢性传导束受累的症状。胸段肿瘤引起痉挛和感觉异常，麻木感是最常见的主诉，常始于下肢远端，随后逐渐向近端发展，同时伴有肌肉痉挛和感觉功能障碍。腰膨大和圆锥的肿瘤常引起后背和腿痛，腿痛为多方向性的，病程早期可有排尿、排便障碍等自主神经紊乱的症状。

2.辅助检查

(1)脑脊液穿刺检查：一般无明显变化。

(2)脊髓造影。

(3)CT、MRI检查：脊髓CT扫描髓内肿瘤可见脊髓膨大增粗，蛛网膜下腔变窄或闭塞，硬膜外脂肪间隙变窄或消失。CT 平扫可观察椎管内病变的密度改变，低密度病灶代表肿瘤坏死、囊变或脂肪成分。

脊髓 MRI 检查多数髓内肿瘤在 T_1 加权像上表现为等信号或稍低信号图像，通常仅表现为轻度脊髓增粗。T_2 加权像较敏感，多数肿瘤与脊髓相比为高信号。几乎所有髓内肿瘤在 T_1 加权像上都可被增强。星形细胞瘤与室管膜瘤是较为常见的髓内肿瘤。星形细胞瘤表现为脊髓梭形增粗，肿瘤呈浸润性生长，与正常脊髓分界不清。T_1 加权像多呈等或低等混杂信号，T_2 加权像为高信号，增强扫描肿瘤呈条片状中等信号强度改变。室管膜瘤范围相对局限，呈膨胀性生长，长圆形或腊肠状，与邻近脊髓分界清楚。

(4)神经电生理检查：髓内肿瘤早期损害前角运动细胞，肌电图上出现前角细胞损害的特征。

(5)病理检查。

3.鉴别诊断

如前所述。

(二)治疗

1.手术治疗

(1)适应证：有脊髓或神经根受压症状，特殊检查确诊后。

(2)禁忌证：年老体弱、心肺功能不佳，不能耐受手术者。

(3)术前准备：①完善常规术前检查，备血，做好医患沟通等。②病变部位脊柱正侧位片、CT、MRI。

(4)经典手术方式：肿瘤切除术，切除程度取决于肿瘤与脊髓的相互关系，瘤体与周围脊髓分界清楚的良性肿瘤可以完全切除；估计术后可能出现严重感觉运动障碍者，做部分切除，硬脊膜一半不予缝合。

(5)预防并发症：易引起瘫痪及排尿排便障碍，应加强护理。

2.放疗及化疗

多不敏感。

四、术前护理常规

(1)执行外科术前护理常规。

(2)病情观察：密切注意呼吸情况，呼吸费力、节律不齐等提示高位颈髓肿瘤，遵医嘱给予氧气吸入。

(3)备皮：全背清洗，上胸段或颈部手术，剃除颈部及枕部毛发。

(4)术前 1～2 天进流质或半流质饮食，减少粪便形成。术前一天晚清洁灌肠。

五、术后护理常规

(一)外科护理

执行外科术后护理常规。

(二)麻醉护理

执行全身麻醉后护理常规。

(三)术后疼痛护理

执行术后疼痛护理常规。

(四)卧位

平卧或俯侧卧,高颈段手术应用马蹄枕或沙袋固定头部,翻身轻、慢,保持头、颈、躯干一致。睡硬板床以保持脊柱的功能位置。

(五)病情观察

(1)监测生命体征变化:高颈段肿瘤者应注意呼吸情况,必要时行气管插管、气管切开或使用呼吸机。

(2)严密观察有无肢体功能障碍,感觉平面是否上升或下降,如有改变及时通知医师。

(六)伤口及引流护理

(1)注意伤口无菌垫有无渗血及污染,浸湿后及时更换敷料。

(2)观察引流液颜色、量和性质。保持引流管通畅,勿挤压,打折或脱出。

(七)对症护理

(1)马尾部肿瘤患者,常伴有直肠、膀胱括约肌功能障碍,术后应留置尿管。

(2)有便秘者给予缓泻剂,保持会阴部皮肤清洁。

(八)饮食护理

给予高热量、高蛋白、高维生素饮食及多纤维素食物。腰骶部肿瘤术后,肛门排气后方可进少量流质食物,逐渐加量。

(九)并发症的观察与护理

(1)压力性损伤:患者截瘫易发生压力性损伤,保持床单位平整、清洁,保护骨隆突部位,并定时翻身、按摩。

(2)肺感染:及时清除呼吸道分泌物,保持口腔清洁,定时进行雾化吸入。

(3)泌尿系统感染:卧床排尿困难者,应定时按摩膀胱,鼓励患者多饮水,留置导尿管者严格无菌操作。

(十)促进康复的护理

(1)协助并指导患者进行功能锻炼,防止肌肉萎缩。

(2)保持肢体良肢位,防止关节强直或足下垂。

(十一)健康指导

(1)劳逸结合,保持情绪稳定。

(2)出院时带有颈托、腰托者,指导患者翻身时保持头、颈、躯干一致,以免脊柱扭曲引起损伤。

(3)遵医嘱规律服药,定期复查,如有不适应及时前往医院就诊。

(4)坚持功能锻炼。

(王　霞)

第十四节　小脑扁桃体下疝畸形的护理

一、疾病概述

小脑扁桃体下疝畸形又称 Chiari 畸形,或 Arnold-Chairi 畸形,是以颅后窝容积减小、小脑扁桃体向下进入椎管腔为主要病理学特征的先天性发育畸形，严重者除小脑扁桃体向下进入椎管腔外，小脑蚓部、下位脑干和第四脑室等亦随之下移，造成导水管和第四脑室变形、枕骨大孔与上颈椎管蛛网膜增厚、蛛网膜下腔狭窄等一系列变化。这些改变的结果可造成脑干和上颈髓受压、后组脑神经和上颈段脊神经根受牵拉和移位，以及脑脊液循环受阻、产生脑积水和脊髓空洞症等继发性改变。

（一）分型

1.Chiari 畸形Ⅰ型

临床多以此型为主，小脑扁桃体下端变尖甚至呈舌状或钉状，由枕大孔向下疝入椎管内超过5 mm，多疝至 C_1，可达 C_3。一般无延髓、第四脑室变形和下疝。20%～40%合并脊髓空洞症，多数仅限于颈段；有临床症状者，脊髓空洞症的发生率达 60%～90%；可合并脑积水、颅颈交界区畸形如寰枕融合畸形或寰椎枕化。

2.Chiari 畸形Ⅱ型

小脑扁桃体、下蚓部与第四脑室下移并疝入椎管，第四脑室变形，疝入颈部的第四脑室扩张可呈泪滴状；延髓和脑桥明显伸长，延髓疝入颈椎管内。颅后窝内结构拥挤：可见顶盖鸟嘴样改变、天幕低位、小脑上疝形成的“小脑假瘤”征、枕大池极度变小、枕大孔扩大、扁平颅底等；几乎均合并显性或隐性脊椎裂，50%～90%合并脊髓空洞症、脑积水和其他脑畸形，与Ⅰ型的鉴别要点为延髓和第四脑室变形和下疝。

3.Chiari 畸形Ⅲ型

Ⅲ型罕见，为Ⅱ型伴有枕下部或高颈部脑或脊髓膨出，常合并脑积水。

4.Chiari 畸形Ⅳ型

Ⅳ型非常罕见，为严重的小脑发育不全或缺如，脑干细小，颅后窝大部分充满脑脊液，但不向外膨出，该型后小脑发育不良。Ⅲ、Ⅳ型多于新生儿期发病。

（二）临床表现

1.无症状期

并非所有具有小脑扁桃体下疝畸形影像学特征的患者都会出现临床症状，有些患者可能终身不出现症状。当突向枕骨大孔下方的小脑扁桃体对脑干或上颈髓产生压迫，或由于小脑扁桃体长期在脑脊液搏动压力驱动下反复与周围组织摩擦，产生局部蛛网膜增厚、粘连，出现脑脊液循环受阻，并加重局部脑干受压后，即可能出现明显的临床症状，进入症状期。

2.症状期

小脑扁桃体下疝畸形出现临床症状的年龄段多在 20 岁以后，儿童及青少年出现症状者较少。本病临床表现缺乏特异性，症状轻重似与小脑扁桃体下疝程度关系不大，主要取决于小脑扁桃体和枕骨大孔之间的比值。该比值除受疝入的小脑扁桃体的大小影响外，也受枕骨大孔区骨结构异常的影响。该比值越小，反映延髓颈髓受压程度就可能越重，而临床症状也相应较重。最常见的症状是枕下头痛，通常表现为颈项部疼痛，向上可放射到头顶甚至到眼眶后部，向下放射到颈部和肩胛部，常在用力、屏气、头位改变时加重。女性患者可在行经前的 1 周头疼加重。其次是眼部症状，表现为间断性眶后疼痛或压迫感、视力模糊、闪光、畏光、复视和视野缺损等，但神经眼科学检查往往正常。耳部症状也很常见，包括头晕、平衡障碍、眼球震颤、耳部压迫感、耳鸣、听力减退或听觉过敏、眩晕等。有头晕或眩晕的患者在检查时，可能有低频的神经性听力丧失，以及不同程度的前庭功能障碍。

3.其他临床表现

(1)延髓和颈髓受压症状:主要表现为四肢,尤其是下肢肌力下降,肌张力增高,出现病理反射等,在合并有颅底陷入症,尤其是延髓颈髓前方受压者,更易出现此种临床表现。

(2)小脑受压症状:多见于颅后窝容积过小者。

(3)后组脑神经功能障碍:表现为呛咳、吞咽困难和声音嘶哑等症状。

除以上表现外,小脑扁桃体下疝畸形的临床表现还取决于是否合并有其他继发改变,如脊髓空洞症、脑室系统梗阻,椎基底动脉供血不足等相应的临床表现。在Ⅱ型、Ⅲ型畸形,由于常在婴儿期出现症状,多表现为吞咽困难、进食后食物从口、鼻腔反流,出现误吸并发生肺炎等症状。这两型畸形还可合并有严重的其他器官畸形,如脑、脊髓等发育异常等,预后多较差。

(三)辅助检查

1.X 线检查

普通 X 线检查不能直接发现是否存在小脑扁桃体下疝畸形,但可发现同时存在的颅颈交界区骨性异常。

2.CT 检查

因枕骨大孔区骨结构解剖复杂,加上 CT 扫描对软组织的分辨率远不如 MRI 检查清晰,价值有限。

3.MRI 检查

MRI 主要表现为小脑扁桃体疝入椎管内(正中矢状面小脑扁桃体下移超过枕骨大5 mm)、颅后窝容积减小、小脑延髓池变小或消失,延髓颈髓和第四脑室受压、变形,或向椎管方向移位等。另外,小脑扁桃体下疝畸形同时伴发的异常,如脑膜脑膨出、脑和脊髓发育异常、颅颈交界区骨性结构异常、脑积水,以及脊髓空洞症等,也能清晰地显示。

(四)手术治疗

1.手术适应证

无症状性小脑扁桃体下疝畸形不需治疗,但应密切随访。对症状期患者,尤其是儿童和青壮年,应采取较为积极的外科治疗态度。手术的目的在于早期解除延髓颈髓受压,扩大颅后窝容积、切除可能存在的颅颈交界区骨性压迫和纤维结缔组织粘连,疏通脑与脊髓蛛网膜下腔之间的脑脊液循环通路,重建正常的脑脊液循环,同时消除颅颈交界区的不稳定因素。另外,对无症状期小脑扁桃体下疝畸形经 MRI 检查提示存在脊髓空洞症的患者,也应积极进行手术干预,以阻止脊髓空洞症的进一步发展。

2.手术技术

其具体术式尚不统一,应根据不同病因采取不同术式。如何彻底解除枕大孔区压迫因素,恢复脑脊液循环通畅是衡量减压是否彻底的唯一指标。有颅后窝扩大重建术、枕大池重建术等。具体枕骨切除范围、是否打开硬膜及行硬膜的扩大修补、是否切除小脑扁桃体,以及对伴存的脊髓空洞症的处理等问题尚有争议。

(五)预后

小脑扁桃体下疝畸形的预后取决于多种因素,包括脑干受压时间、是否合并斜坡齿状突型颅颈交界区畸形、是否合并脊髓空洞症等。术后脑干受压症状常最先缓解,尤其是受压症状不严重者恢复更快。合并脊髓空洞症者,与脊髓空洞症相关的临床表现改善较慢,即使手术后脊髓空洞症消失,有的患者临床症状的消失仍不太理想。

二、护理

(一)入院护理

1.入院常规护理

(1)向患者介绍病房环境(医师办公室、护士站、卫生间、换药室、配餐室的位置)、护理用具的使用方法(床单位、呼叫器等)、物品的放置、作息时间及餐卡的办理等;介绍科主任、护士长、负责医师及责任护士。

(2)病房应安静、清洁舒适、空气新鲜洁净,每天通风换气1～2次,温度保持在18～22 ℃,湿度50%～60%,以发挥呼吸道的自然防御功能,防止肺内感染。

(3)测量生命体征、体重,并通知医师接诊。

(4)了解患者高血压、糖尿病等既往史,以及家族史、过敏史、吸烟史等。

(5)协助清洁皮肤,更换病员服,修剪指(趾)甲、剃胡须,女性患者勿化妆及涂染指(趾)甲等。

2.常规安全防护教育

(1)对高龄、小儿、活动不便、使用镇静剂等有跌倒危险的患者,向家属交代清楚;及时填写预防跌倒告知书、跌倒或坠床风险评估表(对于风险评估分值≥25分患者,应在床尾挂上“小心跌倒”的标识);指导患者穿防滑鞋;离床活动时避开湿滑处;地面有水迹处应设立防滑标牌;卧床时加用床挡;加强生活护理,协助患者打饭及如厕等,并做好交接班。

(2)对于有发生压疮危险的患者,采取有效的预防措施;若有入院前压疮应详细记录压疮的部位、面积、程度,向家属交代清楚;及时填写预防压疮告知书、压疮危险因素评估表,并做好交接班。

(3)对于意识障碍、高龄、幼儿、智力障碍、步态不稳、活动受限、贫血、感觉异常、听力下降等患者,及时做好防烫伤的风险评估和相关措施。

3.健康指导

(1)常规健康指导:①指导患者次日晨采集血、尿等标本;告知各种检查的时间、地点及相关注意事项等。②对有吸烟嗜好者,应指导戒烟,避免呼吸道黏膜受尼古丁刺激而使呼吸道分泌物过多,术后易发生痰液阻塞气道,并增加肺部感染的机会。③对有饮酒嗜好者,应指导戒酒,避免酒精与药物发生反应引起不适症状。

(2)指导患者合理饮食,进高热量、高蛋白、低脂、低胆固醇、易消化及富含维生素的食物,如蛋类、奶类、肉类、新鲜的蔬菜和水果等,保证机体的需求,以增强机体对手术的耐受力。

(二)术前护理

(1)每1～2小时巡视患者,观察患者的生命体征、意识、瞳孔及肢体活动、感觉等情况,若有异常立即通知医师,及时予以处置。

(2)术前落实相关化验、检查报告的情况,若有异常检查结果及时与医师沟通。

(3)根据医嘱进行治疗、处置,注意观察用药后反应。

(4)指导患者练习床上大小便,指导患者练习有效深呼吸、咳嗽、咳痰等。

(5)指导患者修剪指(趾)甲、剃胡须,女性患者勿化妆及涂染指(趾)甲。

(6)根据医嘱正确备血(复查血型),行药敏试验皮肤准备,术区皮肤异常需及时通知医师。

(7)指导患者术前12小时禁食,8小时禁饮水,防止术中呕吐导致窒息;术前晚进半流质饮食,如米粥、面条等。

(8)指导患者注意休息,适度活动,避免着凉,保证良好的睡眠,必要时遵医嘱使用镇静催眠药。

(9)了解患者的心理状态,向患者讲解疾病相关知识,介绍同种疾病手术成功的例子,增强患者手术信心,减轻焦虑、恐惧的心理。

(三)手术当日护理

1.送手术前

(1)术晨为患者测量体温、脉搏、呼吸、血压;如有发热、血压过高、女性月经来潮等情况均应及时报告医师,以确定是否延期手术。

(2)协助患者取下义齿、项链、耳钉、手链、发夹等物品,并交由家属妥善保管。

(3)术区皮肤准备(剃除全部头发及颈部毛发、保留眉毛)后,协助患者更换清洁病员服。

(4)遵医嘱术前用药,携带术中用物,平车护送患者入手术室。

2.术后回病房

(1)每15～30分钟巡视患者,严密观察患者生命体征、瞳孔、意识、肢体活动及感觉平面等变化。若患者出现不能耐受的头痛,及时通知医师,遵医嘱给予止痛药物。

(2)脊髓颈段手术后,易影响呼吸中枢,导致呼吸抑制。密切观察患者的呼吸情况,床旁备好气管切开包。若患者出现呼吸不规则、呼吸困难及口唇发绀时,应立即通知医师,做好气管切开的准备工作。

(3)若患者出现肢体麻木、肌力减弱或活动障碍、感觉异常时,应立即通知医师,及时处理。

(4)遵医嘱行心电监测、血氧饱和度监测、氧气吸入、静脉输液等。观察输液部位有无肿胀、渗出。

(5)留置导尿的护理:观察尿液的颜色、性状、量;每天2次会阴护理;每3～4小时夹闭导尿管1次,锻炼膀胱收缩功能。

(6)术后6小时内给予去枕平卧位,颈部制动。6小时后可协助戴颈托,进行床上轴式翻身,以保证患者皮肤的完整性。

(7)术后24小时内禁食水,可行口腔护理,每天2次。清醒患者可口唇覆盖湿纱布,保持口腔湿润。

(8)妥善固定引流管,保持引流管引流通畅。床上翻身时,注意保护引流管不要打折、扭曲、受压,防止脱管。密切观察引流液的颜色、性状、量等情况并记录;注意观察切口敷料有无渗血、脱落,如有异常立即通知医师。

(9)麻醉清醒后可以进行语言沟通的患者,向其讲解疾病术后相关知识,树立战胜疾病的信心;带有气管插管或语言障碍的患者,可进行肢体语言和书面卡片的沟通,疏导患者紧张、恐惧的情绪。

(10)加强皮肤护理,根据患者的肢体活动和感觉情况,每1～2小时协助患者轴式翻身,受压部位应予软枕垫高减压,以保证患者的舒适度。

(四)术后护理

1.术后第1天～第3天

(1)每1～2小时巡视患者,注意观察患者的生命体征、意识、瞳孔及肢体活动、感觉等变化。

(2)术后24小时如无恶心、呕吐等麻醉后反应,遵医嘱进食,由流质饮食逐步过渡到普通饮食。

(3)妥善放置引流袋。将引流袋置于头旁枕上或枕边，高度与头部创腔保持一致，以保证创腔内有一定的液体压力。

(4)妥善固定引流管，观察引流液的颜色、性状、量等情况并记录；观察切口敷料有无脱落、渗血及渗液，如有异常及时通知医师。

(5)指导患者多饮水、进行有效的咳嗽，保持呼吸道通畅。痰液黏稠不易咳出时，可遵医嘱行雾化吸入，每天 2～3 次，以清除呼吸道分泌物，防止肺内感染。

(6)肢体功能障碍的护理指导；肢体感觉障碍的护理指导。

(7)协助患者生活护理，如洗脸、刷牙、喂饭、大小便等。

(8)指导患者预防便秘。

(9)指导并协助患者定时床上轴式翻身(做好压疮风险评估)，应注意颈部制动，保护受压皮肤，预防压疮，保证患者的舒适。

2.术后第 4 天～出院日

(1)拔除引流管后，注意观察患者的生命体征、意识、瞳孔等变化，切口敷料有无渗血、渗液及皮下积液等，每 1～2 小时巡视患者，如有异常及时通知医师。

(2)指导患者多饮水，进行有效的咳嗽，保持呼吸道通畅。痰液黏稠不易咳出时，可遵医嘱行雾化吸入，每天 2～3 次，以清除呼吸道分泌物，防止肺内感染。

(3)拔除留置导尿管后，指导患者听流水声、温毛巾敷下腹及按摩腹部，诱导自行排尿。排尿后，指导患者多饮水，以稀释尿液，起到自然冲洗尿道的作用，预防尿路感染。观察患者有无尿路刺激征，如有不适，应及时通知医师。

(4)若患者病情允许，可戴颈托在病室内进行离床活动。应告知患者避免头部过伸或大幅度转头，不要剧烈活动颈部，防止颈枕部关节脱位及损伤，避免损伤延髓，危及生命。离床活动时要有家属专人陪同，防止跌倒。

(5)肢体功能障碍的护理指导；肢体感觉障碍的护理指导。

(6)协助患者生活护理，如洗脸、刷牙、喂饭、大小便等。

(7)了解患者的心理活动，向患者讲解疾病相关知识。关心、体贴患者，尤其是有肢体功能障碍的患者，应鼓励和协助患者进行肢体功能锻炼，疏导焦虑、失落的情绪，增强战胜疾病、恢复生活自理能力的信心。

(8)根据医嘱进行治疗、处置，观察用药后反应。

(五)出院指导

(1)防止患者受伤，对有痛、温觉消失的患者，应防烫伤及冻伤，禁用热水袋及冰袋，冬天注意保暖；对有步态不稳者，应卧床休息，下床活动时有专人陪护。

(2)指导缓解疼痛的方法，翻身时需注意卧位舒适，必要时使用止痛剂，但要防止产生依赖性。

(3)步态不稳者，采取预防跌倒的安全措施，家属 24 小时陪护。

(4)功能锻炼应尽早进行，减轻肌肉萎缩、促进血液循环、防止静脉血栓。

(王　霞)

第十五节 三叉神经痛的护理

三叉神经痛是在面部三叉神经分布区内短暂的、反复发作的阵发性剧痛，又称痛性抽搐，多发生于中年及老年人。临床表现以在三叉神经分布区某处，如上下唇、鼻翼、口角、面颊等，骤然发生的闪电样、短暂而剧烈的疼痛为特征，发作时间可由数秒到 1～2 分钟，发作后骤然停止，大多逐渐加重，发作次数渐频繁，甚至数分钟发作一次，以致终日不止。神经外科常用手术方法为微血管减压术。

一、护理措施

(一)术前护理

1.疼痛护理

观察三叉神经痛的发作频率、持续时间、强度，遵医嘱应用止痛药物，并注意观察药物不良反应。

2.其他常规护理

参见“面肌痉挛”相关内容。

(二)术后护理

1.手术效果观察

评估术后三叉神经痛时间、强度、频率。部分患者术后疼痛会立即消失，部分患者需要营养受损的神经，一段时间后疼痛可消失。

2.其他常规护理

参见“面肌痉挛”相关内容。

3.健康指导

参见“面肌痉挛”相关内容。

二、主要护理问题

(一)知识缺乏

知识缺乏与缺乏三叉神经痛相关疾病知识有关。

(二)疼痛

疼痛与三叉神经痛有关。

(三)有出血的可能

出血与手术有关。

(四)有体液不足的危险

危险与体液丢失过多有关。

(五)有感染的危险

危险与手术创伤有关。

(王 霞)

第十六节 癫痫的护理

癫痫是大脑神经元异常放电引起的一过性反复发作的短暂大脑功能失调综合征，分为原发性癫痫和继发性癫痫（也称症状性癫痫）。许多脑部病变都有这种症状。诱发因素有惊恐，情绪激动，疲劳，饥饿及饮酒等。癫痫的临床表现分大发作、小发作、精神运动性发作和局限性发作。

一、护理措施

（一）术前护理

注意观察患者的病情变化，及时发现癫痫发作，做好发作前、发作时及发作后护理。

（二）术后护理

（1）严密监测生命体征，观察意识和瞳孔的变化，必要时15分钟观察1次，如有异常及时通知医师。

（2）将患者安置于监护病房，24小时专人看护，安好床挡，密切观察有无癫痫再发作。

（3）有发作及时通知医师，并记录抽搐的时间、程度。

（4）备好抢救物品、抗癫痫药等，以备急用。

（5）遵医嘱给予抗癫痫药物，预防癫痫的发作。

（6）疼痛的护理：疼痛是患者术后的常见症状，且程度重、持续时间长，多由于手术切除病灶较大引起。需遵医嘱及时应用镇痛剂缓解症状，并做好解释工作。

（7）高热的护理：高热是患者术后的常见反应，出现时间早，持续3～5天，多因手术切除病灶较大导致的组织吸收热引起，注意与术后感染相区分。需遵医嘱及时应用物理降温或药物降温，并做好解释工作。

（三）健康指导

（1）应避免情绪激动，去除不安、恐惧、愤怒、忧虑等不利因素，保持心情舒畅。

（2）饮食清淡，多进食富含维生素、纤维素食物；多食蔬菜、水果。忌烟、酒及辛辣、刺激性强的食物。

（3）遵医嘱按时服药，定期复查病情。

二、主要护理问题

（一）有受伤的危险

危险与癫痫发作时易跌伤、咬伤等有关。

（二）焦虑

焦虑与担心癫痫发作有关。

（三）生活自理能力缺陷

生活自理能力缺陷与术后卧床有关。

(四)有皮肤完整性受损的危险

危险与癫痫发作时出现尿便失禁,术后长期卧床有关。

(五)知识缺乏

对癫痫及手术、预防保健等知识不了解。

(王　霞)

第十七节　帕金森病的护理

帕金森病又称“震颤麻痹”。该病是一种常见于中老年的神经系统变性疾病,是老年人中第4位最常见的神经变性疾病。多在60岁以后发病,主要表现为患者动作缓慢,手足或身体的其他部分的震颤,身体失去了柔软性,变得僵硬。

一、护理措施

(一)术前护理

1.心理护理

帕金森病患者由于疾病的长期折磨,生活不能自理,心理负担很重,加之长期服药出现不可抗拒的药物不良反应(异动症和“开关”现象),给工作和生活带来极大不便。全方位采集信息,以了解患者的心理情况。

2.患者准备

手术患者穿全棉病号服,手术靶点依靠电生理技术确定,如果患者穿着带有静电的衣服,将会明显增加电信号的噪声水平,影响医师对记录信号的观察和判断。

3.安全防护

震颤、肌强直、运动迟缓,使患者时刻处于外伤高危状态,如坠床、步行不稳引起的摔倒或自伤。应在行动上给予协助,加强床边安全防护,绝对卧床,置床栏,并以软垫立于两侧,以防止肢体与床挡碰撞,如有吞咽困难、饮水呛咳等症状,应注意预防窒息。对晚期长期卧床,翻身困难者,应定期协助翻身,活动肢体,防止压疮及肺部并发症。

4.合理使用药物

患者必须长期正规系统地服药,一旦无故中断,可使症状加重,影响手术中效果的判断。

(二)术后护理

1.病情观察

(1)体位:平卧位或者头高位,15°～30°,以利于颅内静脉回流,减轻脑水肿。

(2)密切观察生命体征、意识、瞳孔变化。

(3)保持呼吸道通畅,如有恶心、呕吐,去枕头偏一侧,及时清除分泌物,避免吸入性肺炎。

(4)密切观察胸部植入脉冲发生器处的局部皮肤是否有出血、红肿,如有疼痛、发红等炎症表现应及时汇报医师。

2.生活护理

(1)嘱患者取平卧位或健侧卧位,避免植入侧卧位及局部受压,避免在植入侧肢体测量血压。

(2)胸部植入脉冲发生器侧上肢制动 6 小时,避免大幅度扭动颈部,以免电极移位。防止局部皮下血肿的形成。

(3)胸部伤口由于植入了脉冲发生器,所以禁忌热疗。因为脉冲发生器内装电池,热能可以通过其传递到头部电极植入部位而造成严重的组织损伤,甚至可能危及生命。

3.功能锻炼

(1)术后卧床时即可开始肌肉收缩练习,踝关节和趾关节可以进行主动的背伸和跖屈练习。按摩各关节肌肉,从小关节到大关节逐渐被动活动。

(2)手术 24 小时后,鼓励患者在护士或家属陪同下下床活动,方法是先在床上坐起,如无头晕可坐床沿,然后在陪护下锻炼行走,防止跌倒。

(3)术后 72 小时开始练习床上体操,如翻身体操、仰卧起坐、爬行体操等。①翻身体操:头转向左侧,左小腿放在右小腿上,双臂上举,摆动双臂左右几次后,顺势向左侧用力摆动,带动躯干转动,再复至仰卧位,按上述方法向右侧翻身,每次各做 5 次;②仰卧起坐:仰卧,双臂放在体侧,头和上身抬起,可借助双手推床帮助坐起,重复 4 次;③爬行体操:双膝跪位,双肘屈曲,双臂向前爬行,再向后爬,复至原位,反复 10 次。

(4)饮食护理:①术后 4 小时如无恶心、呕吐,即可少量饮水。②术后 12 小时给予流质饮食;24 小时可逐渐恢复低蛋白、易消化的饮食,如小米、菠菜、冬瓜、紫菜等(因为高蛋白的饮食易与左旋多巴竞争,抑制其进入血液循环,会降低左旋多巴的药物作用)。③增加富含粗纤维的食物如韭菜、芹菜、白菜等,防止便秘。含铁较丰富的食物,如黑木耳、海带、蘑菇及猪肝等不宜过多食用(因铁剂会干扰多巴制剂的作用)。

4.用药指导

(1)脑起搏器置入后仍需口服多巴丝肼,提高治疗效果,发挥多巴丝肼与脑起搏器的协同作用。

(2)要向患者及家属说明终身服用多巴丝肼的必要性,应按时、按剂量服药,间断性服药有加速病情进展的可能,应根据病情调整剂量,以最小剂量达到最佳效果。

(三)健康指导

(1)应避免情绪激动,去除不安、恐惧、愤怒、忧虑等不利因素,保持心情舒畅。

(2)遵医嘱按时服药。

(3)定期复查,根据病情动态调整起搏器直至协调。

二、主要护理问题

(1)出血:与手术有关。

(2)感觉运动障碍:与手术有关。

(3)脑起搏器装置破坏。

(王　霞)

参考文献

[1] 季士顺.神经外科疾病诊断与治疗[M].武汉:湖北科学技术出版社,2023.

[2] 迁荣军.实用神经外科临床指南[M].武汉:湖北科学技术出版社,2022.

[3] 于炎冰,张建国,刘如恩,等.功能神经外科[M].武汉:华中科技大学出版社,2023.

[4] 纪欢欢,孟萌,侯涛.神经外科疾病护理常规[M].北京:化学工业出版社,2022.

[5] 黄麒霖,孙炜,崔彦江.骨科与神经外科手术学[M].沈阳:辽宁科学技术出版社,2023.

[6] 赵继宗.神经外科复合手术学[M].北京:人民卫生出版社,2022.

[7] 魏峰,胡力,林亨.实用神经外科诊治精要[M].北京:中国纺织出版社,2024.

[8] 李明军.现代神经外科治疗精要[M].北京:中国纺织出版社,2022.

[9] 李剑,韩惠青,景海忠,等.神经外科临床必备与护理[M].上海:上海交通大学出版社,2023.

[10] 施洪峰,王魁,朱岷山,等.神经外科疾病诊断与重症监护[M].西安:世界图书出版西安有限公司,2022.

[11] 孙时斌,吴瀚峰,姚东晓.立体定向放射神经外科[M].武汉:华中科技大学出版社,2023.

[12] 何建军,戴学军,吴科,等.神经外科常见疾病诊疗基础与应用[M].郑州:郑州大学出版社,2022.

[13] 赵青海,李普贤,徐鸿涛.实用神经外科诊治技术[M].广州:世界图书出版广东有限公司,2023.

[14] 白富梁.精编神经外科常见疾病诊疗[M].长春:吉林科学技术出版社,2022.

[15] 周良辅.现代神经外科手册 第3版[M].上海:复旦大学出版社,2023.

[16] 翟红群.神经外科危重患者抢救与护理[M].成都:四川科学技术出版社,2022.

[17] 苗红星,王亮,吴明忠,等.临床神经外科鉴别诊断与治疗[M].上海:上海科学技术文献出版社,2023.

[18] 赵玉玲.实用神经外科护理思维与实践[M].北京:科学技术文献出版社,2022.

[19] 赵新艳.精编神经外科常见病诊断与治疗[M].西安:世界图书出版西安有限公司,2023.

[20] 刘庆,唐运姣,袁健.神经外科疾病全病程管理[M].北京:化学工业出版社,2022.

[21] 马金邦,王国清,丁韶山,等.临床神经外科疾病诊疗精要[M].上海:上海科学技术文献出版社,2023.

[22] 李晓飞.实用神经外科学[M].北京:中国纺织出版社,2022.

[23] 隋航.现代神经外科常见病诊疗实践[M].天津:天津科学技术出版社,2023.
[24] 陈兴梅,阳桃鲜,王萍仙,等.神经外科临床护理管理与实践[M].昆明:云南科技出版社,2021.
[25] 刘玉光,孟凡刚.临床神经外科学 第3版[M].北京:人民卫生出版社,2023.
[26] 王文杰,谈山峰,罗洪海,等.现代神经外科疾病诊治[M].开封:河南大学出版社,2021.
[27] 江涛,吴震.神经肿瘤[M].武汉:华中科技大学出版社,2023.
[28] 葛建伟.神经外科手术技巧及并发症的处理[M].天津:天津科学技术出版社,2021.
[29] 黄如训,彭英.实用神经病学[M].北京:人民卫生出版社,2023.
[30] 王琦.神经外科疾病诊断与手术实践[M].哈尔滨:黑龙江科学技术出版社,2021.
[31] 亓超.神经系统疾病理论与实践[M].哈尔滨:黑龙江科学技术出版社,2023.
[32] 张振兴,宋小峰.神经外科脑血管疾病诊疗[M].北京:科学技术文献出版社,2021.
[33] 齐飞,朱玉华,铁伟.现代脑血管病与神经介入治疗[M].上海:上海交通大学出版社,2023.
[34] 代永金.神经外科诊断技术与治疗精要[M].北京:科学技术文献出版社,2021.
[35] 高富娟.常见神经系统疾病理论与实践[M].上海:上海交通大学出版社,2023.
[36] 杨克,许益民.阿托伐他汀钙联合高压氧治疗重型颅脑损伤开颅术后硬膜下积液的临床效果[J].中外医学研究,2024,22(6):5-9.
[37] 杨恒阳.介入栓塞术治疗老年脑动脉瘤性蛛网膜下腔出血患者的效果[J].中国民康医学,2023,35(4):43-45.
[38] 张重军.脑内血肿清除术联合去大骨瓣减压术治疗高血压脑出血并脑疝患者的疗效分析[J].中国实用医药,2024,19(5):46-49.
[39] 秦庚,牛光明.原发性脑干出血的手术治疗研究进展[J].国际神经病学神经外科学杂志,2023,50(4):61-64.
[40] 付杰平,王敏.颅脑损伤患者术后对侧硬膜外血肿发生的影响因素研究[J].当代医学,2023,29(23):120-122.

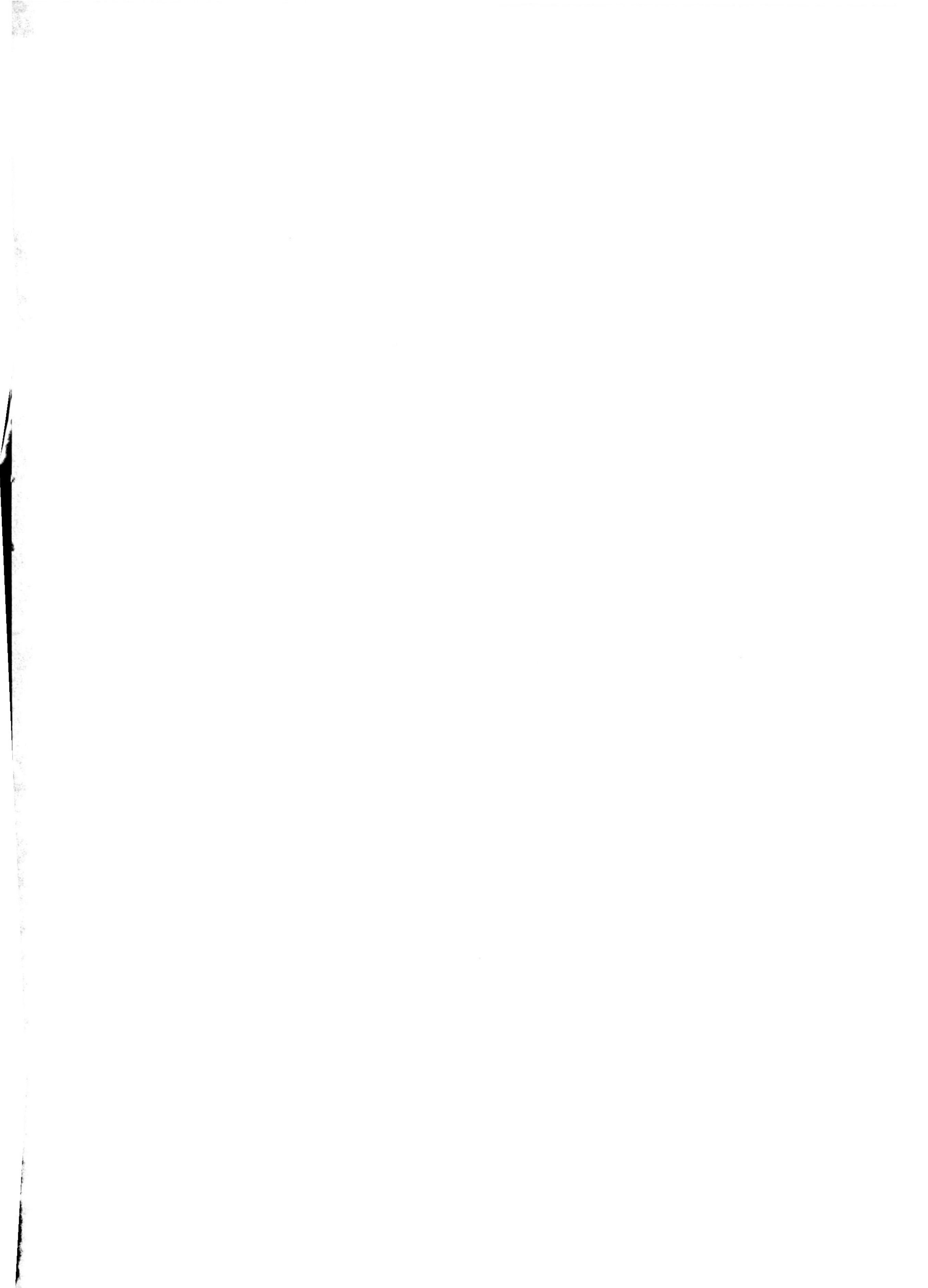

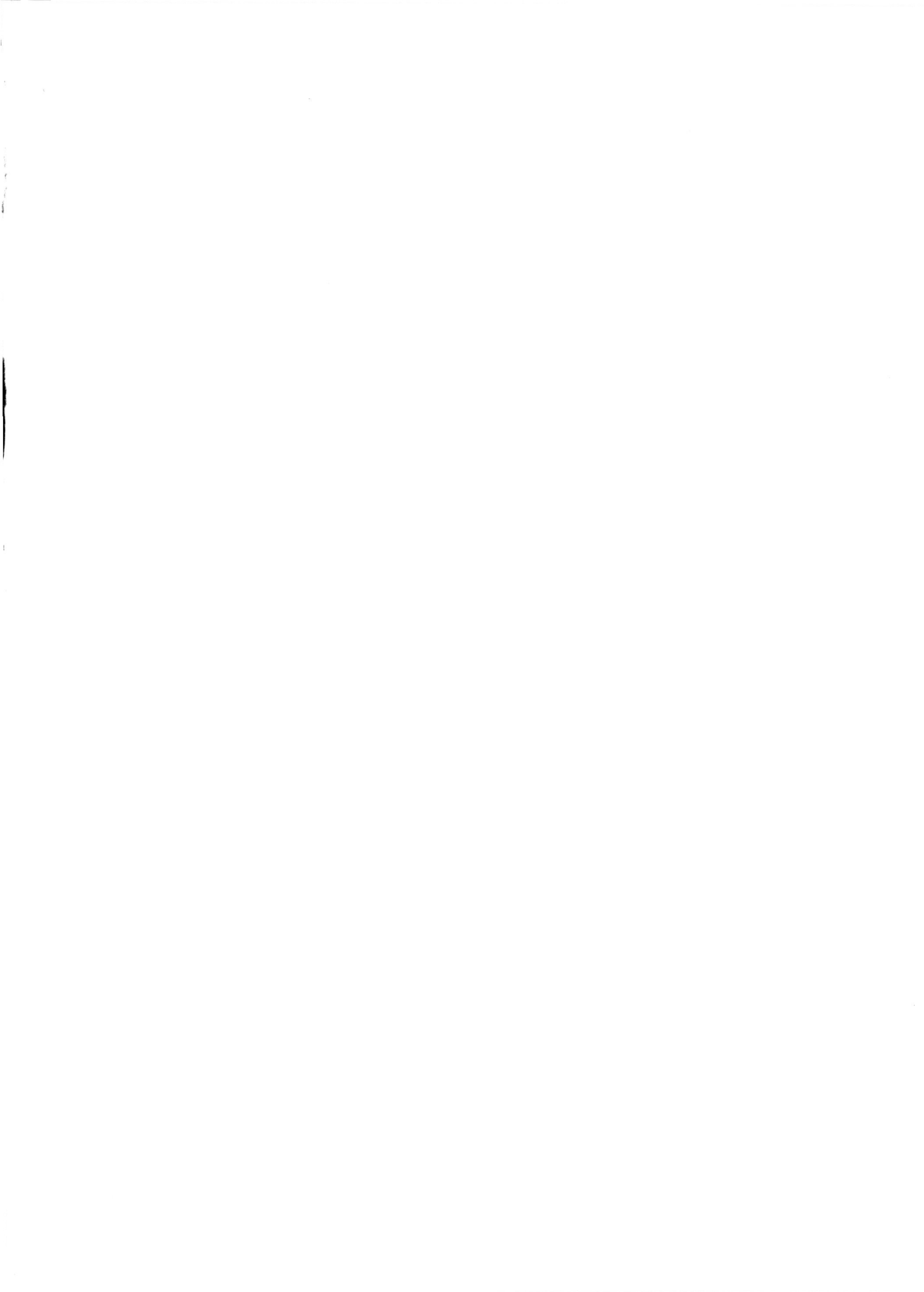